PUBLICATIONS DU *PROGRÈS MÉDICAL*

LEÇONS DU MARDI A LA SALPÊTRIÈRE

Professeur CHARCOT

POLICLINIQUE

1887-1888

Notes de Cours de MM. BLIN, CHARCOT, Henri COLIN,
ÉLÈVES DU SERVICE

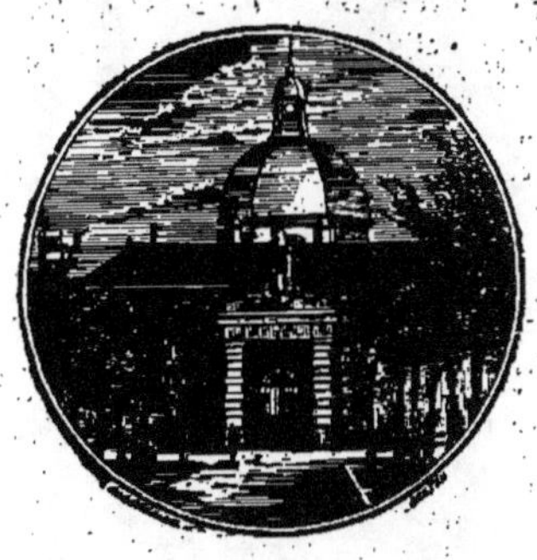

PARIS

AUX BUREAUX DU
PROGRÈS MÉDICAL
14, rue des Carmes, 14.

E. LECROSNIER & BABÉ
ÉDITEURS
Place de l'École de Médecine

1888

Leçons du Mardi à la Salpêtrière.

Professeur Charcot.

Policliniques.

1887-1888.

Notes de Cours

de MM. Blin, Charcot, et Colin.

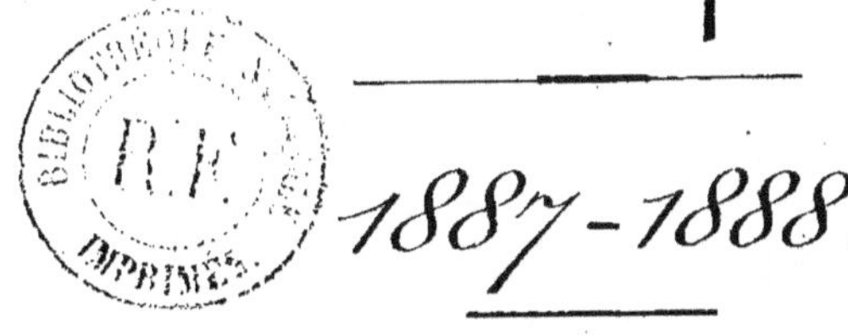

Paris.

Bureaux
du Progrès Médical,
14, rue des Carmes.

Librairie
A. Delahaye & Émile Lecrosnier
Place de l'École de Médecine.

1887.

Préface.

L'enseignement de notre maître, M. Charcot, à la Salpêtrière, dont l'utilité été proclamée depuis de longues années par l'assiduité et le nombre des auditeurs, auquel les étrangers les moins suspects de partialité à notre égard sont obligés de rendre hommage et dont l'éclat a contribué singulièrement à maintenir au premier rang la médecine française, a été soumis, depuis quelques années par le Professeur à certaines modifications qui l'ont encore perfectionné.

Les leçons de M. Charcot doivent être divisées actuellement en deux catégories bien distinctes, à chacune desquelles est consacré un jour de la semaine, le mardi et le vendredi.

Les vendredis, le professeur présente à ses auditeurs des malades qu'il a préalablement étudiés avec le plus grand soin et sur lesquels il a longuement médité le plus souvent... Le but qu'il se propose n'est pas exclusivement de montrer à ses élèves des sujets dont l'histoire clinique soit bien élucidée et chez lesquels le diagnostic puisse être porté avec certitude. Il s'efforce surtout de mettre les assistants au courant de ses recherches les plus récentes et il fait connaître ainsi les résultats de ses études nouvelles.

Nous ferons suffisamment ressortir, pensons-nous, la portée de ces leçons, en faisant remarquer que les auditeurs de ces 3 dernières années ont pu assister ainsi à la rénovation — l'expression n'est certes pas exagérée — que le maître a fait subir par ses travaux si importants sur l'hystérie, à la neuropathologie dont l'aspect, depuis la mémorable découverte de l'ataxie locomotrice par Duchenne de Boulogne, ne s'était encore jamais aussi profondément modifié.

On voit quelle est la nature de l'enseignement du vendredi qui pourrait relever du Collège de France. - On étudie là, non pas la science faite, mais la science qui se fait.

Ces leçons ne sont donc que la continuation de celles qui ont illustré depuis longtemps notre maître et dont une grande partie a déjà été publiée.

Les leçons du mardi sont de date plus récentes, et comme nous l'avons dit plus haut, elles diffèrent essentiellement des précédentes. Elles sont, comme le dit le Professeur lui-même, organisées de façon à donner plus spécialement l'image de la clinique journalière, de la policlinique "imaginem belli" avec toutes ses surprises, toute sa complexité. - Les malades qui sont présentés aux élèves se recrutent parmi les personnes qui viennent à la consultation externe de la Salpêtrière. - Ces malades sont inconnus du Professeur qui cherche à établir séance tenante le diagnostic, le pronostic et le traitement de l'affectation dont ils sont atteints. - Mr Charcot fait assister ainsi ses auditeurs au travail qu'il accomplit pour élucider ces diverses questions.

On voit comment, dans tel cas, la simple vue d'un malade, un geste, sa parole, sa marche suffisent pour mettre le médecin au courant de son état ; comment, dans tel autre cas, une analyse rigoureuse des symptômes et de la marche de l'affection est indispensable pour arriver au diagnostic, et enfin comment parfois, malgré un examen des plus approfondis, il est impossible de se prononcer immédiatement. Les auditeurs peuvent apprendre de cette façon la méthode que le clinicien doit suivre dans l'examen des malades, et ils peuvent voir dans le courant d'une année les spécimens de la plupart des maladies nerveuses.

Mais il y a plus. Le maître émet souvent dans ces leçons des idées originales, présente des aperçus nouveaux, des ébauches de travaux qu'il ne juge pas encore en état d'être exposés d'une façon magistrale dans ses leçons du vendredi et dont la connaissance peut pourtant exercer déjà une heureuse influence sur l'esprit de ses auditeurs, particulièrement de ceux qui ont l'ambition de faire de nouvelles explorations dans le domaine si attrayant de la neuropathologie. Qu'il nous soit permis de rapporter à ce propos ce passage d'une conversation que nous avons eue un jour avec un médecin très distingué de Vienne. Comme nous lui demandions son opinion sur la valeur d'un neuropathologiste étranger qui jouit en Allemagne, et cela avec justice, du reste, de la plus grande notoriété, il nous répondit: "J'ai suivi son service « pendant plusieurs mois et je ne lui ai jamais entendu énoncer une idée « originale qui ne fût contenue dans l'ouvrage qu'il a publié sur les maladies « nerveuses : si vous avez lu son livre, vous en savez sur lui autant « que moi. — Il n'en est pas de même, ajoutait-il, de votre maître, « j'ai lu et relu ses ouvrages, je les connais dans leurs moindres « détails, et pourtant, je trouve à chaque instant dans ses causeries inti- « mes l'occasion de m'instruire, d'élargir mes idées, de modifier ma méthode « de travail; la lecture de ses livres ne suffit pas pour le connaître et « l'apprécier. »

C'est pour ces différents motifs que Messieurs Blin, Charcot fils et Colin, élèves du service ont pensé avec juste raison suivant nous, que la publication des leçons du mardi rendrait service à un grand nombre de médecins.

Elles seront accueillies sans doute avec la plus grande satisfaction par ceux qui y ayant assisté seront heureux de pouvoir les remémorer, comme aussi par ceux, et leur nombre doit être grand qui regrettent de ne pouvoir suivre cet enseignement.

La lecture de ces nouvelles leçons sans suppléer à la parole du professeur permettra à tous, nous l'espérons, de mieux connaître les idées du maître et d'élargir les leurs comme le pensait le médecin viennois.

Les élèves qui ont pris l'initiative de ce travail et qui mettront tous leurs efforts à l'accomplir scrupuleusement pourront donc dire qu'ils ont fait œuvre éminemment utile.

J. Babinski.

Policlinique du Mardi, 15 Novembre 1887.

Objet de la Leçon:

1.º Syphilis, ataxie locomotrice progressive, paralysie faciale;
2.º Monoplégie brachiale hystérique, forme douloureuse;
3.º Épilepsie partielle.

Mᵣ Charcot. _ Contrairement à mes habitudes, j'ai fait venir ici des malades que je connais un peu.

Vous savez que d'ordinaire, dans la leçon d'aujourd'hui, je n'examine ici que des malades du dehors venus pour la consultation; vous savez aussi quel est le but de cet enseignement, c'est de vous exposer la véritable méthode du traitement des malades atteints d'affections du système nerveux.

Ce que nous appelons des leçons ex cathedra est chose un peu artificielle. Si vous n'aviez pour vous que cet enseignement, quand vous vous trouveriez en face des malades, vous pourriez être singulièrement embarrassés et aboutir facilement à de redoutables erreurs. C'est pour ne pas vous tromper que je me jette à l'eau et que je procède un peu devant vous comme je le fais dans ma clinique particulière. Je fais venir ordinairement des malades que je ne connais pas moi-même, mais aujourd'hui le cas est différent. Je connais le malade que je vous présente, il est très intéressant et je vais l'interroger comme si je ne le connaissais pas.

Il s'agit d'un cas complexe qui me permettra de discuter devant vous plusieurs points controversés. Le diagnostic n'est pas bien difficile à établir. Ce qui est plus difficile, c'est d'arriver à la connaissance des différents éléments qui établissent l'état pathologique du malade. Je vais l'interroger.

(au malade) Vous avez été atteint de la Syphilis? À quelle époque?

Le malade: En 1880.

Mᵣ Charcot: La chose n'est pas douteuse. Il a été soigné par Mᵣ le Docteur Fournier. En 1880, il a eu une éruption sur tout le corps.

Le malade: Mᵣ Fournier m'a dit quand je suis allé le trouver: votre maladie remonte à trois ou quatre mois;

M. Charcot : Parce qu'il n'a pas connu de chancre. Il n'a connu que l'éruption.

Voilà donc cet homme atteint de syphilis, c'est une affaire entendue; je puis le garantir. Je veux maintenant appeler votre attention sur les phénomènes nerveux qui ont immédiatement succédé. (

(S'adressant au malade) : Quand avez-vous commencé à avoir une paupière tombante ?

Le malade : 3 mois après l'éruption.

M. Charcot : Remarquez bien cette date : 3 mois après l'éruption. M. Fournier vous a dit que vous étiez malade depuis 4 mois ?

Le malade : Depuis 3 ou 4 mois.

M. Charcot : Et voilà, trois mois après, une paupière qui tombe. Autrefois, quand on voyait ainsi chez un individu une paupière rester tombante, on disait : c'est un syphilitique; il guérira; et en effet la guérison survenait presque toujours. Eh bien ! rencontrant, il y a quelques jours, M. Ricord, qui est toujours vaillant comme vous savez, je lui disais : Que sont devenues aujourd'hui ces paralysies oculaires que nous connaissions dans le temps sous le nom de paralysies oculaires syphilitiques et qu'on guérissait à cette époque ; il me répondit d'un air narquois : « Aujourd'hui on a changé tout cela, c'est devenu de l'ataxie locomotrice ». Et, en effet, je ne voudrais pas dire qu'il n'y a pas de paralysie oculaire syphilitique, mais je suis convaincu qu'il y en a beaucoup moins qu'autrefois. Autrefois, quand on reconnaissait une paralysie oculaire syphilitique, on donnait au malade de l'iodure de potassium et un peu de mercure et on croyait l'avoir guéri. C'était une illusion, la vérité est que la maladie guérissait d'elle-même.

Mais vous allez voir ce qui arrive quelquefois.

(S'adressant au malade) : Au bout de combien de temps la paupière s'est-elle relevée ?

Le malade : Elle ne s'est jamais relevée complètement.

M. Charcot : Vous avez la vue double ?

Le malade : Je l'ai eue à partir de cette époque.

M. Charcot : Mais quand vous releviez votre paupière ?

Le malade : Alors je voyais très bien.

M. Charcot : Eh bien ! en vous rendant un compte exact de la situation où était le malade à l'époque où a eu lieu la chute de la paupière, voilà ce que vous devez avoir dans l'esprit : est-ce syphilitique ? Ne serait-ce pas le commencement d'une affection bien plus grave et indépendante de la syphilis ?

(S'adressant au malade) : Que vous est-il arrivé ensuite ?

Le malade : J'ai eu des douleurs dans la cuisse.

M. Charcot : Quand avez-vous commencé à les éprouver ?

Le malade : En 1884.

M. Charcot : Je tiens à ce que vous remarquiez cette date : Vous vous rappelez que la chûte de la paupière s'est produite trois mois après la constatation de la syphilis.

(S'adressant au malade) : Ainsi vous voilà avec des douleurs, voulez-vous les décrire ?

Le malade : Ces douleurs me prennent plusieurs fois dans la journée.

M. Charcot : Sont-elles aujourd'hui ce qu'elles étaient à l'origine ?

Le malade : Autrefois, on aurait dit un jet d'étincelles électriques, partant du centre de la cuisse et rayonnant à la superficie. Cela durait deux ou trois secondes et se renouvelait quelquefois cinq, dix et même vingt fois par jour, et beaucoup plus souvent l'hiver que l'été.

M. Charcot : La description est d'une clarté extrême. On remplacerait le mot "électrique" par le mot "fulgurante" qu'elle serait tout-à-fait scientifique.

Ces douleurs ont-elles changé de place ?

Le malade : Pendant longtemps je n'en ai ressenti qu'à la cuisse droite. Depuis une époque assez rapprochée, j'en ai eu dans la cuisse gauche, mais cela n'a pas duré longtemps, une huitaine de jours.

M. Charcot : En avez-vous ressenti ailleurs ?

Le malade : J'en ai eu quelque temps seulement dans les bras.

M. Charcot : Avez-vous eu des engourdissements dans les deux derniers doigts de la main ?

Le malade : Oui.

M. Charcot : Il y a un lieu de prédilection pour les douleurs fulgurantes dans les membres supérieurs, c'est le domaine du cubital. Le malade a eu une sorte d'engourdissement dans les deux derniers doigts de la main. Cela est à considérer, parce que c'est le début du tabès. Combinez cela avec le signe d'Argyll Robertson et les douleurs cubitales et cela suffit très souvent pour asseoir un diagnostic.

(S'adressant au malade) : Votre peau n'est-elle pas très sensible ?

Le malade : Non ! Elle perdrait au contraire de sa sensibilité.

M. Charcot : A cet égard, il y a plusieurs choses à signaler : C'est d'abord le cas où les douleurs fulgurantes laissent après elles des plaques d'hyperesthésie, alors la peau est extrêmement douloureuse au toucher, et je vous dirai en passant qu'il y a des malades atteints d'ataxie locomotrice qui n'ont pas de douleurs fulgurantes, mais qui de temps en temps ont cette sensibilité exquise de la peau. Défiez-vous de ceux qui vous disent qu'ils ont la peau tellement sensible que le moindre froissement du pantalon leur est insupportable, c'est la représentation de la douleur fulgurante.

Aujourd'hui qu'on connaît l'ataxie locomotrice, qu'on sait que c'est une des mala[dies] les plus dangereuses, il faut en faire le diagnostic.

Eh bien! vous avez là une hyperesthésie transitoire, mais alliée à quelque chose de pa[r]ticulier, c'est une anesthésie qui se produit sur le lieu-même où la douleur est apparue. C[es] douleurs fulgurantes dont le malade a fait une description si nette sont à peu près caractér[is]tiques de l'ataxie. Mais dans le diabète, vous avez des imitations de douleurs fulgurantes qui peuvent vous tromper, et cela d'autant plus facilement que dans le diabète, il y a quelque fois absence de réflexes. Eh bien! n'aller pas prendre un diabétique pour un tabétique, ce n'est pas du tout la même chose; si chez un malade, vous avez quelque chose qui ressemble à des douleurs fulgurantes, vous devez vous dire : Est-ce un ataxique? Ce pourrait bien être un diabétique. Vous voyez des réflexes, cela ne prouve rien, cherchez encore; il y a un autre état morbide où les douleurs fulgurantes sont très importantes. C'est le cas du délire alcoolique qui est entré dans la clinique depuis 12 ou 15 ans à peu près.

Auparavant, on ne le connaissait pas. On le connaît aujourd'hui, et la difficulté du diagnostic est d'autant plus grande que la démarche de l'alcoolique ressemble beaucoup à celle de l'ataxique. Elle en diffère cependant par des formes particulières sur lesquelles j'appelle votre attention. Vous savez que l'ataxique lance les jambes de côté et d'autre; l'alcoolique au contraire, lance les jambes en l'air comme les chevaux qui ont trop de feu. Les alcooliques sont, suivant l'expression anglaise, des "steppeurs".

Voilà divers cas auxquels il faudrait penser, si vous vous trouviez en présence d'un malade atteint de douleurs fulgurantes. Sont-ce des douleurs fulgurantes de l'ataxique, du diabétique, de l'alcoolique. C'est d'autant plus difficile à distinguer que le tabès et le diabète peuvent se combiner et tout à l'heure je vous dirai par quel concours de circonstances. C'est qu'en définitive le tabès et l'ataxie locomotrice progressive appartiennent suivant moi à la famille neuropathologique; vous savez ce que c'est que cette famille. C'est celle de toutes ces maladies nerveuses qui se transmettent par voie d'hérédité directe ou indirecte. Elle est l'alliée intime de la famille arthritique, qui comprend les migraines, certaines migraines du moins, le diabète, la gravelle, la goutte, le rhumatisme articulaire.

Eh bien! ces deux familles se combinent très souvent; et précisément le malade qui est devant nous est atteint d'arthritisme nerveux. Il a, de plus, la syphilis. Quand on se trouve en face d'un malade qui a la syphilis, on se frotte les mains, on se dit qu'avec des frictions mercurielles et de l'iodure de potassium, on en viendra à bout; il sera nettoyé. Vous aller voir tout à l'heure qu'il ne faut pas prendre l'ombre pour la proie. Rappelez-vous notre diagnostic. Nous avons constaté chez notre malade la chûte de la paupière, les douleurs fulgurantes, mais il y a autre chose.

(S'adressant au malade): A la fin de l'hiver dernier vous avez eu des pertes d'urine involontaires ? Et depuis cette époque ?

Le malade : Cela a disparu complétement mais aux premiers froids, cela a recommencé.

Mr Charcot : Le voilà donc qui se met à uriner involontairement. Tout de suite cela fait penser au tabès, - il n'y a pas là en effet un symptôme de paralysie alcoolique dont le caractère est de ne pas attaquer la vessie ; ce n'est pas non plus un symptôme du diabète.

Puis vers le 21 Septembre, il recommence à voir double.

Voilà la diplopie. Cette maladie a duré une huitaine de jours et à cette époque a commencé la paralysie faciale.

Arrêtons - nous un instant sur ce point, parce que la paralysie faciale est encore une complication. Je vous ai dit que le malade est très intéressant, sa maladie est par sa complexité une maladie de clinique.

La clinique est faite pour étudier les aspects particuliers et les complexités des maladies.

Quand un client vous appelle, il n'est pas forcé d'avoir un cas simple pour vous faire plaisir, il peut avoir des cas complexes et difficiles et il en a le droit.

Voilà un homme qui a été syphilitique, le voilà dyplopique et atteint de paralysie faciale, cela nous suffit-il pour déclarer qu'il est tabétique ? Oui.

Du reste, rien de plus. Il n'a pas perdu ses réflexes. Mais à ce propos, je dois vous le dire, de ce qu'un individu ayant les symptômes tabétiques a conservé ses réflexes rotuliens, il ne faut pas conclure qu'il n'est point un tabétique. Ce serait une erreur profonde. Quand, chez un malade il y a absence de réflexes, sans doute, cela peut servir au diagnostic, mais il arrive aussi que les réflexes rotuliens sont exagérés. Notre malade n'a pas perdu les siens, et quand il est debout et qu'il a les yeux fermés, il n'oscille pas, il n'a pas la démarche tabétique.

Remarquez qu'il est dans la période préataxique. Aussi bien vous n'attendrez pas, pour faire votre diagnostic, quand vous serez appelés auprès de malades, qu'ils soient dans la seconde période, il faut le faire de bonne heure.

Il n'a pas non plus le signe d'Argyll Robertson. En général, il y a des modifications pupillaires très importantes qui peuvent caractériser le tabès. Les pupilles sont très dilatées mais ce qui est le principal phénomène, c'est l'absence de réaction sous le contact de la lumière, les pupilles réagissant cependant par accomodation. C'est le signe d'Argyll Robertson.

Vous ne voyez ce phénomène se produire que dans deux maladies qui sont comme ici:

l'ataxie et la paralysie générale progressive. Vous n'avez que deux alternatives : le malade est-il ataxique ou atteint de paralysie générale ?

Je déclare qu'il est ataxique, qu'il est atteint de tabès.

Arrivons maintenant au troisième épisode.

(S'adressant au malade) : De quel côté avez-vous eu de la paralysie faciale ?

Le malade : Du côté gauche.

M. Charcot : Quel jour ?

Le malade : Vers le 26 ou le 27 Septembre.

M. Charcot : Vers le 26 ou le 27 Septembre, tout d'un coup, voilà la face qui est tirée du côté gauche, et l'œil gauche ne peut se fermer. Le phénomène a presque disparu aujourd'hui. Par conséquent c'est bien une paralysie faciale périphérique. Vous savez tous que dans les maladies de cause cérébrale, la paralysie faciale n'atteint que la partie inférieure du visage tandis que la paralysie faciale périphérique atteint la partie supérieure.

Qu'est-ce que la paralysie faciale ?

Il y a une doctrine qui règne depuis l'époque pas bien éloignée où elle a commencé à être observée, cela n'est pas bien vieux en définitive, cela remonte à Charles Bell.

On se figure en général que la paralysie faciale est une maladie que l'on connaît parfaitement dans tous ses détails et ses origines. C'est une erreur. Naturellement je laisse de côté les paralysies faciales qui peuvent tenir à une carie du rocher ; ce sont des anomalies je parle de la paralysie faciale habituelle.

Vous prenez froid un jour ; ce froid se dirige sur la face, que nous supposerons en avoir il a une action particulière sur les nerfs, tous les muscles ou plusieurs muscles sont affectés suivant que la paralysie est grave ou légère. Grave, le malade ne guérira pas ; légère, il en guérira en six mois.

Il semble que ce soit là toute l'histoire de la paralysie faciale. Eh bien ! pas du tout. Voilà la clinique qui intervient et qui dit : Mais non, c'est une invention que cette action du froid. Quand on demande à un malade s'il a eu froid, souvent il répond : On me l'a dit, cela doit être ; c'est ainsi que la légende se fait ; de même que l'on dit souvent, lorsqu'un enfant se trouve atteint d'épilepsie : C'est une peur qu'il a eue. Et si vous interrogez les parents quand il a éprouvé cette peur, ils vous apprennent que c'est trois ou quatre ans auparavant. Cela veut dire en réalité qu'il n'a pas eu peur. Tout cela, je le répète, c'est de la légende.

Je ne prétends pas que cette action du froid, que cette action de la peur ne se produisent quelquefois, mais je dis que ce n'est pas aussi général qu'on le pense et on a remarqué (c'est une remarque très importante de M. Neumann, je crois) qu'il y a des cas où la paralysie faciale est en quelque sorte une maladie de famille.

Ainsi nous avions ici, à notre dernière séance, trois Sémites, deux sœurs et un frère qui tous étaient atteints de paralysie faciale. Voyez-vous ces trois membres de la même famille tous atteints d'un coup de froid. Je connais une famille faite de la façon suivante: _C'est encore une famille sémite. Les sémites ont en effet ce privilège de présenter à un degré extrêmement considérable tout ce que peut inventer l'arthritisme, tout ce que peut inventer la névrose, et ce serait un travail fort intéressant à faire que d'étudier spécialement les maladies d'une race aussi originale que cette race des sémites qui a joué un si grand rôle dans le monde depuis l'antiquité jusqu'à nos jours.

Il y aurait là une très belle source d'observations de pathologie comparée.

Dans cette famille qui est, il est vrai, une famille consanguine composée de cousins germains qui se sont mariés entre eux, il y a cinq paralysies faciales. Croyez-vous que ce soient des coups de froid qui aient donné lieu à toutes ces affections.

Qu'est-ce que cela veut dire?

Il y a là évidemment une question d'hérédité, comme pour toutes les autres affections nerveuses, la chorée, le tabès ataxique, et c'est la conclusion à laquelle j'aboutis.

Si le malade qui est devant vous est atteint de paralysie faciale et d'ataxie locomotrice, ce sont là des phénomènes d'hérédité. Ce n'est pas un coup de froid qui est l'origine de la maladie.

(S'adressant au malade): Avez-vous eu froid?

Le malade: Je n'en sais rien. C'est le soir vers huit heures que j'ai senti les premières atteintes du mal.

Mr Charcot: Qu'aviez-vous fait?

Le malade: J'avais vaqué à mes occupations comme à l'ordinaire.

Mr Charcot: Et le froid?

Le malade: Je travaille dans un bureau très mal placé où je suis exposé à des courants d'air continuels, et cela, depuis trois mois.

Mr Charcot: Exposé à des courants d'air?

Le malade: Oui, et depuis que la paralysie se développe, que la bouche se tord, je ne vois plus double.

Mr Charcot: C'est-à-dire que la diplopie disparaît. On me dira peut-être: Vous ne faites pas intervenir la syphilis; cependant on dit que la syphilis peut être la cause de l'ataxie locomotrice progressive; elle peut être également la cause de la paralysie faciale. Eh bien! je dis que ce ne serait pas là une preuve à l'appui de la thèse admettant la syphilis comme origine de l'ataxie locomotrice.

Cette thèse est fondée sur des statistiques constatant que très souvent la syphilis est un des antécédents de l'ataxie locomotrice. Je ne prétends pas le contraire, mais l'ataxie locomotrice qui ne provient pas de la syphilis a-t-elle des caractères différents, la médication antisyphilitique a-t-elle de l'influence sur les affections tabétiques ? Non. Et je porte sur ce point un défi à la doctrine contraire à la mienne. Aujourd'hui rien de plus simple que de faire le diagnostic de l'atrophie tabétique du névropathe.

Dès l'origine, vous constatez que la pupille d'un malade devient blanche, qu'elle s'anémie, un œil est menacé, le voilà pris, il reste l'autre ; ce malade a eu la syphilis, ne vous gênez pas, empêchez le second œil d'être pris. Mais il n'existe pas un seul exemple de ce genre, jamais on n'a arrêté en route par les moyens antisyphilitiques, le développement de l'atrophie des nerfs optiques.

Mais je dis : A quoi bon cette notion de l'ataxie syphilitique puisque le traitement n'y fait rien, tel a toujours été mon avis. Il y a des maladies qui jouent par rapport aux autres le rôle d'agents provocateurs. Le premier de ces agents n'est pas à vrai dire une maladie, c'est le traumatisme. Le traumatisme peut développer chez les individus toutes les maladies auxquelles ils sont prédisposés. De même que la scarlatine développe le rhumatisme articulaire, le traumatisme, lui, peut provoquer un accès de goutte. Pourquoi la syphilis ne jouerait-elle pas ce rôle vis à vis des maladies nerveuses ? Certainement c'est une grosse affaire que la syphilis et si nous voyons tant d'ataxiques qui ont été syphilitiques, c'est que sans elle l'ataxie ne se serait peut-être pas développée. Je vous recommande encore, si vous avez des tendances tabétiques, de bien prendre garde à ne pas attraper la syphilis, car sans elle le tabès ne se développera pas ou ne se développera que plus tard. Voilà ma formule et en tous cas, une fois le tabès déclaré, pas de traitement syphilitique, parce qu'il ne sert à rien et que quelquefois il peut être d'une application fâcheuse.

Si vous voulez faire de la thérapeutique antisyphilitique, il faut faire les choses carrément, mais tous les malades ne supportent pas cela.

Eh bien ! je n'admets pas que la syphilis soit la cause de tous les accidents que vous venez de voir. Je suis un des médecins qui, dans ces dernières années, ont contribué pour leur part à faire entrer sérieusement dans la clinique tous les accidents du système nerveux ayant pour point de départ la syphilis. Par conséquent je ne suis point un réactionnaire au point de vue de leur genèse syphilitique, j'ai lutté pour elle à une époque où elle était contestée par des praticiens de premier ordre.

Ricord lui-même, il y a quinze ans, ne connaissait pas la syphilis cérébrale. Quand e me suis occupé de la question, et quand, voyant qu'il y avait là quelque chose à faire, je lui disais qu'il serait intéressant pour la pratique de pouvoir diagnostiquer la genèse de certaines affections nerveuses cérébrales, il me répondait : C'est très bien, il faudra démontrer cela. Eh bien! c'est démontré. Nous savons que les maladies cérébro-spinales sont des maladies dérivées par excellence. Mais une des raisons pour lesquelles on doutait de la possibilité de leur origine syphilitique, c'est qu'entre le chancre et l'apparition d' accidents nerveux il se passe quelquefois 10 ans, 15 ans. C'est beaucoup, sans doute, mais cet espace de temps considérable qui s'écoule entre l'apparition du chancre et celle des accidents nerveux est précisément un caractère de la syphilis cérébro-spinale.

Ici, dans le cas d'ataxie locomotrice progressive qui nous occupe, combien de temps après le chancre le premier accident tabétique s'est-il produit? Cinq ou six mois à peine. Par conséquent, nous ne sommes pas dans les conditions de longue incubation nécessaires, à ce qu'il paraît, à la production des maladies cérébrales syphilitiques.

Vous me direz : Laissez-nous faire l'expérience. Je le veux bien, mais enfin ce n'est pas hier, entendez-le bien, qu'à mon avis l'administration des antisyphilitiques n'a aucune espèce d'intérêt et d'importance dans les cas d'ataxie locomotrice, même chez les sujets ayant eu la syphilis. A moins d'avoir d'autres médicaments venant se combiner avec le mercure et l'iodure, il faut laisser cela de côté. La syphilis est assurément un fait intéressant, mais ce n'est pas un fait capital.

Dans le cas présent, cette syphilis vous crève les yeux. Vous la considérez avec d'autant plus d'intérêt que vous croyez avoir entre les mains des agents qui peuvent lutter contre elle.

C'est bien. Mais cela ne doit pas vous empêcher de pousser plus loin vos investigations; il faut regarder en arrière, il faut vous dire que pour les maladies nerveuses nous sommes dominés par les conditions ataxiques.

Eh bien! les antécédents de notre malade, les voici :

Sa mère est diabétique.

Son père a une vieille bronchite chronique.

Il a eu, je crois, un grand-père ayant une maladie nerveuse que l'on cachait dans la famille. Mais pourquoi la cachait-on? Parce que c'était un aliéné. En effet, on a l'habitude, dans les familles, par une espèce d'instinct qui relève du darwinisme, lorsqu'il s'y trouve des aliénés, de le céler : Combien de fois n'en ai-je pas fait l'expérience. Il n'y a pas bien longtemps qu'il m'est arrivé une malade atteinte de l'affection du doute. Voici le cas.

Après avoir vu un enterrement passer, une dame rentre chez elle et elle se lave les

mains dix fois ; elle sort et par hasard rencontre un de ces hommes qu'on appelle des croque-
morts; elle se hâte de revenir à la maison, et se lave encore une fois les mains dix fois. C'est
la conséquence de la maladie du doute.

En pareille circonstance, vous savez qu'il y a des antécédents et alors il me vient à
l'esprit de dire qu'il y a eu des têtes faibles dans la famille. La première réponse est qu'il n'y
en a jamais eu. Ce sera comme vous voudrez, repris-je, mais je vous réponds qu'il y en a eu.
Ne me le dites pas si vous ne le voulez pas, mais si vous me le dites, je ne le répéterai à
personne. On fait semblant de réfléchir et on finit par avouer qu'il y a eu telle personne à qui cela
est arrivé à la suite d'un accident. C'est qu'on trouve toujours une raison à tout, la peur pour
l'épilepsie, le froid pour la paralysie faciale. L'homme n'aime pas la fatalité, cela se comprend
et il proteste. Une tante maternelle du malade était migraineuse. Un cousin germain des
mère était vésanique.

Nous en avons plus qu'il ne nous en faut. Remarquez bien que si vous voulez
faire de la pathologie nerveuse et ne vous occuper que du malade, il vaut mieux ne rien
faire du tout. Le malade n'est qu'un épisode, l'ennemi c'est la famille qui ne veut pas vous
éclairer, tandis que tout le monde devrait proclamer la vérité.

Eh bien! voilà ce que nous apprend la recherche des antécédents sur ce malade. Nous
n'avons donc pas besoin de la syphilis, elle ne nous sert à rien dans l'espèce, aussi n'emploierons
nous pas les médicaments antisyphilitiques dans le traitement que nous lui ferons subir; il
faut le traiter comme un tabétique.

Sa paralysie faciale n'est qu'un épisode de l'affection générale dont il est atteint. Quand
dans une famille, plusieurs membres sont atteints de paralysie faciale, il est clair qu'il ne
faut pas mettre cela sur le compte des courants d'air, mais que cette famille est une famille
de névropathes au premier chef. La paralysie faciale, dans ce cas, vaut ce que valent la chorée
l'épilepsie, etc.

Nous avons tiré de ce malade à peu près tout ce que nous pouvions, maintenant je
vous dirai que contre le mal dont il est atteint, notre richesse en agents thérapeutiques n'est
pas bien grande. Ce n'est pas cependant une raison pour ne rien faire, nous lui ferons prendre
du seigle ergoté, on lui appliquera des pointes de feu dans le dos, il prendra du nitrate d'argent
du sulfate de zinc, médicaments dont l'effet n'est pas bien certain; enfin on fait ce que l'on peut
mais ce n'est pas en voulant le guérir absolument que vous serez utile à votre malade. Je dis
toujours aux tabétiques: évitez les exagérés, les gens hardis qui prétendront vous guérir par tel ou
tel procédé, ne les croyez pas, on peut vous faire du mal, et d'ailleurs, s'il y a des tabès graves, il
y en a de légers. Quand on a affaire à un goutteux, est-ce que le goutteux se désespère parce que

sa maladie est inguérissable, et le tabétique va-t-il se pendre parce qu'on lui dit qu'il est tabétique.

Il y a des tabès qui marchent avec une extrême lenteur ; je connais des gens qui sont tabétiques et qui l'ignorent. Je ne le leur dirai pas ; ils garderont leur maladie inconsciemment jusqu'à leur mort. Il y en a beaucoup. Ce sont les tabétiques heureux. Et ceux qui sont ainsi sont presque toujours des gens qui savent se ménager, qui se sachant un peu malades, ne font pas de grosses entreprises, ils ne vont pas de l'avant, ils s'arrêtent quand ils se sentent un peu mal à l'aise. Il y a ainsi quelquefois avantage à être un peu malade, parce qu'on ne se laisse pas entraîner comme celui qui se croit armé contre toutes les difficultés de la vie en raison de sa forte constitution physique.

Comme moyen thérapeutique dans la maladie de cet homme, le seigle ergoté peut être utile, mais il ne faut pas forcer la dose. J'avais donné à un malade le conseil de ne pas faire, comme je le disais tout à l'heure, de grosses entreprises ; un médecin lui a donné du seigle ergoté et il lui est survenu une gangrène du pied dont il est mort. En médecine, il y a une foule de choses qu'il faut éviter ; si vous n'avez pas contre certaines maladies, une thérapeutique éprouvée, allez au jour le jour, faites ce que vous pourrez, mais ne faites pas de mal au malade. C'est là mon traitement, il n'y a pas autre chose à faire. Chacun vante le sien, les uns les pointes de feu, les autres le seigle ergoté, ou d'autres agents encore. Surtout pas de thérapeutique physiologique ni de thérapeutique rationnelle, nous n'avons aucune espèce de moyen d'action rationnel contre le tabès. Nous savons quelle est son origine, mais c'est à peu près tout. Et cela ne nous sert de rien dans la pratique.

Deuxième malade (une femme).

M. Charcot s'adressant à la malade : Vous voilà revenue. Depuis quand êtes-vous malade ?

La malade : C'est la cinquième semaine.

M. Charcot : Qu'éprouvez-vous ?

La malade : Des engourdissements dans le bras.

M. Charcot : Très douloureux ?

La malade : Oui Monsieur.

M. Charcot : C'est une femme qui nous a consulté pour une douleur du bras ; nous l'avons étudiée avec soin et nous avons fini par reconnaître que cette douleur du bras était de nature hystérique. Cette malade est une hystérique, mais une hystérique dans des conditions assez particulières et assez difficiles tout d'abord à déterminer.

est-ce qu'elle n'a pas allaité ?

L'interne : Oui, très longtemps, près de deux ans.

M. Charcot : L'histoire d'aujourd'hui n'est qu'un épisode. La malade a eu autrefois des attaques hystériques.

Voilà son histoire. Elle est mariée à un sergent de ville. Son mari travaille beaucoup de son côté et elle travaille énormément du sien. Elle faisait autrefois de petits souliers d'enfants et les clouait avec un marteau sur son genou, de sorte que son bras et sa jambe ont été très fatigués et qu'il en est résulté pour elle-même une très grande lassitude générale, d'autant plus qu'elle passait les nuits au travail et qu'en même temps elle allaitait son enfant. Ce qui est intéressant dans le cas présent, c'est de voir une maladie nerveuse donner lieu à des symptômes hystériques. La malade a déclaré avoir du fourmillement dans un côté du corps. L'anomalie, c'est qu'elle a le bras droit douloureux en même temps qu'il est faible. Du reste, vendredi prochain, je vous montrerai un cas à peu près semblable.

(L'un des élèves présents ferme les yeux de la malade, M. Charcot lui tord les doigts de la main droite de manière à provoquer chez une personne en bonne santé une sensation douloureuse, il constate qu'elle a perdu la notion de position en ce qui concerne les doigts et qu'il y a de l'anesthésie dans le pouce.)

Ce n'est que dans l'hystérie que ce phénomène se produit, et il n'a aucun rapport avec la névrose en ce qui concerne la sensibilité. C'est un mode tout particulier que j'appellerai cortical, si vous voulez.

En tous cas, le phénomène est très curieux. Je puis lui tordre les doigts sans qu'elle le sente ; ainsi nous trouvons de la douleur, de la sensibilité dans une zône déterminée, puis l'insensibilité survient, et avec cela une paralysie des mêmes parties ; le mouvement, la sensibilité affectés profondément. Si vous voulez que je vous démontre que la malade est hystérique, ce ne sera pas difficile.

Elle a le champ visuel rétréci. L'anesthésie présente au membre inférieur une distribution semblable à celle qu'on constate sur le membre supérieur ; elle est limitée par une ligne circulaire caractéristique de l'affection hystérique.

Maintenant nous pouvons comprendre pourquoi le côté droit est affecté chez elle plutôt que le côté gauche. Cela résulte de la fatigue occasionnée par le mode de travail.

Troisième malade (Homme)

M. Charcot : Ce malade vient ici pour la première fois.

(S'adressant au malade): De quel mal souffrez-vous?

Le malade : Je tombe dans des attaques d'épilepsie.

Mr Charcot : Que savez-vous de vos attaques d'épilepsie?

Le malade : Cela m'a pris au service. J'étais dans l'Administration et je remplissais les fonctions de secrétaire.

J'étais en train d'écrire, mon porte-plume s'est échappé de mes mains, j'ai perdu connaissance, ma tête s'est tournée à gauche et ma langue s'est prise dans mes dents.

Mr Charcot : De quel côté vous êtes-vous mordu ?

Le malade : Toujours du côté gauche, je suis revenu à moi au bout de vingt minutes.

Mr Charcot : Vous étiez en train d'écrire ?

Le malade : Il m'a pris comme une espèce de crampe.

Mr Charcot : La main s'est-elle relevée ?

Le malade : Je ne pourrais pas le dire. Mon cou a tourné à gauche. Je me suis demandé ce que j'avais.

Mr Charcot : Vous voyez qu'il ne s'agit pas ici d'un cas d'épilepsie ordinaire. D'abord, c'est une épilepsie partielle, et il se produit chez lui un phénomène caractéristique, c'est celui de la main qui se relève.

(S'adressant au malade): Avez-vous eu plusieurs attaques ?

Le malade : Oui, cela m'a repris jusqu'à deux fois dans la même journée.

Mr Charcot : Avez-vous perdu connaissance toutes les fois.

Le malade : Toujours.

Mr Charcot : Combien de fois avez-vous eu ces attaques?

Le malade : Une douzaine de fois.

Mr Charcot : Avez-vous des symptômes qui vous avertissent!

Le malade : Je sens que le mal va me prendre, et je conserve ma présence d'esprit pendant trois ou quatre secondes.

Mr Charcot : Que se passe-t-il pendant ces trois ou quatre secondes ?

Le malade : Si j'ai quelqu'un à côté de moi, je lui dis: retenez moi.

Mr Charcot : Vous sentez vos mains qui se lèvent!

Le malade : Plus particulièrement la main gauche.

Mr Charcot : Cela devait être. La première fois qu'il a ressenti l'atteinte de son mal, il s'est occupé de la main droite parce que c'est de la main droite qu'il tenait la plume, mais c'est sa main gauche qui doit surtout se tordre. Il y a des lois, dans l'épilepsie qui sont presque absolues et qui sont en quelque sorte l'émanation de la doctrine des localisations cérébrales.

Mr Charcot : Comment votre bras se comporte-t-il ?

Le malade : Mon bras tourne.

Mr Charcot : Tout-à-l'heure il me parlait de son bras droit et il me disait : Je me mords la langue du côté gauche, cen'était pas naturel. Quand c'est le bras gauche qui se tord on se mord la langue du côté gauche.

Mais nous allons laisser de côté la période inconsciente qui n'est pas nécessaire parce qu'un individu qui subit une attaque de cette nature, qu'il perde ou non connaissance est quand même dans la catégorie de l'épilepsie partielle ; la conscience n'est pas nécessaire, ce qui est nécessaire, sont les phénomènes de l'aura.

Il y a trois catégories d'épilepsie partielle : l'épilepsie faciale, l'épilepsie brachiale et l'épilepsie crurale.

Dans le cas d'épilepsie partielle brachiale, l'un des membres supérieurs est pris de spasm d'agitation, on y trouve ce qui se passe dans l'accès d'épilepsie ; la trépidation peut manquer, mais le spasme se produit toujours. Après, que se passe-t-il ? Peut-être y a-t-il inconscience. S'il y a inconscience, le malade tombe comme un épileptique ordinaire. Mais vous voyez que celui-ci n'est pas un épileptique ordinaire.

Il est naturel (s'adressant au malade) qu'étant atteint d'épilepsie partielle vous ay quelque lésion cérébrale et cela vous met en dehors des épileptiques dont la maladie ne présente aucun symptôme matériel connu.

Vous êtes dans une catégorie spéciale et alors j'ajouterai : Plaise à Dieu que vous soyez un syphilitique, car s'il en est ainsi, vous êtes le plus heureux des hommes atteints d'épilepsie par tielle, car on vous guérira certainement. C'est le triomphe de la thérapeutique en matière de syphilis cérébrale.

Votre jambe est-elle prise ?

(Le malade fait signe qu'il n'en sait rien).

La tête vous tourne, vous perdez connaissance ?

Le malade : Il me monte comme du sang aux yeux, je perds connaissance.

Mr Charcot : Vous n'avez pas encore été traité ?

Le malade : Si Monsieur.

Mr Charcot : Avez-vous eu la vérole ?

Le malade : Non Monsieur.

Mr Charcot : Qui vous dit que vous ne l'avez pas eue ? Avez-vous eu la chaude-pisse ?

Le malade : Non Monsieur.

Mr Charcot : Combien d'accès avez-vous eu ?

Le malade : Une douzaine.

M. Charcot : Est-ce qu'ils deviennent plus fréquents ?

Le malade : Dernièrement, j'en ai eu deux dans la même journée.

M. Charcot : Depuis quand êtes-vous entré en traitement ?

Le malade : Depuis le 6 Septembre.

M. Charcot : Avez-vous remarqué que la période pendant laquelle vous pouvez observer votre mal devienne de plus en plus longue ?

Le malade : Mes attaques sont moins longues, d'après ce qu'on m'a dit.

M. Charcot : Mais la période dans laquelle vous êtes conscient est-elle moins longue ?

Le malade : Elle reste, je crois, la même.

M. Charcot : Êtes-vous paralysé à la suite de vos attaques ?

Le malade : Non, je suis seulement très fatigué.

M. Charcot : Il arrive quelquefois, à la suite des attaques d'épilepsie partielle, qu'il produit des attaques de paralysie.

Ce phénomène de l'épilepsie partielle a été pour la première fois décrit et distingué de l'épilepsie ordinaire par un nommé Bravais qui était interne dans cet hôpital. Cela date de 1827 ou 1828.

Mais dans ces derniers temps, un savant anglais, M. Jackson de Londres, est revenu sur ce sujet et il a traité la question d'une façon si particulière qu'il m'est arrivé quelquefois d'appeler cette affection l'épilepsie Jacksonienne et le nom lui en est resté. C'était Justice. Je ne m'en repens pas : j'ai fait un peu de tort à Bravais, mais enfin l'étude de M. Jackson est si importante que véritablement il méritait bien d'attacher son nom à cette découverte. Si on pouvait sionner Bravais et Jackson, le français et l'anglais et dire l'épilepsie Bravais-Jacksonienne, serait plus juste ; il est vrai que ce serait un peu long.

C'est dans ces cas-là que les localisateurs affirment, et j'en fais partie, que le malade est atteint d'une lésion qui a son siège en un point déterminé, et ce point déterminé, c'est la partie moyenne de la portion centrale de la frontale et de la pariétale ascendante.

Le chirurgien pourrait, sans aucune crainte, y faire intervenir le trépan, il serait à peu près sûr de trouver là une lésion, je dirais même qu'il en serait tout à fait sûr si le cas avait été bien observé. J'ai vu tout récemment à Londres un malade appartenant à cette catégorie sur lequel on avait pratiqué cette opération. Eh bien ! elle avait permis de trouver une petite tumeur que j'ai tenue dans les mains. Il faut admirer cette doctrine de la localisation cérébrale qui peut donner de tels résultats.

Mais dans le cas actuel, quelle est la lésion ? Je serais bien embarrassé pour vous le dire. Si le malade avait eu la syphilis, la chose serait simple et l'affection proviendrait de l'existence

d'une tumeur ou d'un sarcome ou d'une légère inflammation corticale. Un traumatisme pou[rrait]
l'expliquer encore.

Le malade a pris du bromure. En général l'effet du bromure est de modifier les attaqu[es]
d'épilepsie partielle, de telle sorte que, sans que la cause disparaisse, les mouvements du br[as]
deviennent moins violents. Peut-être même pourrait-on arriver à les supprimer, mais le mala[de]
ne serait pas guéri pour cela, et il faudrait toujours qu'il ait du bromure à sa disposition, t[andis]
que s'il était syphilitique, au bout de quinze jours ou trois semaines, il le serait. Je lui propose[rais]
même de faire la tentative. Il pourrait être syphilitique sans le savoir. Un homme de son âge [peut]
bien se résigner à supporter un traitement antisyphilitique pendant un certain temps pou[r]
arriver à se guérir d'une épilepsie partielle.

Le malade : Ce que je demande, c'est que mes attaques disparaissent.

M. Charcot : Il faudra revenir ici, nous vous traiterons d'une certaine façon ; ma[is]
il faut renoncer à votre médication actuelle.

Policlinique du Mardi 22 Novembre 1887.

Objet de la Leçon:

1° Ataxie locomotrice;
2° Épilepsie sensorielle. – Migraine ophthalmique.
3° Neurasthénie.

Premier Malade (Homme)

Mr Charcot : Quel âge avez-vous ?

La femme du malade : 56 ans.

Mr Charcot : Est-ce qu'il n'entend pas ?

La femme du malade : Il est un peu dur d'oreille.

Mr Charcot (s'adressant au malade lui-même) : Est-ce que vous m'entendez ?

Le malade : Je ne distingue pas très bien.

Mr Charcot : C'est de sa démarche que je veux surtout vous entretenir.

Vous savez qu'on parle beaucoup de la démarche tabétique et on se figure quand on en a vu une description qu'on en connaît tous les caractères. C'est une erreur. Les descriptions de Duchenne de Boulogne et de Romberg sont vraies ; elles le sont pour un certain nombre de cas, mais quand vous avez vu ce malade entrer, il donnait l'idée d'une démarche choréiforme. Vous voyez comment les 2 jambes se relèvent avec luxe et comment les personnes qui le retiennent sont poussées à droite et à gauche. La démarche des tabétiques est extrêmement variable ; il y en a qui n'ont pas le signe de Romberg, qui peuvent se tenir debout les yeux fermés et par conséquent ne rentrent pas dans la description classique ; il ne faut donc pas vous y laisser prendre, et donner un diagnostic qui serait basé sur ce fait qu'un malade n'aurait pas tout-à-fait la démarche signalée dans les descriptions.

Il est impossible que nous entrions en rapport avec ce malade ; il est absolument sourd.

(A la femme du malade) : Combien y a-t-il de temps qu'il a de la difficulté à marcher ?

La femme du malade : Trois ou quatre ans. Sa maladie a commencé par les yeux, il a eu un œil qui se fermait.

Mr Charcot : A quelle époque ?

La femme du malade : Au début de la maladie ; il y a douze ans.

Mr Charcot : Quel œil était-ce ?

La femme du malade : L'œil gauche, la paupière était tombante.

Mr Charcot : Vous avez des enfants ?

La femme du malade : Un fils.

Mr Charcot : Quel âge a-t-il ?

La femme du malade : 21 ans.

Mr Charcot : Il n'a jamais été malade ?

La femme du malade : Jamais !

Mr Charcot : Connaissez-vous la famille de votre mari ?

La femme du malade : Ses parents sont très bien portants. Mon beau-père a 80 ans, ma belle-mère en a 81. Oh ! ce n'est pas une maladie de famille.

Mr Charcot : Naturellement ! Voilà les protestations habituelles qui se produisent quand il est question de maladies de famille.

Vous rappelez-vous l'époque où sa démarche s'est transformée ?

La femme du malade : Oui, c'est il y a 5 ou 6 ans. Il marchait à peu près comme tout le monde, puis à un moment, ses jambes se dérobaient sous lui et il tombait.

Mr Charcot : C'est un symptôme un peu négligé dans les descriptions et qu'il n'est pas mauvais de connaître ; c'est souvent la 1ère marque de la transition entre la période prétabétique et la période tabétique.

Il y a 10 ou 12 ans on indiquait comme premiers symptômes les paupières tombantes, l'absence des reflexes, et on connaît aujourd'hui cet autre symptôme qui a été signalé par un médecin anglais, Mr Buzzard c'est le dérobement des jambes. Ce n'est pas la douleur qui en est cause. Vous pourriez tout d'abord vous figurer qu'il s'est produit une fulguration dans les membres inférieurs, un phénomène analogue au fléchissement qu'occasionne un coup inattendu sur le jarret. — Ce n'est pas cela du tout ; cela peut se produire sans douleur. L'individu marche ; tout d'un coup il s'affaisse sur lui-même parce que les jambes lui manquent. Les Anglais ont pour cela une expression qui est difficile à traduire en français. Ils appellent cela "giving way of the legs". Ce que nous pouvons vous dire c'est que les jambes se dérobent sans douleur.

Mais je reviens à mon idée, il doit y avoir un peu d'hérédité dans le cas de cet homme. Quand j'ai voulu jeter un regard sur la situation de sa famille, on m'a fermé la porte ; je vais essayer encore une fois de l'ouvrir.

(S'adressant à la femme du malade) : A-t-il des sœurs ?

La femme du malade : Il en a eu deux ou trois, il lui en reste encore une.

M. Charcot : Celle qui reste est-elle bien portante ?

La femme du malade : Oui, les autres sont mortes de maladie, étant déjà âgées.

M. Charcot : A-t-il des frères ?

La femme du malade : Il en eu un qui est mort.

M. Charcot : Comment ?

La femme du malade : D'une décomposition du sang.

M. Charcot : A-t-il des cousins germains ?

La femme du malade : Il a encore une cousine.

M. Charcot : Il n'y a plus d'enfants dans la famille. Il y en a peut-être eu qui sont morts ?

La femme du malade : Probablement.

M. Charcot : Quand son père est-il mort ?

La femme du malade : En 1879.

M. Charcot : L'avez-vous connu ?

La femme du malade : Je l'ai connu très bien portant.

M. Charcot : Un peu original ?

La femme du malade : Pas trop.

M. Charcot : Avait-il des frères et des sœurs ?

La femme du malade : Il avait deux sœurs, mais pas de frère.

M. Charcot : Vous avez connu ses sœurs ?

La femme du malade : Non.

M. Charcot : Eh bien ! vous le voyez, nous n'avons de renseignements que sur le père et la mère ; ils ont vécu vieux dans des conditions de santé normales, mais cela ne prouve rien parce que, pour les affections nerveuses, il faut tenir grand compte de ce qui s'est passé chez les collatéraux, les oncles et les tantes, et de ce côté là les renseignements nous font défaut.

Le malade va entrer pendant quelque temps dans notre service. S'il se présente quelque chose d'intéressant dans son affection, nous l'étudierons.

A-t-il quelquefois des vertiges ? Est-ce qu'il ne craint pas tout à coup de tomber ?

La femme du malade : Il n'a pas de vertiges, mais il a des douleurs.

M. Charcot : Tantôt dans les jambes, tantôt dans les pieds, tantôt dans la tête ?

Le malade : Elles deviennent très rares.

Mr Charcot : Eh bien! nous recevrons le malade momentanément.

(S'adressant au malade) : Levez la jambe.

(Le malade lève la jambe, mais il lui est impossible de la tenir droite, e[lle] a des mouvements d'oscillation)

Invité à faire le simulacre de donner un coup de pied, le malade essaie de projeter [le] pied en avant, mais il lui est impossible de le diriger.

On lui ferme les yeux et on lui lève la jambe gauche, Mr Charcot l'invite à la toucher de la main. Le malade ne peut trouver sa jambe.

Deuxième Malade (Homme).

Mr Charcot : Voulez-vous nous raconter votre histoire ?

Quel âge avez-vous ?

Le malade, 37 ans : Il y a douze ans que le mal dont je souffre a commencé. Jusque-là je n'avais jamais eu aucune maladie grave, je me livrais à l'enseignement. J[e] suis licencié ès-sciences.

Mr Charcot : À quel âge avez-vous obtenu la licence ?

Le malade : À 23 ans. Depuis je suis parti en Norwège pour une exploita-tion de sapins. M'étant égaré en faisant des recherches, j'ai couché dans la neige, et il m['est] survenu une névralgie en quelque sorte générale.

Mr Charcot : Dans les jambes ?

Le malade : Dans les jambes, dans l'estomac, mais je m'en suis guéri rapide-ment en prenant des douches, et il ne m'en est rien resté.

Mr Charcot : Combien cela a-t-il duré ?

Le malade : 3 semaines ou un mois. C'est à Stockholm que j'ai été guéri. J'a[i] été pendant cinq ou six ans en bonne santé.

En 1879 ou 1880, j'ai ressenti des pesanteurs dans les bras. Je les ressens encore; elles me prennent par l'extrémité des doigts. Mes mains gonflent ; il me semble du moin[s] qu'elles gonflent car, en réalité, il n'en est rien. Je ressens ensuite la même sensation dans les bras, puis dans l'épaule, puis dans la jambe, et même dans toute la partie dro[ite] de la figure ; les muscles se gonflent aussi, la langue est projetée violemment du côté droi[t] et elle l'est réellement puisque je sens le contact des dents.

Mr Charcot : Vous mordez-vous quelquefois ?

Le malade: Oui, et sous l'influence de vives émotions, je sens un commencement de névralgie. Ainsi, dans ce moment, j'en sens les prodromes.

M.r Charcot: Reconstituons tout cela. Le mal dont vous êtes atteint vous prend par accès?

Le malade: Oui, par accès, séparés par des intervalles où je ne ressens rien mais qui me laissent cependant une difficulté de parler qui m'a forcé à renoncer à l'enseignement.

M.r Charcot: Parlons d'abord des accès. Vous dites que vous commencez par éprouver dans la main une sensation particulière, mais il ne s'y produit pas de mouvements. Les doigts ne remuent pas, le bras n'est pas déplacé. La sensation que vous éprouvez consiste en ce que vous croyez sentir votre main plus grosse.

Le malade: Elle n'est pas plus grosse mais je ne puis plus tenir une plume, je ne puis plus écrire.

M.r Charcot: La seconde sensation que vous ressentez, est-ce dans la figure ou dans la jambe?

Le malade: Dans les jambes, j'ai un fourmillement dans le pied.

M.r Charcot: Remarquez bien cela. C'est une forme de l'épilepsie qui n'est pas très bien connue. Vous rencontrez ces phénomènes là sous forme de symptômes dans des circonstances très variées dont je vous rappellerai tout à l'heure quelques unes. Ici, nous sommes en présence d'une sorte d'épilepsie partielle sensitive, ce n'est pas le mouvement qui intervient, il n'intervient que comme auxiliaire, c'est la sensibilité qui est en jeu. On peut concevoir une épilepsie sensitivo-motrice, mais ce sont des phénomènes de la sensibilité que nous avons en face de nous.

C'est un phénomène très intéressant et qu'il nous importe d'autant plus d'étudier aujourd'hui que nous avons affaire à une personne qui a l'habitude des études d'observation, et qui peut mieux que toute autre, se rendre compte de sa situation.

(Au malade): Le fourmillement monte, n'est-ce pas? Vous avez de la roideur dans la jambe?

Le malade: Oui, je ne peux plus marcher.

M.r Charcot: Cela tient-il à ce que la jambe est réellement raide?

Le malade: La jambe en réalité n'est pas raide, mais je ne peux plus m'en servir.

Je me trouvais, il y a six semaines, sur la place de la Bastille, j'étais très bien portant, n'ayant pas de névralgie, ou du moins ce que j'appelle de la névralgie; j'étais à côté du bureau des omnibus, attendant quelqu'un ; tout d'un coup, un accès m'a pris, j'ai été obligé de m'asseoir sur un banc, et je suis resté là pendant une heure.

M. Charcot : Le bras était-il pris ?

Le malade : Il a été pris d'abord, puis ç'a été le tour de la jambe.

M. Charcot : La face a-t-elle été prise cette fois-là ?

Le malade : Pas beaucoup.

M. Charcot : La série habituelle est-elle le bras, la jambe, et la face ?

Le malade : Oui.

M. Charcot : Je ferai remarquer en passant qu'il y a là une petite anomalie. Ce devrait être le bras, la face et la jambe.

Le malade : La face est prise presqu'en même temps que la jambe.

M. Charcot : Etes-vous bien certain que la jambe n'est pas prise la première ?

Le malade : D'ordinaire ce n'est pas la jambe qui est prise la première, c'est la main, après c'est la jambe et la face, les deux presqu'en même temps.

M. Charcot : En général, voilà comment les choses se passent : le bras, la face et la jambe. Il serait très possible que le malade se trompât, parce que d'ordinaire l'accès commence par un engourdissement de la main, ce premier phénomène est suivi d'un fourmillement dans le bras, qui monte ou qui du moins en donne la sensation, la face est ensuite envahie ; mais non toute la face.

Le malade : J'ai comme une muselière.

M. Charcot : Après. Où est la langue ?

Le malade : La langue se porte du côté droit.

M. Charcot : Est-elle engourdie ?

Le malade : La langue est engourdie.

M. Charcot : Cela devrait se terminer là, mais alors apparaît un phénomène moteur qui fait que la langue se déplace et se met entre les dents. Il ne devrait pas y avoir de phénomène moteur, si nous supposions une affection purement sensitive, mais comme je le disais tout à l'heure il y a quelques points de contact entre les épilepsies motrices et les épilepsies sensitives. Vous le voyez, la langue se met entre les dents, elle y est quelquefois pressée ?

Le malade : Oui, quelquefois, mais pas violemment.

M. Charcot : Y a-t-il des mouvements de la face ?

Le malade : Il n'y a pas de mouvements de la face, mais je ne puis plus parler.

M. Charcot : Est-ce que la tête tourne de côté ?

Le malade : La tête ne tourne pas beaucoup, mais elle est entraînée un peu vers la droite.

M. Charcot : Vous voyez là le mélange de l'épilepsie motrice et de l'épilepsie sensitive.

mais les phénomènes dominants sont surtout sensitifs.

Que savez-vous de la fin de vos accès. Vous avez eu des secousses dans les bras et dans les jambes ?

Le malade : Quelquefois les accès commencent par des fourmillements, puis il se produit des secousses. Voilà du moins ce qu'il me semble, mais je crois que c'est inexact ; pour me rendre compte, je me prends les mains, je me frotte, je fais des mouvements.

M. Charcot : Volontaires ou tout au moins instinctifs ?

Le malade : Je le crois.

M. Charcot : Êtes-vous jamais tombé ?

Le malade : Jamais.

M. Charcot : Avez-vous jamais perdu connaissance ?

Le malade : Jamais complètement. Cependant je l'ai peut-être perdue un peu. J'ai été privé de l'usage de la parole, mais quant à me trouver complètement mal, à être privé de la notion de moi-même et des autres, non !

M. Charcot : Lorsque vous avez cet engourdissement de la langue, qu'elle se porte sur la droite, vous dites que vous avez de la difficulté à parler ?

Le malade : J'éprouve un très grand embarras de parole. En ce moment, je le ressens un peu.

M. Charcot : Mais c'est beaucoup plus fort. Est-ce que la parole s'arrête tout à fait ?

Le malade : La parole s'arrête tout à fait, et c'est là je crois un phénomène très intéressant. Je vois un bec de gaz, je veux dire : allumez le bec de gaz, cela m'est impossible, j'ai perdu la notion du mot "allumez", je dirai : ah ! ah ! ; seulement ceci se passe au maximum de l'accès.

M. Charcot : Combien de temps cela vous dure-t-il ?

Le malade : J'ai eu un accès vendredi matin. Il a commencé à 8 heures, je n'ai été complètement remis, tout en étant très fatigué, que vers onze heures.

M. Charcot : Vous avez balbutié pendant tout ce temps ?

Le malade : Non, je n'ai pas balbutié, mais je ne pouvais pas parler.

M. Charcot : Est-ce que vous dites des mots les uns pour les autres ?

Le malade : Je ne dis pas des mots, mais des syllabes confuses.

M. Charcot : Dites-vous quelquefois des mots qui n'appartiennent à aucune langue, mettez-vous un mot à la place d'un autre ?

Le malade : Non, je ne parle pas, il y a impossibilité.

M. Charcot : Vous prononcez cependant quelques syllabes ?

Le malade : Oui, mais généralement je suis arrêté.

Mr Charcot : Quand on ne peut pas parler, on essaye d'écrire ?

Le malade : Non ! je ne puis tenir une plume.

Mr Charcot : Nous savons qu'il est aphasique par suppression de mots, mais nous ne savons pas s'il est agraphique, puisqu'il ne peut tenir une plume.

Avez vous essayé de lire quelquefois, avez-vous regardé les affiches ?

Le malade : Je lis, mais cela ne m'est pas arrivé fréquemment dans la rue. Déjà je vous ai entretenu de l'accès qui m'a pris sur la place de la Bastille, j'ai parfaitement reconnu alors ma belle-sœur qui arrivait.

Mr Charcot : Ce n'est pas cela que je vous demande. Je vous demande si, en fixant les yeux sur une affiche, vous pouvez la lire.

Le malade : Oui.

Mr Charcot : Pouvez-vous comprendre ce qui y est écrit ?

Le malade : Oui, mais je ne puis pas le dire.

Mr Charcot : Vous savez cependant ce que cela signifie ?

Le malade : Parfaitement.

Mr Charcot : Vous n'avez pas de trouble de la vision ?

Le malade : Non.

Mr Charcot : Éprouvez-vous un mal de tête dans ce moment-là ?

Le malade : Non, le mal de tête me vient plus tard, par suite des efforts que je fais.

Mr Charcot : Où le ressentez-vous ?

Le malade : Ici, au milieu du front, sur la droite.

Mr Charcot : Au-dessus de l'œil. Il n'y a pas de trouble de la vision ?

Le malade : Non.

Mr Charcot : Et vous n'avez pas dans l'œil une espèce de cercle lumineux qui se propage ?

Le malade : Je sais ce que vous voulez dire et on m'en avait déjà parlé.

Mr Charcot : Qui cela ?

Le malade : Un malade.

Mr Charcot : Qui a aussi la parole embarrassée ?

Le malade : Non, il n'a pas d'embarras de parole.

Mr Charcot : Comment se fait-il que vous vous soyez entretenu de cela ?

Le malade : C'est par suite de relations de famille.

Mr Charcot : Est-ce un parent ?

Le malade : Ce n'est pas un parent.

Mr Charcot : Il n'éprouve rien de semblable à ce que vous avez ?

Le malade : Du tout, il a simplement mal aux yeux.

Mr Charcot : Décrivez-nous cette sensation lumineuse !

Le malade : Lorsque l'accès est très fort, je ferme les yeux et quand je les rouvre, j'ai devant l'œil droit une image lumineuse formée d'abord par des radiations lumineuses disposées autour d'un cercle obscur de 5 millimètres de diamètre, puis par des sillons lumineux servant de point de départ à des radiations lumineuses, le tout formant une figure de 4 centimètres de longueur.

Cette sensation lumineuse reste devant l'œil pendant 30 à 40 secondes. Les premières fois que je la perçus, elle ne me parut pas inconnue, il me sembla l'avoir déjà eue autrefois à l'âge de 9 ans, alors que j'étais sujet à des céphalées intenses.

Mr Charcot : Combien y a-t-il de temps que vous avez eu de ces accès ?

Le malade : Depuis 1880 seulement ; à l'origine ils étaient moins intenses. J'avais eu un premier accès, comme je vous l'ai dit, en 1874, en Norwège après avoir couché dans la neige, mais qui n'avait pas la même forme et dont j'avais été bien guéri.

Mr Charcot : Vous n'avez pas eu la vérole ?

Le malade : Je n'ai jamais eu de maladies vénériennes.

Mr Charcot : Vous n'avez jamais été soigné pour une maladie de ce genre ?

Le malade : Jamais.

Mr Charcot : Vous n'êtes jamais tombé sur la tête, vous n'avez pas eu d'accidents ?

Le malade : Non.

Mr Charcot : Vous ne connaissez pas les migraines ?

Le malade : Je n'en ai pas beaucoup.

Mr Charcot : Ces phénomènes sont presque toujours accompagnés d'une espèce de migraine qu'on appelle la migraine ophthalmique, parce qu'elle entraîne avec elle des accidents du côté de l'œil. La migraine ophthalmique encore imparfaitement étudiée, est très intéressante comme pouvant peut-être fournir une explication des épilepsies de ce genre dont les symptômes ne sont pas très connus.

Dans la migraine ophthalmique il y a habituellement sensation particulière, spéciale, la vision d'un scotôme scintillant.

On a dans l'œil une image qui est ainsi faite cela ressemble à un plan de fortifications.

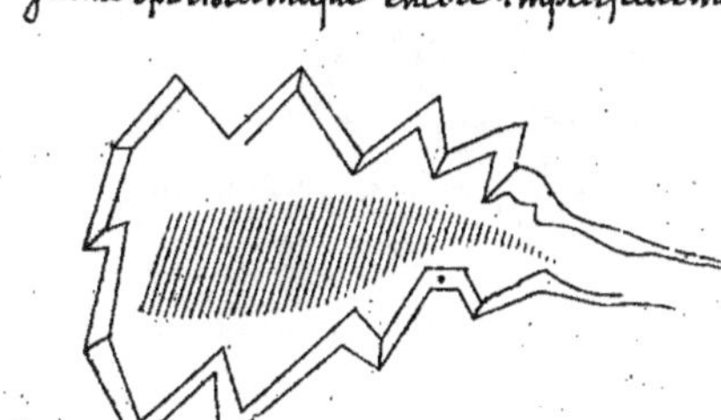

Je connais la forme de cette image par-moi-même pour l'avoir ressentie, mais la description vient d'un astronome. Les astronomes, sont sujets à avoir souvent des scotômes lorsqu'ils ont regardé longtemps dans une lunette ; on l'éprouve encore quand on expose brusquement les yeux à la lumière du soleil.

Tantôt le phénomène présente des teintes jaunes, tantôt des tons rouges et verts et à l'intérieur d'une zône lumineuse on aperçoit comme une espèce de fumée, de vapeur plus ou moins épaisse. Tout cela remue, se rapproche, s'éloigne avec des mouvements précipités enfin le cercle devient plus grand, le scotôme disparaît et un second phénomène lui succède l'hémiopie c'est à dire qu'en regardant quelqu'un en face, on ne voit que la moitié de sa figure. A partir de ce moment, une douleur se fait sentir dans l'œil ; cette douleur augmente les phénomènes oculaires disparaissent et vous avez la migraine. Pourquoi avez-vous la migraine ? A cause des phénomènes qui viennent de se passer.

Voilà l'histoire de la migraine ophthalmique. Eh bien! quel rapport a-t-elle avec l'état de notre malade ? Ah! le voilà, le rapport. C'est qu'en dehors de la migraine ophthalmique simple, vous avez la migraine ophthalmique qui est accompagnée de phénomènes de mauvais aloi. A peine le scotôme a-t-il paru, voilà le malade qui éprouve un engourdissement. de la main l'engourdissement monte, il envahit la face, il occupe la commissure labiale du même côté. la langue s'engourdit ; au bout d'un certain temps, on veut parler et on ne le peut plus, on ne le sait plus. On éprouve de l'aphasie avec substitution de mots, on dit volontiers Monsieur pour Madame, cependant l'intelligence est à peu près conservée J'ajouterai que certains malades sont pris de cécité verbale, qu'ils sont incapables de comprendre la valeur des mots, qu'ils sont agraphiques, sachant tracer des caractères peut-être, mais ne sachant plus formuler leur pensée par l'écriture. Enfin, à un certain degré, et qu'il peut reconnaître, par une analyse un peu délicate, ils arrivent à la surdité verbale. Ils ne sont pas sourds en réalité ; ils entendent très bien les mots, mais ils ne les comprennent plus C'est-à-dire que toutes les catégories du langage se trouvent interrompues à la suite de cette migraine ophthalmique, et j'ajouterai, pour faire comprendre la parenté de ce type avec les autres dont je vais parler, que, quelquefois, vous voyez des attaques d'épilepsie motrice partielle se développer à la suite du scotôme scintillant.

Eh bien! j'insiste sur ce point. L'histoire des localisations cérébrales nous permet de reconnaître où se passent dans le cerveau les phénomènes de la migraine parce que nous savons où siègent l'aphasie, la surdité verbale, la cécité verbale, l'agraphie ou du moins que nous avons une notion de l'endroit où se passent ces phénomènes. Nous fondons notre localisation de ces affections non matérielles, sur la connaissance que nous donne l'étude de la localisation des affections avec lésions matérielles. On conviendra que c'est assez logique. Nous les plaçons là où nous sommes habitués à placer les lésions matérielles organiques, par exemple dans les circonvolutions de Broca.

Mais en quoi consiste alors cette migraine ? On admet que c'est un spasme temporaire des vaisseaux sylviens avec anémie transitoire de toute la région qui comprend les diverses localisations des quatre éléments du langage et quelques régions sensitives relatives aux bras et à la face et qui sont situées en arrière des circonvolutions ascendantes. C'est une anémie d'abord dont les phénomènes sont essentiellement transitoires. Ainsi, les spasmes vasculaires ne peuvent durer longtemps. Ils sont transitoires, c'est vrai, mais il n'y a pas un seul des phénomènes de cette migraine qui ne puisse s'établir à l'état permanent si ce n'est peut-être le scotôme scintillant.

Le spasme vasculaire est chose transitoire ; les vaisseaux restent sains et après avoir été contractés, reviennent à l'état normal et la circulation se rétablit, mais les vaisseaux peuvent finir par s'altérer, la maladie peut alors rentrer dans la catégorie des affections permanentes et il ne faut plus compter sur leur disparition comme autrefois.

Voilà comment la migraine ophthalmique peut se transformer en affection organique. Cela nous conduit à dire comment on doit se comporter devant les gens qui en sont atteints.

Quand elle est simple, ce n'est pas la peine d'y penser : le remède est pire que le mal. Mais voilà un accès d'aphasie qui survient, un engourdissement de la main qui se manifeste, ah ! n'hésitez pas alors à traiter votre malade ; vous pouvez empêcher cette permanence dont je parlais tout à l'heure et la production de cette phase organique qui peut suivre la phase dynamique.

Vous traitez le malade absolument comme un épileptique en lui administrant du bromure de potassium, aux doses de 3, 4, 5 et 6 grammes par jour ; poursuivez cette médication pendant six mois, un an, et vous arriverez certainement à faire disparaître tous ces accidents qui ne sont pas fondés sur une lésion organique ; vous empêcherez les malades d'arriver à cette période redoutable dans laquelle il ne s'agit plus seulement d'affections purement dynamiques, mais où naissent les affections organiques.

Le malade qui est devant nous a le scotôme, les douleurs, et enfin, c'est le couronnement de l'édifice, des attaques d'épilepsie partielle sensitive, variété de l'épilepsie qui se modifie comme la migraine, sous l'influence du bromure de potassium.

Une observation de Galezowski présentée au Congrès de Londres il y a six ou sept ans, vient à l'appui de l'hypothèse qu'un jour on pourra matériellement reconnaître le siège de ces lésions. Par un examen à l'ophthalmoscope, il a pu constater sur un individu atteint d'une migraine ophth. lmique, une thrombose des vaisseaux de la rétine.

Supposons que vous puissiez, à un moment donné, regarder à travers la boîte crânienne si vous pouvez constater une oblitération vasculaire, vous comprendrez très bien l'intervention du ramollissement cérébral et, par suite, donnant lieu à des phénomènes qui ne sont plus seulement transitoires, mais qui prennent un caractère organique.

D'un autre côté la localisation des phénomènes moteurs est bien connue. Elle n'est plus un mystère pour personne. Tout récemment, nous avons assisté aux admirables expériences de Mr Horsley. Vous vous rappelez le singe qu'il nous a présenté; vous vous souvenez qu'en touchant à tels ou tels endroits déterminés du cerveau mis à nu de ce singe, il provoquait des mouvements dans tel ou tel segment déterminé d'un membre de l'animal; si bien que ce cerveau faisait l'effet d'un clavier, mettant en jeu un mécanisme combiné par un Vaucanson prodigieux.

Nous n'en savons pas autant sur ce qui se passe chez l'homme, nous ne pouvons pas nous donner le sinistre plaisir de faire sur des têtes humaines des couronnes de trépan; mais enfin l'homme ressemble tellement au singe à certains égards, que nous pouvons, sur ce point, conclure du singe à l'homme.

Et lorsque quelqu'un de nous a une lésion cérébrale, selon la partie du cerveau où elle se trouve, tantôt c'est la face, tantôt ce sont les membres supérieurs ou les membres inférieurs qui sont atteints.

Ici, dans le cas qui nous occupe, il n'y a pas de méningite proprement dite. Peut-être y a-t-il une irritation très légère de l'écorce; car c'est là la cause de ces épilepsies partielles, qui tantôt commencent par les membres supérieurs, tantôt par la face et qui continuent leur évolution par action de voisinage.

Tout cela se comprend pour les épilepsies partielles motrices; vous voyez comment la série est toujours plus ou moins régulière, mais pour ce qui est des formes sensorielles, nous sommes beaucoup moins forts parce que l'expérience ne nous dit pas grand chose. Nous savons seulement que c'est sur la région postérieure qu'on trouve les lésions se traduisant par ces symptômes. Vous comprenez pourquoi vous trouvez si souvent l'épilepsie sensorielle associée à l'épilepsie motrice; c'est qu'elles ont leur siège dans deux régions voisines.

Mais il y a un fait particulier que je vous signale; c'est le fait de la paralysie générale progressive. Il y a de ces paralysies qui commencent par de l'aphasie, d'autres par des phénomènes d'épilepsie partielle, d'autres par des phénomènes d'épilepsie sensitive absolument comparables à ceux que vous venez de voir. Il faut que vous sachiez que l'épilepsie sensitive est surtout une affaire de localisation. Par conséquent, dans la paralysie générale, l'épilepsie sensitive se produira pourvu que la localisation correspondante ait lieu.

Et maintenant, qu'a donc notre malade?

En l'absence de syphilis et en l'absence de paralysie générale progressive dont il n'est pas davantage atteint – cela se voit facilement à la façon dont il m'a répondu, en embrassant dans ses explications une période de neuf années et en entrant dans tous les détails qu'il nous a fait connaître – je suis forcé de vous dire que je n'en sais rien, et si j'interviens thérapeutiquement, ce sera par analogie. Je suppose qu'il a une lésion matérielle puisqu'il n'est pas dans la catégorie de la migraine ophthalmique proprement dite. Il n'est pas non plus dans celle de la syphilis ni dans celle de la paralysie générale progressive.

Mais alors qu'allons-nous faire ?

Ce n'est pas une raison, quand on ne connaît pas la nature d'une affection pour ne pas agir, surtout quand on connaît le siège du mal. Il y a une chose, en pareil cas, qu'il me semble être du devoir du médecin de faire tout d'abord, c'est d'agir aussi près que possible du siège du mal. Pour cela, comme nous savons combien sont étroites les relations entre les circonvolutions et les parois osseuses, on pourrait faire raser la région pariétale et y faire placer des vésicatoires, y mettre des pointes de feu.

A la rigueur même, si nous étions ici en présence d'une épilepsie motrice partielle, au lieu de n'avoir affaire qu'à une épilepsie sensitive et que nous fussions un peu audacieux, je vous dirais : nous nous sommes laissés devancer en matière de chirurgie cérébrale par les Anglais et M. Horsley a déjà enlevé un certain nombre de tumeurs cérébrales. Il y a deux ans, à Brighton, dans un congrès de médecins anglais, j'ai vu et tenu dans la main une tumeur extraite par M. Horsley du cerveau d'un homme qui était présent, qui avait encore quelques symptômes d'épilepsie, mais était débarrassé de l'épilepsie partielle dont il avait souffert. M. Horsley lui avait fait une couronne de trépan, il avait cherché la tumeur et l'avait enlevée. C'est une opération d'une simplicité extrême ; il serait temps que nous suivions les Anglais dans cette voie, et quand je rencontrerai des cas d'épilepsie motrice partielle, j'en avertirai un de mes collègues en chirurgie et je l'engagerai à aller de l'avant. Car enfin, quelle est l'issue de l'épilepsie partielle motrice, sauf dans un cas où la maladie a le caractère d'une épilepsie syphilitique cérébrale et où nous sommes presque sûrs de guérir le malade par l'emploi de l'iodure de potassium et du mercure ? Quand nous avons affaire à toutes les autres affections névralgiques quelles qu'elles soient, l'issue est en quelque sorte fatale et nous n'avons aucune chance de guérir le malade. Or, il est démontré aujourd'hui que les opérations de trépan bien conduites sont exemptes de grands dangers. Il ne faut donc pas se préoccuper et toutes les fois que l'on se trouve en présence d'une tumeur cérébrale qui ne peut être modifiée par l'emploi des médicaments, il faut penser au trépan. Un beau matin, tout le monde s'y mettra. Seulement il est nécessaire de choisir des cas bien déterminés. Et ce n'est pas assurément celui-ci, par la raison que la localisation de l'épilepsie sensitive ne nous est pas assez connue.

Ce sont, je le répète, des cas d'épilepsie motrice partielle qui, jusqu'ici, ont fourni à Mr Horsley l'occasion de pratiquer l'opération du trépan, d'en surmonter les difficultés d'une façon très remarquable, et de donner un exemple que nous devons suivre.

En attendant, nous allons engager notre malade à se faire raser la tête et à faire appliquer des pointes de feu sur la partie rasée. Il prendra, pendant une semaine, 5 grammes de bromure et pendant une autre 6, sans interrompre ce traitement pendant trois semaines après quoi, il reviendra nous voir.

Il ne fera pas mal non plus de prendre de l'iodure de potassium tous les matins.

Sa maladie peut provenir d'une tumeur intracranienne ou tout simplement d'une inflammation corticale. Nous avons vu, en effet, que dans certains cas d'épilepsie partielle, il n'y avait pas de tumeur, et nous avons trouvé chez un malade un épaississement considérable des circonvolutions frontale et pariétale, une espèce de cérébrite hypertrophique; enfin tous les caractères de l'inflammation corticale.

Troisième Malade.

Il y a une catégorie de malades que je voudrais bien interroger devant vous, mais je n'aime pas beaucoup le faire parce qu'ils sont insupportables et cependant ils forment la grande majorité des névropathes que je vois en ville: Ce sont les neurasthéniques. Ils rédigent des mémoires sur leur affection; ils se présentent à vous avec un cahier à la main en vous disant qu'ils ont préparé des notes, que la lecture n'en sera pas longue, et le plus souvent elle n'en finit pas.

(Un malade est introduit, il a en effet, à la main des notes qu'il présente à Mr Charcot).

Mr Charcot: Vous étiez employé de bureau à Limoges, quel âge avez-vous?

Le malade: 29 ans.

Mr Charcot: Comment se fait-il que vous soyez venu de Limoges à Paris?

Le malade: J'ai eu l'occasion de venir à Paris.

Mr Charcot: Vous êtes très éprouvé par votre maladie?

Le malade: Elle ne m'empêche pas de travailler.

Mr Charcot (parcourant le manuscrit): «Symptômes ressentis pendant le mois de Juillet, lourdeur de tête...»

(au malade): A quel endroit de la tête?

Le malade : Au cerveau.

M. Charcot : Remarquez qu'il a dit lourdeur et non pas douleurs.

Le malade : Quand je monte un escalier, il me semble que j'ai des picotements dans le cerveau. Je ressens une sorte de pression autour du crâne ; quelquefois elle monte et cela me tient dans les yeux.

M. Charcot : C'est ce que nous appelons le casque, en distinguant la partie postérieure du casque, le haut du casque et quelquefois, lorsqu'il est bien complet, la visière. Le malade n'a alors de libre que la face. Il ressent sur toutes les parties atteintes un sentiment de pression et c'est une sensation extrêmement pénible. Aussi, si on peut dire que ces malheureux neurasthéniques sont assommants, il faut bien reconnaître aussi qu'ils sont assommés.

(au malade) Êtes-vous marié ?

Le malade : Oui, Monsieur.

M. Charcot : Que deviennent chez vous les fonctions sexuelles ?

Le malade : Elles sont affaiblies.

M. Charcot : C'est un cas fréquent. En général les neurasthéniques sont anaphrodisiaques ; il peut arriver qu'ils aient des pertes séminales involontaires, cependant ce n'est pas un phénomène essentiel de la maladie.

(au malade) : Vous avez la tête vide ? Quand vous travaillez, les idées ne viennent pas ?

Le malade : J'ai la tête lourde, seulement.

M. Charcot : Quel est votre genre de travail ? Vous êtes dans un bureau, qu'y faites-vous ?

Le malade : Des écritures, quelquefois des chiffres.

M. Charcot : Quand vous calculez, cela vous fatigue.

Il y a de ces neurasthéniques qui croient avoir un ramollissement cérébral. En général, c'est toujours de pression qu'ils parlent. Quelques uns disent qu'ils ressentent une douleur, des craquements dans le crâne, quelquechose qui pousse du dedans en dehors ; d'autres fois, c'est une main de fer, qui étreint le cou ; mais presque toujours le mot pression rend compte de la sensation. Il y en a qui viennent vous dire : « j'ai des douleurs de tête affreuses cela me tape... » ce ne sont pas des douleurs de tête affreuses, mais elles sont extrêmement gênantes.

Maintenant l'état mental est le suivant : la mémoire n'est pas perdue, mais l'exercice en est difficile, et quand il faut faire un travail de pensée, le mal de tête augmente sensiblement. Quand, ne ressentant pas de douleur, le neurasthénique se met à un travail quelconque, à écrire ou à calculer, la tête se serre. Voilà ce qui se passe du côté de la tête et assurément, c'est quelquechose.

Dans les rues, quand vous marchez, qu'éprouvez-vous ?

Le malade : Rien, cependant il y a quelque temps, au mois de Juillet, il m'est arrivé de me sentir entraîné du côté droit.

M. Charcot : Vous ne pouviez pas marcher alors ?

Le malade : Si, Monsieur.

M. Charcot : Seulement vous aviez une tendance à vous tourner du côté droit, mais cela va quelquefois beaucoup plus loin. Vous avez quelquefois des vertiges, il vous semble que le sol oscille sous vos pieds, que vous êtes dans une position instable, comme sur un bateau. (Lisant la note) : Ah ! le voici qui parle d'un phénomène dont nous nous sommes occupés tout-à-l'heure : « Fourmillements et tressaillements dans les jambes, surtout à la plante des pieds. Les objets que je regarde ne paraissent pas être stables ».

« Douleur sourde au bas des reins ». Cela correspond à la catégorie de ce qu'on appelle les irritations spinales. Il a dans les membres toutes sortes de sensations douloureuses qu'il cherche à décrire et l'un des phénomènes les plus constants qui se manifestent en lui, c'est une fatigue très grande quand il marche.

Le malade : Il y a un mois et demi que je n'avais pas eu de douleurs. Hier, j'ai marché beaucoup et quand je suis rentré, je ne pouvais plus faire mouvoir mes membres.

M. Charcot : Ce sont là des phénomènes spinaux.

Il y a une chose dont je suis étonné de ne pas le voir parler. Comment êtes-vous après avoir mangé ?

Le malade : J'ai, le soir, l'estomac très gêné.

M. Charcot : Qu'entendez-vous par gêné ? Vous voulez dire gonflé ?

Le malade : J'ai l'estomac chargé.

M. Charcot : Avez-vous le sang à la figure ? Avez-vous envie de dormir ?

Le malade : Non, Monsieur.

M. Charcot : Vous voyez jusqu'à quel point les phénomènes gastriques sont chez lui sur le dernier plan. On peut être neurasthénique, avoir ces vertiges qu'il nous a décrits, cette difficulté de la marche sans que l'estomac se trouble d'une façon notable. Il arrive souvent cependant qu'on interprète les phénomènes gastriques de la façon suivante : C'est l'estomac, dit-on, qui est cause de toutes les perturbations qui se produisent. Eh bien ! en général, c'est une erreur. L'estomac joue son rôle comme la tête et les membres inférieurs, mais la participation de l'estomac n'est pas nécessaire, parce que vous pouvez voir des cas où l'estomac n'est pas atteint et où se présentent tous les autres symptômes que l'on considère comme caractéristiques de la neurasthénie. Quand existe l'affection gastrique, le malade éprouve des sensations qui font qu'après avoir mangé, "il se congestionne", ce qui le rend entièrement malheureux et inapte au travail pendant une bonne partie de la journée.

(au malade) : Comment êtes-vous tombé dans cet état ?

Le malade : Le médecin de Limoges m'a dit que c'était pour avoir trop travaillé.

M. Charcot : Comment ?

Le malade : De ma profession d'employé de bureau.

M. Charcot : Ainsi cette neurasthénie est une neurasthénie accidentelle, créée de toutes pièces par les conditions d'existence surmenée que son état social lui impose. Les jeunes gens qui sortent de l'école polytechnique, qui vont par exemple se mettre à la tête d'usines, qui se cassent la tête dans des combinaisons de chiffres, deviennent souvent victimes de ces affections. Quand on a des responsabilités, qu'on joue à la Bourse, qu'on risque sa fortune à chaque instant, qu'on passe de mauvaises nuits dans l'inquiétude, on arrive trop souvent à cet état. Les Américains se figurent qu'ils ont le privilège de cette maladie, si bien que Beard qui l'a décrite d'une façon à peu près complète, l'a appelée le mal américain.

C'est qu'en effet beaucoup d'Américains ont une manière de travailler qui leur est particulière. Ils s'obstinent à la tâche qu'ils se sont une fois donnée pendant une période de temps considérable et qui, quelquefois, dure plusieurs années. Ils poussent les choses à l'excès, ils y mettent de l'amour-propre, rien ne les distrait, et il arrive qu'au bout d'un certain temps, la neurasthénie s'empare d'eux. Leur pauvre cervelle, après avoir tant travaillé, ne peut plus fonctionner, et alors que font-ils ? Comme ils ont gagné un peu ou beaucoup d'argent, ils abandonnent leur travail et ils s'en vont sur le continent, comme ils disent. Ils font tous à peu près la même chose. Ils commencent par parcourir l'Allemagne où ils achètent quelques mauvais tabacs ; ils continuent ensuite par l'Italie où ils regardent tous les mêmes monuments, les mêmes œuvres d'art, sans trop savoir quelquefois juger de leur mérite. Enfin ils finissent leur tournée par la France, où ils restent quelques jours et ils viennent de temps en temps me voir avant leur départ ; mais le plus souvent cette promenade ne suffit pas pour les guérir. Je leur dis : qu'allez-vous faire ? "Ma place est retenue sur tel paquebot". Que voulez-vous que je leur réponde ? Je leur dis : au lieu d'aller vous promener de tous les côtés sans discernement et sans raison, vous auriez dû commencer par consulter ; maintenant, je ne puis plus qu'une chose, vous adresser à mes collègues de New-York. Mais ce sont eux, me disent-ils, qui m'ont envoyé auprès de vous. Alors consultez mes Collègues d'Angleterre ; ceux-là, quelquefois les envoient au Cap de Bonne Espérance, aux Indes, et ils en reviennent la plupart aussi neurasthéniques qu'auparavant. Cette promenade en mer n'a pas suffi, il faut en général autre chose. Sans doute, le repos a du bon ; mais encore faut-il d'autres moyens, et les malades doivent être traités de façons diverses. Il ne faut pas vous figurer, en effet, quand vous avez affaire à des neurasthéniques, que vous soyez toujours en présence du même cas. Sans doute, l'apparence reste la même, mais il peut se faire que le mal soit héréditaire, que le sujet appartienne à une famille de neuropathes. Alors, presque toujours vous voyez se mêler aux phénomènes neurasthéniques, un certain nombre de phénomènes psychiques d'un autre d'ordre se vous avez l'hypocondrie. Les idées tristes ne sont liées essentiellement à la neurasthénie, et autant il est possible de guérir un neurasthénique ordinaire, autant il est difficile de guérir un neurasthénique chez qui la neurasthénie est un phénomène d'atavisme.

Maintenant ces accidents peuvent entraîner des conséquences assez sérieuses. Combien de fois ai-je vu des individus qui m'ont dit : « Il faut que j'abandonne ma carrière ». C'est une erreur, et dans la plupart des cas, aujourd'hui, la guérison est possible. Bien souvent j'en ai arrêté qui allaient renoncer à leurs fonctions et tout quitter sans considérer qu'ils avaient de la famille.

Tout cela se rattache comme vous le voyez, à une question qui a donné lieu à de vives discussions à l'Académie de Médecine.

Je ne crois pas beaucoup au surmenage scolaire. Sans doute, je l'admets à l'école polytechnique, mais à l'école primaire, mais dans l'enseignement secondaire jusqu'à un certain degré, non! Il ne me semble pas que l'on puisse surmener un enfant. Il est inerte. Si vous prenez un enfant et qu'il ne puisse répondre, il ne répond pas. Eh mon Dieu! je me rappelle l'impression que je ressentais quand on voulait me forcer à faire une chose. Je ne la faisais pas, je faisais autre chose. On devient surmenable, mais l'enfant ne l'est pas, et je dois dire que je n'ai vu que très exceptionnellement des neurasthénies chez les enfants.

Je ne parle pas, bien entendu, du surmenage qui consiste à mettre des enfants dans des endroits malsains, mal aérés, où ils s'ennuient, où ils peuvent contracter des maladies. C'est du surmenage cérébral que je parle, et je dis qu'il ne se rencontre guère chez les enfants. Sans doute chez ceux qui ont atteint 15 à 17 ans, l'époque où il faut se préparer à passer des examens, là, il peut se produire du surmenage, mais il ne faudrait pas le confondre avec l'état pathologique que j'ai à vous signaler et que j'ai appelé la céphalée des adolescents. Les enfants qui y sont soumis ont constamment mal à la tête et le travail leur devient impossible. Le neurasthénique, lui, a son casque, mais il a des périodes de repos. Les enfants dont je vous parle ont un mal de tête constant. Ils appartiennent à des familles arthritiques ou nerveuses. Ils ont des palpitations et, récemment on a signalé l'hypertrophie du cœur chez certains d'entre eux. Eh bien! cet état n'a aucun rapport avec le surmenage. Mais ne croyez pas que vous allez guérir des affections de ce genre par des procédés simples. Elles sont très rebelles au traitement. En général, faites que ces enfants puissent exercer une profession matérielle grossière. Si vous avez la chance qu'ils arrivent à l'époque du service militaire, ne dites pas aux parents de faire leurs efforts pour les empêcher d'entrer au régiment.

J'ai vu de ces jeunes malades, ne pouvant plus lire, parce qu'ils avaient toujours mal à la tête, guérir promptement et faire un excellent service comme dragons ou comme chasseurs.

Un jour, un homme fort instruit, versé surtout dans la science des langues est venu me consulter pour son fils atteint de la céphalée des adolescents. Je lui dis comment cette affection se guérissait par des exercices du corps. Je le perdis de vue. L'ayant rencontré un an après, il me dit : J'ai de bonnes nouvelles à vous donner de mon fils. Voici ce qu'il avait fait : S'inspirant de mes conseils, il avait placé le jeune homme à Arcachon chez un pêcheur. Le gamin, très délicat, allait à la pêche avec celui-ci, l'aidant dans son métier et prenant part à ses travaux. Cela a duré sept ou huit mois. Au bout de ce temps, le mal avait complètement disparu.

Vous n'avez pas d'autre moyen d'action contre cette affection. Je sais bien qu'on a obtenu des guérisons par l'hydrothérapie, mais le traitement a besoin d'être prolongé pendant longtemps. Le remède le plus sûr, c'est un changement complet dans les habitudes, c'est de prescrire aux malades des occupations exclusivement corporelles. L'assujettissement à la discipline militaire constitue un excellent traitement. Du reste, je ne sais pas si j'ai vu des malades de cette sorte appartenant à la classe ouvrière.

Pour en finir, je déclare que je ne connais pas le phénomène du surmenage cérébral chez les enfants avant qu'ils aient atteint l'âge de 15, 16 ou 17 ans. Je crois qu'ils en sont incapables. Au collège, quand un élève n'écoute pas son professeur, qu'il n'apprend pas sa leçon, tout ce qu'on peut contre lui, c'est de le mettre en retenue, de lui donner des pensums, mais il n'en travaille pas plus, et ce n'est pas pour lui une cause de surmenage.

Je n'entends pas dire qu'il faille peser sur les enfants outre mesure et les empêcher de prendre aucun loisir : Je ne dis pas qu'il n'y ait quelquechose à faire pour remédier sous ce rapport à l'état de choses actuel ; ce que je dis, c'est que les enfants restent passifs ; que, quand ils ne veulent pas travailler, ils ne travaillent pas, et que le surmenage se produit seulement par des efforts de volonté.

(S'adressant au malade) : Vous croyez-vous très malade ? Qu'est-ce que vous fait prendre votre médecin ?

Le malade : Il me donne de l'iodure de potassium.

M. Charcot : Travaillez-vous un peu moins ?

Le malade : Je travaille toujours.

M. Charcot : Mais vous allez mieux ?

Le malade : Cela se passe pendant une quinzaine de jours.

M. *Charcot* : Il prendra trois grammes par jour de bromure de potassium et on l'administrera tous les matins une douche d'une durée de 20 secondes sur les membres inférieurs.

Administrer des douches à des malades c'est toute une affaire. Avec les douches on peut faire du bien ou du mal. Il faut qu'elles soient très courtes. Il y a des médecins qui font de l'hydrothérapie, qui prolongent les douches pendant deux, trois, quatre ou cinq minutes. C'est très dangereux. Il ne faut pas dépasser 20 à 30 secondes, surtout dans les hôpitaux où c'est le doucheur qui n'est pas médecin qui donne la douche, où le médecin ne voit pas comment se comporte le malade pendant l'opération. Donner une douche trop prolongée, cela peut être grave. Il ne faut pas frapper avec trop d'énergie sur la partie supérieure. Si vous dirigez la douche sur la nuque lorsque le patient a mal à la tête, vous aggravez le mal.

Il y a aussi, dans l'administration des douches, des conditions de température très sérieu à observer. La température de l'eau doit être de 8 à 12 degrés, quand il s'agit de la douche froide elle ne doit pas être inférieure.

(*S'adressant au malade*) : Vous pourrez déjeuner avant de prendre votre douche. Il n'y a pas d'inconvénient à ce que l'estomac soit un peu lesté.

Il faut bien vous mettre dans l'esprit que votre maladie n'est pas grave. Dites à votre médecin de demander à votre patron un peu de repos pour vous.

Erratum : Dans la dernière leçon, page 10, ligne 29, au lieu de : Sulfate de Zinc lire *Phosphure de Zinc*.

Policlinique du Mardi, 6 Décembre 1887.

Objet de la Leçon:

1° Chorée de Sydenham ;
2° Myopathie, forme complexe
3° Pachyméningite cervicale hypertrophique.

(Une jeune fille, accompagnée de sa mère, est introduite dans la salle du cours.)

Mr Charcot : Il ne faut pas nous occuper seulement des cas extraordinaires. Les cas communs ont bien aussi leur intérêt. Il paraît qu'il s'agit ici d'une chorée vulgaire. Sous cette appellation commune, entièrement défectueuse de chorée, on a rangé non seulement des affections ayant un caractère commun, le caractère involontaire, et plus ou moins instantané du mouvement ; mais des cas pathologiques essentiellement différents, et on a constitué ainsi une classe de maladies qui ne répond à rien de naturel.

Par exemple, la chorée rhytmée est une maladie hystérique dans laquelle il se produit continuellement, soit un mouvement du bras analogue à celui de l'ouvrier qui manie un marteau, soit un mouvement du pied ressemblant à celui du professeur d'escrime ou d'un artiste qui bat la mesure ; tout cela, avec une rapidité plus ou moins grande pendant un temps indéfini.

Voilà la véritable chorée au sens exact du mot, c'est-à-dire une sorte de danse. C'est aux cas de ce genre que la désignation de chorée (chorea) devrait être réservée, et il en était ainsi autrefois. Malheureusement on a détourné ce mot de son sens naturel, par voie d'analogie, pour l'appliquer à des cas qui ne ressemblent pas du tout à une danse et dans lesquels il n'y a pas de rhytme.

La faute en est à Sydenham et surtout à Trousseau qui ont confondu sous ce nom une foule d'affections diverses.

A quoi sert-il de mettre ainsi des espèces différentes sous une même rubrique ; cela ne peut que compliquer inutilement la nosographie.

Sydenham, le premier, fit la description de la chorée vulgaire ; et il est fort curieux de voir qu'une maladie aussi commune et qui, très probablement, remonte aux temps les plus antiques n'ait été discernée que par un observateur relativement moderne.

La chorée a été considérée par plusieurs auteurs comme étant une émanation du rhumatisme articulaire. C'est toujours la grande question de la combinaison de l'arthritisme avec les maladies nerveuses. De ce que l'on voit souvent la chorée se développer à la suite d'un rhumatisme articulaire aigu, on en conclut que cette chorée mérite le nom de rhumatismale. Mais la chorée peut exister dans les mêmes conditions sans avoir rien à faire avec le rhumatisme. Cette confusion jette un désarroi absolu en pathologie. C'est ainsi que, parce que la syphilis se rencontre souvent dans l'ataxie locomotrice progressive, il se trouve un grand nombre d'auteurs pour faire une catégorie spéciale de l'ataxie par syphilis. C'est la question qui nous a occupés l'autre jour. Prenons un hystérique : De ce qu'il a été atteint auparavant de saturnisme, dira-t-on qu'il est atteint d'une hystérie saturnine ? Son hystérie a-t-elle des caractères spéciaux qui dépendent du saturnisme ? Certainement non. D'autre part, il se produit souvent des troubles, à la suite du traitement mercuriel. Or, on rencontre fréquemment des hystériques hommes, qui ont suivi pendant longtemps un traitement mercuriel : De là, doit-on conclure à l'hystérie mercurielle ? De même on arrive à faire de l'alcoolisme une cause d'hystérie : De là l'hystérie alcoolique. De ce qu'à la suite de blessures l'hystérie survient, on conclut à l'hystérie traumatique. À la suite de la fièvre typhoïde, vous pouvez voir se développer l'hystérie. De là l'hystérie de la fièvre typhoïde. En voilà une classification complète. Mais en réalité, l'hystérie se ramifie-t-elle de la sorte ? Non, elle reste toujours la même avec quelques modifications bien légères que la maladie antérieure imprime à la maladie survenue ensuite.

Il en est de même pour ce qui concerne la chorée. Vous avez une tendance à faire une catégorie de ce que vous appelez une chorée rhumatismale, parce qu'elle vient à la suite d'un rhumatisme articulaire. Il est évident que le rhumatisme articulaire joue, dans ce cas, par rapport à la chorée, le même rôle d'agent provocateur que joue la syphilis par rapport à l'ataxie locomotrice progressive. Mais, au fond, c'est toujours la même maladie qui est dans un cas la chorée, et dans l'autre l'ataxie locomotrice.

Je vous dis tout cela parce qu'aujourd'hui on est disposé à tout embrouiller. Il existe, à la faculté de Paris, un cours de pathologie générale, je serais très heureux que la question y fut traitée, et je ne doute pas qu'un jour, le professeur qui occupe cette chaire, et qui est un très habile et très savant homme, ne sente le besoin d'intervenir. C'est à lui de mettre de l'ordre dans cette question de nosographie il le fera, certainement quelque jour, mais en attendant, je le fais pour mon compte car j'ai besoin de vous montrer que la pathologie nerveuse n'est pas aussi compliquée qu'on veut bien le dire.

Eh bien, nous avons là un cas de chorée. Cette petite fille, si tranquille en apparence, remue à chaque instant les doigts; elle rapproche ses pieds l'un de l'autre le plus possible, parce qu'elle craint que ses jambes ne soient animées de mouvements involontaires. On m'a dit, de plus, qu'elle présentait un peu d'aphasie ; sa langue est animée de mouvements choréiformes et de temps en temps, elle pousse malgré elle un petit cri... Depuis quand est-elle malade ?

La mère de la malade : Depuis un mois.

Mr Charcot : Est-ce la première fois ?

Réponse : Oui, Monsieur.

Mr Charcot : Par où cela a-t-il commencé ?

Réponse : Par les mains.

Mr Charcot : Les deux à la fois ?

Réponse : Autant d'un côté que de l'autre, mais de deux jours l'un son agitation est plus grande.

Mr Charcot : Que fait-elle ? Va-t-elle en pension ?

Réponse : Elle travaille avec moi.

Mr Charcot : Depuis longtemps déjà ?

Réponse : Depuis deux ans.

Mr Charcot : Cette enfant a-t-elle eu des douleurs dans les jointures, du rhumatisme articulaire ?

Réponse : Elle ne s'en est jamais plainte.

Mr Charcot : Son père a-t-il eu des douleurs articulaires ?

Réponse : Oui, Monsieur.

Mr Charcot : Est-il, à votre connaissance, resté couché, pendant 5 à 6 semaines, dans un lit par suite de douleurs dans les jointures ?

Réponse : 4 mois, Monsieur.

Mr Charcot : Ainsi le rhumatisme articulaire existe dans les antécédents de sa maladie.

On peut considérer l'arthritisme comme formant un arbre, dont les principaux rameaux sont la goutte, le rhumatisme articulaire, certaines formes de migraines, des affections cutanées, etc.

De l'autre côté, un arbre nerveux comprend la neurasthénie, l'hystérie, l'épilepsie, toutes les catégories des vésanies à formes héréditaire ou autres, la paralysie générale progressive, l'ataxie locomotrice, etc.

Les deux arbres sont voisins, ils communiquent par les racines, et ils ont des relations telle ment intimes qu'on peut se demander quelquefois si ce n'est pas le même arbre.

Si vous avez cette clef vous comprendrez la plupart des phénomènes qui se passent dans les maladies nerveuses, et dont, sans cela, vous ne sauriez vous rendre compte. Quand vous vous trouvez devant un sujet atteint de névropathie, vous devez le considérer seulement comme un épisode de la maladie.

Ainsi, pour la chorée, après avoir demandé depuis quand elle existe, il semble que vous n'ayez plus aucun renseignement à prendre ; il n'en est rien. Le sujet n'est qu'un accident dans l'histoire de son mal, de même que chacun de nous n'est qu'un accident dans l'histoire de l'humani[té].

Si vous voulez tirer des cas qui se présentent à vous tout ce qu'ils peuvent vous enseign[er] vous devez interroger les sujets conformément aux indications qui ressortent de ce schéma; vou[s] devez rechercher s'il faut considérer l'affection dont ils sont atteints comme une branche de l'arthri[tis]me ou comme un rameau de l'arbre des affections nerveuses.

Eh bien! dans le cas de cette jeune fille, il est clair qu'il y a une influence arthritique. Nous savons déjà que sa chorée est en relation avec l'arthritisme. Nous allons voir s'il n'y a rien d'autre.

M. Charcot: Que fait son père?

Réponse: Il est chauffeur dans une fabrique de vitraux d'art.

M. Charcot: Il est chauffeur et il a eu un rhumatisme articulaire, il ne faut pas croire qu'un refroidissement trop brusque soit la véritable cause de sa maladie. Chez lui aus[si] il a dû y avoir des influences héréditaires.

Votre mari a-t-il des frères?

Réponse: Deux.

M. Charcot: Où sont-ils?

Réponse: L'un à Boulogne, l'autre à Paris.

M. Charcot: Les connaissez-vous?

Réponse: Oui.

M. Charcot: Ont-ils été malades?

Réponse: Non.

M. Charcot: Ils n'ont pas de maladies nerveuses?

Réponse: Non Monsieur.

M. Charcot: Je ne lui demande pas si quelqu'un d'entre eux a eu la chorée, car les maladies nerveuses ne se transmettent presque jamais sous la même forme. Ainsi il ne faut pas vous figurer que l'ataxie locomotrice engendre l'ataxie locomotrice, la paralysie générale la pa[ra]lysie générale. Pas du tout. L'hérédité procède là par transformations. Un paralytique engendre un hystérique et un hystérique un paralytique. Mais il pourrait se faire qu'il y ait eu d'autres maladies dans sa famille?

Réponse: Un des frères de son père a eu une bronchite.

M. Charcot: Cela ne compte pas au point de vue qui nous occupe. Son père a-t-il eu des sœurs?

Réponse: Quatre. Il y en a deux qui sont mortes.

M. Charcot: Étaient-elles malades de la tête?

Réponse : Je n'en ai jamais entendu parler.

Mr Charcot : Avaient-elles des attaques de nerfs ?

Réponse : Non, Monsieur.

Mr Charcot : Et son père ?

Réponse : Son père est mort à 90 ans sans avoir jamais été malade.

Mr Charcot : Et sa mère ?

Réponse : Sa mère est morte à 60 ans.

Mr Charcot : Était-elle originale, bizarre ?

Réponse : Non !

Mr Charcot : Il n'y a pas dans la famille de cousin germain, un peu hypocondriaque, qui aie des attaques, des femmes tombant dans des convulsions ?

Réponse : Non !

Mr Charcot : Du côté paternel, nous trouvons donc seulement qu'il y a eu un rhumatisme articulaire. Vous savez combien il est difficile de voir clair dans les questions d'hérédité ; on n'y attache pas d'importance, puis il arrive qu'après avoir entendu les interrogations du médecin on s'écrie : j'avais oublié tel ou tel fait.

Et vous ?

Réponse : Je n'ai jamais été malade !

Mr Charcot : Vous n'avez jamais eu de rhumatisme articulaire ?

Réponse : Non.

Mr Charcot : Vous avez des frères ?

Réponse : Un.

Mr Charcot : Il n'est pas nerveux, il est d'une forte santé ?

Réponse : Il n'a jamais été malade.

Mr Charcot : Quel âge a-t-il ?

Réponse : 45 ans.

Mr Charcot : Et votre père ?

Réponse : Je ne l'ai pas connu. J'avais deux ans quand il est mort.

Mr Charcot : On ne vous a pas dit de quoi il était mort.

Réponse : Non.

Mr Charcot : Et votre mère ?

Réponse : Ma mère existe encore.

Mr Charcot : Elle a des douleurs de tête ?

Réponse : Continuellement.

M. Charcot : Ainsi nous ne trouvons qu'un cas d'arthritisme et rien qui dépende de l'arbre nerveux.

(S'adressant à la malade) : Eh bien ! Mademoiselle. Voulez-vous nous parler un peu ? Dites-moi quelque chose ?

(La jeune fille garde le silence).

M. Charcot : Voilà les mouvements des mains qui augmentent considérablement ; elle craint de se laisser aller à ces mouvements désordonnés qui a fait dire que les choréiques s'y livraient exprès pour exciter les rires comme font les saltimbanques, more circulatorium, selon l'expression de Sydenham. Elle frappe du pied sans aucun rhytme. Voilà cette opposition dont je parlais tout à l'heure entre la chorée rhytmée et la chorée non rhytmée.

Comment t'appelle-tu ?

Réponse : Léonie.

M. Charcot : Voyons, prends la plume, écris-moi ton nom et ton adresse (Le pied tape pendant ce temps).

Elle n'a pas écrit un mot complet. Elle a un doigt qui se lève quand il ne le faut pas. Elle me regarde avec des yeux suppliants pour me demander de faire cesser le supplice qu'elle endure, car c'est un véritable supplice pour elle.

Sa langue et ses lèvres sont en proie à un mouvement désordonné qui ne lui permet pas d'exprimer les mots.....

La jeune fille subitement : Je demeure cité de la Chapelle.

M. Charcot : Voilà une petite explosion. Tu te mords la langue ?

La jeune fille : Oui.

M. Charcot : Allons, que ton supplice finisse.

Voilà un cas de chorée qui présente cette petite particularité de mouvements involontaires de la langue et des lèvres.

(S'adressant à la mère de la jeune fille) : Elle ne dort pas ?

Réponse : Très peu. Quand elle se réveille, elle découvre son lit, prend son oreiller, le jette en l'air.

M. Charcot : Elle a une espèce de délire. C'est un cas de chorée assez intéressant. Cette affection occasionne presque toujours des modifications dans le caractère, un affaiblissement intellectuel momentané.

J'ai vu des personnes ayant plusieurs langues à leur disposition qui, se trouvant atteintes de ce mal, ne pouvaient plus se servir que d'une seule, et être affectées ainsi d'une sorte d'aphasie qui montrait bien un état intellectuel assez affaibli.

Quand M. Marie était mon chef de clinique, comme il avait examiné tous les choréiques qui venaient à la consultation, et qui souvent l'étaient depuis quelque temps, il m'avertit
que chez l'un d'eux il y avait combinaison de la chorée avec l'amnésie, ce qui n'est pas à négliger
car il faut toujours tenir compte des associations pathologiques. On ne voit pas en effet pour
quoi deux affections appartenant au groupe des maladies nerveuses nées sur un même terrain
ne se réuniraient pas chez un individu prédisposé. Il arrive souvent que l'on voit la paralysie géné
rale chez le frère, et l'ataxie loco motrice progressive chez la sœur, et réciproquement ; eh
bien ! l'on peut voir la paralysie générale et l'ataxie se combiner chez un seul et même sujet
d'abord ataxique, ensuite paralytique.

De même si vous voyez naître l'hystérie chez un choréique, cela n'a rien d'extraordinaire.
Les prédispositions générales que l'arthritisme explique, font que vous pouvez voir se combiner chez
le même individu des affections pouvant parfaitement exister isolément.

(S'adressant à la mère de la jeune fille) : Est-ce qu'elle a des attaques de nerfs ? Réponse : Souvent.

Mr Charcot : Est-ce qu'elle pleure ? Est-ce qu'elle rit quelquefois sans motifs ?

Réponse : Son caractère est tout-à-fait changé depuis qu'elle est malade.

Mr Charcot (s'adressant à l'interne) : Voyez donc si elle n'est pas anesthésique.

L'interne : Elle n'est pas insensible.

Mr Charcot : Veuillez écouter son cœur.

L'interne : Il est régulier.

Mr Charcot : Voilà donc une chorée d'une certaine intensité, non quant aux mou
vements généraux des membres, mais quant à la face. Et il y a ensuite à considérer un chan
gement de caractère qui donne au cas une physionomie un peu spéciale

Il s'agit maintenant de savoir ce qu'il faut faire pour le bien de la malade, les conseils
qu'on peut donner et le pronostic à tirer. Eh bien ! la chorée est presque toujours une maladie
bénigne et qui se termine spontanément dans l'espace de deux ou trois mois.

Mais il ne faut pas croire qu'il en soit toujours ainsi ; et qu'il n'y ait pas des cas
graves. On sait très bien que la chorée de l'adulte est plus grave que la chorée de l'enfant. Il
arrive un âge où il ne faut pas avoir de chorée, et surtout il ne faut pas que la femme soit atteinte
de chorée en temps de grossesse. C'est dangereux, il y a un moment où les mouvements sont
désordonnés et où l'on ne peut dormir ni nuit ni jour.

Heureusement, les chorées graves sont rares : Quand cependant il s'en rencontre, la
situation du médecin devient très difficile, d'abord parce que les ressources que la thérapeutique
met à sa disposition sont minimes, et ensuite parce qu'il est très douloureux de voir une

affection d'une nature bénigne devenir tout-à-fait maligne et mortelle.

En dehors de ces cas exceptionnels, la chorée peut avoir une intensité assez grande ; il peut se faire que le sommeil soit troublé, que les mouvements deviennent extrêmement désordonnés, mais au bout de 3 ou 4 mois, comme je l'ai dit, la maladie se termine. Or, comme nous ne pouvons pas changer le cours des choses et comme il n'existe pas de thérapeutique véritablement active, tout ce qu'on peut faire, c'est de régulariser la maladie, de mettre le patient dans les meilleures conditions possibles ; mais quant à chercher à couper brusquement le mal comme on l'a proposé quelquefois, ce n'est pas logique et ensuite c'est moins que certain.

On a indiqué je ne sais combien de moyens. J'aime mieux, lorsqu'il s'agit de cas simples et vulgaires comme celui-ci, une sorte d'expectation. Vous dites aux parents : ne vous tourmentez pas ! En général, les parents sont très effrayés de la chorée. Pour eux, la chorée, c'est la danse de S.ᵗ Guy. Or, la danse de S.ᵗ Guy, qui est une forme de l'hystérie, n'a jamais été la chorée. On l'a comprise dans la nomenclature des affections choréiformes. Pour moi, j'appellerai la chorée vulgaire, si vous voulez, la chorée de Sydenham, parce que ce dernier a été assez imprudent pour donner le nom de chorée à cette maladie qui n'est pas une danse.

Ma thérapeutique consiste dans l'hydrothérapie ; on donnera un peu d'arsenic, du fer, et voilà tout.

Le choréique est souvent hystérique parce qu'il est rhumatisant et parce qu'il est nerveux. Et comme il est souvent dans un âge de transformation, il arrive que l'anémie contribue, pour une bonne part, à son état morbide.

Quand il ne dort pas, comme le sommeil est nécessaire, je suis d'avis qu'on lui donne du bromure de potassium à la dose de 4 ou 5 grammes et du chloral à la dose de 3 ou 4 grammes. Après cela, il n'y a plus qu'à attendre en disant aux parents : je ne puis guérir votre enfant qu'au bout d'un certain temps. Voilà tout ce qu'il faut faire, surtout quand il n'y a pas d'hérédité.

Maintenant, il y a une question de récidive. Vous pouvez avoir des récidives, 2, 3, 4, 5, 6 et 7 fois. D'autre part, il y a des formes qu'il faut connaître ; je regrette que vous n'ayez pas vu, pendant ces vacances, un petit malade qu'on m'a amené. Il était atteint d'une de ces chorées de Sydenham qui trompent tant de médecins. C'était une chorée paralytique.

Il avait une telle faiblesse dans les membres qu'après avoir été agité quelque temps par des troubles nerveux, qu'il ne pouvait plus se lever ; de plus, il était complètement muet, et ce qui dominait chez lui c'était l'état paralytique. À supposer qu'un cas semblable vous soit soumis et que vous ne sachiez pas que votre malade est atteint de chorée, vous devez vous poser deux questions : 1.ᵒ Qu'est-ce que cela ? 2.ᵒ Est-ce grave ?

La première fois qu'on m'a montré une petite malade atteinte de chorée paralytique, j'ai été stupéfait. L'enfant, en définitive, ne paraissait pas malade, j'étais presque rassuré, bien qu'on ne soit jamais rassuré en présence de l'inconnu. En fin de compte, elle a guéri.

Pendant ces vacances dernières, j'ai vu un autre cas, bien curieux; il s'était présenté à l'hôpital; j'aurais pu fort intéresser mes auditeurs à ce côté peu connu de l'histoire de la chorée.

Il s'agissait de deux enfants de la même famille, une grande fille et un grand garçon de 15 à 16 ans. Les parents, naturellement, étaient rhumatisants. Tous les deux, le frère et la sœur, étaient atteints de chorée. Le petit garçon avait la chorée vulgaire. Mais il avait dans les jambes, une faiblesse telle qu'il ne pouvait pas se lever. Il était sur un fauteuil, faisant ce bruit des lèvres que vous avez tout à l'heure entendu. La paralysie n'était que dans les jambes. La sœur, grande fille de 16 à 17 ans, était couchée dans son lit. Je lui demandai ce qu'elle avait, elle fit : bou ! bou !, je lui pris la tête, elle retomba comme un chiffon. J'interrogeai une autre sœur qui était là. Il y avait deux mois que cela durait, La maladie avait pris tous les caractères d'une chorée paralytique complète. Et à côté, le garçon avait une chorée dont la paralysie n'était qu'un fait accessoire. Je l'avais vu du premier coup; j'avais été renseigné sur cette particularité de la chorée qui avait fait l'objet d'une thèse de M. Olivier.

Je ne sais si vous trouverez cela signalé dans les observations. C'est là un fait assez prédominant en clinique pour qu'on y soit préparé, et qu'on ne tombe pas en stupéfaction quand on voit une chorée paralytique se développer à un haut degré.

Dans ces cas, il n'y a pas d'abolition des réflexes, de rigidité des membres qui sont flasques, il y a un petit reste de chorée; les quelques mouvements que fait le malade ont un caractère choréique, qu'il s'agisse de la tête, de la bouche ou du bras : enfin les antécédents du malade qui a été un choréique ordinaire au moins un instant, montrent que l'état paralytique n'est qu'une seconde phase de la maladie.

Maintenant, y a-t-il des chorées chroniques ? Oui, il y en a, mais dans la majorité des cas, retenez bien cela, on peut être choréique un ou deux ans, mais ce sont des accidents qui s'enchaînent, ce n'est pas la maladie qui continue indéfiniment. Le plus souvent l'accès choréique dure 3 ou 4 mois, puis il y a des temps d'arrêt; vous croyez que le malade est guéri, au bout d'un certain temps cela recommence. Un second accès se produit, puis un troisième avec des intervalles plus ou moins longs. Cela semble figurer une chorée chronique, mais il n'y a pas de chorée chronique continue, à moins qu'il ne s'agisse d'adultes ou de vieillards. Il peut se faire, d'autre part, que vous rencontriez cette chorée chez des vieillards où elle est assez grave. J'ai vu de ces chorées chez des vieillards se répéter 3, 4 et 5 fois, et quelquefois se terminer mal.

(S'adressant à la mère de la jeune fille) : Eh bien ! que lui faites-vous prendre dans ce moment-ci ?

Réponse : Elle prend des bains d'amidon et une potion que le docteur m'a donnée.

M. Charcot : Des bains d'amidon ! Cela me paraît fort inutile. Vous pourriez la conduire à l'hôpital pour lui faire prendre des douches et lui donner comme médicament interne 3 ou 4 gramm de bromure de potassium. Soignez-la et ramenez-nous la dans une quinzaine de jours si elle ne va pas mieux.

Deuxième Malade (Homme).

M. Charcot : Approchez ; déshabillez vous. — Asseyez-vous, (— levez les bras en l'air;) (Le malade ne peut lever qu'à demi le bras gauche et un peu plus le bras droit.) Quel âge avez-vous ?

Le malade : 22 ans.

M. Charcot : Depuis quand avez-vous commencé à remarquer que vous aviez quelque chose d'anormal ?

Le malade : À l'âge de 17 ou 18 ans, mais je n'y faisais pas grande attention.

M. Charcot : Voilà ce que l'on peut apercevoir du premier coup : Le malade a une atrophie scapulaire, comme disent les Allemands, c'est-à-dire une atrophie des muscles qui servent au mouvement de l'épaule. Le bras gauche, comme vous voyez, est pris. C'est une atrophie musculaire. C'est un myopathique. La maladie n'a pas son point de départ dans la moëlle. Vous ne ressentez rien dans les jambes, n'est-ce pas ?

Le malade : Non, Monsieur.

M. Charcot : Quel état exercez-vous ?

Le malade : Je suis boucher.

M. Charcot : Vous pouvez encore vous servir de vos mains ?

Le malade : De mes mains ? Oui.

M. Charcot : C'est le groupe musculaire de l'épaule qui est faible. Mais vous ne comprendriez pas le cas tout entier si vous ne connaissiez pas les espèces morbides comprises sous la dénomination de myopathies primitives. Aujourd'hui, une réforme est faite dans l'histoire des myopathies. On distingue les myopathies par cause spinale et les myopathies qui ne dépendent pas de la moëlle épinière.

J'aime bien la classification quand elle est nécessaire, parce qu'en définitive, il faut pousser l'analyse jusqu'au bout. Mais ce n'est pas une raison pour faire autant d'espèces morbides qu'il y a d'incidents, d'épisodes d'une seule et même maladie.

Je crois que l'on peut dire que la myopathie primitive essentiellement distincte de la myopathie spinale, est complexe dans ses formes. Par exemple, nous avons une forme qui, autrefois, était considérée comme unique dans son genre ; c'est la paralysie hypertrophique telle que Duchenne de Boulogne l'a analysée, c'est-à-dire la forme dans laquelle les muscles sont en général volumineux, mais faibles et incapables de remplir leurs fonctions physiologiques. C'est le plus souvent les membres inférieurs qui sont pris les premiers.

Cela paraît au premier abord un groupe morbide tout-à-fait distinct, mais il arrive que ce groupe n'est pas aussi simple qu'il le paraît, et qu'il n'est qu'une forme de l'atrophie musculaire. Une autre forme, c'est l'atrophie musculaire juvénile. Là, les muscles ne sont pas hypertrophiés ; ce sont surtout les muscles de l'épaule qui sont pris, puis les bras quand la maladie descend, mais la conservation des avant-bras contraste nécessairement avec l'atrophie, qui s'est emparée des muscles du bras.

Voilà donc deux espèces. Il y en a encore d'autres. Il y en a une surtout qui a été signalée pour la première fois par Duchenne de Boulogne, qui l'a appelée l'atrophie musculaire héréditaire. Cette atrophie musculaire héréditaire a pour caractère d'envahir les muscles de la face, si bien que le malade qui en est atteint ne peut fermer les yeux ou ne peut les fermer qu'incomplètement et que la la bouche est faite un peu comme un museau de lièvre par suite de l'atrophie considérable des muscles qui l'entourent, d'où un contraste entre la dépression de la partie inférieure de la face et la projection en avant des lèvres. Cela s'accompagne d'une certaine faiblesse de ces muscles.

Notre malade sent parfaitement que ces muscles sont affectés. Il s'en est aperçu en raison de cette circonstance qu'il jouait du piston et que maintenant cela lui est devenu impossible. Il peut encore souffler dans son instrument, mais les délicatesses de son sont remplacées par des couacs épouvantables. Vous remarquerez en outre qu'il lui est impossible de fermer la bouche ni de fermer les yeux complètement. Veuillez considérer maintenant ces épaules ailées, dont la forme en saillie tient à l'absence des muscles qui ont pour effet de maintenir les omoplates. Vous le voyez, il y a là une combinaison du type Erb, avec le type héréditaire de Duchenne de Boulogne.

En d'autres termes, je vous dirai qu'il y a bien en réalité des formes différentes mais que c'est au fond la même maladie. Il y a des transitions qui font passer d'un type dans l'autre et qui permettent de reconnaître qu'un même individu peut présenter à la fois toutes les formes. Il y a des pseudo-hypertrophies avec atrophie des muscles de la face. En général ces atrophies musculaires se distinguent des atrophies spinales par l'absence de mouvements fibrillaires qui figurent dans la première description de Duchenne.

Du reste, le microscope a montré qu'il n'y avait jamais d'altération de la moëlle ni d'altération des nerfs périphériques chez ces malades.

(M. Charcot prie le malade de se retirer.)

Je ne veux pas parler du pronostic devant lui; c'est un pronostic abominable, non que la vie soit menacée, mais parce qu'on ne peut lui prédire la guérison complète, de sorte que nous sommes un peu en face de cette catégorie de cas dont parle Méphistophélès quand il se moque de la médecine: il dit qu'en somme tout l'œuvre de la médecine consiste à étudier les cas et à faire des définitions en rapport avec leur nature, sans rien changer à l'état des choses qui n'en marchent pas moins comme Dieu le veut. Ce n'est pas tout à fait exact, car nous cherchons à réagir dans la mesure de nos forces, mais il est vrai de dire que très souvent nous sommes impuissants, surtout en face de cette catégorie de maladies.

Troisième Malade (Une jeune fille).

M. Charcot s'adressant à la personne qui accompagne la malade: Quel âge a-t-elle?

Réponse: 16 ans.

M. Charcot: Quelle est la nature de sa maladie?

Réponse: Elle pisse au lit toutes les nuits.

M. Charcot: Depuis quand?

Réponse: Depuis son enfance.

M. Charcot: A-t-elle autre chose?

Réponse: Elle a des malaises, elle perd parfois connaissance.

M. Charcot: Le jour ou la nuit?

Réponse: Le jour.

M. Charcot (s'adressant à la jeune fille elle-même): Qu'est-ce que vous ressentez?

La malade: Cela me tourne dans la tête, j'ai des étourdissements.

M. Charcot: Avez-vous des douleurs dans le ventre?

La malade: Pas beaucoup.

(Sur l'ordre de M. Charcot, l'interne cherche s'il y a des points hystérogènes)

M. Charcot: Vous avez mal dans le cou?

La malade: Oui, Monsieur.

M. Charcot: Qu'est-ce que vous avez dans la tête?

La malade: Des étourdissements.

M. Charcot: Et dans les oreilles, qu'éprouvez-vous?

La malade : Comme des sifflements.

M. Charcot : Dans les tempes?

La malade : Cela me bat.

M. Charcot (s'adressant à la personne qui accompagne la malade) : Quand elle se trouve mal, quels mouvements fait-elle?

Réponse : Elle tombe en arrière; elle ne bouge pas du tout.

M. Charcot : Fait-elle de grands mouvements?

Réponse : Aucun.

M. Charcot : Est-elle renversée en arrière?

Réponse : Oui.

M. Charcot : Est-elle très raide?

Réponse : Elle se déraidit par moments et elle recommence.

M. Charcot : C'est une hystérique; mais la combinaison de l'hystérie avec l'incontinence d'urine ne prouve pas grand chose. J'ai là une note de M. Guyon m'indiquant que l'exploration de l'urèthre et de la vessie n'a fait apercevoir aucune lésion appréciable.

Je ne pense pas qu'il y ait à bénéficier de cette circonstance qu'il n'y a là aucune espèce de lésion et d'un autre côté l'association avec l'hystérie n'est pas très intéressante dans l'espèce; je ne vois pas que cela ajoute rien de favorable au pronostic de l'incontinence d'urine.

Qu'a-t-on fait contre cela?

Réponse : On lui a donné des bains de barège, des bains de siège, des douches.

M. Charcot : Où cela?

Réponse : Un peu partout. Il y a tant d'années qu'elle est ainsi.

M. Charcot : Eh bien! on lui donnera de la teinture de Mars et elle fera de l'hydrothérapie tous les jours.

Quatrième Malade (Un jeune homme).

M. Charcot : Qu'est-ce que vous avez?

Le malade : Je ressens des douleurs dans le cou, dans les épaules et dans les bras.

M. Charcot : Où ressentez-vous principalement ces douleurs?

Le malade : Dans le cou.

M. Charcot : Est-ce que vous ressentez comme un battement sur le haut de la tête?

Le malade : Non.

M. Charcot : Qu'est-ce que vous faites ?

Réponse : Je suis commis de nouveauté.

M. Charcot : Vous n'avez jamais habité dans un endroit humide ?

Réponse : Jamais.

M. Charcot : Ces douleurs sont très vives ?

Le malade : Oui, la nuit.

M. Charcot : Et le jour ?

Le malade : Elles sont moins fortes.

M. Charcot : Déshabillez-vous complètement.

(Le malade est examiné, on trouve tous les muscles du bras et de la main notablement affaibli la force est plus grande du côté droit, cependant la douleur est la même.

M. Charcot : La douleur que vous ressentez s'étend-elle à la poitrine ?

Le malade : Dans la poitrine je ne souffre pas, c'est seulement une pression que j'éprouve.

M. Charcot : Elle se propage dans les bras et vous y ressentez de l'engourdissement ?

Le malade : Oui, Monsieur.

M. Charcot : Donnez-moi la main.

(M. Charcot explore les réflexes du poignet, puis ceux de la jambe, ces derniers sont très exagérés.)
Il a de la trépidation spinale. — Quelle est la jambe la plus faible ?

Le malade : La gauche.

M. Charcot percute la colonne vertébrale. Cela vous fait-il mal ?

Le malade : Un peu, ici et là.

M. Charcot : Montrez-nous vos jambes. Vous n'avez pas eu la vérole ?

Le malade : Non, Monsieur.

M. Charcot : Quel âge avez-vous ?

Le malade : 19 ans.

M. Charcot : Il ne peut se tenir debout, les jambes fléchissent.

Le malade : Il n'y a pas plus de 3 semaines qu'il en est ainsi.

M. Charcot : L'examen n'est pas concluant. Cependant on peut esquisser un diagnostic.

Vous voyez comment cela s'est passé. Une douleur vive se fait sentir à la partie postérieure du cou, se répand dans les bras et vient faire comme une ceinture autour de la partie supérieure du thorax, surtout sur le devant. Ce n'est pas, à vrai dire une douleur, c'est une pression. Cette douleur s'apaise le jour elle devient très forte la nuit et elle dure depuis 4 ou 5 mois. Puis son membre supérieur gauche s'atrophie et s'affaiblit. En même temps l'autre côté devient douloureux aussi et un commencement d'atrophie s'y fait voir. Pendant quelque temps cette faiblesse des membres supérieurs et cette douleur du thorax ont été la seule manifestation du mal.

Votre douleur est moins forte maintenant?

Le malade : Depuis 15 jours, je souffre pour ainsi dire moins.

M. Charcot : La douleur du cou s'affaiblit, mais depuis 3 semaines il a un affaiblissement des membres inférieurs. Les membres inférieurs sont affectés d'une sorte de paraplégie spasmodique parce que les réflexes sont exagérés. Il n'y a pas d'atrophie dans les membres inférieurs, ils sont volumineux. Voyez ces réflexes énormes, en outre, la jambe trépide à l'excès.

Il est atteint de pachyméningite cervicale hypertrophique. Je crois que c'est à cette conclusion que nous conduit l'étude des symptômes qu'il présente. Seulement il nous manque la pathogénie. En général, les gens atteints de pachyméningite sont des gens qui ont vécu dans des endroits humides. Si nous examinons le processus anatomique nous voyons qu'au début le tissu cellulaire qui entoure la dure-mère se gonfle, s'épaissit. La dure-mère est affectée elle s'hypertrophie et s'appuie sur la moelle à laquelle l'inflammation se communique à un moment donné naturellement les nerfs sont compris dans ce processus inflammatoire.

Il y a une période de 4 ou 5 mois pendant laquelle la douleur est plus vive, un peu plus forte la nuit, un peu moins le jour. Mais il n'y a pas que la douleur; il s'y joint de l'insensibilité dans les membres supérieurs comme dans la partie supérieure du thorax et ici se place la question des troubles trophiques. Ce sont des névrites. Les nerfs moteurs sont affectés aussi bien que les nerfs sensitifs et les muscles des membres supérieurs présenteront, à un moment donné, une atrophie accompagnée de faiblesse précédant la réaction de dégénérescence.

Mais jusqu'à présent, dans le cas actuel; il n'y a rien de spinal. On peut dire que le mal en est à sa première période et qu'il est en train de passer à la seconde.

Que se passe-t-il dans la seconde? La moëlle est affectée, elle est prise dans une certaine étendue; elle est comprimée et comment cela se traduit-il? Par une paraplégie spasmodique qui survient à un moment donné, alors que la douleur a sévi pendant 3 ou 4 mois, par le fait de la dégénérescence qu'ont subi les nerfs moteurs compris dans la lésion. J'ajouterai que les membres supérieurs ne peuvent présenter, en général, l'exagération des réflexes pour la simple raison que les nerfs périphériques sont malades. Il n'en est pas de même pour la partie inférieure.

Vous voyez que tout s'explique si nous admettons l'hypothèse de la pachyméningite, espèce morbide assez commune que nous avons étudiée, M. Joffroy et moi, au temps où celui-ci, maintenant mon collègue à l'hôpital, était mon interne. Elles sont toutes bâties sur le même modèle, ces pachyméningites cervicales hypertrophiques. C'est une maladie répandue sur la terre entière; elle amène une douleur des membres supérieurs et ensuite une paralysie des membres inférieurs.

Je crois que c'est l'affection dont souffre ce jeune homme, je dirai même que j'en suis sûr, mais à la rigueur, cela pourrait être autre chose.

Ainsi, je concevrais très bien que ce fût une pachyméningite caséeuse et qu'il y ait chez lui une tuberculose latente, je dis latente au point de vue de la déformation vertébrale. Vous savez très bien que le mal de Pott n'amène pas toujours une déformation et que la pachyméningite caséeuse peut exister sans qu'il y ait déformation vertébrale.

Mais le résultat serait le même, ce serait toujours une névrite amenant la paraplégie cervicale par lésion des nerfs périphériques et alors il pourrait se faire que cette pachyméningite amenât la compression de la moelle et, par suite, la paraplégie. Je n'ai rien à dire contre cette hypothèse; cependant vous n'auriez pas cette série en quelque sorte logique des phénomènes que vous avez constatés et puis, c'est chose assez rare, la

pachyméningite caséeuse sans déformation vertébrale. Par conséquent on se mettrait dans l'exception en adop-
tant cette hypothèse. Le malade a eu, pendant une période de 3 ou 4 mois, une paralysie des membres supérieurs
à laquelle a succédé une période pendant laquelle se sont manifestés les caractères de la paraplégie par compression. Ces phénomènes ont suivi une marche en quelque sorte normale, tandis qu'avec l'hypothèse du mal de Pott
vous n'auriez pas cette succession logique répondant véritablement à l'histoire naturelle de la pachyméningite
cervicale. J'aime mieux, dès lors, adopter le premier diagnostic. Non pas que la pachyméningite caséeuse ne
soit guérissable, elle l'est au contraire, mais la pachyméningite cervicale hypertrophique l'est plus encore
Je dirai même qu'elle l'est dans la grande majorité des cas. Je ne prétends pas qu'en réalité elle guérisse complètement, parce qu'on ne peut jamais ramener absolument à l'état normal les muscles qui ont été atteints par
les effets de la névrite, les régénérescences nerveuses se faisant mal, mais ce que l'on peut faire, c'est d'arrêter
le mal dans sa marche progressive. Rendre des muscles au malade c'est difficile, en sorte qu'il reste toujours
quelque chose. Mais enfin je pourrais vous montrer une foule de malades chez lesquels nous avons pu enrayer la
maladie. Enfin, c'est une affection qui, si on la traite par les pointes de feu, l'iodure de potassium et des médicaments de même genre peut se terminer encore assez vite. (S'adressant au malade): Qu'est-ce que vous allez
faire avec cela? Vous ne pouvez plus travailler depuis 15 jours ou 3 semaines. Voilà vos jambes qui commencent à
s'affaiblir; un de ces jours, vous ne pourrez plus marcher du tout, et vous laisserez la maladie gagner du terrain. Il
vaudrait mieux faire de suite le nécessaire pour retrouver la santé. C'est vous qui vous soignez?

Le malade: Je suis chez mes parents, chez une de mes sœurs.

Mr Charcot: Nous allons le prendre dans notre service. Il est sur la limite de la contracture. Les muscles
libres encore peuvent, d'un jour à l'autre, devenir rigides. On peut, en effet, avoir une tendance à la paraplégie
spasmodique développée au plus haut degré sans qu'on s'en aperçoive dans la marche. Ainsi on voit marcher des
gens atteints de paraplégie par mal de Pott, quand ils sont guéris, après être restés pendant des mois et même des
années, couchés sur le dos avec une paraplégie spasmodique. La paraplégie par mal de Pott se guérit le plus souvent. Quand la guérison a eu lieu, les malades sortent de leur lit et peuvent marcher, la raideur des membres
inférieurs disparaît; mais il ne faudrait pas croire que ces membres reviennent à l'état normal. J'en ai connu
plusieurs ici et il y en a peut-être encore qui ont conservé cette excitation des réflexes que vous constatez chez
lui et qui indique le commencement du mal. Il m'est arrivé souvent d'interroger des gens dont la démarche
indiquait qu'ils avaient la paralysie spasmodique en puissance. Je supposais qu'il leur était arrivé un acciden-
que, par exemple, ils étaient tombés sur un de leurs membres inférieurs, qu'ils avaient reçu un coup sur la tête. Subitement la
contracture arrivait. Il y a bien longtemps, j'étais alors interne de Mr Rayer, j'avais vu des malades qui avaient la
paraplégie spasmodique sans raideur ou avec raideur. A cette époque, on ne distinguait pas cela, c'était l'enfance de l'art
et j'avais remarqué que lorsqu'on exerçait sur eux un massage on rendait le membre tout à fait raide; qu'il en était
de même si on mettait seulement un vésicatoire à un paraplégique. Tenez, il pourrait arriver à un de ces malades
de tomber dans l'escalier, le lendemain vous pourriez vous trouver en face d'une contracture et rien n'est plus difficile
à faire disparaître. C'est la même chose pour les hémiplégiques. Un hémiplégique marche, il n'a pas encore de
raideur, il tombe dans un escalier, le lendemain, il a une contracture, il ne peut plus bouger, il est absolument condamné
au lit. C'est ce que nous appelons l'opportunité des contractures. Il ne manque peut-être pas grand chose à ce jeune homme
pour qu'il en arrive là, cela peut se faire dans 2 jours. Et comme cette partie de son affection ne date que de 20 jours
et qu'il est possible que nous puissions la faire disparaître dans un espace de temps assez court, je lui conseille
de renoncer au travail et de venir ici.

Policlinique du Mardi, 13 Décembre 1887.

Objet de la Leçon :

1°.- Claudication intermittente et diabète;
2°.- Tic convulsif et coprolalie;
3°.- Hystérie et neurasthénie chez l'homme;
4°.- Tabes, troubles oculaires;
5°.- Migraine ophthalmique

M. Charcot : Vous avez devant vous un homme d'une 50°. d'années qui exerçait la profession de fleuriste et qui employait à ce titre des couleurs dont quelques unes sont toxiques. Cependant je crois que cela n'a aucun rapport avec l'affection dont il est atteint. Il est diabétique. Mais ce n'est pas pour cette raison que je l'ai fait venir : c'est parce qu'il présente des phénomènes d'un ordre particulier qui ne sont pas encore parfaitement connus et qui, cependant sont dignes de l'être, d'autant plus qu'ils ne sont pas très rares dans le diabète, bien qu'on ne sache pas toujours les reconnaître.

Il est, dis-je, diabétique assez accentué. La quantité de sucre contenue dans ses urines est assez grande. Mais les diabétiques qui ont le plus de sucre dans les urines ne présentent pas toujours le plus de phénomènes nerveux. Il y a là une inconnue qui pourra nous fournir un sujet d'étude. Pourquoi en est il ainsi ? - La vérité est qu'on n'en sait rien. Lorsque les phénomènes nerveux se manifestent d'une façon redoutable, il n'est pas rare de voir la quantité de sucre diminuer. D'où provient ce phénomène ?

Voilà un malade qui, étant assis, n'éprouve rien ou presque rien dans les membres inférieurs, mais le voilà qui se lève, se met en marche; il a une course à faire : au bout de dix minutes ou un quart d'heure, il lui prend dans les membres inférieurs, le gauche surtout, et ensuite dans les cuisses, une sorte d'engourdissement douloureux qui va jusqu'à lui donner la sensation d'une crampe. Lorsque le phénomène atteint son maximum d'intensité, il est obligé de s'arrêter, il s'assoit sur le premier banc qu'il rencontre et attend que l'accès se passe. L'accès passé, notre homme se remet en marche; au bout de 10 minutes ou un quart d'heure,

- Charcot . 4 -

l'accès se reproduit, et de nouveau, le malade est obligé de s'arrêter, et ainsi de suite. Il ne peut se mettre en marche sans être saisi tous les quarts d'heure de cette sorte d'accès douloureux avec contracture des membres inférieurs qui l'oblige à s'asseoir. En somme, il éprouve, lorsque l'accès débute, une sensation d'engourdissement dans les jambes ou quelquefois une sensation de froid.

Le cheval est sujet à une maladie qui a été décrite pour la première fois en France par Bouley père et après lui par Goubeaux. C'est la claudication intermittente.

Voici en quoi consiste cette maladie:

Un cheval est attelé, il doit fournir une course quelconque; il part: au bout d'un quart d'heure de vingt minutes, il s'arrête, les jambes raidies. Il ne peut plus marcher. On ne fouette pas les hommes, mais on fouette les chevaux, et quelquefois un peu brutalement, parce qu'on s'imagine avoir affaire à un caprice de l'animal; mais pas du tout: plus on le fouette, plus la pauvre bête fait d'efforts, et moins elle bouge. Enfin, à un moment donné, elle tombe à terre les membres rigides, en donnant tous les signes d'une grande souffrance. On laisse l'animal tranquille, il se relève, mais au bout d'un quart d'heure de marche au trot, l'accès recommence.

C'est là ce qu'on appelle la claudication intermittente par oblitération artérielle.

L'effet peut se produire tantôt sur les deux membres, tantôt sur un seul.

Eh bien! il peut arriver que des hommes soient atteints de cette claudication.

Il y a déjà longtemps de cela, c'était en 1855 ou 1856: j'étais alors interne dans le service de Rayer. Un jour, un des malades du service me raconte qu'il ne pouvait marcher plus d'un quart d'heure sans être pris de crampes dans les membres inférieurs; il se reposait puis recommençait à marcher et la crise se reproduisait. Cet homme est mort, j'ai pu faire l'autopsie et me rendre compte de cette symptomatologie bizarre dont je n'avais jamais entendu parler, ce qui montre qu'on n'apprend bien que ce qu'on apprend à voir, car certainement les cas de ce genre ne sont pas très rares; j'en connais aujourd'hui un certain nombre. Le fait est qu'à l'autopsie j'ai trouvé chose très curieuse, une balle enchatonnée dans le voisinage de l'artère iliaque, balle qu'il avait reçue au siège d'Alger, auquel il avait pris part. Vous voyez qu'il y avait longtemps, car il avait 56 ans quand il est mort. Il l'avait reçue dans le dos et il avait été impossible d'en reconnaître le trajet. Je l'ai trouvée dans l'intérieur du ventre; elle avait frappé sur l'artère iliaque en déterminant un anévrysme traumatique qui avait oblitéré l'artère dans sa partie inférieure. La circulation s'était rétablie par les voies collatérales, et les artérioles, qui à l'état normal sont très petites, étaient devenues plus grosses, de telle sorte que le cours du sang se faisait convenablement lorsque le malade était au repos, mais que c'est là le mécanisme de la claudication intermittente et que lorsque les membres étaient fatigués par la marche, la quantité de sang qui leur arrivait était insuffisante ; il y avait une ischémie relative, et cette absence de sang produisait l'engourdissement, les crampes et l'impossibilité de continuer la marche.

Voilà donc la claudication intermittente chez l'homme.

Depuis cette époque, je l'ai souvent rencontrée.

Un des cas les plus intéressants qu'il m'ait été donné de voir, c'est celui-ci :

Un homme d'une cinquantaine d'années, avait eu, quelques mois auparavant la perte subite de la vision d'un œil. En l'examinant, on trouva chez lui une oblitération de l'artère centrale. Enfin, il était atteint d'une artérite généralisée et exposé, par conséquent, à des troubles de tous genres.

Deux ou trois ans après cet accident oculaire, en se promenant, il ressent, lui dont les membres inférieurs n'avaient, jusque-là, présenté aucune anomalie, ni au point de vue de la sensibilité, ni au point de vue du mouvement, il ressent, dis-je, une vive douleur dans le pied droit, une véritable crampe. Il s'arrête ; après quelques minutes de repos, il reprend sa marche, mais l'accès recommence et ainsi de suite.

Lorsque je pus examiner ses membres, je n'y ai rien vu de particulier, si ce n'est une petite coloration bleuâtre qui commençait à se montrer sur l'un des gros orteils. Il y avait déjà longtemps que cela durait. Au lieu de prendre du repos, il s'efforçait de marcher de plus en plus afin de se dégourdir les jambes. Il croyait ainsi bien faire, il faisait très mal. Il avait vu beaucoup de médecins et des médecins distingués, les uns disaient blanc, les autres noir on avait employé, pour essayer de le guérir, toutes sortes de moyens dont il faut éviter de se servir sur un membre menacé d'ischémie, car le sphacèle est au bout.

De voir ce malade, je déclare qu'il est atteint d'une claudication intermittente par oblitération artérielle, je lui donne le conseil que je donne toujours en pareil cas et qui est le meilleur de tous ; c'est d'éviter de fatiguer les membres malades.

On peut bien faire des frictions avec de la teinture de noix vomique, de la strychnine, dans l'espoir de donner plus d'activité aux vaisseaux, mais ce qu'on peut faire de mieux, c'est de dire au malade : "Désormais, ne provoquez plus la claudication intermittente, ne marchez pas plus de trois ou quatre minutes de suite puisque vous savez que la claudication est là qui vous attend ; ne faites plus d'efforts comme vous avez cru devoir en faire pour vous guérir.

Eh bien ! pendant trois ou quatre mois, mon malade a suivi mes prescriptions, il ne sortait plus qu'en voiture, aussi est-il arrivé qu'au bout de ces trois ou quatre mois, la claudicat[ion] disparut presque complètement. Je dis presque, car il s'était produit une petite escharre au bout de quelque temps. Eh bien! s'il avait été malmené comme cet autre malade que j'ai v[u] dans cet hospice et dont j'ai signalé le cas dans le Progrès médical, dans une leçon où j'ai fait mention de tout ce que je connaissais en ce genre, il aurait fallu, comme à ce pauvre homme, lui couper la jambe, car, je ne saurais trop le dire, la claudication intermittente, c'est l'an[ti]chambre du sphacèle. Je n'ai pas encore rencontré, chose singulière, car mon mémoire de 1856, présenté à la Soci[été] de Biologie n'est pourtant pas écrit en chinois—il me paraît écrit en français, presque en bon frança[is,] je n'ai pas rencontré, dis-je, un médecin qui ait tenu compte de mes observations. Et cependan[t] y a-t-il un syndrôme plus frappant que celui-là ?

Je laisse le cheval et la claudication intermittente de coté; arrivons au diabète, c'est un sujet qui vous intéresse encore beaucoup, car la neuropathologie diabétique est très vaste et essentiellement clinique.

L'histoire de cette neuropathologie diabétique a été esquissée de 1848 à 1850 par e Marchal des Calvi. Elle était inconnue auparavant, mais elle s'est singulièrement compliquée depuis. En 1882, M.M. Bernard et Féré qui étaient alors mes internes ont écrit une petite monographie très bien faite, très intéressante, qui mentionne à peu près toutes les combinaisons connues à cette époque. Je ne puis entrer dans les détails de ces combinaisons, mais je vous engage, si vous voulez vous mettre au courant de ces matières, à prendre connaissance de ce petit travail qui est fondé sur mes observations et que j'avais prié ces messieurs de faire sur mes notes, mais qui, cependant, n'est pas complet et je ne comprends pas qu'on y ait oublié le chapitre de la claudication intermittente.

Vous savez que dans le diabète, la question du sphacèle tient une grande place.

Il y a d'abord le phlegmon diabétique, sur lequel moi-même j'ai appelé l'attention. L'anthrax, le furoncle diabétique.

Vous savez qu'il ne faut pas saigner un diabétique, qu'il ne faut pas toucher à sa peau, et que si on a la fantaisie de lui mettre des vésicatoires, des pointes de feu, des révulsifs qui ne peuvent que présenter des avantages appliqués à d'autres malades, vous courez le risque, chez lui, de faire naître un de ces phlegmons, de ces anthrax épouvantables qui, trop souvent sont mortels. Mais ce n'est pas de ces gangrènes que je veux parler. Je ne veux parler que de la gangrène des extrémités qui, en définitive n'est pas autre chose souvent que la gangrène sénile. On discute beaucoup sur la gangrène chez les diabétiques; on se demande si elle se développe dans les capillaires; je dirai qu'il y en a au moins une forme qui a son point de départ dans les vaisseaux artériels, celle de la claudication intermittente qui, je le répète, n'est pas très-rare. Eh bien, j'ai déjà vu quelques diabétiques;

ils m'ont raconté l'histoire que me raconte celui-ci, c'est-à-dire que lorsqu'ils veulent marcher, leur marche est interrompue toutes les cinq ou dix minutes par cette claudication intermittente. Puis chez quelques uns d'entre eux, vous voyez apparaître la coloration violacée des jambes.

Le sphacèle est la terminaison fréquente de la claudication intermittente et toutes les fois que j'en ai vu apparaître les symptômes, il m'a semblé que je voyais commencer le second acte du drame. Par conséquent, je vous engage à étudier à tout prix cette variété des accidents nerveux chez les diabétiques.

Quand vous vous trouverez en présence d'un individu qui se plaindra de ne pas pouvoir marcher, parce que toutes les cinq ou dix minutes il éprouve dans les membres inférieurs, ces sensations dont je vous ai donné la description, ces crampes, ces engourdissements, ces refroidissements ; si surtout en dehors des accès il se produit une coloration violacée des membres, peut-être en examinant ses urines y trouverez-vous quelque signe qui vous expliquera l'apparition du diabète par un côté où vous ne l'auriez pas cherché, du côté de l'athérome et de la sclérose artérielle.

Nous avons donné à ce malade, le même conseil qu'à celui dont je vous ai entretenu tout à l'heure.

(S'adressant au malade) : Racontez nous un peu ce qui vous est arrivé ?

Le malade : J'étais sorti de chez moi pour me rendre à la rivière où je devais monter en bateau. En route, j'ai ressenti les premières atteintes du mal ; cela m'a pris dans la cuisse ; cela ressemblait à un nerf forcé.

M. Charcot : Cela veut dire que c'était raide et dur ?

Le malade : Je me suis reposé ; le repos me guérit complètement, je me remis à marcher et cela me reprit. Hier, lorsque j'ai demandé à vous voir, j'étais comme il y a vingt ans, je ne sentais rien du tout et je me disais : si ces Messieurs me voyaient en ce moment, ils seraient convaincus que je ne suis pas malade.

M. Charcot : Pas plus que le cheval atteint de claudication intermittente, dans l'entracte !

Le malade : Mais je ne fus pas plutôt arrivé à la salle d'électrisation que je ressentis comme un petit coup de fouet dans la jambe gauche.

M. Charcot : Voilà la claudication intermittente, voilà un des accidents nerveux chez un diabétique. Nous aurons l'occasion d'en parler un jour ou l'autre. Il y a là toute une pathologie qui a été inaugurée en France par Marchal de Calvi.

Il est assez fréquent de trouver chez les diabétiques des engourdissements dans les membres inférieurs et des douleurs qui ressemblent singulièrement à des douleurs fulgurantes.

Vous savez que chez les diabétiques, il y a souvent absence des réflexes rotuliens. Or, quelquefois l'absence de réflexes rotuliens avec accompagnement de douleurs fulgurantes peut donner l'idée de l'ataxie. Aussi, de ce que vous trouvez chez un malade l'absence de réflexes et les douleurs fulgurantes, n'allez pas dire immédiatement que le malade est tabétique, ce serait une imprudence, car les mêmes symptômes peuvent se rencontrer chez les diabétiques. Il faut donc éclairer la situation et examiner si le sujet est tabétique. J'ajouterai qu'il est bon de rechercher aussi s'il n'est pas alcoolique, car les mêmes complications peuvent se produire chez certains alcooliques. La paralysie alcoolique peut se traduire dans les membres inférieurs par des douleurs qui ne diffèrent guère des douleurs fulgurantes et par une absence des réflexes rotuliens.

Ne décrétez donc pas le tabès ou le diabète sans avoir au moins éliminé l'influence de l'alcoolisme. Et j'ajouterai qu'il faut encore pousser plus loin ce diagnostic différentiel.

Il y a une affection qui n'est pas de nos pays, c'est le béribéri, maladie de l'Amérique du Sud, qui se rencontre aussi au Japon, et, je crois pouvoir le dire, à Panama où beaucoup d'Européens sont actuellement rassemblés pour le percement de l'isthme. J'en ai vu, en effet, qui en revenaient atteints de béribéri. Or celui-ci consiste précisément, comme l'alcoolisme, dans une paralysie des membres inférieurs avec absence de réflexes et s'accompagne de douleurs dans les membres.

Il faut donc que nous connaissions tout cela pour faire notre diagnostic.

Dans un cas tout récent, la connaissance des phénomènes que présente le béribéri m'a servi.

Un malade est venu me trouver, qui arrivait de Porto-Rico. On l'avait considéré dans son propre pays, comme un tabétique. Je l'examinai. Je trouvai qu'il avait une absence de réflexes, des douleurs fulgurantes très nettes, mais quelque chose de particulier : ses pieds étaient tombants. Or, les pieds tombants, cela se voit dans la paralysie alcoolique, mais cela se voit aussi dans la paralysie du béribéri. Les extenseurs sont pris particulièrement, je fus pris de quelques doutes, sa démarche n'était pas la démarche de l'ataxique mais celle du stepper. Cela m'avait donné un peu de réserve dans mon appréciation et je lui demandai comment ce mal avait évolué. L'évolution avait été très rapide, subite pour ainsi dire. J'examinai l'état de ses muscles, or, dans le tabès, il n'y a pas de modification de la contractilité électrique, et il y en a dans le béribéri, je lui dis : vous n'êtes pas un ataxique, vous êtes un "béribérique". C'était vrai, et la différence est grande. Si les deux maladies étaient incurables, je dirais : une petite erreur de diagnostic de plus ou de moins, ce n'est pas une grosse affaire. Mais c'est que ce n'est pas cela du tout. On peut guérir très rapidement du béribéri, tandis qu'on ne guérit jamais de l'ataxie ou que, du moins, on en guérit bien rarement d'une façon complète. Les exemples de guérison sont rarissimes.

Je tiens beaucoup à ce que vous ayez dans l'esprit ce phénomène de la claudication intermittente et à ce que vous sachiez que vous pouvez le rencontrer dans le diabète.

(Quelqu'un adresse quelques mots à voix basse à M. Charcot.)

On me dit à l'oreille que ce malade était déjà venu dans le service et que quelques personnes l'ayant examiné avaient considéré l'affection dont il était atteint comme un pseudo-tabès-diabétique. Qu'est ce que cela veut dire ? Qu'on avait constaté ces symptômes dont je parlais tout à l'heure, absence de réflexes, douleurs fulgurantes dans les membres. C'est pour cela qu'on avait diagnostiqué un pseudo-tabès, c'est-à-dire, sous les apparences du tabès, un diabète. C'est plus près de la vérité, mais ce n'est pas encore la vérité toute entière. C'est de claudication intermittente que le sujet est atteint.

Le malade : Je dois dire qu'il y a 18 mois ce n'étaient pas les mêmes douleurs que je ressentais, ce que j'éprouvais, c'était ceci : lorsque je descendais un escalier, j'avais peur de tomber il me semblait que mes genoux faiblissaient ; que mes jambes se dérobaient sous moi.

M. Charcot : Eh bien ! voilà un phénomène très curieux dont je vous ai souvent parlé. Je vous ai dit qu'il y avait dans le tabes proprement dit un symptôme qui n'avait pas été signalé par les auteurs français bien qu'en définitive ils le connussent mais qui l'a été par M. Buzzard, de Londres, c'est le dérobement des jambes. Le malade vous apprend qu'il a eu ce symptôme du dérobement sans douleur : cela peut donc exister avec le diabète ce dont je n'avais jamais entendu parler. (En anglais « giving way of the legs ».)

(S'adressant à l'interne) : Est-ce que vous avez reconnu ce symptôme ?

L'Interne : Oui.

M. Charcot (au malade) : Fermez les yeux, rapprochez les pieds.

Voyez-vous, en clinique, il faut s'attendre à tout. C'est un métier difficile que celui du clinicien. Figurez-vous une chûte de la paupière qui vous paraît être un accident assez fréquent dans la catégorie des névroses diabétiques, ajoutez-y une absence de réflexes rotuliens, quelques douleurs fulgurantes, encore autre chose que je ne connaissais pas, mais qui existe cependant, ce dérobement des jambes et je demande si cela ne ressemble pas à un tabès.

Vous allez voir combien ces questions sont complexes.

Le tabès est suivant moi un membre de la famille neuropathologique et je vous ai parlé souvent des alliances qui se font entre les membres de la famille neuropathologique et les membres de la famille arthritique à laquelle appartient certainement le diabète. Il ne faut donc pas s'étonner de voir dans une même famille des ataxiques et des diabétiques et dans la même personne un véritable tabès en combinaison avec le diabète, de telle sorte que, lorsque vous vous trouverez en présence d'un malade qui aura des antécédents nerveux, il faudra toujours vous demander, est-ce une combinaison du diabète avec le tabès ou bien est-ce un pseudo-tabès chez un diabétique ? Je tenais à vous signaler ces difficultés, puisque l'occasion s'en présente.

2ᵉ Malade (un enfant)

Mr Charcot : C'est un petit bonhomme de 12 ou 13 ans qui restera avec nous pendant quelque temps et dont j'aurai probablement occasion de vous parler ultérieurement.

Je l'ai vu hier soir, et j'ai engagé ses parents à nous le laisser parce qu'il est atteint d'une affection qu'il est très difficile de traiter dans les conditions où il se trouve dans sa famille. Cela n'a l'air de rien, au premier abord, mais au fond c'est une affection nerveuse d'une assez grande ténacité. Il a un tic ; devant vous, il se retient, mais de temps en temps, il cligne des yeux, il a des contractions des membres inférieurs qui se traduisent par certains mouvements involontaires ; de temps à autre, il frappe la terre du pied. S'il n'avait que cela, ce ne serait rien, mais parfois, il pousse une espèce de grognement, han ! han ! han ! et il présente le phénomène de la coprolalie.

Qu'est-ce que c'est que cela ? Si vous êtes un peu chatouilleux au point de vue de la valeur de certains mots, bouchez-vous les oreilles.

La coprolalie, c'est la manie de prononcer le mot que Victor Hugo met dans la bouche de Cambronne à Waterloo et qui, d'après lui, doit être substitué à la phrase héroïque que la légende a consacrée ; en d'autres termes, le mot : .....

Vous me direz : Qu'est-ce que cela signifie ? Est-ce que cet enfant est mal élevé ? Pas du tout, il est élevé comme doivent l'être les enfants. Ce mot, il l'a entendu prononcer, mais enfin on entend prononcer dans les rues tant de mots qui ne sont pas de votre vocabulaire ! Eh bien ! il le profère continuellement, malgré lui, par impulsion. Nous avons vu bien souvent cette affection chez les enfants. MM. Gilles de la Tourette et Guinon ont traité la question : c'est la maladie des tics. Lorsque quelqu'un est atteint de cette maladie ; il se développe toute une série de phénomènes, les uns psychiques, les autres physiques que nous voyons se combiner les uns avec les autres.

Avec la coprolalie, se développent chez ceux qui en sont atteints un certain nombre d'idées fixes, de bizarreries, comme par exemple de ne pouvoir ouvrir une porte sans tourner trois ou quatre fois le bouton ; si c'est un autre qui ouvre la porte, le coprolalique dit : un, deux, trois, quatre, cinq, six et sept. Mais il présente bien d'autres bizarreries de ce genre ; il a la crainte des portes fermées ; il veut toujours les ouvrir pour voir ce qu'il y a derrière ; quand il se couche, il regarde sous le lit ; vous me direz : c'est de la peur - oui - mais c'est une peur spéciale, il passe quelquefois vingt ou vingt-cinq minutes à faire cette inspection.

Mettre une lettre à la poste, c'est toute une affaire : faut-il la mettre à cette boîte-ci, ou à cette autre ? Naturellement la lettre arrive en retard. Il y a ainsi une foule de cas qui échappent à l'observation. Lorsque M. de la Tourette a publié son travail, il en a découvert tout un stock auquel personne n'avait songé. La coprolalie se rencontre chez les garçons et chez les filles et M. Pitres (de Bordeaux) m'a raconté, quand je m'occupais de cette question, une histoire dont l'héroïne était une personne distinguée appartenant à la bonne société et qui proférait, à chaque instant le mot que vous savez. Du reste, il y avait dans la haute société parisienne, une personne faisant partie du monde le plus aristocratique et qui était connue pour proférer des mots orduriers. Je n'avais pas l'honneur de la connaître : je la rencontrai un jour montant l'escalier du salon et je fus surpris de l'entendre dire tout d'un coup S. N. d. D.

Ce petit bonhomme se retient tant qu'il peut de prononcer son mot favori ; il est probable que le mot est là, la bouche est chargée et il suffirait d'une étincelle pour le faire partir, mais enfin il ne partira pas.

Nous avons vu cette affection chez un petit garçon fort bien élevé qui venait ici à la consultation.

Vous allez voir qu'il n'est pas toujours agréable d'être atteint de coprolalie. Un jour il rencontre sur l'esplanade qui s'étend devant l'entrée de la Salpêtrière des enfants qui jouaient à la fossette. Il les regarde et tout en les regardant il répète constamment :............... — Les autres l'entendent, se retournent et lui administrent une volée de coups de poing ; ils ne se doutaient pas qu'il fût malade.

Et voilà comment, quand on est atteint de cette maladie bizarre, il ne faut pas regarder jouer à la fossette.

M. Charcot : Vous pouvez emmener l'enfant.

Ce que j'ai à ajouter, c'est que toutes les fois que vous voyez quelqu'un atteint de la maladie des tics, quoiqu'elle soit parfois légère, mais surtout lorsqu'elle est accompagnée de phénomènes comme ceux de la coprolalie, vous êtes sûrs de rencontrer l'hérédité ; c'est un produit direct de la vésanie.

La grand'mère maternelle de cet enfant est morte aliénée. Il y a peut-être autre chose que cela à apprendre, mais enfin, nous n'avons pas étudié suffisamment ce cas et il nous faudra l'examiner dans tous ses détails, et voir si par exemple cet enfant n'est pas un jumper. Il arrive que les individus atteints de coprolalie répètent comme un écho les mots prononcés devant eux ; que parfois même, en entendant certains mots, ils miment l'action que ces mots indiquent, qu'ainsi, lorsqu'ils entendent parler de sauter, ils se mettent à sauter. C'est l'histoire de ces Jumpers racontée par un médecin américain, le Dr Beard qui, il est vrai, considérait ce phénomène comme particulier aux hommes du Maine, comme une maladie exotique. Il se trompait, car vous pouvez la rencontrer chez des sujets de la catégorie qui nous occupe. Nous l'avons constatée nous-même bien des fois en France.

3ᵉ Malade (homme)

Cet homme est un employé de chemin de fer âgé de 38 ans qui, vous le voyez, est vigoureux, la fonction qu'il remplit dans l'industrie des voies ferrées est presque sédentaire, c'est un garde-frein. Garder les freins, vous vous figurez tous à peu près ce que c'est, il veille souvent les nuits, il faut qu'il soit toujours attentif pour éviter les collisions. Si on se trompe, assumer une pareille responsabilité, c'est grave, aussi ne faut-il pas se tromper. Et lorsqu'on se sent une certaine prédisposition nerveuse, le mieux serait de ne pas être garde-frein, il ne faudrait pas avoir des antécédents comme les siens.

Nous avons, dans la pathologie nerveuse, à considérer : d'abord des formes spéciales qu'on pourrait appeler espèces. Il y avait un maître qui s'appelait Piorry et qui prétendait que ce mot d'espèce était détestable parce que c'était faire de l'ontologie, que de l'employer en pareil cas ; il n'y avait, d'après lui, que des états organo-pathologiques.

Lorsque je vois un processus morbide se produire dans le corps humain sous l'action d'un virus variolique, la maladie se comporte toujours de la même façon et il y a là en définitive une originalité particulière, une unité qui font que la maladie peut être appelée espèce sans que l'on commette pour cela un paralogisme. Eh bien ! toutes les maladies sont un peu dans ces conditions et c'est heureux, parce que s'il n'y avait pas d'espèces morbides, nous ne ferions pas souvent de diagnostics. C'est grâce à cela que nous pouvons ne pas trop patauger en clinique.

Il y a des espèces simples et des espèces composées ou plutôt des combinaisons d'espèces. Cela a l'air très simple au premier abord, mais en définitive on n'y pense pas toujours et il arrive qu'on se figure avoir une maladie nouvelle alors que c'est tout simplement une combinaison de deux affections distinctes.

Voilà un malade qui est à la fois neurasthénique et hystérique et je tiens beaucoup à vous mettre en présence de ce cas, car vous entendrez certains auteurs dire que les neurasthé-niques ont un rétrécissement du champ visuel et de l'anesthésie. Eh bien ! je n'en crois rien, et quand des malades présentent ce rétrécissement du champ visuel, c'est qu'ils sont tout à la fois hystériques et neurasthéniques ; mais les deux maladies sont en général dans une complète indépendance l'une de l'autre bien qu'elles soient combinées.

De la neurasthénie chez le malade présent résulte la perte des fonctions sexuelles inaugurée par un pria- pisme sans idées voluptueuses qui dure plusieurs mois. Le second phénomène neurasthénique est un phénomène d'un ordre particulier qui consiste en un casque enveloppant toute la tête du malade avec une sensation de pesanteur. Puis lorsque la maladie est dans toute son intensité, il semble que la tête est absolument vide, que la mémoire disparaisse, que tout travail intellectuel devienne impossible.

Un autre phénomène de la neurasthénie, c'est cette fameuse dyspepsie dont les neuras- théniques ont si souvent à souffrir, et qui a fait croire aux cliniciens que tous les désordres neurasthéniques avaient pour point de départ les affections gastriques, tandis que c'est le contraire qui est vrai ; c'est la neurasthénie qui commence, c'est l'affection de l'estomac qui complète le tableau...

Un autre phénomène neurasthénique qui se manifeste en lui, est, que quand il marche, il est toujours entraîné à gauche (vertige de translation)

Enfin, il entre dans son affection un élément psychique qui se rallie souvent aux phénomènes neurasthéniques il a peur de tout, peur surtout de rester seul.

Maintenant, je dis qu'il est hystérique. D'abord, il a un affaiblissement de la force dynamo- métrique extrêmement prononcé ; sa main gauche donne 50 seulement au dynamomètre et la main droite 60. Pour un homme de cette taille, c'est vraiment très peu et d'ailleurs du côté gauche il a une hémianalgésie tout à fait comparable à celle des hystériques. Le testicule du côté gauche est plus sensible que celui du côté droit. C'est un testiculaire par opposition à l'ovarienne hysté- rique. Et ici, il faut bien que je réponde à un médecin de New-York qui m'accuse d'être la cause de toutes sortes de désordres épouvantables pour avoir dit que les hystériques étaient atteintes d'ovarie. Il y aurait, d'après lui, quantité de chirurgiens qui se seraient mis à enlever les ovaires pour guérir l'hystérie. Ce serait l'abomination de la désolation. Je n'ai jamais dit sottise pareille ; ce confrère se méprend sur mon état mental. Si j'ai dit qu'il y avait certaines hystériques qui étaient ovariennes, c'est que j'en suis sûr. Je n'ai jamais dit que l'hystérie ait pour cause l'ovarie. J'ai dit que quand les hystériques étaient ovariennes, on arrêtait les accès en exerçant une pression sur l'ovaire, mais je ne suis pas assez naïf pour avoir prétendu que l'hystérie avait son siège dans les ovaires. On peut avoir dans le dos une plaque hystérogène sans que le dos soit la cause de l'hystérie, et jamais de la vie je n'ai conseillé qu'on enlevât les ovaires. Je ne suis pas aussi simpliste ; je crois la chose beaucoup plus complexe. Assurément, au lieu de prétendre que j'aurais mieux fait de me taire, le confrère de New-York aurait mieux fait de me [taire]. Il n'aurait certes pas trouvé cela dans mon enseignement ; au contraire, il aurait vu que je proteste contre cette tendance par trop radicale de certains chirurgiens à enlever les ovaires en cas d'hystérie générale. Cela n'a ni queue ni tête. Alors il faudrait enlever un morceau de la peau du dos pour supprimer les plaques hystérogènes ; il faudrait couper les testicules des testiculaires. Je vois arriver maintenant, retour d'Allemagne ou retour de Suisse, des dames qui n'ont plus ovaires. Elles ont des cicatrices sur le ventre, elles sont tout aussi malades qu'auparavant ; un point hystérique de moins, ce n'est pas la guérison de l'hystérie.

Notre malade a un rétrécissement du champ visuel, ce n'est pas là le fait d'un neurasthénique, c'est celui d'un hystérique.

Nos contradicteurs habituels viennent nous dire qu'on trouve des épileptiques qui ont du rétrécissement du champ visuel et que, par conséquent, cette affection n'est pas une preuve de l'hystérie.

Assurément, nous avons vu des épileptiques avoir des anesthésies, mais ce n'est pas parce qu'ils sont épileptiques, c'est parce que ce sont des hystéro-épileptiques, parce que, en définitive, ce sont des hystériques. Tout cela serait facile à éclaircir si on voulait s'entendre ; mais il faut bien faire de la contradiction.

Je continue. Cet homme qui a un rétrécissement du champ visuel est un hystérique. Il présente même de l'aura avec de petites attaques hystériques qui ne sont pas épileptiques et qui ne tiennent pas à la neurasthénie. Ce cas est intéressant. Vous voyez un homme qui a une profession manuelle dans laquelle il entre bien un peu de travail intellectuel, mais qui ne demande que de l'attention. Il se surmène en ce sens qu'il fait souvent de la nuit le jour.

Les neurasthéniques ne sont pas rares parmi les employés de chemins de fer. Notre voisine, la Compagnie du chemin de fer d'Orléans nous fournit de nombreux clients parmi lesquels beaucoup sont neurasthéniques. Celui-ci est un hystérique et un neurasthénique à la fois. Il a l'allure d'un homme vigoureux qui, si l'on se fiait à l'ancienne manière de voir, devrait être assez loin de l'hystérie, mais en ce qui le concerne, cette opinion n'a pas de valeur. Si je l'ai fait venir, c'est précisément pour vous montrer cette complication.

(S'adressant au malade) : Comment sont faites les petites attaques que vous ressentez ? Est-ce que vous avez des bruissements dans les oreilles, des battements dans les tempes ? Vous avez le cou serré ?

Le malade : Oui.

M. Charcot : Quel traitement suivez-vous ?

Le malade : Le traitement par l'électrisation.

M. Charcot : Vous êtes en congé pour suivre ce traitement ?

Le malade : Pour un mois.

M. Charcot : Depuis combien de temps ? Le mois est-il commencé ?

Le malade : Depuis huit jours.

M. Charcot : Allez-vous mieux ?

Le malade : Je commence à sortir, cela me fait du bien.

M. Charcot : Vous travaillez la nuit ?

Le malade : La moitié des nuits.

M. Charcot : Retirez-vous.

4ᵉ Malade (femme).

M. Charcot : Vous savez que le tabes ne débute pas toujours de la même façon, et comme les phénomènes tabétiques sont d'une grande importance, il est bon de savoir les différentes manières dont il peut commencer.

Je crois qu'on peut dire d'une façon générale qu'une de ses premières manifestations consiste en un des 24 ou 25 symptômes quels qu'ils soient, qui constituent les phénomènes de la série tabétique ; en d'autres termes, il n'y a pas un des symptômes de la série qui ne puisse se montrer le premier isolément.

Prenons quelques exemples :

Un individu présente le signe d'Argyll Robertson qui consiste en ce que la pupille ne peut plus se contracter sous l'influence de la lumière, mais qu'elle peut se contracter par accomodation.

Ce phénomène ne se rencontre que dans la paralysie générale progressive et quelquefois, mais très rarement dans certaines affections mal déterminées. Quand vous rencontrez chez un malade le signe d'Argyll Robertson, vous devez penser soit au tabes soit à la paralysie générale progressive.

D'autres fois, un individu est atteint de paralysie vésicale, de désordres de la vessie très manifestes, il pisse quelquefois au lit, il va chez un chirurgien qui l'examine et qui ne constate ni rétrécissement ni lésion vésicale d'aucune sorte. La situation dure pendant un an, deux ans, puis on fait le diagnostic et l'on reconnaît qu'il est tabétique.

La manière la plus commune d'entrer dans le tabes, c'est d'y entrer par les douleurs fulgurantes. Quand on les ressent on peut s'attendre à tout.

Une autre façon, c'est d'y entrer par les phénomènes céphaliques. Tout à coup, une personne se met à voir double. Cela peut durer pendant deux mois, trois mois, d'ordinaire la durée du phénomène est courte, mais il y a cependant des cas où il a persisté pendant dix ans. Voilà un phénomène céphalique ; il n'y a pas eu encore de douleurs fulgurantes, les voilà qui arrivent.

Parmi les phénomènes céphaliques, il y en a un qu'on voit fréquemment inaugurer le tabes, c'est l'amblyopie par atrophie du nerf optique. J'ai, dans le temps, appelé l'attention sur ce symptôme. C'est le cas de cette femme, elle a commencé par perdre d'abord l'œil gauche et ensuite le droit.

Il est probable que si elle avait le souvenir de ce qui s'est passé, elle pourrait nous dire qu'à une certaine époque, elle est devenue achromatopsique pour certaines couleurs, le rouge et le vert, mais qu'elle a conservé la faculté de voir le bleu et le jaune jusqu'à la dernière extrémité.

Il ne faut donc pas croire que toutes les personnes atteintes d'achromatopsie soient hystériques, il existe une achromatopsie tabétique.

Qu'est-ce que cela veut dire, l'amblyopie tabétique ? Cela veut dire que quand on examine les papilles, on voit les yeux présenter une coloration spéciale ; au lieu de la couleur rose de la papille à l'état naturel, vous avez une papille d'un blanc nacré et au milieu de l'ovale que forme cette papille, qui a conservé la netteté absolue de ses contours, vous voyez paraître quelques vaisseaux. Quand vous rencontrez chez un malade ces papilles d'un blanc nacré, vous pouvez dire sans crainte d'erreur, que ce sont là des papilles tabétiques. Et c'est pour cela que les oculistes font souvent le diagnostic du tabes avant les médecins.

On peut faire en effet le diagnostic rien que par l'examen ophthalmoscopique.

(S'adressant à la malade) : Quand avez-vous commencé à avoir des douleurs ?

La malade : En 1870, pendant la guerre.

M. Charcot : La malade n'appartient pas à la catégorie dont je parlais tout à l'heure. Elle a eu des douleurs depuis longtemps, c'est très possible. Vous savez très bien que les douleurs fulgurantes peuvent durer pendant de longues années.

La malade a des troubles vésicaux. Avez-vous quelquefois des difficultés d'uriner, des besoins de pisser ?

La malade : Oui.

M. Charcot : Que ressentez-vous dans les jambes ?

La malade : Des engourdissements, des fourmillements.

M. Charcot : Voulez-vous vous lever un peu, Mettez vos pieds l'un à côté de l'autre, Vous voyez qu'elle présente le signe de Romberg. Qu'est-ce que vous éprouvez dans les mains ?

La malade : Rien du tout.

M. Charcot : Avez-vous de l'engourdissement dans les deux derniers doigts de chaque main ?

La malade : Non.

M. Charcot (à l'interne) : Voulez-vous voir les réflexes rotuliens. Les réflexes sont absents.

Ce n'est pas un cas tel que je me le figurais. Il m'avait été signalé comme un cas de tabès oculaire. Il est vrai que les phénomènes ophthalmiques sont les plus importants chez elle, les autres étant tout à fait accessoires, si bien que la malade n'en tient pas compte ; mais la malade et le médecin, cela fait deux ; et le médecin doit voir derrière l'affection oculaire l'affection spinale, et savoir que le malade peut présenter à côté de l'atrophie tabétique toute la série des phénomènes du tabès. Cependant, il peut se faire, je ne dirai pas que les phénomènes oculaires s'arrêtent, en réalité ils ne s'arrêtent pas, mais que les phénomènes spinaux s'arrêtent et la malade peut vivre jusqu'à l'âge de 80 ans et plus. Je connais des gens de 75 ans qui sont tabétiques, qui ont eu des douleurs fulgurantes, qui ont présenté toute une série de phénomènes qu'un médecin aurait désignés sous le nom de phénomènes tabétiques, et qui mourront de leur belle mort, sans ataxie des membres.

L'affection spinale peut ainsi traîner en longueur et ne jamais conduire à l'ataxie. Il n'en est pas de même pour les yeux. Au bout de deux ans, de trois ans, toutes les tentatives que l'on puisse faire pour empêcher le second œil de se prendre quand il y en a déjà un de pris sont absolument inutiles, et c'est une des principales objections que je fais à la doctrine d'après laquelle le traitement antisyphilitique, lorsque le sujet a été syphilitique, soit efficace. Lorsqu'un sujet qui aura eu antérieurement de la syphilis sera atteint d'une affection tabétique oculaire, qu'un de ses yeux sera déjà atrophié, vous aurez beau lui ingurgiter tout l'iodure de potassium de la création, vous n'empêcherez pas l'atrophie de s'étendre à l'autre œil. Certes si on pouvait faire ce tour de force, j'en serais heureux, mais malheureusement on ne le peut pas ou tout au moins, il n'a pas encore été fait.

Eh bien! voilà un cas dans lequel les phénomènes tabétiques sont passés inaperçus, mais les phénomènes oculaires ne peuvent pas passer inaperçus, c'est impossible.

(S'adressant à la malade) : Est-ce que vous connaissez bien votre famille : votre père et votre mère ont-ils eu des maladies nerveuses?

La malade : Non, Monsieur.

M. Charcot : Et votre grand-père et votre grand-mère ?

La malade : Je ne sais pas.

M. Charcot : Vos oncles, vos tantes?

La malade : Je n'ai ni oncles ni tantes.

M. Charcot : Avez-vous entendu dire que vous ayez eu des cousins atteints de maladies nerveuses, de maladies noires, de maladies de la tête?

La malade : Non, Monsieur.

Mr Charcot : Ainsi, elle ne connaît de la famille que son père et sa mère et ce n'est à peu près jamais chez le père et la mère que l'on peut trouver ces accidents nerveux qui président au développement de la maladie tabétique, c'est surtout chez les oncles et les tantes. C'est ce qu'on appelle l'atavisme en retour.

5e Malade (femme de 30 ans)

Mr Charcot : Êtes-vous mariée ?

La malade : Oui, Monsieur.

M. Charcot : Depuis longtemps ?

La malade : Depuis 9 ans.

Mr Charcot : Avez-vous des enfants ?

La malade : Je n'en ai pas.

Mr Charcot : De quoi vous plaignez-vous ?

La malade : J'ai très souvent la migraine.

Mr Charcot : Comment est-elle, cette migraine ?

La malade : Cela me prend par un éblouissement, tout d'un coup.

Mr Charcot : Vous ne voyez plus clair ?

La malade : Je suis tout à fait éblouie.

Mr Charcot : Est-ce que vous voyez quelque chose de lumineux ?

La malade : Je ne distingue pas très bien. J'ai comme un nuage devant les yeux.

Mr Charcot : Vous n'avez jamais remarqué que lorsque vous regardiez quelqu'un en face vous voyez la moitié de sa figure bien éclairée et que l'autre restait dans l'obscurité ?

La malade : Il m'est arrivé, quand je regardais quelqu'un, de ne voir qu'un de ses yeux.

Mr Charcot : Cela revient à peu près au même. La vision est troublée d'un côté.

La malade : J'ai des douleurs névralgiques des deux côtés de la tête, puis j'ai les mains engourdies pendant un certain temps et j'ai mal dans le bras

Mr Charcot : Nous faisons tout notre possible pour vous présenter des cas complets où les phénomènes soient bien constatés. Mais la nature ne se conforme pas aux besoins de l'enseignement ; il y a des cas imparfaits ; il peut se faire qu'il s'en rencontre dans la catégorie de la migraine ophthalmique dont je vous ai parlé plusieurs fois et que celui-ci en soit un. Nous sommes habitués à voir la migraine ophthalmique commencer par le scotome scintillant. La malade dit qu'elle est éblouie, qu'elle ne voit pas bien clair, mais je ne vois pas dans ses paroles la description des phénomènes lumineux du scotome.

Vous ne voyez pas un cercle qui se remue ?

La malade : Cela me fait un peu cet effet-là.

M. Charcot : Je vous demande si vous avez devant les yeux, quand vous fermez les paupières, une espèce de cercle lumineux ?

La malade : Je ne puis pas préciser. J'ai une espèce de nuage devant les yeux.

M. Charcot : Enfin, voyez-vous quelque chose de scintillant, de lumineux ?

La malade : Je ne vois rien de lumineux. J'ai des éblouissements et cela me donne la migraine.

M. Charcot : Le scotôme scintillant peut manquer, mais il paraît y avoir chez le sujet des traces d'hémiopie avec une migraine dans laquelle la malade éprouve un engourdissement de la main.

Vous avez un engourdissement dans la main pendant la migraine ?

La malade : Oui, Monsieur, j'ai un éblouissement puis un engourdissement dans la main.

M. Charcot : Je ne sais pas pourquoi elle dit éblouissement, on ne dit pas qu'on est ébloui quand on est dans le sombre.

Vous n'avez jamais vu, quand vos éblouissements vous ont pris, une image qui ressemble à un éclair traversant un nuage ?

La malade : Dans mes yeux cela remue, mais je ne sais comment m'expliquer.

M. Charcot : Mon Dieu ! il n'est pas étonnant qu'on ne puisse décrire du premier coup le scotôme scintillant. Je l'ai eu quelquefois, j'avais la sensation d'une espèce de feu d'artifice. Ce n'est que plus tard, par une analyse un peu attentive du phénomène que je suis parvenu à découvrir qu'il s'agissait là d'une espèce de cercle comparable à une fortification à la Vauban avec des angles saillants et rentrants. Je ne puis donc en vouloir à ceux qui ne voient pas le scotôme scintillant du premier coup. Je l'ai regardé, je l'ai analysé, j'ai fait comme cet astronome anglais Airy, qui a pris le parti de le dessiner et même de le colorier, parce qu'en effet il faut des couleurs pour en donner une image exacte.

Je comprends donc qu'il soit difficile d'obtenir de cette dame une réponse précise à mes questions. Enfin, elle a un obscurcissement du champ visuel et un engourdissement de la main.

Est-ce que vous avez aussi un engourdissement de la bouche ?

La malade : Oui, cela me monte dans le bras et dans la bouche.

M. Charcot : Est-ce que vous ne pouvez plus parler ?

La malade : J'ai la parole embarrassée.

M. Charcot : Vomissez-vous ?

La malade : Non, j'ai très mal au cœur, mais je n'ai pas de vomissements.

M. Charcot : Engourdissement de la main qui monte dans le bras et gagne les lèvres ; tout ce qu'elle nous révèle sur son état est assez net pour nous montrer qu'il ne s'agit pas de la migraine ordinaire, mais de la migraine ophthalmique. — Vous ne pouvez plus parler ?

La malade : Je parle difficilement et je suis dans un état d'hébétement pendant un certain temps.

M. Charcot : Vous n'avez pas essayé de lire ou d'écrire pendant vos accès ?

La malade : Non, Monsieur.

M. Charcot : Combien de temps vos accès durent-ils ?

La malade : Une heure environ, mais je suis plusieurs jours malade.

M. Charcot : Et votre engourdissement de la main, combien dure-t-il ? La malade : A peu près 1 heure.

M. Charcot : Tout cela vous tient 2 ou 3 heures de suite, puis vous êtes un peu malade. Allez-vous vous coucher ?

La malade : Non, je résiste.

M. Charcot : Vous avez des nausées ? La malade : Oui.

M. Charcot : Combien de fois avez vous eu ces migraines ?

La malade : Dans les premiers temps, je les ai eues deux ou trois fois par semaine, et maintenant je ne les ai plus qu'à un mois, six semaines de distance.

M. Charcot : Il y a longtemps que vous les avez ? La malade : Dix ou douze ans.

M. Charcot : Quand avez-vous eu le dernier accès ? La malade : Il y a un mois environ.

M. Charcot : Est-ce qu'il y a longtemps que vous avez cet engourdissement de la main ?

La malade : Je l'ai toujours eu.

M. Charcot : Il ne s'agit pas seulement de la migraine ophthalmique, mais de la migraine accompagnée. La vraie migraine ophthalmique ne se compose que de scotôme scintillant, d'hémiopie, de douleurs frontales et d'éblouissements, mais quand elle est accompagnée, comme chez cette personne, elle prend un tout autre caractère. Quand la migraine présente cette forme, je suis d'avis de la traiter énergiquement pour empêcher ces accidents que je vous ai dit se produire, c'est à dire la fixation de l'un des phénomènes quelconques de la migraine ophtalmique, non pas le scotôme scintillant, mais l'hémiopie, l'aphasie, l'engourdissement de la main à l'état permanent. Heureusement, nous avons des moyens de venir à bout de ces migraines.

(S'adressant à la malade) : Avez-vous connu, dans votre famille, des personnes ayant eu des affections de ce genre ?

La malade : Ma mère était très nerveuse ; elle se plaignait de vertiges.

M. Charcot : Et du côté paternel ? La malade : Je ne sais pas.

M. Charcot : Avez-vous d'autres affections ? La malade : De grands malaises, des défaillances.

M. Charcot : Vous m'avez dit qu'il vous semblait parfois avoir la tête vide ; est-ce que vous éprouviez un mal de tête permanent ? La malade : J'ai souvent des douleurs.

M. Charcot : Pas d'une façon permanente ? La malade : Presque continuellement.

M. Charcot : Qu'est-ce que vous faites ? La malade : Je suis dans le commerce.

M. Charcot : Avez-vous des préoccupations ? La malade : Certainement, mais je ne fatigue pas beaucoup.

M. Charcot : Depuis quand avez-vous la tête dans cet état ? La malade : Il en a toujours été ainsi plus ou moins. J'ai toujours ressenti une grande faiblesse dans la tête. J'ai toujours peur d'avoir le cerveau paralysé.

M. Charcot : Est-ce que vous tenez des comptes ? La malade : Non, je vends.

M. Charcot : Le traitement à ordonner, c'est l'emploi du bromure d'une façon continue et dans les conditions que voici : une semaine 3 grammes, 2 la seconde et la troisième 4. Puis recommencer. — Nous avons vu souvent la migraine ophthalmique avec des phénomènes d'aphasie se modifier singulièrement par l'emploi de ce traitement. Je ne dis pas qu'on la fasse disparaître complètement, mais on fait disparaître les symptômes dangereux, les symptômes aphasiques lorsque la médication est suffisamment continuée.

Policlinique du Mardi, 20 Décembre 1887.

Objet de la Leçon :

1° Lésion du nerf sciatique poplité externe ;

2° & 3° Chorée de Sydenham : (a) chez l'adulte ; (b) chez l'enfant ;

4° Myopathie (Paralysie pseudo-hypertrophique combinée avec le type myopathique d'Erb) ;

5° Tabes à début céphalique. (Chute des dents, troubles trophiques) ;

6° & 7° Vertige de Ménière et son traitement.

M. Charcot : J'ai été consulté, il y a quelques jours par un malade dont le cas est intéressant. Il s'agit d'une lésion traumatique d'un nerf périphérique ; le nerf sciatique poplité externe. On n'a pas souvent l'occasion de rencontrer ces cas-là et on peut dire que jusqu'ici la lésion du nerf dont il s'agit n'a pas attiré, d'une façon particulière l'attention des observateurs ; je dis cela surtout pour les chirurgiens.

Voici un homme de 37 ans qui se porte très bien au point de vue de la santé générale. Il a été victime d'un accident, il y a de cela 2 mois et demie environ, le 9 Octobre. Il chassait ; il aurait mieux fait assurément de rester chez lui et de laisser le gibier tranquille, mais il y a dans l'homme une férocité native qui persiste en dépit de la civilisation et dont le besoin de chasser est une des manifestations les plus habituelles. Je n'en veux pas à Monsieur pour cela, d'autant plus qu'il en a été assez puni. Étant à la chasse, il voulut sauter un fossé ; le pied droit seul atteignit le bord opposé et il retomba en arrière dans le fossé, le corps porté sur la jambe gauche. Le pied gauche en glissant s'est porté dans la flexion forcée en dedans et le malade s'est affaissé sur la jambe gauche, celle-ci s'est trouvée repliée sous le corps et toute la face externe a porté à terre.

Aussitôt le malade a ressenti une très forte douleur siégeant entre le 1er et le 2e orteil, à la partie antérieure du premier espace intermétatarsien. Cette douleur était tellement intense qu'il a été sur le point de perdre connaissance.

La sensation douloureuse remontait sur le dos du pied, puis sur le côté externe de la jambe en s'atténuant un peu pour se terminer au niveau du col du péroné par un point où la douleur était aussi forte qu'entre les deux premiers orteils.

Le malade n'a pu se relever, on l'a transporté chez lui en voiture. Il est resté couché 21 jours. Au bout de quelques jours apparurent des ecchymoses le long de la face externe de la jambe.

Les douleurs ressenties au niveau de la partie lésée furent, pendant un certain temps très vives et les cicatrices de vésicatoires que vous voyez sur sa jambe vous indiquent quel a été le siège de ces douleurs.

Aujourd'hui, elles ont cessé, n'est-ce pas ?

Le malade : Je ne ressens plus de douleurs.

M. Charcot : Voilà ce que nous constatons, et il s'agit alors de faire un diagnostic aussi précis que possible. Ce n'est pas difficile, cela est même facile.

(S'adressant au malade) : Veuillez marcher un peu.

Je vous prie de regarder avec soin la façon dont il manœuvre son membre inférieur gauche. Vous voyez que, tandis que du côté droit, tout est dans l'état normal, du côté gauche, il fait le mouvement du cheval qui steppe, mouvement qui consiste dans un relèvement excessif de la cuisse. Or, le but de ce relèvement est facile à comprendre. Vous voyez que le pied droit reste à peu près horizontal pendant la marche, tandis que le pied gauche est tombant. L'extrémité du pied porte la première, le talon ensuite. En sorte que si le malade était chaussé de sabots, vous entendriez très bien le bruit de la pointe des pieds touchant la première le sol et ensuite le bruit du talon.

Cela tient-il à ce que le pied est raide ? Pas du tout. Il est très visible que le pied est flasque. C'est donc une paralysie des extenseurs[1]. C'est tellement une paralysie des extenseurs qu'il est impossible au malade de relever le pied ; il le fléchit bien, mais il lui est impossible de l'étendre. Les muscles de la flexion dorsale sont affectés, et ils ne sont pas les seuls, les péroniers sont aussi légèrement touchés. C'est chose très importante que la constatation de ce phénomène du pied tombant ; puisqu'il prouve que les extenseurs sont lésés d'une façon quelconque, mais on peut constater en outre par l'examen direct qu'ils ont subi un certain degré d'émaciation. La jambe gauche est plus mince que la droite et on voit que c'est surtout le groupe des extenseurs et des muscles situés à la partie externe de la jambe qui se trouve atteint. J'ajouterai que ces muscles ont subi des modifications, les réactions électriques nous ont, en effet, montré qu'il y avait là de la dégénérescence. La faradisation n'a pas d'action sur la plupart de ces muscles, la galvanisation, au contraire les fait se contracter. Il y a là ce qu'on appelle le renversement de la formule.

Ce sont des muscles atteints de telle sorte que ce n'est qu'à la suite d'un traitement méthodique et prolongé qu'on pourra voir leurs fonctions se rétablir et leur nutrition redevenir normale mais la chose sera certainement assez longue.

Le pied gauche est un peu plus froid que le droit, et présente sur la face dorsale une coloration spéciale

---

[1]. Par muscles extenseurs, on entend le groupe antéro-externe des muscles de la jambe, ou groupe des muscles extenseurs des orteils et fléchisseurs du pied sur la jambe.

montrant qu'il y a là quelques troubles vaso moteurs.

Remarquez maintenant ceci : vous savez qu'à l'origine il a eu une douleur assez vive à la face anté rieure du pied et à la face externe de la jambe. Cette douleur n'existe plus, mais il y a, dans la région même où elle siégeait une zône d'anesthésie remontant jusqu'au ⅛ supérieur de la face antéro-externe de la jambe.

Mais avant d'aller plus loin, avant d'établir le diagnostic d'une façon positive, faisons un peu d'anatomie.

Il s'agit de la lésion d'un nerf qui n'est autre que le sciatique poplité externe, ce nerf que les auteurs allemands appellent "Peroneus".

Vous vous rappelez la distribution de ce nerf, comment le sciatique se divise près du jarret, en donnant naissance au sciatique poplité interne et au sciatique poplité externe. Celui-ci contourne le condyle externe du fémur au niveau duquel il donne la branche cutanée péronière, va s'accoler au tendon du biceps et pendant que celui-ci s'insère à la tête du péroné, le nerf contourne le col de cette dernière en prenant la forme d'un ruban, perfore le long péronier-latéral et donne naissance au nerf tibial antérieur et au muscle cutané, les fibres du tibial antérieur correspondent à la partie supérieure du ruban formé par le nerf péronier au niveau du col du péroné et celles du musculo-cutané à la partie inférieure de ce ruban.

Si nous examinons maintenant la distribution de la sensibilité cutanée au niveau de la face antérieure de la jambe en regard de la zône d'anesthésie de notre malade, nous voyons que cette zône d'anesthésie correspond à la distribution cutanée du nerf tibial antérieur. La sensibilité est-elle atteinte aussi dans la zône innervée par le musculo-cutané ? la réponse ne peut se faire que par l'examen d'une petite zône triangulaire dont l'angle le plus aigu est au niveau de la malléole externe et dont la base comprend la moitié externe du 2e orteil, le 3e orteil et la moitié interne du 4e. En effet, dans cette zône, le musculo-cutané innerve seul la peau, tandis que dans le reste de sa distribution cutanée ses fibres sont mélangées à celles du tibial antérieur : à ce niveau, la sensibilité a persisté. Si le musculo-cutané a été atteint, il ne l'a donc été qu'au point de vue de motilité : nous allons voir que c'est ainsi que les choses se sont passées ; ce qui permet de dire, de suite, que la lésion du musculo-cutané a été moindre que celle du tibial antérieur, attendu que lorsqu'un nerf mixte est touché, sa motilité seule est atteinte si le traumatisme est léger ; sa sensibilité ne l'est que si le traumatisme est plus fort.

Maintenant, passons aux troubles de la motilité. —— Le sciatique poplité externe, ainsi que je viens de vous le dire, donne des branches cutanées, mais il donne aussi des branches musculaires. Or quels sont les muscles qu'il anime ? Tous les muscles extenseurs, le long péronier latéral et le court péronier latéral, le péronier antérieur, quand il existe, en un mot les muscles de la flexion dorsale et ceux qui servent à l'abduction et au redressement du bord interne du pied. — Or, le tibial antérieur innerve le jambier antérieur, l'extenseur commun des orteils, l'extenseur propre du gros orteil, en un mot les muscles extenseurs et le musculo-cutané les 2 péroniers ; — Nous pouvons maintenant déterminer à peu près le lieu où la lésion s'est produite : la branche cutanée péronière est intacte ; le musculo-cutané et le tibial antérieur sont atteints, celui-là dans sa motilité ; celui-ci dans sa sensibilité et sa motilité ; le sciatique poplité externe a donc été affecté au moment où il contourne le col du péroné, on peut l'affirmer avec une grande précision, et l'on peut même aller plus loin et dire que la lésion a siégé surtout sur la partie supérieure de la bandelette que forme le sciatique poplité externe, à ce niveau. — Voilà deux mois et demi que ces muscles sont paralysés. Or, on peut voir des paralysies à la suite de traumatisme des nerfs se terminer promptement ; mais ici, il n'en a pas été ainsi et l'exploration électrique nous a montré que les muscles ont souffert dans leur nutrition, ce qui nous permet de conclure que le nerf a subi une détérioration matérielle, une dégénérescence au-dessous du point lésé. Appelez cela une névrite si vous voulez, ou de tout autre nom, mais la lésion existe. — Eh bien ! cette lésion comment s'est-elle produite ? Oh ! ici, on peut faire des hypothèses nombreuses. On sait que le nerf péronier pour le désigner par un seul mot comme le font les Allemands, peut subir l'impression du froid et qu'il y a des lésions du nerf poplité externe à frigore.

Mais ce n'est pas de cela qu'il s'agit. Dans l'espèce, nous savons qu'il existe un traumatisme. Nous n'avons donc à choisir qu'entre des traumatismes. — Eh bien, il y a un certain nombre de fractures du péroné possibles au niveau du col ; d'abord l'arrachement. C'est le tendon de biceps qui ; agissant sur la tête du péroné produit la fracture de l'os au niveau du col et l'arrachement de la tête. Ces sortes de fractures doivent être assez graves en raison de l'écartement considérable qui existe entre les 2 fragments, une fois qu'elles se sont produites. — Je crois qu'il n'y a pas eu beaucoup d'autopsies où on ait constaté des fractures de cette sorte. Ce serait une grosse affaire car elles devraient durer bien longtemps ; et notre malade s'est relevé au bout de vingt et un jours. D'un autre côté, on ne sait rien de bien particulier au sujet de la fracture supposée au niveau du col. On dit qu'il y a une petite saillie de l'os. J'avoue que je ne l'aperçois pas bien clairement ; de telle sorte que s'il y a eu fracture, j'aimerais mieux croire que c'est une fracture par choc direct. C'est possible, naturellement, en raison des rapports qui existent entre le nerf péronier et le péroné ; quand il y a une fracture au niveau du col, il est presque impossible que le nerf ne soit pas contusionné. — Mais y a-t-il eu une fracture ? Je n'en sais rien, le nerf est assez superficiel pour que dans un accident comme celui dont il s'agit ; il ait été contusionné sans que la fracture ait eu lieu. C'est une question qui nous importe peu, en tous cas au point de vue du diagnostic ; s'il y a eu fracture, il y a eu contusion ; et c'est la contusion qui est l'élément principal au point de vue de ce malade.

Vous voyez que nous sommes arrivés au diagnostic : contusion, modification profonde du nerf péronier au niveau de son passage au col du péroné; lésion peut-être due à la contusion directe, peut-être encore à un arrachement du nerf. S'il n'y avait pas cela, on comprendrait difficilement cette douleur vive apparaissant comme premier phénomène morbide et ressentie entre les deux premiers orteils. En somme la paralysie des extenseurs est le fait intéressant, d'autant plus que nous avons souvent affaire à des lésions analogues dans des maladies qui ne sont pas locales. Vous savez, par exemple, que la chûte des pieds est un des caractères de la paralysie alcoolique et peut se présenter aussi dans la paralysie saturnine : ces paralysies toxiques agissent de préférence sur les membres inférieurs.

Mais il y a une très grande différence entre les cas dont je parle et celui dont il s'agit ici. Dans le cas présent, vous avez une affection unilatérale tandis que dans les autres cas, elle est symétrique, il peut cependant se présenter des exceptions de telle sorte qu'on aurait à se demander, en présence d'une affection comme celle-ci, si elle n'est pas alcoolique ou saturnienne? Le diagnostic deviendra évident lorsqu'aux troubles de la motilité, lorsqu'aux antécédents viendront se joindre des troubles de la sensibilité analogues à ceux que nous avons relatés.

Je vous engage à ce propos à étudier l'histoire du nerf péronier, histoire qui n'est pas très connue. J'ai, à propos de ce cas, fait des recherches dans les écrivains spéciaux; j'ai trouvé quelques observations par ci-par là. Mais vous n'avez pas une histoire des maladies du nerf péronier comme vous avez une histoire du nerf radial, et cependant on pourrait dire que c'est un nerf analogue. Le nerf péronier n'a pas été comme l'autre, l'objet d'une attention suivie, et il nous a fallu du temps et de la patience pour trouver une description de paralysie consécutive à une fracture, la première, datant de 1854 est due à M. Hergott, de Strasbourg, puis suit une deuxième observation de Brand, auteur allemand. Dans l'anatomie de Cruveilhier se trouve une petite note où l'on fait remarquer les rapports du nerf péronier et du col du péroné, rapports expliquant la possibilité dans les fractures du péroné, d'une paralysie du nerf péronier. Vous voyez que la chose est tout à fait subordonnée à la chirurgie, bien qu'il soit possible de trouver un côté médical dans la question. Mais il suffit que vous ayez dans l'esprit l'anatomie de ce nerf, la connaissance de ses rapports avec le péroné et sa distribution dans les muscles.

(S'adressant au malade). Vous vous faites électriser, n'est-ce pas?

Le malade : Oui, Monsieur, trois fois par semaine.

M. Charcot : C'est la seule chose qu'il y ait à faire. Nous pouvons espérer ramener votre jambe à l'état normal ou peu s'en faut, mais ce sera long indubitablement. Cela équivaut à une paralysie grave du nerf facial. Vous savez que dans la paralysie du nerf facial, nous distinguons les paralysies bénignes, moyennes et graves et que les paralysies graves durent longtemps.

Il y aura lieu d'appliquer au malade la faradisation ou la galvanisation ; peut - être l'électrisation statique. Mr Vigouroux s'en occupe et j'espère qu'il y aura bientôt de l'amélioration dans sa situation.

2e et 3e Malades. (Une femme de 30 ans, et une petite fille de 9 ans).

Mr Charcot : Nous avons à étudier maintenant un cas qui se rapporte à cet épisode que je vous ai signalé dans une de nos dernières séances, à propos d'un cas de chorée vulgaire : je vous disais : la chorée de Sydenham, ce n'est rien, au point de vue du pronostic de l'affection. On n'a pas d'inquiétude, si ce n'est de la voir récidiver et aussi parce qu'il y a connexité entre la chorée et le rhumatisme. Mais ce n'est pas une affection grave qui puisse amener un résultat fatal. Cependant, ai-je ajouté, il n'en est pas toujours ainsi. Quand vous voyez la chorée survenir chez une femme enceinte, cette chorée devient une maladie sérieuse.

Mr Charcot : Quel âge avez-vous ?

Le mari de la malade : 30 ans.

Mr Charcot : C'est une anomalie de premier ordre, c'en est déjà une de voir la chorée se développer à quinze ans. Il est à craindre qu'elle ne prenne un caractère sérieux. Vous remarquez que cette malade ne marche pas et qu'elle peut à peine parler.

Depuis quand a-t-elle la chorée ?

Le mari : Depuis trois mois.

Mr Charcot : Elle ne peut dormir, elle se remue toute la nuit ?

Le mari : Elle rejette loin d'elle les draps, les couvertures, tout ce qui lui tombe sous la main.

M. Charcot : Ainsi, elle est encore plus agitée la nuit que le jour. Est ce qu'elle a des plaies ?

Le mari : Plutôt des taches de rougeur que des plaies.

M. Charcot : Elle se cogne contre le lit ? Elle se mord la langue à chaque instant ? Elle est gênée pour parler ?

Le mari : Elle a la langue percée par les morsures.

M. Charcot : Il paraît qu'elle a déjà eu la chorée. Quand cela ?

Le mari : Lors de sa première couche elle a eu une attaque, et elle avait eu la danse de St Guy à 8 ou 9 ans.

M. Charcot : Je ne vois rien sur le torse qui puisse nous donner une indication utile. Elle a des écorchures aux bras et aux jambes ? Il peut y avoir quelquefois sur les membres des choréiques des écorchures, des abcès, des phlegmons produits par des traumatismes ; il est extrêmement difficile de contenir ces malades quand ils s'agitent la nuit. Les grands choréiques ont constamment des mouvements intenses. Peut-elle marcher?

Le mari : Elle ne peut marcher seule, on la fait marcher.

M. Charcot : Est-elle enceinte?

Le mari : Les uns disent que oui, les autres disent non. Elle n'a pas ses règles depuis 7 mois.

M. Charcot (s'adressant à la malade) : Voulez-vous me dire un peu si vous vous rappelez avoir eu la danse de St Guy à l'âge de 9 ans?

La malade : A l'âge de 10 ou 11 ans, je ne sais plus au juste.

M. Charcot : Savez-vous combien de temps cela a duré ?

La malade : 3 mois.

M. Charcot : Vous ne l'avez eue qu'une fois ?

La malade : Oui, Monsieur.

M. Charcot : Avez-vous eu du rhumatisme articulaire ?

La malade : Non, Monsieur.

M. Charcot : A en juger par l'état dans lequel elle est et connaissant son age, c'est un cas sérieux. Tirez donc un peu la langue.

(La malade obéit). Elle présente des traces de morsures.

Pouvez-vous vous tenir debout ?

(S'adressant à l'interne) : Donnez lui la cuiller qui est là.

(A la malade) : Essayez de la porter à votre bouche.

Regardez la manière dont elle prend la cuiller.

(A la malade) : Vous ne pouvez la mettre dans votre bouche ? Prenez-la de l'autre main. Essayez encore. Ça y est !

C'est à l'occasion de mouvements de ce genre que Sydenham disait que les choréiques s'y livraient comme pour faire rire. Cela la fait rire elle-même, par conséquent cela devrait faire rire les autres. Je ne veux pas la fatiguer, elle ne peut pas d'ailleurs nous donner de renseignements bien précis, elle doit entrer ici; par conséquent ces renseignements, vous les aurez plus tard. Mais je n'étais pas fâché de vous montrer ce que c'est que la chorée chez les adultes, chorée qui n'est pas la véritable danse de St Guy. J'espère que chez cette malade, elle ne sera pas plus sérieuse qu'elle ne l'est chez les enfants, cependant c'est une anomalie, et peut-être, ce qui serait très grave, une anomalie compliquée d'une grossesse. Je vous dirai tout à l'heure ce qui peut arriver dans ce cas. Faites sortir la malade.

Dans ces conditions on peut mourir de la chorée. Je ne dis pas que cela arrivera dans le cas qui nous occupe, mais cela peut arriver.

Eh bien! à côté de ce cas sérieux, voici maintenant le cas d'une petite fille de 9 ans qui, à ce qu'il paraît, est aussi choréique

(S'adressant à l'enfant): Lève-toi un peu, laisse tes mains tranquilles, laisse-les tombantes. Quel âge as-tu?

La mère : Elle a 9 ans.

(La petite fille pleure).

M. Charcot : La femme est sujette aux larmes, disait je ne sais plus quelle poésie grecque que j'ai apprise en mon temps, cette enfant n'est qu'une femme en puissance et déjà les larmes commencent pour elle.

M. Charcot : Fait-elle des grimaces?

La mère : Elle fait la grimace du côté droit.

M. Charcot : A-t-elle de l'agitation dans les mains?

La mère : Oui, Monsieur, elle laisse tout tomber.

M. Charcot : Quelquefois la chorée est si peu prononcée qu'il faut regarder un malade pendant un certain temps pour apercevoir les mouvements choréiformes.

M. Charcot : Est-elle gênée pour parler?

La mère : Il y a des moments où elle prononce tous les mots et d'autres où elle ne peut plus articuler.

M. Charcot : De quel côté l'affection a-t-elle débuté?

La mère : Des deux côtés à la fois.

M. Charcot : Vous savez que la chorée commence souvent par un côté, tantôt par le droit tantôt par le gauche. Cette malade fait donc exception.

Quand son mal l'a-t-il prise?

La mère : Il y a trois semaines. Il y a eu du bruit dans la maison. Elle a eu une grande frayeur et à la suite une forte fièvre. Elle avait eu auparavant la fièvre typhoïde.

M. Charcot : Qu'est-il arrivé depuis?

La mère : Elle était assez bien portante mais très délicate. C'est une enfant qui a peur de tout, qu'effraient des choses auxquelles d'autres enfants n'auraient pas fait attention. C'est ce qui lui est arrivé ce jour-là.

M. Charcot : Qui vous dit qu'elle y ait fait attention? Mais qu'était-ce que ce bruit?

La mère : C'étaient des gens qui se disputaient.

M. Charcot : Combien de temps après cette peur a-t-elle commencé à faire aller ses

ses bras et ses jambes.

La mère : Trois ou quatre jours après. Je m'étais aperçue qu'elle était très maladroite des mains.

M. Charcot : A-t-elle eu des douleurs dans les jointures, s'est-elle plainte d'une façon quelconque ? A-t-elle eu d'autres fièvres que la fièvre typhoïde ?

La mère : Non, Monsieur.

M. Charcot : Avez-vous eu, vous, la danse de St-Guy ?

La mère : Jamais, Monsieur.

M. Charcot : Et du rhumatisme articulaire, des douleurs dans les jointures, une fièvre quelconque ?

La mère : Rien de tout cela.

M. Charcot : Et votre mari ?

La mère : Non plus.

M. Charcot : Êtes-vous bien sûre qu'il n'ait jamais eu de rhumatisme articulaire ?

La mère : Il avait 24 ans quand nous nous sommes mariés ; s'il en a eu auparavant, il ne m'en a jamais parlé.

M. Charcot : Et la danse de St-Guy ?

La mère : Non plus.

M. Charcot : Connaissez-vous sa famille ?

La mère : Je suis venue de la campagne pour me marier, cependant je connaissais sa famille.

M. Charcot : Vous n'avez pas su quelles maladies avaient eu ses parents ?

La mère : Non, Monsieur.

M. Charcot : N'en parlons plus, nous ne sommes pas sur la voie des relations de famille. Quant à la malade, elle guérira toute seule.

4ème Malade (Une jeune femme de 24 ans)

M. Charcot (S'adressant à la malade) : Quel âge avez-vous ?

La malade : 24 ans.

M. Charcot : Depuis quand avez-vous de la difficulté à marcher ?

La malade : Depuis l'âge de 16 ans.

M. Charcot : Est-ce que vous tombiez souvent quand vous étiez petite ?

La malade : Je ne sais pas.... Oui, je tombais souvent.

M. Charcot : Maintenant vous pouvez à peine marcher. Essayez donc, levez-vous et faites deux pas dans la salle.

(La malade, pour se mettre debout, s'appuie fortement de la main gauche sur la cuisse gauche)

M. Charcot : Voyez ce qu'elle fait avec sa main gauche. C'est déjà un renseignement. Maintenant montrez-nous un peu vos jambes.

Elle a des mollets énormes. Il s'agit de savoir ce que c'est que ces mollets qui ne lui servent à rien.

Voyez un peu ses pieds ; (à l'interne) Faites-lui étendre puis relever un peu son pied droit. (À la malade) : Est-ce que cela vous fait mal ?

La malade : Non.

M. Charcot : Relevez puis essayez d'étendre le pied afin de juger de l'action du mollet. (La malade ne peut pas étendre le pied).

Voilà donc des mollets qui ne fonctionnent pas, et cependant ils sont énormes, ils sont durs, et de plus ils ont comme une constitution fibreuse, ligneuse, cela pourrait bien être une des formes de la paralysie pseudo-hypertrophique et c'est cela en effet. Voyons un peu les réflexes. En pareil cas, surtout quand la chose est un peu plus avancée, les réflexes sont absents. — À l'examen, on constate en effet l'absence des réflexes rotuliens.

(À l'interne) : Il n'y a pas de troubles de la sensibilité ?

L'interne : Non.

M. Charcot : Remarquez qu'elle a dit à l'âge de 16 ans j'ai commencé à marcher très mal, et qu'elle nous a donné ensuite cet autre renseignement que quand elle était petite elle tombait très souvent. Par conséquent la maladie date de l'enfance.

Quel âge avez-vous ?

La malade : 24 ans.

M. Charcot : Je parierais que ce n'est pas tout ; qu'il y a autre chose que cela. Est-ce que vous avez des frères ou des sœurs ?

La malade (montrant la personne qui l'accompagne) : Je n'ai que cette sœur. Elle n'a pas d'affection semblable à la mienne.

M. Charcot : Vous n'avez pas eu d'autres sœurs ni de frères qui fussent atteints de maladies analogues ?

La malade : Non.

M. Charcot : Et chez vos autres parents ?

La malade: Personne.

M. Charcot: De quel pays êtes-vous ?

La malade: de Perpignan.

M. Charcot: Est-ce que vous voulez être soignée ici ? *La malade:* Oui.

M. Charcot: Elle a autre chose dans les épaules. C'est un cas curieux. Je vous ai déjà montré comment il se faisait en ce moment une révision des idées reçues jusqu'ici sur l'amyotrophie musculaire et comment nous étions arrivés à cette conclusion que toutes les myopathies dont on avait décrit cinq ou six formes se confondaient en une seule, qu'il n'y avait qu'une sorte de myopathie primitive portant avec des combinaisons diverses et des variantes. Ainsi la paralysie pseudo-hypertrophique peut se trouver combinée avec une myopathie portant sur les muscles de l'épaule. Il paraît que c'est un cas de ce genre que nous avons devant nous.

Je crois me rappeler vous avoir montré l'autre jour, chez un sujet que je vous ai présenté, une paralysie des muscles de la face qui serait le caractère propre, d'après certains nosographes, de la forme dite héréditaire de Duchenne de Boulogne. Mais cette malade ne paraît rien avoir à la face.

Cette amyotrophie a pour caractère de ne pas se traduire par des secousses fibrillaires dans les muscles.

(S'adressant à la malade): Lever votre bras en l'air.

Elle éprouve une certaine difficulté à lever le bras, l'omoplate se détache formant une saillie... Veuillez fléchir le bras : les muscles sont presque inertes, les extenseurs valent un peu mieux ; là il y a une assez grande résistance. La conclusion est celle-ci : c'est que ce sont les muscles de l'avant-bras et les muscles de l'épaule y compris les extenseurs qui sont affectés.

C'est donc un cas justifiant pleinement la théorie nosographique que j'ai mise en avant à savoir qu'il n'y a qu'une seule myopathie primitive avec des variantes. D'après les autres théories, on admettrait que la malade est atteinte de paralysie pseudo-hypertrophique et d'une amyotrophie. Je dis que l'amyotrophie n'est qu'un accident dans l'histoire de la paralysie hypertrophique. Vous avez chez elle une apparence musculaire énorme. Ce n'est pas un des caractères de la maladie. La caractéristique de la maladie c'est l'impuissance du muscle. Ce muscle gros est aussi impuissant que s'il était grêle. En quoi diffère-t-il d'un muscle plus mince ? Par un peu plus ou un peu moins de graisse et de tissu cellulaire se substituant au tissu musculaire ; c'est pour cela que la dénomination de paralysie que Duchenne de Boulogne met à côté de celle de pseudo-hypertrophie me paraît préférable. La pseudo-hypertrophie n'est qu'un accident. Ce qui caractérise cette forme décrite par Duchenne de Boulogne, c'est que la maladie commence par les muscles des membres inférieurs.

L'affection dont souffre cette malade est bien la paralysie pseudo-hypertrophique. Mais cela ne prouve pas que la maladie soit dans une catégorie tout à fait distincte de celles qui affectent la forme du type d'Erb.

Les deux types se combinent, et vous pourriez dire à la rigueur qu'elle a une paralysie pseudo-hypertrophique des muscles de l'avant-bras, car ces muscles ont un certain relief bien que physiologiquement ils n'existent pas ; ils existent au point de vue de la forme ; mais pour la plus grande partie ils sont formés de graisse.

C'est donc chose bien établie, et alors j'en reviens encore ici à mon précepte favori : ne multipliez pas les espèces sans nécessité. Vous n'en finiriez plus si des variétés devaient être l'objet de classifications tout à fait puériles.

Il n'y a, pour ce genre d'affection, qu'une seule espèce nosographique, la myopathie primitive ; vous la divisez en plusieurs variétés et vous avez dans l'esprit l'existence de toutes les combinaisons possibles chez le même sujet de variétés différentes. Et ces atrophies myopathiques peuvent être opposées aux atrophies spinales qui ont tenu si longtemps toute la place dans la nosographie. Le groupe des amyotrophies dans lequel la moelle ne présente aucune lésion est très distinct du groupe des atrophies spinales.

Les premières notions sur ces amyotrophies ont été données par Eulenbourg et par moi dans les études que nous avons faites des paralysies hypertrophies analysées par Duchenne de Boulogne. Nous avons établi que la moelle, dans ces cas de paralysie était absolument saine. Depuis, on a reconnu que dans la fameuse hypertrophie de Duchenne de Boulogne, il n'y avait pas de lésion des centres nerveux, la preuve n'est pas encore faite en ce qui concerne le type d'Erb, mais elle le sera certainement un jour ou l'autre

Il y a deux ans, nous avons eu l'occasion de faire ici l'autopsie d'un malade atteint de myopathie et on n'a pas trouvé chez lui de lésion de la moelle ; la chose est donc bien prouvée, il faut, en face du groupe des atrophies spinales, admettre un groupe des amyotrophies primitives ; d'autre part, je ne comprendrais pas pourquoi les muscles ne seraient pas malades par eux-mêmes.

Ces atrophies ont pour caractère d'être presque toujours plus ou moins juvéniles ; on peut sans doute en rencontrer chez les adultes, mais elles remontent presque toutes à l'âge de 15 ans environ quand elles n'ont pas commencé avant.

Les paralysies hypertrophiques sont très communes chez les enfants ; l'amyotrophie héréditaire de Duchenne de Boulogne avec les yeux qui ne peuvent se fermer, la bouche en museau, est une maladie de l'enfance aussi, cependant elle peut se développer plus ou moins tardivement. Il faut savoir que ce n'est pas un caractère absolu de la maladie que d'être une maladie de l'enfance, mais il ne faut pas oublier cependant qu'il en est ainsi le plus souvent, tandis que l'atrophie spinale est, au contraire généralement une maladie de l'âge adulte.

Dans une prochaine séance, je vous montrerai un cas de sclérose spinale chez un malade dont le diagnostic est bien facile à faire, vous verrez comment cette maladie diffère absolument de la myopathie primitive.

C'est une histoire curieuse que celle de ces amyotrophies découvertes par Duchenne de Boulogne. Comment se fait-il qu'on puisse découvrir une affection qui existe probablement depuis Hippocrate, et qu'un beau matin on s'aperçoive qu'il y a des gens qui ont des muscles atrophiés. C'est chose bien singulière. Il y a une psychologie particulière à faire sur la façon dont on voit en médecine. Pourquoi voit-on si tard, si mal, si difficilement ? Pourquoi faut-il répéter vingt fois la même chose pour qu'elle soit comprise, pourquoi la première mention d'un fait qu'on croit nouveau jette-t-elle toujours un froid ? C'est qu'il faut se mettre dans la tête quelque chose qui dérange les idées anciennes ; mais enfin nous sommes tous faits comme cela sur cette misérable terre.

(La malade se retire.)

5ᵉ Malade.

M. Charcot : J'ai vu cette dame il y a quelques jours, et je l'ai engagée à venir nous voir parce que l'affection dont elle est atteinte constitue un cas intéressant très difficile ou très facile selon le point de vue auquel on se place.

La malade se plaint d'avoir tout le côté gauche de la face insensible ou plutôt de ce que ce côté de la face est le siège d'une sorte d'anesthésie non douloureuse ; ce n'est pas douloureux, n'est-ce pas ?

La malade : Non, mais cela me tire, et la moitié de la langue me brûle comme du feu.

M. Charcot : Et la face ?

La malade : Cela me tire comme si on me tirait la peau avec des pinces. L'autre jour j'ai eu un engourdissement avec des fourmillements dans l'œil, dans la narine et dans les gencives gauches.

M. Charcot : Elle perd ses dents du côté gauche de la bouche, et cela sans douleur, n'est-ce pas ?

La malade : Oui, Monsieur.

M. Charcot : Et ses dents sont très saines. Elle les cueille pour ainsi dire. En avez-vous conservé ?

La malade : Je n'en ai pas apporté.

M. Charcot : Veuillez nous en apporter, nous les mettrons dans notre musée.

Voilà une singulière aventure. Mais il y a autre chose. Elle a de temps en temps dans l'épaule gauche, des douleurs d'une acuité extrême et qui ont un caractère spécial.

La malade : Ce sont des douleurs aiguës.

M. Charcot : Cela vous fait crier ?

La malade : Cela me tient jusque dans le bras. Parfois, ma main enfle.

M. Charcot : Et dans les jambes, vous n'avez rien ?

La malade : Rien du tout.

M. Charcot : Pas même de petites piqûres, de petits élancements ?

La malade : Si, la nuit.

M. Charcot : Dans quelle partie de la jambe ?

La malade : Dans le genou.

M. Charcot : De petits coups ?

La malade : Peu de chose.

M. Charcot : Cela vous empêche-t-il de dormir ?

La malade : Non.

M. Charcot : Pissez-vous bien ?

La malade : Très bien.

M. Charcot : Vous n'éprouvez pas de difficulté ?

La malade : Pas la moindre.

M. Charcot : Vous ne pissez pas quelquefois malgré vous ?

La malade : Non, Monsieur.

M. Charcot : Vous vous demandez peut-être : mais que diable cherche-t-il ? Eh bien ! je ne cherche plus rien parce que j'ai mon diagnostic, mais il n'est pas tout à fait ordinaire. Je vous dirai tout à l'heure ce qu'a cette malade. Naturellement on a examiné ses pupilles, elles présentent un caractère qui, dans l'espèce est très intéressant ; c'est le signe d'Argyll-Robertson. Voyons ses réflexes... Les réflexes rotuliens sont absents. Eh bien ! voilà mon diagnostic, si singulier qu'il puisse paraître à quelques uns d'entre vous qui n'ont encore fait que de la nosographie et pas de clinique. La clinique est faite d'anomalies tandis que la nosographie c'est la description de phénomènes se produisant régulièrement. Ce qu'on recherche en clinique, c'est presque toujours les exceptions, ce qu'on trouve en nosographie c'est la règle, et il faut savoir, en tant que médecin, que le nosographe n'est pas toujours clinicien.

Eh bien ! je dis que cette femme est une tabétique. Elle ne présente, il est vrai, ni les mouvements d'incoordination, ni les douleurs fulgurantes dans les jambes. Mais elle présente certains phénomènes de la série tabétique, la chute des dents sans aucune espèce de gingivite, et une anesthésie particulière à la mâchoire, phénomène inscrit sur le tableau tabétique de Vallin, membre de l'Académie de Médecine qui occupe dans la médecine militaire un poste élevé et qui, le premier, a décrit cette espèce de tabes de la bouche qui conduit à la chûte des dents.

Les dents qui tombent, ce sont, chez la malade les dents du côté gauche ; du côté anesthésié, tandis que le plus souvent, dans les cas de tabes ordinaires, elles tombent des deux côtés. Voilà déjà un caractère. Il n'y a pas beaucoup de cas où vous puissiez en observer de ce genre. Ils existent dans le diabète, mais nous avons eu soin de rechercher si la malade était diabétique et nous avons constaté qu'elle ne l'était pas.

Et maintenant, second caractère, car jamais je ne me fonde sur un caractère isolé pour conclure qu'un malade est tabétique.

Le signe d'Argyll Robertson que je constate chez le sujet n'est pas un symptôme de première importance, mais c'est quelque chose, il ne se rencontre que dans deux maladies ; — quand je dis deux, j'ai tort d'être aussi absolu, car la clinique nous a conduit à le constater encore dans d'autres cas — mais enfin, en général il ne s'observe que dans le tabes et la paralysie générale progressive. Mais nous trouvons encore d'autres caractères pour confirmer notre diagnostic. D'abord des douleurs fulgurantes dans l'épaule, puis l'absence de réflexes rotuliens et peut-être de légères douleurs ful-gurantes dans la jambe. Maintenant si je l'ai interrogée sur l'état de sa vessie, c'est que c'est là en effet une chose qu'il faut étudier quand on recherche le tabes, dans lequel la paralysie vésicale joue un rôle très important.

(S'adressant à la malade) : La mère, êtes-vous quelquefois réveillée par des suffocations ?

La malade : Oui, Monsieur.

M. Charcot : Le spasme laryngé est un symptôme tabétique qu'il ne serait pas surprenant de rencontrer dans les cas qui, au lieu de commencer par les jambes, commencent par la tête, dans le tabes à début céphalique. Ce cas me rappelle qu'il y a de cela 17 ans, un oculiste anglais distingué qui professait à Manchester, M. Windsor, m'envoya un malade avec l'idée que je pourrais ou que je ne pourrais pas faire de diagnostic. Ce malade présentait des caractères céphaliques comme les personne qui est devant nous. J'en avais assez pour établir que, suivant moi, le sujet était tabétique. Il s'en retourna en Angleterre et mon diagnostic fut accueilli par les médecins de Manchester, d'une façon presque unanime par cette exclamation : c'est un peu fort ! M'étant rendu à Manchester il y a deux ou trois ans, on me dit : vous savez, votre fameux malade, sur lequel nous différions d'opinion, il a été pris des jambes, il est tabétique. Le diagnostic n'était plus difficile à faire du tout, seulement je l'avais fait 15 ans auparavant en indiquant que le malade aurait un jour un tabes répondant à la description nosographique. La nosographie est assurément une fort belle chose, c'est une espèce de syntaxe dans laquelle vous indiquez tous les cas réguliers et les principales anomalies, mais le clinicien doit s'appliquer à regarder, si dans les cas qui sont soumis à son observation, il n'existe pas quelque chose de spécial. Il faut savoir donner leur importance aux choses qu'on néglige d'ordinaire. Les douleurs fulgurantes ont leur importance, mais l'absence des réflexes est aussi quelque chose.

Par conséquent, je fixe mon diagnostic de la façon que je vous ai indiquée tout à l'heure.

Maintenant il y aurait un certain intérêt à remonter dans la famille, à savoir si la malade a été syphilitique. Mais vous savez qu'au point de vue du diagnostic et du traitement, la chose est absolument indifférente. Il ne faut pas considérer la syphilis comme ayant une influence sur le sort du tabétique.

(S'adressant à la malade : Est-ce que vous conservez le goût du côté gauche de la langue, là où vous avez une sensation de brûlure ?

La malade : Non, Monsieur.

M. Charcot : Vous savez qu'on a trouvé la lésion qui correspond à ce tabès. Quand, dans le bulbe, le noyau de la cinquième paire se trouve lésé, cette altération correspond à ce genre de tabès. Il serait bien utile qu'on pût faire l'examen anatomique de cette lésion.

Voilà d'un côté la 5e paire normale, de l'autre la 5e paire atrophiée. Ce serait très joli à voir sur le sujet, mais naturellement il ne tient pas à nous donner cette satisfaction anatomique. D'ailleurs, l'autopsie a déjà été faite dans des cas de cette nature par M. Demange, professeur agrégé de la Faculté de Nancy.

6e et 7e Malades (Une femme de 52 ans et un homme de 35 ans).

M. Charcot : Ce sont d'anciens clients. Nous avons déjà vu cette malade le 3 Novembre. Elle était atteinte de vertige de Ménière depuis deux ans, lorsqu'elle est venue alors nous consulter. Elle avait des vertiges par accès avec la crainte de tomber, il lui était impossible de se tenir debout et de marcher. Quand elle est entrée dans cette salle, on la soutenait d'un côté, et de l'autre elle s'appuyait sur une canne. Chez elle, elle avait pris le parti de rester assise ou couchée et de ne plus se lever du tout. C'est ce qui arrive dans les cas de vertige de Ménière intenses.

Il y a deux périodes dans cette affection, trois même si vous voulez. D'abord la période des accès. Le malade fait des culbutes, tombe par terre, a des vomissements, des bourdonnements d'oreilles. C'est le vertige que j'ai déjà décrit bien des fois.

Deuxième période : le vertige est permanent, le malade est constamment effrayé, il prend le parti de ne plus se lever. C'est dans cette situation que se trouvait la fameuse Agathe qui était dans cet hôpital depuis 8 ou 10 ans et qui m'attendait pour que je la remisse sur ses jambes. Elle m'attendait ou ne m'attendait pas, mais enfin, après l'avoir considérée comme atteinte d'une affection incompréhensible pendant 2 ou 3 ans, il m'est arrivé un jour de penser qu'elle était atteinte du vertige de Ménière poussé jusqu'à la dernière limite.

La malheureuse était connue de tous les internes de l'hôpital; c'était un objet de curiosité, car toutes les fois qu'on touchait à son lit, elle sautait en l'air. Elle éprouvait alors une sensation de culbute. Si je parle aujourd'hui de cette femme c'est parce que c'est sur elle que pour la première fois la médication qui convient à ce genre de vertige a été appliquée avec succès.

Je reviens à la malade qui est devant nous. Lorsqu'elle est entrée, elle nous apportait le diagnostic d'un auriste distingué, d'après lequel les symptômes étaient causés par une affection du labyrinthe. Je vous ai dit alors: quoi qu'il en soit, nous allons la traiter et j'espère vous la montrer un jour guérie. Eh bien! c'est précisément ce qui a eu lieu; l'affaire est faite; cette femme est entrée ici il y a six semaines, elle est en traitement depuis cette époque. La première semaine elle a pris 90 centigrammes de sulfate de quinine par jour et elle a continué. ____ Voici ce qui s'est produit:

Première semaine: exaspération de tous les symptômes, vertiges plus fréquents, frayeurs permanentes, bruits d'oreilles épouvantables. Ce n'était pas encourageant, mais nous connaissions tous ces phénomènes, nous savions que c'était la période où je dirai que le quinine lutte pour ainsi dire avec la maladie, si je voulais représenter la réalité des choses par des métaphores.

Puis commence une seconde période qui s'étend jusqu'à ce jour: les vertiges continus sont complètement supprimés et les vertiges par accès sont très atténués. La voilà guérie, marchant sans canne et sans avoir besoin d'être conduite par personne.

(S'adressant à la malade): Levez-vous.

- Elle est un peu sourde par exemple -

Allez, tourner un peu autour de la salle.

Vous voyez qu'elle marche comme vous et moi.

La malade: Seulement aujourd'hui, j'ai la tête bien malade.

M. Charcot: Oui, mais avez-vous le vertige?

La malade: Non.

M. Charcot: Elle tourne la tête sans ressentir cette espèce d'apeurement que vous lui avez vu l'autre jour. C'est fini maintenant. Nous ne lui rendrons pas l'ouïe; elle restera sourde, nous ne nous occupons que du vertige, et je suis d'autant plus heureux de ce succès qui a été facile que quelquefois il est très difficile à obtenir. En général on a une amélioration au bout d'un mois, de deux mois 90 centigrammes de sulfate de quinine par jour, cela se supporte très bien.

Je faisais tout à l'heure cette remarque que quand on a avancé quelque chose il ne faut pas craindre de le répéter deux mille ou trois mille fois, il me semble que j'ai répété assez souvent que le sulfate de quinine était le remède du vertige de Ménière.

Eh bien! cette femme est arrivée ici avec une jolie petite ordonnance prescrivant du bromure de potassium, des purgatifs, de l'électrisation, l'application de mouches de Milan, etc., etc. Je vous déclare qu'elle aurait pu continuer à en exécuter de point en point les prescriptions pendant 2 ou 3 ans sans aucune espèce d'amélioration dans son état, alors qu'en prenant des doses suffisantes de sulfate de quinine, suivant une méthode qui n'a rien de mystérieux, il était facile de la guérir.

On a bien voulu nous laisser l'honneur de le faire; je l'accepte. Je continuerai de traiter les vertiges de Ménière par le sulfate de quinine, et je vous engage, le cas échéant, à l'employer. J'ai réussi presque toujours et je ne connais pas d'exception à la règle, cependant, je dois vous dire qu'il y a quelquefois des rechutes.

Ainsi, mon second témoin, dans cette séance, l'homme que voici, nous a beaucoup occupé dans la clinique de l'an passé et j'ai fait autrefois à son propos le même exposé que je viens de vous faire à propos de cette femme.

Il était, lui aussi, atteint d'un vertige de Ménière assez intense. Il était marchand des quatre saisons ; il roulait à travers les rues une petite voiture contenant des légumes. Il nous racontait que lui et sa voiture, quand il était en proie au vertige, lui semblaient faire constamment des culbutes et qu'il était confiné à la maison, ne osant plus mettre un pied devant l'autre.

Nous l'avons traité par le sulfate de quinine et je vous l'ai montré guéri.   —

Il paraît qu'il a eu une petite rechute.

(S'adressant au malade) : Que vous est-il arrivé ?

Le malade : Par moments, il me semble que je vais tomber.

M. Charcot : Avez-vous eu la sensation du vomissement ?

Le malade : Pas beaucoup.

M. Charcot : Les bruits d'oreilles sont-ils revenus dans ces derniers temps ?

Le malade : Ils reviennent en ce moment.

M. Charcot : Dans l'oreille gauche ?

Le malade : Oui, Monsieur. — C'est peu de chose, cependant en ce moment, ils sont plus forts que ce matin.

M. Charcot : Avez-vous recommencé à prendre du sulfate de quinine ?

Le malade : J'en reprends depuis 15 jours.

M. Charcot : Ce qu'il y a, en effet, de mieux à faire, c'est de revenir à cette médication.

Les cas où les vertiges n'ont lieu que par accès sont plus faciles à guérir que les vertiges continus. Dans les cas de vertiges continus, il est nécessaire de faire durer le traitement plus longtemps.

Il faut avoir vu des malades atteints de ces vertiges continus pour se rendre compte de la gravité de cette affection. Quand ce sont des individus chez qui les facultés d'imagination sont très prononcées, ils vous racontent des histoires de l'autre monde. L'un dit qu'on le pend par les pieds, l'autre par la peau du cou, celui-ci qu'on le précipite par une trappe ; un peintre se sentait enlevé la tête en bas par un ballon qui était entraîné dans l'atmosphère.

Le vertige permanent est une affection tout à fait sérieuse et qui peut durer longtemps tandis qu'on en a fini au bout de deux ou trois mois avec le vertige ordinaire.

En général, je fais prendre des doses régulières de sulfate de quinine aux malades pendant une quinzaine de jours ; au bout de 15 jours, je prescris un temps d'arrêt et je recommence ensuite le traitement. Il peut durer ainsi 4 ou 5 mois, mais qu'est-ce que quatre ou cinq mois pour arriver à la guérison d'un mal épouvantable qui donne la sensation du mal de mer sur le pavé des villes, qui condamne à ne plus pouvoir sortir de chez eux de pauvres gens pour qui la vie de travail incessant est une nécessité.

Cet homme a eu une petite rechute. Nous allons le traiter de nouveau par le sulfate de quinine et continuer ce traitement quelque temps pour être assurés d'achever sa guérison.

Policlinique du Mardi, 10 Janvier 1888.[1]

Objet de la Leçon:

1° Syndrôme Migraine ophthalmique dans la Paralysie générale progressive;

2° Paralysie générale progressive;

3° Tabes ataxique à évolution rapide;

4° Tabes.– Troubles vésicaux.

Deux malades sont introduites dans la salle du cours:

M. Charcot désignant l'une de ces malades:– Cette malade est depuis quelque temps dans le service, je vais vous en parler aujourd'hui, parceque la consultation n'est pas très chargée et qu'elle ne nous a pas fourni de cas intéressants. Elle est âgée de 27 ans.

S'adressant à la malade: Qu'est-ce que vous faites?

La malade: Je suis... dans le.... commerce.

M. Charcot: Dans quel commerce?

La malade: Dans le commerce de la volaille.

M. Charcot: A quelle heure vous levez-vous?

La malade: A... 7 heures.

M. Charcot: Et vous travaillez toute la journée?

La malade: Oui, Monsieur.

M. Charcot s'adressant à ses auditeurs: Je ne sais si vous faites bien attention. Je la fais parler exprès pour qu'elle vous donne la sensation spéciale qu'on éprouve lorsqu'on entend parler une malade atteinte de l'affection dont elle souffre, c'est une sorte d'embarras de la parole, spécial, et qui paraît tout à fait caractéristique lorsque les oreilles y sont un peu habituées. La fatigue l'accentue et le rend plus sensible; aussi lorsque vous serez hésitants au point de vue du diagnostic, dans des cas de ce genre un peu difficiles, c'est un conseil que je vous donne de fatiguer le malade parce qu'alors cet embarras de la parole ne tarde pas à se manifester. C'est un procédé qu'on peut employer surtout dans les consul-

---

tations un peu pressées.

(S'adressant à la malade): Vous êtes mariée ?

La malade : Oui, Monsieur.

M. Charcot : Vous avez des enfants ?

La malade : Deux.

M. Charcot (aux auditeurs) : Remarquez cette parole titubante, scandée par petits morceaux.

(à la malade): Vous avez eu des fausses couches ?

La malade : Cinq.

M. Charcot : Quand la dernière a-t-elle eu lieu ?

La malade : Il y a deux ans.

M. Charcot : Quand avez-vous commencé à vous apercevoir que vous étiez malade ?

La malade : Il y a à peu près deux ans.

M. Charcot : Est-ce que vous écriviez encore bien ?

La malade : Non, Monsieur.

M. Charcot : Qu'est-ce qui vous empêchait d'écrire ?

La malade : Mes mains ... remuaient et sautaient ...

M. Charcot : Et vous oubliez des mots ?

La malade : Je ne sais pas bien écrire.

M. Charcot : Prononcez donc le mot : artillerie.

La malade : Ar - tille - rrie.

M. Charcot : Elle prononce le mot artillerie comme s'il contenait trois r. Ce sont des nuances, mais quand l'oreille y est faite, elle ne s'y trompe pas, et il n'est pas tout à fait inutile de savoir les distinguer, car elles diffèrent selon que l'embarras de la parole est associé à diverses affections. Ainsi cette seconde malade que j'ai fait venir en même temps a également un embarras de la parole, écoutez-la ?[1]

Comment t'appelles-tu ?

La malade : Héloïse Roussel.

M. Charcot : Elle parle avec un certain nasonnement qui ne vous a pas échappé, mais il ne faudrait pas en tenir compte et ne faire attention qu'à l'oscillation des mots qui me paraît être un des caractères de l'embarras de la parole dans certaines maladies nerveuses, telles que la sclérose cérébro-spinale, la sclérose en plaques.

---

[1] Malade du service atteinte de sclérose en plaques.

Le cas de la première est peut-être un cas de paralysie générale progressive. Mais ce n'est pas seulement le fait de l'embarras de la parole qui peut permettre de faire un diagnostic de ce genre. Il y a bien d'autres choses que nous verrons quand nous étudierons le cas.

Lorsqu'elle parle, si vous fixez les yeux avec attention sur ses lèvres, vous verrez qu'elles sont agitées d'un petit mouvement fibrillaire.

Ces petits mouvements fibrillaires sont très intéressants à noter, lorsqu'il s'agit de se déterminer entre deux ou trois affections dans lesquelles ils peuvent exister et qu'il s'agit de distinguer les unes des autres, car le diagnostic en est facile.

(S'adressant à la malade): Tirez la langue.

La malade : Elle saute.

M. Charcot : Elle vous dit elle-même le phénomène qui se produit. Je lui dis de tirer la langue, mais sa langue est constamment agitée par des mouvements involontaires, elle saute, comme elle dit, et elle ne peut l'allonger hors de la bouche.

Recommencez.

(La malade essaie vainement de projeter sa langue en avant.)

Vous voyez, la trépidation de la langue est très marquée chez elle, de là la difficulté qu'elle éprouve pour s'en servir.

Nous allons essayer maintenant de la faire écrire. Naturellement, l'étude de l'écriture n'a d'intérêt que lorsqu'on sait quelle était l'écriture du sujet avant sa maladie. Eh bien! avant d'être malade, elle n'écrivait pas trop mal.

Quel jour êtes-vous née ?

La malade : Je suis née le 13 Janvier.

M. Charcot : (aux auditeurs) Vous pouvez faire, en l'écoutant bien, une très bonne étude des embarras de la parole; la chose n'est pas encore très accentuée chez elle, mais assez cependant pour qu'on puisse la reconnaître.

La difficulté d'écrire est en général un phénomène très complexe. Il y a d'abord un peu de tremblement des mains.

(à la malade) : Mettez votre plume de côté, mettez votre main comme cela, écartez les doigts.

Vous la voyez d'abord étendre la main par une sorte de mouvement de reptation; une fois qu'elle a réussi à la mettre dans la position que je lui ai indiquée et qu'elle veut, comme je le lui demande, écarter les doigts, vous voyez que la main manifeste un tremblement sensible qui est aussi un des caractères de la maladie.

(S'adressant à la malade) : Levez l'autre main.

Vous voyez : elle a de la peine à la maintenir dans un certain équilibre. Mais ce n'est pas seulement le tremblement qui est un obstacle à l'équilibre, il y a aussi à cela des causes que j'appellerai psychiques en ce sens qu'elles font partie de l'exercice des fonctions psychiques : oubli des mots, fautes d'orthographe là où on n'en faisait pas autrefois. En même temps que vous faites écrire et précisément parce que vous faites écrire, vous pouvez tenter une épreuve en ce qui concerne l'état de la mémoire. Il est très fréquent de voir un malade ne pas pouvoir dire la date de sa naissance, de l'année où il est né. Ce sont là des choses en définitive assez vulgaires puisqu'à chaque instant, dans la vie sociale, on est obligé de dire : je suis né tel jour, eh bien! très souvent les malades de ce genre oublient cela.

Celle-ci nous a dit : je suis née le 13 Janvier, mais le 13 Janvier de quelle année?

(S'adressant à la malade) : En quelle année êtes-vous née?

(La malade ne répond pas).

M. Charcot : Au lieu d'écrire Janvier, elle a écrit Javier. Elle se rappelle seulement qu'elle est née le 13.

Enfin de quelle année?

(Pas de réponse).

Voilà la caractéristique d'une amnésie assez prononcée. Elle a oublié l'année où elle est née

(à la malade) : Vous avez 27 ans, calculez.

(Pas de réponse).

Voilà une grosse lacune. Ainsi à mesure que vous avancez, vous pénétrez plus avant dans le diagnostic. Vous avez rencontré d'abord un certain embarras de la parole qui, si votre oreille est bien exercée, vous donnera déjà quelques renseignements, vous trouvez en second lieu du tremblement des lèvres, puis le tremblement des mains, l'écriture difficile, des fautes d'orthographe, l'omission de certaines syllabes, des mots qui manquent, de grandes lacunes dans la mémoire.

Il n'est pas difficile de faire un diagnostic de ce genre lorsqu'on en a un peu l'habitude et si nous voulions étudier la mémoire de notre malade d'une autre façon, nous y reconnaîtrions facilement d'autres lacunes plus profondes bien qu'en général le sujet ait conservé l'apparence de la lucidité d'esprit, la mémoire de certaines choses et surtout des faits anciens, car la mémoire des choses nouvelles a disparu en grande partie.

Un mot encore sur l'hérédité de cette malade qui est assez intéressante. Nous trouvons dans ses antécédents une tante épileptique, un père alcoolique, un oncle mort d'une affection cérébrale etc, etc.

Eh bien! si je vous dis que cette malade est atteinte de paralysie générale il faut bien que vous sachiez ce que c'est que la paralysie générale, que vous la connaissiez sous tous ses aspects car ce n'est pas une maladie rare. Il ne faut pas d'ailleurs que vous croyez que la paralysie générale réponde à la définition qu'on en a donnée, définition d'après laquelle elle serait toujours associée à l'aliénation proprement dite, en débutant nécessairement par le délire ambitieux.

Quand il en est ainsi, il est évident que la maladie est surtout du ressort des aliénistes.

Mais la paralysie générale peut se produire sans être accompagnée d'aliénation mentale et alors elle appartient à la neuropathologie.

Voici, par exemple, un cas qui se rapporte à l'aliénation mentale : Un individu d'origine espagnole, m'est amené ; il me dit qu'il a la croix de l'ordre de Calatrava. C'est quelque chose en Espagne que d'avoir la croix de Calatrava. On est grand d'Espagne ; à la cour, on a le pas surtout le monde, même sur les évêques. Eh bien ! ce malade dit posséder des papiers établissant que sa famille remonte à l'an 1200, au temps du califat de Cordoue et d'Almanzor ; c'est-à-dire à une époque où les rois d'Aragon et de Castille étaient encore de bien petits sires. Mais voilà tout-à-coup qu'il prétend être descendant des rois d'Irlande. Qu'est-ce que cela veut dire, un descendant des rois d'Irlande, quand on prétend descendre en même temps des rois de Castille ? Il explique que les rois d'Irlande, ses ancêtres, se sont alliés à la maison d'Anjou, que la maison d'Anjou était alliée aux familles souveraines qui régnaient en Espagne au 13ᵉ siècle, puis le voilà qui passe de ses idées de grandeur par héritage à d'autres idées de grandeur qui n'ont aucune espèce de rapport avec les premières.

Vous voyez aussi dans les asiles des individus qui soutiennent leurs prétentions avec la logique la plus ferme et la plus serrée. Ceux-là sont atteints de la mégalomanie de l'aliénation mentale proprement dite qui diffère ainsi absolument de celle de la paralysie générale.

Maintenant il est bon de savoir qu'on peut être atteint de paralysie générale et ne pas avoir de délire des grandeurs.

Le délire des grandeurs est souvent remplacé par une espèce de béatitude ; les malades sont enchantés de leur sort.

Dans un travail très remarquable, M. Falret, l'éminent aliéniste, cherche à montrer que la paralysie générale est toujours la même au fond lorsqu'elle est bien constatée. Et cependant, dit-il, elle a des manières différentes de commencer, manières qu'il est du plus grand intérêt de connaître pour établir le pronostic et il en existe quatre d'après M. Falret.

La première manière, c'est cette mégalomanie dont je parlais tout-à-l'heure. Il n'y a peut-être pas encore de tremblement de la parole et l'on est bien embarrassé si ce tremblement de la parole qui est un caractère de la plus haute importance n'est pas encore bien caractérisé.

On ne peut diagnostiquer la paralysie générale que lorsque l'apparition de ce symptôme est venu confirmer l'opinion qu'on s'en était faite.

Une seconde manière, — c'est toujours M. Fabret qui parle — c'est celle des individus qui ont des idées sombres, des préoccupations hypochondriaques ; ils sont profondément tristes ; c'est une espèce très commune. Je connais un de ces malades qui s'imagine n'avoir plus d'estomac, dit que quand il mange, ses aliments tombent dans un sac. Un autre a des douleurs névralgiques, il va chez les médecins les uns après les autres leur montrer sa langue. Naturellement, ni les uns ni les autres n'y voient rien. Il a entendu parler d'une personne qui était morte d'un cancer de la langue, il se figure qu'il en a un et croit le voir.

M. Fabret a très bien fait d'attirer l'attention là-dessus, parce que les chirurgiens ont besoin de savoir cela comme les médecins.

Ce n'est pas que tous les malades qui souffrent de la langue soient destinés à la paralysie générale, mais ce que je dis c'est que souvent les paralytiques généraux se croient atteints d'affections de ce genre. Je me rappelle avoir vu un malade qui avant d'avoir eu une atteinte sérieuse de paralysie, me montrait sa langue tous les huit jours. J'avais beau lui dire qu'il n'avait rien, il revenait constamment à la charge.

La troisième forme de paralysie générale, c'est la variété paralytique. Il n'y a pas de troubles psychiques, comme nous en avons constatés dans les autres formes. La maladie se présente avec des phénomènes très accentués et qui contrastent considérablement avec l'état psychique qui au premier abord ne paraît guère affecté. Ainsi un individu, je ne parle qu'avec des souvenirs présents à ma mémoire, se présente devant moi avec un embarras de la parole extrêmement prononcé. Il y a un an que cela dure. Il n'a pas cessé cependant de remplir des fonctions d'Ingénieur, et il s'en est parfaitement acquitté au point de vue intellectuel dans le cours même de cette année, pendant laquelle se sont manifestés chez lui ces troubles du langage accentués qui, pour les médecins, veulent dire : paralysie générale. Il a eu un peu de tremblement des mains, une certaine titubation dans la démarche ; il nous dit qu'il n'y a rien de psychique dans ce qu'il éprouve ; une observation attentive permet cependant de constater qu'il y a des lacunes dans son état psychique. Mais ce sont les phénomènes paralytiques qui dominent et les phénomènes psychiques sont sur le second plan.

Vous voyez comme c'est large. Nous nous exerçons tous les jours à reconnaître les divers aspects des maladies nerveuses, mais la nature nous joue à chaque instant des tours, il faut tâcher de ne pas nous y laisser prendre et savoir déjouer ses ruses.

Il ne faut pas croire que les tableaux nosographiques que l'on dresse soient toujours absolument conformes à la nature

Ce n'est pas ainsi que les choses se passent. En ce qui concerne l'ataxie locomotrice, par exemple, à chaque instant je vous mets sur cette voie, et je vous ai dit, en vous parlant des tableaux de Duchenne de Boulogne: il en est ainsi quelquefois, mais cela peut aussi commencer tout autrement. Eh bien! il en est de même pour la paralysie générale.

Un quatrième mode de début de cette affection est le mode congestif, comme on l'a appelé. Le mot "congestif" n'a aucune espèce de valeur; cela semble vouloir dire que les accidents qui se produisent sont déterminés par une certaine congestion des vaisseaux céphaliques; le fait est qu'on n'en sait absolument rien, et qu'au lieu d'y avoir congestion, il y a peut-être, au contraire,

ischiémie. Il serait bien préférable d'employer une autre expression. — Voici ce qui se passe. Ce sont des phénomènes transitoires, parfois, c'est une attaque apoplectiforme, suivie d'hémiplégie temporaire. Il se développe tout d'un coup une petite hémiplégie qui dure deux ou trois jours puis disparaît. On se réjouit, on se dit que cela n'était rien; quand survient un second puis un troisième accès; cela devient grave; et c'est ainsi que commence quelquefois la paralysie générale progressive. Cela, c'est la paralysie motrice. Il est bien rare d'ailleurs que l'hémiplégie soit le premier phénomène constaté. En général, le malade a commencé par se mettre en colère; son caractère est devenu irascible, on ne peut rien y faire; il a laissé déjà quelques lacunes dans ses écritures si c'est un commerçant; puis, tout-à-coup apparaissent les phénomènes dont nous venons de parler.

Mais si ces troubles psychiques sont peu accentués, c'est alors que vous rencontrerez des difficultés dans votre diagnostic et que vous courrez souvent le risque de prendre la paralysie générale pour une paralysie céphalique; par exemple.

Dans d'autres cas, la paralysie générale affecte les dehors de l'épilepsie partielle sensitive. Une des formes les plus communes dans cette catégorie de phénomènes dits congestifs, c'est la forme que j'ai baptisée l'autre jour et je ne sais à quel propos du nom d'épilepsie sensitive. C'est en effet le pendant, en quelque sorte de l'épilepsie motrice; elle se manifeste, non plus par des phénomènes de paralysie motrice, mais par des phénomènes sensoriels. Voici par exemple un individu qui a un engourdissement de la main, cet engourdissement monte, comme cela arrive, le long du bras, gagne la moitié de la langue et à un moment donné il y a

un embarras de la parole. Dans un autre cas, ce sera par la face que cela commencera; puis cela s'étendra au bras et à la main. Une autre fois encore, cela commencera par la jambe, continuera par le bras, puis par la bouche. Nous avons dans ces épilepsies sensitives la répétition des épilepsies partielles motrices dont je vous ai dit qu'il y avait deux formes, la forme faciale et la forme brachiale suivant qu'elles commençaient par la face ou par le bras, et une troisième forme qui, commençant par le pied, puis par la jambe, monte dans le bras et gagne la face. Ce sont les trois grandes formes de l'épilepsie Jacksonienne. Transportez ces grandes formes dans le domaine de la sensibilité, vous avez ce que j'appelle l'épilepsie sensitive.

Vous allez voir que souvent la paralysie générale commence ainsi.

Revenant à notre malade, si nous remontons dans la série des évènements qui l'ont amenée à l'état où elle se trouve, nous constatons qu'elle est malade depuis un... Il y a un an qu'elle a commencé à donner les signes d'un caractère aigri, sans motif, se mettant à pleurer sans cause, ressentant des langueurs dans les membres, oubliant des choses importantes dans son commerce, alors qu'autrefois, elle veillait à ses affaires avec beaucoup d'activité. Mais la véritable manifestation officielle de la maladie qui se préparait déjà depuis quelque temps, c'est l'apparition de ce phénomène que je viens de vous signaler. Elle a éprouvé, il y a six mois, un engourdissement dans la face qui est descendu dans le bras et dans la jambe et en même temps un embarras de la parole assez fort pour qu'à certains moments elle ne puisse plus parler du tout. Au bout de quelques semaines, tout cela s'est passé, l'engourdissement ressenti à la suite de cette espèce d'accès a disparu et l'embarras de la parole s'est modifié.

Mais enfin, il n'en est pas moins vrai qu'il en est resté en définitive cette difficulté de s'exprimer que vous avez pu constater. C'est ainsi que les choses se passent quand on a eu une attaque congestive. Mais je vous prie de remarquer que je ne tiens pas du tout à cette congestion : j'ignore comment se produisent ces attaques, nous savons bien les décrire, mais en fait de physiologie pathologique, nous ne savons rien ; l'hypothèse de congestion a même un inconvénient grave, car elle peut conduire à une thérapeutique dangereuse.

On peut, au début, quand on se trouve en présence de cet embarras de langue, prendre cela pour de l'aphasie et se dire : la malade a été syphilitique, nous sommes maîtres de la situation. Vous ne pouvez trouver la localisation cérébrale, mais vous admettez qu'il s'agit d'une méningite gommeuse, là où il y a méningite diffuse. Vous employez le mercure, l'iodure de potassium, et comme les attaques congestives sont suivies de périodes de repos, vous êtes enchantés, le malade va bien, il y a 15 jours qu'on lui fait des frictions mercurielles sous les aisselles, qu'on lui donne de l'iodure de potassium, il faut continuer. Je ne blâme pas les médecins qui procéderaient de la sorte, car en définitive, il peut arriver qu'effectivement on ait affaire à des pachyméningites gommeuses, seulement, il peut se faire aussi que la paralysie générale commence de cette façon et je je vous demande d'y penser.

C'est justement ainsi que les choses se sont passées chez cette malade dont le cas, au premier abord, paraît être très vulgaire. Mais il n'y a pas, en médecine neuropathologique, de cas vulgaire, vous le savez ; il s'est produit chez elle quelque chose de bien remarquable, un phénomène sur lequel j'ai appelé bien des fois votre attention et qui se rattache en quelque sorte à l'épilepsie sensitive. Voici ce qu'elle a ressenti 15 jours avant d'entrer à l'hospice et c'est ce qui nous a fait désirer de la garder un peu dans le service. Je vais vous lire ce qui a été constaté à cette époque. Du reste sa mémoire n'est pas encore assez affectée pour qu'elle ne puisse le raconter.

Un jour, elle voit des flammèches passer devant ses yeux et elle a représenté la sensation qu'elle éprouvait par un dessin grossier ; en même temps elle n'aperçoit plus que la moitié de la figure des gens qui se présentent devant son comptoir. A cette sensation lumineuse suivie d'hémiopie succède un violent mal de tête qui la force à s'aliter.

Voilà la description du scotôme scintillant, de l'hémiopie, de la douleur sus-orbitaire qui termine la série. C'est le syndrôme de la migraine ophthalmique. Que vient-il faire là ? C'est ce qu'il s'agit de déterminer.

Le lendemain, le même accès se reproduit semblable au précédent.

Il n'y a pas eu d'aphasie, c'est-à-dire qu'il n'y a pas eu d'exaspération de l'embarras particulier de la parole qu'elle avait à cette époque et qu'elle a encore. Il n'y a eu sous ce rapport aucune modification.

Je mets sous vos yeux l'image d'un scotôme scintillant. C'est le scotôme d'un malade qui est dessinateur et que nous avons prié d'en retracer l'image.

Si j'insiste sur ce que j'appellerai le syndrôme de la migraine ophthalmique, ce n'est pas la migraine ophthalmique elle-même que j'ai en vue. Il est clair que la migraine ophthalmique est localisée quelque part et nous savons que c'est dans la région de l'artère sylvienne que sont placés les quatre centres du langage, et par conséquent le centre visuel y est placé. Eh bien ! s'il y a localisation de la migraine ophthalmique, si celle-ci dépend de l'altération des parties de la substance grise où elle siège et qu'une autre maladie telle que la paralysie générale vienne se localiser dans cette région, on comprend très bien que les mêmes symptômes que ceux de la migraine ophthalmique puissent se produire.

Mais, en réalité, il ne s'agit plus alors de migraine ophthalmique.

Cette affection, quand elle est grave, nous pouvons, avec un peu de bromure de potassium, en venir à bout, arrêter les accidents qu'elle occasionne et les réduire au scotôme scintillant et à quelques douleurs de tête qui ne sont pas très intenses.

Mais voici que vous retrouvez les symptômes d'une affection peu dangereuse par elle-même, dans le cours de la paralysie générale progressive. Alors ce n'est pas avec quelques grammes de bromure de potassium que vous viendrez à bout de les faire disparaître.

J'ai raconté, il y a 3 ou 4 ans, dans le troisième volume de mes leçons l'histoire d'un homme fort distingué, d'un professeur d'histoire dans une faculté étrangère, chez lequel nous avons vu la paralysie générale commencer dans ces conditions. C'est à la page 74[1], et après tout, comme il s'agit d'un cas qui est cliniquement du plus grand intérêt, on peut bien le relire. Cela est intitulé Migraine ophthalmique et paralysie générale progressive. Je rappelle les diverses manières d'entrer dans la paralysie générale que mon collègue Fabre a si bien décrites. Je décris en quelques mots le scotôme scintillant et le syndrome de la migraine ophthalmique et j'arrive enfin à mon malade dont je rapporte l'histoire résumée:

« M. C.... professeur d'histoire venu en France pour étudier le droit, est âgé de 36 ans; il « offre actuellement les phénomènes suivants: embarras spécial de la parole qui est presqu'inint « elligible, tremblement fibrillaire de la langue, tremblement spécial des mains, ensemble de phéno « mènes intellectuels et moraux qu'on peut grouper sous la rubrique: démence paralytique

« Rien de plus classique, je le répète, que ce cas, aujourd'hui que l'on sait qu'il existe « une forme de paralysie générale où le délire ambitieux ne figure pas, désignée sous le nom « de forme paralytique, ou de paralysie générale sans aliénation............ »

C'est bien cela, c'est la paralysie générale des neuropathologistes, distinguée de la paralysie générale des aliénistes. Mais ce qui est intéressant, c'est l'histoire du début de la maladie faite par la jeune femme du malade:

« Depuis deux ans, il est irritable, méticuleux, cependant, au mois de Juillet dernier, il « a pu passer avec succès un examen de droit devant la Faculté de Paris. Les premiers troubles « qui ont frappé l'attention remontent au mois de Septembre 1881. Il a eu alors une première « attaque, accès de migraine ophthalmique, avec scotôme scintillant et affaiblissement de la « vue du côté droit, accompagnés d'embarras de la parole, de parésie et d'engourdissement « du membre supérieur droit. Il est resté troublé pendant huit jours, puis tout est rentré dans « l'ordre. »

Vous dites: C'est une migraine ophthalmique, oui, mais latet anguis in herbâ. Jamais

---

[1] Leçons sur les maladies du système nerveux — t. III p. 70 s.q.

un clinicien ne peut dormir tranquille, il est entouré d'embûches de tous les côtés, c'est le plus triste métier qu'on puisse faire quand on veut l'exercer consciencieusement. On est toujours en défiance de soi-même. Heureux ceux qui croient tout savoir et n'avoir plus besoin d'apprendre. Il paraît qu'il y en a qui sont ainsi faits; je les en félicite.

Je reprends: « Huit jours plus tard il a eu une deuxième attaque sans perte de connaissance,
« avec embarras de la parole. L'intelligence reste obtuse pendant 24 heures; il paraît se remettre
« complètement en apparence; mais il est nerveux, irrité: il peut se remettre au travail, cependant.
« Au mois de Février 1882, il a une troisième attaque avec les mêmes symptômes de migraine,
« mais, en outre, il a cette fois des secousses convulsives à caractère épileptiforme, avec perte de
« connaissance. Cela a duré deux heures, ce qui semble indiquer qu'il a eu une série d'attaques
« qui ont présenté cette particularité que les secousses prédominaient à droite. A la suite de cette
« attaque, l'embarras de la parole a persisté ».

Car cela peut aller jusque là. Cette attaque congestive peut être le début de la paralysie générale. Mais l'attaque congestive, cela peut être aussi de l'épilepsie partielle motrice et de l'épilepsie sensitive, et je vous disais l'autre jour que cela pouvait bien tenir à la syphilis; certaines épilepsies partielles et la syphilis vont très bien ensemble. La monoplégie motrice transitoire et la syphilis, la monoplégie sensitive et la syphilis s'associent parfaitement. Mais quand vous êtes dans ces données, si vous vous y êtes placés légitimement, vous avez un traitement à ordonner, et alors il faut que vous sachiez que quelquefois, quoique le malade ait eu la syphilis, il est atteint de paralysie générale et que le traitement n'y pourra rien; il faut en faire son deuil.

J'ai vu cela bien chez moi. Un Monsieur, employé dans une grande administration de l'Etat est venu me trouver. Il s'est plaint d'avoir des engourdissements avec un peu d'embarras de la parole, il n'a rien dans les pupilles et il écrit encore assez correctement. Il a eu la syphilis il y a 20 ans. Vous savez que les accidents cérébraux de la syphilis attendent en effet 10, 15 ou 20 ans pour se produire. Le malade est bien dans ces données-là. Le médecin qui me l'a amené a émis l'avis que c'était la syphilis. Je lui dis: oui, je le veux bien, je veux bien entrer dans votre idée, mais gardez-vous à carreau, n'allez pas dire à la famille que vous allez guérir votre malade parce que vous pourriez bien être au début d'une paralysie générale progressive. Ce qu'il faut, c'est se tenir sur ses gardes. In petto, ajoutai-je, je suis plutôt inquiet et j'ai grand peur d'un commencement de paralysie. Il me répondit: je vous remercie, je tâcherai d'arranger cela avec la famille, de manière à sauvegarder autant que possible notre dignité professionnelle.

Je reviens à ma lecture :

« Huit jours plus tard, il a eu une quatrième attaque du même genre avec recrudes[cence]
« de l'embarras de la parole et faiblesse du bras droit. Enfin, le 5 Mai, il a une cinquièm[e]
« attaque, avec parésie du bras droit, suivie le lendemain d'une parésie du membre inférie[ur]
« droit. Pendant les cinq ou six jours qui ont suivi, il ne pouvait dire autre chose que "a
« que". Le bras droit est resté paralysé pendant un mois. C'est surtout à partir de ce moment qu[e]
« niveau intellectuel baisse ; il est devenu très enfant ; il est docile, mais très mobile, pleur[ant]
« et riant avec une grande facilité. Il ne peut presque pas écrire de lui-même, mais il cop[ie]
« cependant une page, d'une écriture tremblée. La mémoire est aussi affaiblie que le jugeme[nt]
« et la volonté. Il éprouve de temps en temps le scotôme scintillant. Vous le voyez s'avancer avec
« démarche titubante ; ses mains tremblent, sa langue tremble aussi ; sa parole est à peu
« près inintelligible ; sa physionomie est caractéristique : le regard éteint, les paupières
« tombantes, etc. Sa pupille droite est plus dilatée que la gauche ; elle n'agit que faiblement pa[r]
« l'excitation lumineuse, mais par la convergence. »

C'est le signe d'Argyll Robertson que vous savez être l'un des caractères de l'ataxie locomo[-]
trice et en même temps de la paralysie générale.

La malade qui est devant nous a aussi le signe d'Argyll Robertson.

Quelque temps après que j'eus observé le cas dont je viens de vous lire la description, M[r]
Parinaud en faisait connaître un autre du même genre.[1]

Il est très important que nous ayons dès le début de la paralysie générale progressive la
notion de l'existence de la migraine ophthalmique venant là à titre de comparse. Tandis que l[a]
migraine ophthalmique isolée est généralement bénigne, il ne faut pas jouer avec celle-là,
c'est la migraine ophthalmique accompagnée, dans laquelle il y a des exemples de malades tomb[ant]
dans des états permanents d'hémiopie et d'aphasie ; ils n'en sortent plus. La maladie, de dynami[que]
a fini par devenir organique, les vaisseaux qui autrefois se contractaient et se dilataient, att[eints]
d'artérite s'oblitèrent ; les petites artères deviennent ischiémiques et les territoires qu'elles
irriguent sont pris de ramollissement. Dans ces cas où vous voyez le syndrôme de la migraine
ophthalmique se manifester dans les affections cerebro-spinales, vous pourriez croire que vous
avez affaire à la migraine ophthalmique simple.

J'ajouterai que l'an passé nous avons eu un cas très intéressant. C'est celui de ce malade
qui nous a donné le dessin de son scotôme scintillant que je viens de faire passer tout-à-
l'heure sous vos yeux, cas consistant dans l'association du syndrôme de la migraine oph[-]
thalmique avec une affection toute particulière. Cette fois ce n'est plus de la paralysie

[1] Archives de la Neurologie, t. V, p. 57

générale qu'il s'agit.

Il s'agit d'un jeune homme de vingt ans qui était, je crois, coloriste. Il avait une migraine ophthalmique dans laquelle la douleur était extrême à un moment donné. Le premier phénomène qui se produisait, c'était celui du scotôme scintillant ; alors il disait : je vais avoir ma douleur. Je parle savamment du scotôme scintillant, je l'ai ressenti, je vous l'ai déjà dit. Heureusement, chez moi, au bout de 25 à 30 minutes, tout est fini ; — mais enfin notre malade disait : cela va me prendre, je vais avoir mon fourmillement dans la main, mon embarras de la parole. Au moment où il ressentait la douleur, il était pris de mouvements qui faisaient croire à une épilepsie partielle, mais il n'avait pas que l'épilepsie partielle. En l'examinant, nous avons reconnu en lui les phénomènes symptomatiques de l'hystérie. Il avait une hémianesthésie du côté droit, un rétrécissement du champ visuel. Au bout de quelque temps cela a guéri, et il a fallu se demander si cette migraine ophthalmique n'était pas tout simplement un effet de l'hystérie. C'est l'interprétation que je donnais à ce cas. Ainsi vous voyez s'associer l'hystérie et la migraine ophthalmique et vivant librement l'une à côté de l'autre.

Mais vous pouvez rencontrer une migraine ophthalmique dans des combinaisons d'une autre espèce. Je n'en citerai qu'une. C'est un cas fort intéressant qui m'a été montré par un de mes collègues, peut-être moins habitué que moi au débrouillement du chaos nerveux, chez une dame dont le nom est bien connu ; c'est celui de l'un des professeurs les plus éminents qu'ait compté l'école française.

Ce professeur était de ceux qui ne croient pas à l'hystérie ; pour qui, dans l'hystérie, tout est simulation : Malheureusement sa fille lui a donné un démenti. De plus, la fille de cette dernière présente un cas bien intéressant ; cette dame a des accès de migraine ophthalmique très longs accompagnés d'embarras de la parole. Elle a de plus des douleurs dans les jambes, douleurs ayant la soudaineté de l'éclair.

D'abord, il faut connaître la migraine ophthalmique et tout le monde ne la connaît pas. Nous la connaissons ici parce que je vous en parle souvent, convaincu que je suis de son importance au point de vue pratique. Un jour viendra où elle sera de connaissance vulgaire, mais elle n'est pas encore en voie de le devenir.

Cette dame était donc sujette à ces accès de douleurs qui se produisaient dans ses jambes sous forme d'éclairs de même que la migraine se manifeste sous forme d'accès. Mon collègue était tenté d'en faire une espèce nouvelle de névrose. Alors je cherchai à lui démontrer par l'analyse qu'on en pouvait diviser les éléments. Je lui dis : Nous avons là une hérédité nerveuse et une hérédité arthritique. Je consultai la malade qui est très intelligente et qui a probablement le sens médical très développé puisqu'elle est née dans le professorat. Et cette dame me fit en effet une description très exacte sur un petit morceau de papier de la fameuse fortification à la Vauban ; elle avait en outre de l'engourdissement de la main, de l'aphasie transitoire. Je dis : nous connaissons cela, c'est le scotôme scintillant, c'est le syndrôme de la migraine ophthalmique. Il s'agit de savoir si c'est la migraine ophthalmique vivant comme espèce morbide d'une façon indépendante ou la migraine ophthalmique dépendant d'une autre affection. mais les douleurs qu'elle ressent ressemblent singulièrement à celles de l'ataxie locomotrice progressive.

Mon collègue me fit observer que cette dame était jeune encore. Je lui répondis que ce n'était pas une raison, qu'il n'y en avait pas moins là les symptômes de l'ataxie : l'absence de réflexes, un peu d'incertitude dans la marche lorsqu'on lui fermait les yeux et qu'elle marchait dans l'obscurité, enfin le signe d'Argyll Robertson. La chose pour moi était simple : il y avait d'un côté la migraine ophthalmique, représentant l'arthritisme de la famille, de l'autre l'ataxie locomotrice qui en représentait la névropathie.

La migraine ophthalmique pourra se modifier sous l'influence du bromure de potassium, reste l'ataxie locomotrice progressive dont le traitement est bien plus difficile.

Vous rencontrerez aussi la migraine ophthalmique avec la goutte et cela ne saurait vous étonner parce que ce sont des malades de la même famille arthritique.

Voilà ce que j'avais à vous dire à propos de la malade qui est devant vous. Je me suis laissé entraîner un peu loin mais si je m'étais borné à vous dire qu'elle avait des symptômes de migraine ophthalmique et de paralysie générale, cela ne vous aurait pas appris grand chose. Vous avez maintenant la notion de cette combinaison d'affections dans toute sa valeur, tandis qu'en me bornant à vous exposer le cas qu'elle présente, il m'eût été difficile d'en faire ressortir tout l'intérêt.

2ᵉ Malade (Homme de 42 ans).

M. Charcot : Quel âge avez-vous ?

Le malade : Je suis dans ma 42ᵉ année.

M. Charcot : Où demeurez vous ?

Le malade : Faubourg St Martin.

M. Charcot : Que ressentez-vous ?

Le malade (parlant difficilement) : Je tousse, cette nuit j'ai manqué d'étouffer, je ne pouvais pas respirer.

M. Charcot : Cela vous arrive souvent ?

Le malade : Oui.

M. Charcot : Est-ce que vous avez des douleurs dans la jambe ?

Le malade : Oui, Monsieur.

M. Charcot : Vous arrachent-elles des exclamations ?

Le malade : Oui.

M. Charcot : Vos genoux fléchissent-ils sous vous ?

Nous allons voir ses réflexes.

On m'a dit qu'il était atteint de paralysie générale. Cette manière de parler le ferait croire, mais il me dit : cette nuit j'étouffais, cela n'appartient pas à cette maladie. J'ai demandé à sa femme si depuis longtemps il avait de la difficulté à respirer, elle m'a répondu que non, les étouffements dont il parle pourraient donc être des spasmes du larynx. Pourquoi est-ce que je regarde ses réflexes ? parce que ces étouffements ressemblent aux crises laryngées de l'ataxie locomotrice.

D'autre part, l'ataxie tabétique et la paralysie générale sont proches parentes. Il arrive quelquefois que la combinaison s'en fait sur le même individu. Il peut arriver qu'un individu soit tabétique en même temps que paralytique général. On pourrait même diviser les paralytiques généraux en deux catégories, ceux qui sont tabétiques et ceux qui ne le sont pas ; car la paralysie générale peut commencer ainsi. Chez un homme qui a des douleurs fulgurantes et le signe de Robertson, il n'est pas rare de voir se développer les symptômes de la paralysie générale. Mais je vois qu'il a les réflexes conservés.

M. Charcot : Vous ne travaillez plus ?

Le malade : Non, Monsieur.

M. Charcot : Il n'a pas eu d'attaques ?

La femme du malade : Si, Monsieur. Il a eu la première il y a Samedi 1 mois, et il a été paralysé du bras.

M. Charcot : Paralysé ou engourdi ? Cela lui causait un engourdissement dans le côté gauche.

(S'adressant au malade) : Levez votre bras, marchez.

(A la femme du malade) : Combien y a-t-il de temps qu'il est malade ?

La femme du malade : 3 mois.

M. Charcot : Qu'a-t-il eu la première fois ?

La femme du malade : Cela l'a pris par la langue.

M. Charcot : Ce jour-là il a eu un engourdissement de la main, du bras, du côté gauche puis de la langue ?

La femme du malade : Il lui est devenu impossible de parler.

M. Charcot (au malade) : Vous rappelez-vous avoir eu un engourdissement dans la main qui est monté jusqu'à la bouche.

Le malade : La bouche s'est déplacée, elle était là (le malade montre sa joue).

M. Charcot : C'est un phénomène de paralysie. A-t-il les pupilles inégales ?

L'interne : Oui.

3e Malade (Homme de 30 ans).

M. Charcot : Quel âge avez-vous ?

Le malade : 30 ans.

M. Charcot : Que faites-vous ?

Le malade : Je suis tailleur.

M. Charcot : Êtes-vous marié ?

Le malade : Ma femme est morte.

M. Charcot : Et de quand date votre maladie ?

Le malade : Il y a 13 mois que je suis comme cela.

M. Charcot : Et avant ?

Le malade : J'avais eu des douleurs.

M. Charcot : Quel genre de douleurs ?

Le malade : Des douleurs rapides.

M. Charcot : Donnez-nous une description de ces douleurs rapides.

Le malade : Cela passait tout le long des jambes et me durait au moins 24 heures. Ma peau devenait très sensible. Quand j'appuyais sur ma jambe, cela ne me faisait pas mal, cela me faisait même du bien, et je me servais de ce moyen pour arrêter un peu la douleur. Cependant la peau était très sensible.

M. Charcot : Dans ce temps-là, vous marchiez encore, vous travailliez ?

Le malade : Oui.

M. Charcot : Est-ce que, auparavant, vous n'avez pas eu dans les yeux quelque chose d'extraordinaire, vous n'avez pas vu double, vous n'avez pas eu la paupière tombante ?

Le malade : Non, Monsieur.

M. Charcot : Vous avez, dites-vous, 30 ans et vous êtes malade depuis un an. Racontez moi comment s'est produite cette espèce de paralysie.

Le malade : J'ai commencé à avoir les jambes lourdes, je ne pouvais pas les détacher de terre, c'était comme si on m'avait attaché des poids aux pieds ; cette sensation a gagné de plus en plus le haut de la jambe et les articulations.

M. Charcot : Combien y a-t-il de temps qu'il vous est devenu impossible de marcher ?

Le malade : Il y a trois mois.

M. Charcot : Pour pisser, éprouvez-vous des difficultés ?

Le malade : Oui, je pisse difficilement.

M. Charcot : Depuis longtemps ?

Le malade : Depuis le commencement de ma maladie.

M. Charcot : Dans le temps même où vous n'aviez que des douleurs.

Remarquez avec quelle rapidité s'est développée cette période paraplégique.

Qu'est-ce que cela veut dire : paraplégique ? Qu'il ne peut mouvoir ses membres, qu'il a des troubles musculaires, car s'il n'avait que des troubles articulaires, on ne l'appellerait pas paraplégique. Le système nerveux et le système musculaire sont attaqués en même temps, mais au fond il s'agit du système nerveux, avec cette particularité intéressante de la rapidité avec laquelle s'est développée la maladie, puisqu'au bout de quelques mois seulement il s'est produit un état morbide qui généralement demande, pour prendre complètement possession de l'organisme, de nombreuses années. On peut avoir des douleurs fulgurantes pendant 10, 12, 14 ou 16 ans, les troubles moteurs peuvent durer 3, 4, 5, 6 et 10 ans et la paraplégie pour se développer d'une façon générale demande le plus souvent 10, 12 et 14 ans.

Ici, au contraire, vous avez les douleurs fulgurantes qui durent quelques mois à peine ; aux douleurs fulgurantes succède une période intermédiaire d'ataxie qui n'a qu'une durée de trois mois et nous voilà dans la dernière période.

Il se rencontre des cas de ce genre et il s'agit de savoir si les pronostics sont aussi graves qu'on pourrait le craindre. Eh bien, quand les choses prennent cette allure rapide, il y a en général une période de réparation.

Le plus beau cas de ce genre que j'aie rencontré, c'est celui d'un militaire que j'ai été voir à la sollicitation d'un médecin qui n'avait pas compris du tout de quoi il s'agissait, et ma foi, c'était peut-être difficile. Il s'agissait d'un homme qui marchait très bien, très vigoureux et qui, en revenant de se promener au Palais-Royal, avait tout-à-coup senti ses jambes se dérober sous lui. Lorsque je le vis, quelques jours après, il lui était impossible de les mouvoir, elles étaient flasques ; il avait été atteint d'une sorte de paraplégie subite. Au premier abord, je n'y ai rien compris. Jamais je n'avais vu chose pareille. Je l'examinai, je trouvai que les réflexes rotuliens étaient complètement absents, je dis : c'est un ataxique, mais comment se fait-il que son cas sorte aussi singulièrement des conditions ordinaires de cette affection et je lui demandai : avez-vous des douleurs dans les jambes ? Il me répondit : il y a 10 ans que j'ai de petites douleurs dans les jambes de temps à autre, mais qui ne m'ont jamais empêché de marcher ; j'ai en outre de petites douleurs du côté de la vessie.

Il est clair que mon militaire était un ataxique chez lequel la période des douleurs fulgurantes avait tout-à-coup cédé la place à la période paraplégique où les membres sont incapables de toute espèce de mouvements. Naturellement, je ne portai pas de pronostic, ce jour-là, parce que je n'en savais pas assez pour le faire en pleine connaissance de cause, et que je ne pouvais dire alors ce que je vais vous dire à propos de notre malade d'aujourd'hui, dont le cas ressemble un peu à celui de mon militaire.

En raison même de la rapidité avec laquelle la maladie s'est développée, mon pronostic d'aujourd'hui c'est la probabilité d'une restauration, je ne dis pas d'un rétablissement complet de l'état normal. Vous comprenez que quand on est entré dans l'ataxie on n'en sort jamais tout-à-fait, mais il y a une grande différence entre marcher sans canne, marcher avec une canne et être condamné à rester au lit.

Mon militaire au bout de 3 ou 4 mois a commencé à pouvoir remuer ses membres, il a peut-être continué à avoir des douleurs fulgurantes et des troubles vésicaux, mais il a retrouvé la faculté de la marche.

Quand vous rencontrez de ces paraplégies qui semblent vouloir s'installer de manière à constituer la dernière période de la maladie, vous vous trouvez le plus souvent en face d'une apparence et vous pouvez pronostiquer d'une façon presque certaine qu'il y aura un retour.

J'ai vu cela récemment encore en Espagne, chez un avocat qui demeure à St Sébastien. C'est toujours la même histoire : douleurs fulgurantes et tout à coup un beau jour, plus de jambes. J'ai fait mon diagnostic et mon pronostic en me fondant sur l'expérience acquise ; en effet ce malade commence à marcher.

Malheureusement, on ne peut espérer, dans les cas de ce genre, voir se rétablir une marche tout-à-fait normale.

(S'adressant au malade) : Qu'est-ce que vous pouvez faire de vos jambes ?

Le malade : Pas grand'chose.

Mr Charcot : Quand vous êtes couché, est-ce que vous savez où elles sont dans votre lit ?

Le malade : Non.

M. Charcot : Est-ce que vous les sentez ?

Le malade : Pas beaucoup.

Mr Charcot : Et vos mains ?

Le malade : Elles sont aussi un peu prises.

M. Charcot : Est-ce que vous avez encore des douleurs ?

Le malade : Oui, mais rarement.

M. Charcot : Avez-vous comme un corset ?

Le malade : J'ai toujours souffert dans les reins.

M. Charcot : Vous êtes tailleur, où demeurez-vous ?

Le malade : Rue Boissy d'Anglas. Je suis chez mon beau-frère.

M. Charcot : Votre logement est-il humide ?

Le malade : Nous demeurons au cinquième. C'est toujours un peu humide.

M. Charcot (s'adressant au chef de clinique) : Avez-vous examiné ses pupilles !

Le chef de clinique : Elles sont inégales.

M. Charcot (au malade) : Avez-vous bien connu votre famille ?

Le malade : Oui, Monsieur, je connais bien ma famille.

M. Charcot : De quel pays êtes-vous ?

Le malade : Je suis Polonais, originaire de Galicie.

M. Charcot : Est-ce que vous n'avez pas entendu parler de personnes de votre famille ayant eu des maladies nerveuses ?

Le malade : Non, Je ne sais pas de quoi mon père est mort. Il avait une maladie de la jambe on la lui a coupée.

M. Charcot : Vous ne vous rappelez pas qu'il y ait eu parmi vos parents des gens ayant eu des idées noires, dont la tête fut un peu dérangée.

Le malade : J'ai une tante qui est devenue folle.

M. Charcot : Voici pourquoi je lui demande cela, c'est que toutes les fois qu'on a affaire à des ataxiques précoces, ma pensée est que l'ataxie a un caractère héréditaire. C'est une idée qui s'appuie chez moi sur l'étude d'un grand nombre de cas et sur une espèce de logique qui veut que les choses se passent toujours de même. Quand on rencontre des exceptions, il faut chercher à les expliquer.

Chez tous les ataxiques, il y a suivant moi quelque chose d'héréditaire, mais cela est surtout vrai des ataxiques précoces. Le malade qui est devant nous a 30 ans, mais vous vous rappelez que je vous ai montré autrefois des ataxiques de 20 ans et que chez ceux-là tous les antécédents héréditaires étaient faciles à constater. C'est dans ces cas-là qu'il est le plus aisé de les mettre en relief, il semble que la concentration du mal étant plus grande, l'hérédité soit plus proche, tandis que chez les ataxiques tardifs, on rencontre beaucoup plus de difficultés pour constater le caractère héréditaire.

(S'adressant au malade.) : Où sont vos parents ?

Le malade : Ils sont morts. J'ai encore deux frères et une sœur.

Mr Charcot : Ils ne sont pas malades, ils n'ont pas d'attaques de nerfs ?

Le malade : Je n'en sais rien.

Mr Charcot : Nous ne pouvons rien savoir de sa famille si ce n'est qu'une de ses tan est devenue folle.

Avant de tomber malade, vous n'étiez pas malheureux ?

Le malade : Je n'étais pas malheureux quand je travaillais.

Mr Charcot : Vous gagniez votre vie ?

Le malade : A peu près.

Mr Charcot : Vous avez éprouvé un grand chagrin quand votre femme est morte !

Le malade : Oui, Monsieur.

Mr Charcot : Un homme est ataxique en puissance ; mais s'il ne lui arrive rien d'ex traordinaire, s'il n'éprouve pas de grand chagrin ; s'il ne se surmène pas, il restera ataxique en pui sance et de cela nous ne nous apercevons même pas : mais si, par malheur cette homme est condam à se surmener, s'il éprouve un ébranlement moral, physique comme celui qui résulte quelquefois d la mort d'une femme aimée, alors la révélation se fait et voilà la cause occasionnelle. La cause ori ginelle, c'est le protoplasme nerveux, modifié d'une certaine façon avec lequel vous naissez. La cau occasionnelle ne fait que jouer le rôle d'agent provocateur mais ce n'est pas elle qui a créé l'ataxie locomotrice ; elle aurait pu, si le malade avait eu en puissance une autre maladie héréditaire, en provoquer tout aussi bien l'apparition.

Un accident de chemin de fer a lieu. Dans le même wagon se trouvent deux individu l'un qui est prédisposé à la goutte, subit un ébranlement et il est pris d'un accès de goutte, l'autre qui est prédisposé a l'ataxie ressent des douleurs fulgurantes dans les jambes. La cause occasionnelle produit de résultats différents selon qu'il y a prédisposition différente chez les sujets.

Eh bien ! nous allons essayer de mettre ce brave homme sur ses pieds. Je crois qu'on pourra le tirer de la situation où il est.

Essayez donc de marcher un peu.

(Le malade essaie de marcher appuyé sur deux personnes.)

Il a tout à fait la démarche tabétique. Mais lorsqu'il est assis, il résiste encore très bien ; ce n'est pas la force qui lui manque.

Je vous parlais tout à l'heure de ce militaire atteint tout à coup d'impuissance motrice après me période de douleurs fulgurantes qui avait duré plusieurs années. Je pourrais vous citer encore le cas suivant dont on m'a entretenu : il s'agit d'un malade atteint de douleurs atroces qui se sont succédées pendant une huitaine de jours sans aucune espèce de répit ; à la fin de ces huit jours est survenue une paralysie complète des membres inférieurs et de la vessie. Le malade a cessé d'être complètement paralytique au bout de deux mois. Mais enfin voyez ce début bizarre : cet homme est pris de douleurs fulgurantes en quelque sorte concentrées pendant 8 ou 10 jours ; à ces douleurs succède une impossibilité de mouvoir ses jambes ; l'ataxie survient du premier coup, puis au bout de deux mois les choses s'amendent et on remet le malade sur ses jambes.

4ᵉ Malade (Homme de 38 ans.)

M. Charcot : Qu'est-ce que vous faites ?

Le malade : Je suis courtier en vins.

M. Charcot : Depuis quand êtes-vous malade ?

Le malade : Depuis 7 mois.

M. Charcot : Qu'éprouvez-vous, des douleurs dans les membres, dans les muscles ?

Le malade : Il y a 7 mois que cela m'a pris sérieusement. Mais il y a un an et demi que je me sentais fatigué. Pour uriner j'avais des douleurs. Et puis j'en ai ressenti dans le dos. Je suis allé voir un médecin qui m'a donné de l'iodure de potassium, cela m'a apaisé un peu, mais aujourd'hui je ne puis plus marcher, cela me tient dans les reins.

M. Charcot : Avez-vous commencé à être atteint par la vessie ?

Le malade : Oui.

M. Charcot : Il n'y a pas un des symptômes de la série tabétique qui ne puisse se présenter à l'état d'isolement dès le début de la maladie. Ici c'est par la vessie que cela a commencé, après la vessie sont venus les yeux.

Le malade : Mes yeux ne sont pas tout à fait guéris, je vois de face, mais je vois double.

M. Charcot : Avez-vous des douleurs dans les jambes ?

Le malade : Cela m'a pris par les articulations, mais je n'ai pas de douleurs continues, ce sont des secousses comme des secousses électriques.

M. Charcot : Vous êtes courtier en vins. Est-ce que vous buviez ?

Le malade : Non, Monsieur, du tout.

M. Charcot : Je vous demande cela en passant ; le devoir du médecin oblige à un peu d'indiscrétion.

Le malade : On me l'a déjà demandé.

M. Charcot : C'est une question inutile d'ailleurs car dans la paralysie alcoolique on ne trouve pas de phénomènes visceaux. Du reste, la paralysie alcoolique est un cas plus rare chez les hommes que chez les femmes – Quel âge avez-vous?

Le malade : 38 ans.

M. Charcot : Avez-vous eu la vérole? .

Le malade : Oui, il y a 20 ans, j'ai eu des plaques muqueuses.

M. Charcot : Connaissez-vous votre famille? Le malade : Oui.

M. Charcot : D'où êtes-vous? Le malade : De la Suisse.

M. Charcot : Votre père est mort. De quoi est-il mort? Le malade : Il est mort en Amérique.

M. Charcot : Vous ne savez pas de quoi?

Le malade : Il est mort pendant la guerre de la sécession. Il a été tué.

M. Charcot : Avait-il des frères et des sœurs? Le malade : Oui, Monsieur.

M. Charcot : Que sont ils devenus?

Le malade : Il a eu un frère qui est mort. Son unique sœur a 66 ans et se porte très bien, elle a des douleurs, mais très peu caractérisées.

M. Charcot : Avez-vous d'autres parents du côté paternel, des cousins germains? Le malade : Oui, Mons

M. Charcot : Il n'y en a pas qui aient des idées tristes? Le malade : Non .

M. Charcot : Avez-vous votre mère? Le malade : Elle est morte de mort subite sans avoir été malade. Cela l'a prise le soir, le lendemain matin elle était morte .

M. Charcot : A-t-elle eu des frères, des sœurs? Le malade : Oui ils se portent très bien.

M. Charcot : On peut se porter très bien et avoir des idées tristes, bizarres, avoir la tête dérangée un inst
Le malade : Non Monsieur, ils sont tous parfaitement sains d'esprit.

M. Charcot : Avez-vous des frères, des sœurs? Le malade : J'ai une sœur qui est mariée.

M. Charcot : Il a eu la syphilis. Vous savez ce que j'en pense et que je la considère comme une cause occasionnelle. En tous cas, je ne lui ferai pas l'honneur de la prendre en considération dans le traitement parce qu'il me paraît bien démontré thérapeutiquement que l'intervention anti syphilitique n'est pas utile, pe efficace, du moins.. Avez-vous remarqué que vous vous laissiez quelquefois tomber? Le malade : Oui Monsieu

M. Charcot : Sans douleur? Le malade : Oui, les jambes s'en vont tout d'un coup.

M. Charcot : Il a une absence complète de réflexes. Mais vous savez qu'il ne faut pas s'attacher à cela autrement d'importance. On n'est pas condamné à l'ataxie pour n'avoir pas de réflexes; nous connaissons des ataxiques qui ont des réflexes exagérés. Marchez un peu. Donnez-moi la main. Écartez les jambes, Fermez les yeux. Avez-vous des engourdissements dans la main?

Le malade : Oui, Monsieur.

L'heure étant trop avancée aujourd'hui nous ferons revenir le malade pour l'étudier plus complètement

Policlinique du Mardi 17 Janvier 1888.

Objet de la Leçon:

1° et 2° Paralysies hystéro traumatiques;
3° Hystérie à grandes attaques;
4° De la maladie des tics (Diagnostic avec la chorée rhythmée);
5° Paralysie faciale.

Une femme est venue me consulter; je ne l'ai vue qu'un instant, elle a eu un singulier accident dont l'interprétation ne sera pas difficile aujourd'hui, mais qui serait à peu près incompréhensible si nous n'étions pas initiés.

Il y a environ un an, elle a donné une claque à son garçon âgé de 7 ans. Ce n'est pas une chose rare dans un certain monde, mais ce qui est plus rare, c'est qu'il en est résulté pour elle une paralysie de la main d'un caractère spécial, paralysie moins accentuée aujourd'hui qu'autrefois, mais qu'on peut encore reconnaître et qui, je le répète date d'un an. Il s'agit d'une claque donnée d'un revers de main. Il y a deux espèces de gifles au moins. D'abord il y a le soufflet donné avec la paume de la main, en se plaçant en face de la joue qu'on veut atteindre, cela s'appelle en termes vulgaires la giroflée à 5 branches, la seconde espèce, c'est le soufflet donné avec le revers de la main.

Vous direz peut-être: Quel diable de soufflet cette femme a-t-elle pu donner à son enfant pour qu'il en soit résulté pour elle une paralysie de la main qui persiste depuis un an. L'enfant est donc tombé par terre, ce soufflet était donc énorme. Pas du tout, il paraît que le coup n'était pas très-violent. Le gamin n'a pas crié plus qu'on ne crie pour un soufflet bien appliqué, et le mari qui était présent s'est trouvé fort étonné d'en voir le résultat non sur l'enfant, mais sur la mère. C'est elle qui a le plus souffert. Presque immédiatement elle a ressenti quelque chose de spécial dans la main, et une difficulté du mouvement d'extension.

Voilà une aventure en apparence bien insignifiante et qui cependant pour un médecin attentif doit donner lieu à toutes sortes de considérations.

Charcot. J.

On vient vous consulter pour une paralysie de la main. Ce n'est pas la première fois que l'on voit se produire des accidents du même genre à la suite de traumatismes absolument légers, et tout à l'heure je vous en citerai quelques exemples.

Voilà donc un accident traumatique léger et ne présentant en réalité aucun caractère de gravité et qui n'en est pas moins à prendre en considération, puisqu'il en résulte une gêne fonctionnelle du mouvement. Comment les choses se sont-elles passées ?

Je dis que cette paralysie affecte surtout le mouvement du côté de l'extension.

(à la malade) Redressez votre main.

Comme vous le voyez elle redresse la main, mais si vous tâchez de la fléchir, elle n'offre de ce côté aucune espèce de résistance, vous pouvez facilement le voir. Du côté de la flexion il y a au contraire une certaine résistance. Cela a été beaucoup plus complet, il n'en reste plus qu'un vestige.

Mais remarquez qu'il y a un an que l'accident s'est produit. En ce qui concerne la sensibilité, les caractères sont très accentués.

Si on considère la sensibilité cutanée et ensuite le mode de distribution de la sensibilité, quand ce sont les nerfs qui sont affectés, vous avez l'anesthésie en plaques, répondant au mode de distribution de ces nerfs.

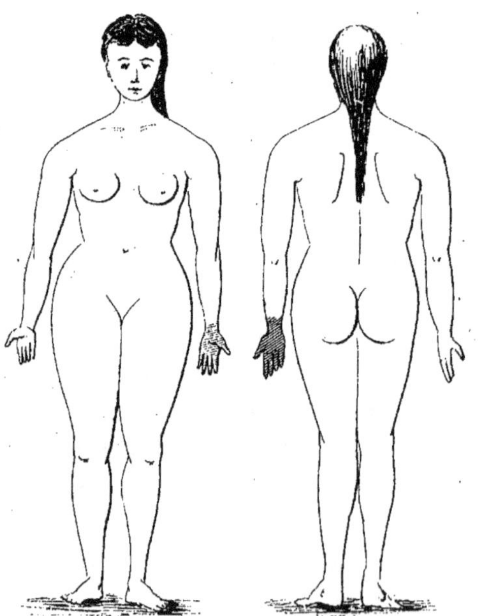

Il y a quelques jours, à l'occasion d'un malade atteint d'une lésion du sciatique poplité externe, je vous ai montré une de ces plaques d'anesthésie.

Le nerf radial, le cubital ont aussi leur distribution cutanée. Par conséquent si ces nerfs étaient affectés, vous auriez des distributions de ce genre ; mais ce n'est pas du tout de cela qu'il s'agit, c'est d'une anesthésie qui est terminée par une ligne d'amputation. Elle forme une espèce de manchon. Il y a eu en même temps anesthésie de la sensibilité profonde, et perte plus ou moins complète du sens musculaire, de telle sorte que lorsqu'on lui remue les doigts, elle ne sait pas trop quel est le doigt qui est touché.

Ceux qui sont au courant des études nouvelles sur les affections de ce genre ont deviné ce que c'est. Il n'y a que deux questions qui puisse se présenter : Quelle est la cause de cette anesthésie, de cette perte partielle du mouvement des doigts, car le dynamomètre montre entre les deux mains une différence considérable, même dans la partie qui est la moins affectée?

Est-ce une lésion cérébrale ? Ce n'est qu'une lésion corticale qui puisse donner des anesthésies de cette nature. Cela ne dépend ni d'une lésion spinale ni d'une lésion bulbaire ni d'une lésion des masses centrales, il faut aller jusqu'à l'écorce. C'est dans l'écorce qu'est le siège des paralysies de ce genre. Or il n'y a qu'une maladie qui produise ces accidents, c'est l'hystérie. Cette femme est une hystérique, de par le genre de distribution de l'anesthésie et le genre de pertes de mouvements qu'elle a été éprouvée. Il y a donc chez elle une lésion corticale, mais qui n'est pas une lésion organique. Ce n'est ni un ramollissement, ni une hémorragie ni aucune autre lésion matérielle grossière, produite à la suite de la giffle donnée par elle à son enfant, c'est une lésion dynamique. Nous avons déjà quelque idée de ce genre de traumatisme, et je suis convaincu que je pourrais les reproduire chez les personnes atteintes de grande hystérie, qui seraient en même temps de grandes hypnotiques.

Quand vous aurez hypnotisé une de ces malades, si vous lui donnez l'ordre de donner une giffle, elle la donnera et vous pourrez produire à volonté les phénomènes que nous constatons chez cette femme : la main placée dans la situation que vous voyez, l'extension difficile, une anesthésie cutanée plus ou moins complète avec une anesthésie profonde des doigts, par conséquent une reproduction fidèle de ce que la nature nous donne en dehors de l'hypnotisme. Cela est absolument établi et démontré, et je vous en donnerai le spectacle un de ces jours chez un sujet sur lequel l'expérience puisse être faite. Vous verrez cette paralysie artificielle résulter de la reproduction de l'action de la claque avec cette différence que le sujet sera placé dans son état spécial, qui ne sera pas celui d'une femme en colère.

Il s'agit de savoir s'il n'y a pas d'analogie entre les deux états. Les grandes hypnotiques sont des hystériques et je vais vous montrer que cette femme est hystérique au premier chef.

L'état mental de la femme hystérique en proie à la colère est-il semblable à l'état mental d'une femme grande hypnotique placée dans l'état somnambulique?

Eh bien oui! il y a une singulière analogie entre les deux états. Dans les deux cas il y a suggestion. Chez la femme hystérique en colère, les suggestions sont très faciles, non pas les suggestions qui viennent du dehors qui sont imposées par l'expérimentateur mais ce qui se produisent naturellement.

Il ne s'agit plus que de démontrer comment il peut se faire que la sensation particulière que produit l'action de donner un soufflet peut aboutir à une perte complète de la sensibilité et à une perte complète du mouvement, choses qui sont en somme la reproduction exagérée de la légère perte du mouvement éprouvée dans la main quand on heurte un corps dur.

Car il faut bien remarquer que quand vous donnez une gifle à même une gifle légère, vous sentez dans la main une espèce d'engourdissement et si vous prenez le dynamomètre vous verrez que si vous vous heurtez un peu trop fort, il en résulte une certaine anesthésie temporaire; les chirurgiens connaissent bien cela. M. Grenier a désigné ce phénomène du nom de choc local, et M. Billroth raconte que s'étant donné un coup, il avait ressenti ce choc local.

Vous avez une espèce d'engourdissement particulier et peut-être un peu d'anesthésie que vous pourriez peut-être constater en la recherchant. Cette femme vous dit qu'elle a eu d'abord une paralysie du mouvement et de la sensibilité; il est probable qu'a ressenti le choc local lorsqu'elle a donné son soufflet. Et je vous dirai que, par expérience nous savons très bien que pour une même action traumatique, le choc local est plus développé chez certaines personnes que chez d'autres. Par exemple, qu'un robuste auvergnat se donne un coup: la sensation qu'il éprouvera sera légère, mais prenez une femme nerveuse, la sensation sera plus forte, bien plus forte encore chez l'hystérique. Le choc local a donc dû être plus fort chez cette femme que chez n'importe qui.

Je vous ai dit que l'état mental d'une femme hystérique est un état mental très analogue à celui des hypnotisés.

Quel est l'état mental dans le somnambulisme ?

Une absence absolue de réaction, une idée qui pénètre dans l'intérieur du cerveau à la manière d'un parasite. Elle s'y loge sans le concours des autres idées; celles-ci sont absentes; tout dort. C'est la même chose dans le cas qui nous occupe. Il y a une idée qui vient du dehors, une impression, ce sont les phénomènes du choc. Voilà que ces phénomènes s'introduisent dans l'écorce cérébrale dans des conditions spéciales où tout dort excepté ce que vous réveillez, ce qui est réveillé, ce sont justement les idées relatives à l'absence du mouvement et au trouble de la sensibilité. Et non seulement cela se développe d'une façon intense, mais cela persiste. Ce sont les secousses qui persistent. Vous savez que, quelquefois, quand vous avez endormi un sujet et introduit une idée dans l'esprit, non seulement cette idée le domine dans le sommeil, mais elle persiste au réveil, parce qu'elle a été produite sans le concours des autres idées, elle s'impose comme une espèce de rêve.

D'après certains psychologues modernes, d'après Herbert Spencer, Bain, la pensée d'un fait, c'est déjà ce fait qui s'accomplit ; lorsque nous pensons au mouvement de l'extension de la main, nous esquissons déjà le mouvement de l'extension de la main, que si l'idée est très forte, nous l'exécutons.

Vous devez considérer aussi que l'idée d'absence de mouvement, d'impuissance se réalise également et c'est ainsi que les choses se passent relativement aux mouvements et aux idées. C'est l'idée qui se réalise, cela correspond évidemment à une modification de certaines régions corticales. C'est clair comme le jour, il n'y a pas une idée qui n'ait de substratum essentiel dans l'esprit. Que l'idée d'absence de mouvement vienne à être prédominante, il peut en résulter une paralysie.

Mon explication vous paraît peut-être difficile et tirée par les cheveux. Je comprends que l'intelligence en exige des études plus ou moins approfondies qui ne sont pas à la portée de tous. Il faut peut-être bien s'y faire un peu ; car en matière de maladies nerveuses, la psychologie est là, et ce que j'appelle la psychologie, c'est la physiologie rationnelle de l'écorce cérébrale.

Mais admettons que l'explication ne vous paraisse pas claire. Il y a un fait expérimental. Je vous ai dit que nous savions reproduire cette paralysie avec tous ses caractères.

Eh bien ! nous disons que cette femme est une hystérique. Peut-être faut-il en faire une démonstration plus complète. Ce n'est pas chose difficile. L'autre jour, en l'examinant, nous n'avons pas trouvé sur elle ce que nous appelons les stigmates. Ainsi il n'y a pas d'anesthésie, pas de perte de la sensibilité spéciale de la langue, pas de rétrécissement du champ visuel. Ni la sensibilité générale, ni la sensibilité spéciale ne sont atteintes. Mais enfin les stigmates ne sont pas absolument nécessaires. Et ici, nous en avons un symptôme prédominant à savoir celui qui a été déterminé par le traumatisme. Mais il y a autre chose, il y a de l'ovarie, des attaques fréquentes d'hystérie. Nous l'avons vu l'autre jour : sous l'influence de l'émotion, elle nous a donné le spectacle d'une de ces attaques avec sifflement de la gorge, battement dans les tempes, bourdonnement dans les oreilles. Maintenant, qu'a-t-elle encore ? Tout un passé et tout un héritage qui nous révèlent bien des choses.

Cette femme est native de Nîmes. Elle a 31 ans, elle a eu 3 enfants. C'est l'aîné qui a reçu la claque.

(S'adressant à la malade). Où sont les autres ?

La malade. Ils sont morts.

M. Charcot : Elle est violente dans son ménage. On prétend qu'on a dû éloigner son enfant parce qu'il recevait trop de gifles.

La malade : Ce n'est pas pour cela. C'est parce qu'il était constamment malade.

M. Charcot : En tous cas, il est un peu plus à l'abri de ce genre de traumatisme depuis qu'il est éloigné de la maison paternelle. Est-ce que vous l'avez avec vous maintenant ?

La malade : Oui, Monsieur.

M. Charcot : Elle est extrêmement vive, inflammable, et vous savez que les méridionaux de sa catégorie ne sont pas patients. De plus, il y a ses antécédents pathologiques ; il ne faut pas trop lui en vouloir. L'hérédité est intéressante, car elle nous ramène toujours au même principe ; elle nous prouve que l'hystérie ne vient pas seule, comme un champignon.

Voici les renseignements recueillis :

Père âgé de 64 ans : Douleurs articulaires et gravelle.

Mère : Morte d'une maladie du cœur, avait des douleurs articulaires.

Voilà pour l'arthritisme.

Voici maintenant le côté nerveux :

Le Grand-Père du côté maternel était épileptique.

Telle est son hérédité, comme vous pouvez en juger, elle a son importance. Maintenant dès son enfance, elle a manifesté les tendances spéciales qui sont aujourd'hui si fortement accusées. Réglée à 13 ans, elle a été bien portante jusqu'à l'âge de 18 ans, époque à laquelle elle a eu un premier accident. Elle demeurait aux environs de Nimes. Une machine agricole passait dans son village ; tout à coup, le mécanicien donne un coup de sifflet aigu auquel elle ne s'attendait pas, et la voilà qui tombe dans une attaque de sommeil, à la suite de laquelle elle en a éprouvé une série d'autres pendant une période de deux années. On la réveillait seulement pour manger. Vous savez que ces attaques sont tout simplement des attaques d'hystérie transformées. Ainsi : hérédité, attaques de sommeil, attaques d'hystérie proprement dites avec ovarie, voilà le passé, puis, un beau jour, à la suite d'une gifle donnée dans un accès de colère, une paralysie d'un genre spécial. C'est tout à fait caractéristique de l'hystérie ; rien d'embarrassant ; il ne s'agit plus que du traitement. Il faut qu'on la guérisse de ses attaques de nerfs et en même temps de ce qui reste de cette espèce de paralysie, et ce n'est pas tout à fait facile, d'autant plus qu'elle veut rester chez elle. Elle viendra suivre les séances d'électrisation statique. De plus, comme il y a presque toujours, combinées avec l'hystérie, l'anémie et la chlorose, elle prendra du fer et elle restera chez elle calme et tranquille.

C'est chose bien facile de conseiller à un malade de rester tranquille, mais vous savez jusqu'à quel point l'influence de l'isolement est importante dans des cas de ce genre ; si son mari, ses enfants n'étaient pas là, cela se pourrait peut-être. Il faudrait qu'il y ait des espèces d'instituts dans lesquels on pourrait isoler les hystériques. Malheureusement il n'en existe pas. Ce n'est même pas ici qu'on peut le faire. Ces malades sont, au contraire, les unes à côté des autres. Elles sont cependant peut-être mieux que chez elles, parce que le mari, les enfants ne sont pas là, qu'il n'y a plus le besoin de travailler, la préoccupation de la subsistance pour tous. C'est quelque chose, mais enfin nous ne pouvons pas leur donner l'isolement parfait. Il n'est possible que pour les malades riches. Il est vrai qu'il y a, à Paris, quatre grands établissements hydrothérapiques où nous pouvons le pratiquer sur une assez grande échelle ; aussi les hystériques y sont-ils nombreux.

« Pour bien traiter une jeune fille hystérique, il ne faut pas la laisser avec son père et sa mère ; il faut la placer dans une maison de santé, en ne la laissant en contact qu'avec une personne qui ait l'expérience de ce genre de traitement, et sous la direction d'un médecin qui exige qu'il se fasse régulièrement. C'est une espèce de séquestration volontaire. Alors ce qui était difficile devient facile, mais je ne conseillerai jamais à un médecin d'entreprendre de pareilles cures en laissant les hystériques chez elles.

A quoi sert le bromure de potassium ? A rien. L'aimant déplace la sensibilité, l'accident local, mais la diathèse qui est par derrière, vous ne la guérissez pas. Cet isolement nécessaire à la guérison lui manquera toujours en famille, d'autant plus que généralement la famille elle-même est hystérique et que deux hystéries qui se rencontrent ne font que s'accentuer.

Il arrive souvent, quand je prêche la nécessité de cette séparation d'une fille hystérique d'avec sa famille qu'on me fait cette objection qu'une jeune fille ne peut se séparer de sa mère ; alors je réponds que cela peut être vrai dans les romans, mais que dans la réalité les choses se passent autrement. Il est curieux, en effet, de voir comment les hystériques changent du jour au lendemain. Lorsqu'une jeune fille hystérique se sépare de sa mère, le spectacle est très émouvant, mais tout-à-coup, elle se résigne avec la plus grande facilité. Que de fois j'ai vu ce contraste : Aussi quand une mère vient me dire : Comment voulez vous que cette fille qui ne m'a jamais quittée se sépare de moi, je lui réponds : Je connais cette histoire. Savez-vous combien de temps les jeunes filles bien élevées pleurent leurs mères lorsqu'elles les quittent ? J'ai pris des notes. Il y en a qui ne les pleurent pas du tout – c'est comme cela : d'autres les pleurent une heure ; prenons la moyenne, si vous voulez, c'est une demi-heure, ce n'est pas beaucoup. Je ne puis pourtant pas faire une leçon de psychologie hystérique à toutes les mères qui viennent me présenter leurs enfants. Et ici je sais bien que je ne suis pas compris du tout, parce que je sais bien que la psychologie n'est pas encore entrée dans la voie physiologique. Jusqu'à présent, on s'est habitué à mettre la psychologie à part, on l'enseigne au collège, mais c'est une petite psychologie à l'eau de rose qui ne peut servir beaucoup. Savoir que nous avons des facultés diverses, ce n'est pas bien utile dans l'application. C'est une autre psychologie qu'il faut créer, une psychologie renforcée par les études pathologiques auxquelles nous nous livrons. Nous sommes en train de le faire avec le concours de psychologues qui, cette fois, veulent bien ne pas considérer uniquement ce qu'on appelle l'observation intérieure comme le faisaient leurs devanciers. Le psychologue d'autrefois se renfermait dans son cabinet; il se regardait en dedans, il était son propre sujet d'observations. C'était une méthode qui pouvait avoir du bon, mais qui était tout-à-fait insuffisante. Il faut, pour contrôler cette observation de l'homme par lui-même, une observation inverse, et dans cette observation inverse, la pathologie nerveuse joue un rôle considérable.

2ᵉ Malade (Homme de 29 ans)

À côté du cas qui vient de nous occuper, nous vous en présentons un autre analogue. Ce malade est une de nos anciennes connaissances. C'est le nommé Le Log.... [1]
Voulez-vous tirer la langue ?

(Le malade tire la langue qui se dévie d'un côté.)

Si je vous déclare que cet homme est hystérique, vous me direz : vous faites bien vite des hystériques. Rien n'est plus facile cependant que de vous en convaincre ; vous n'avez qu'à lire son histoire dans l'appendice de mon troisième volume. C'est un cas d'hystérie traumatique.

Un beau jour ce pauvre garçon qui promenait une voiture à bras chargée de légumes dans les rues de Paris a été renversé par une grosse voiture de blanchisseur. Il a perdu connaissance et ne s'est réveillé que le lendemain matin ; deux ou trois jours après, à l'hôpital où on l'avait conduit, commençait pour lui toute une série d'aventures que j'ai racontées en détail et qui présentent bien les caractères de l'hystérie. Il a eu une paralysie avec une zône d'anesthésie particulière. J'ai ajouté que cette paralysie était hystérique, que la

---

[1] Voy. Leç. sur les maladies nerveuses. t. III. Appendice, p. 141.

déviation de la langue et de la bouche dont il était affecté, n'était pas le résultat d'une lésion cérébrale qu'il avait, mais que tout cela était hystérique. Cependant pas d'attaque. Enfin un beau jour arriva l'attaque d'hystérie.

(au malade) : Ton blanchisseur a-t-il été en prison ?

Le malade : Je n'en sais rien.

M. Charcot : Oh ! tu es un adversaire bien commode. Tu devrais avoir au moins l'amour de la vengeance.

On dit qu'on suggère aux gens tout ce qu'on veut, j'aurais bien voulu lui suggérer de demander justice. Mais c'est un diable d'homme qui résiste à toutes les suggestions. Le fait est que tous ces petits miracles se passent en dehors de nous, nous ne pouvons pas les faire. Il s'était cependant suggéré quelque chose à lui-même quand il était dans notre service. Il rêvait constamment de son accident et il l'avait transformé d'une certaine façon. Les roues de la voiture du blanchisseur lui passaient sur le ventre (et le fait est que quand il nous est arrivé il avait sur le ventre comme des ecchymoses, mais nous savions fort bien que son ventre n'avait pas été atteint, heureusement pour lui car il aurait été absolument écrasé. Il voyait ensuite le cheval qui arrivait sur lui et lui mettait ses deux pieds sur la poitrine, et quand on le contrariait, qu'on lui disait que la voiture ne lui avait pas passé sur le corps, il se mettait dans des colères épouvantables. C'est sur les membres inférieurs que la voiture avait passé et il en était résulté une paralysie complète qui s'est terminée par une attaque d'hystérie. Actuellement, il tient à rentrer dans le service, nous allons l'admettre.

3ᵉ Malade (Femme de 22 ans)

M. Charcot s'adressant à la malade : Quel âge avez-vous ?

La malade : 22 ans

M. Charcot : Vous avez des attaques depuis quand ?

La malade : Depuis le 24 Décembre

M. Charcot : Y a-t-il eu une cause, au début ?

La mère de la malade : Nous n'en connaissons pas.

M. Charcot : Votre fille a-t-elle été contrariée ?

La mère : Non Monsieur, mais elle se contrarie facilement, elle s'énerve

M. Charcot : Quel est son état ?

La mère : Elle est blanchisseuse, elle repasse.

M. Charcot : Elle travaille beaucoup ?

La mère : Oui, Monsieur, elle veille jusqu'à une heure du matin.

M. Charcot : A-t-elle veillé dans ces derniers temps ? A-t-elle eu une besogne plus forte que d'habitude ?

La mère : Oui.

M. Charcot : Alors ses mains ont fonctionné de plus en plus ?

La mère : Oui, Monsieur.

M. Charcot : Si je pose ces questions, c'est parce que je suis, grâce à une petite note que j'ai entre les mains que la malade a deux plaques d'anesthésie tout à fait pareilles à celle que nous avons constatée sur la femme que vous venez de voir tout à l'heure, et c'est pourquoi je cherche s'il n'y a pas de lésion traumatique. Eh bien ! cette jeune fille repasse, les deux mains sont en action et il est très possible que cette action exagérée des mains sous une influence hystérique antérieure, soit la cause occasionnelle des accidents qui se sont produits. – Elle a commencé par avoir une attaque ? Quand cela ?

La mère : Le 24 Décembre.

M. Charcot : Elle a eu des attaques qui dénotent une nature hystérique et elle nous arrive avec les deux mains anesthésiées.

Comme vous le voyez, la direction générale de la limite de cette anesthésie est circulaire, c'est une disposition très originale, sans aucun rapport avec la disposition des nerfs. C'est pour ainsi dire l'expression de la localisation générale de la sensibilité ; c'est ainsi que cela doit être dans l'écorce, cela se classe par régions là où tous les nerfs sont confondus.

Maintenant, a-t-elle autre chose que cela ? C'est possible. Voyons donc un peu si le sens musculaire est conservé.

L'interne : Il est conservé.

M. Charcot : Ainsi la sensibilité cutanée est seule atteinte. Maintenant a-t-elle autre chose ? Il faudrait examiner si elle a conservé le goût, voir si elle a un rétrécissement du champ visuel, savoir si elle a eu des douleurs dans le ventre.

(S'adressant à la malade) : Qu'est-ce que vous ressentez ?

La malade : Des douleurs dans les bras, dans le dos, dans les jambes, comme de l'électricité ; cela me retourne les bras, les jambes.

M. Charcot : Qu'est-ce que vous ressentez dans les oreilles, dans les tempes ?

La malade : Rien du tout.

(S'adressant à la mère de la malade) : Quels sont les caractères de ses attaques ?

La mère : Elle commence par se jeter à terre, elle se roule, elle mord, elle déchire tout ce qui lui tombe sous la main ; elle crie : son regard devient fixe, puis elle vous suit et se jette sur vous.

M. Charcot : Il y a dans cette description deux choses que nous connaissons : le fait de déchirer et les attitudes passionnelles.

Il est facile de reconnaître que ce n'est pas là du tout une attaque d'épilepsie. Il y a une période dans laquelle elle se roule. C'est ce que nous appelons la période des grands mouvements, puis elle regarde, elle fixe : quoi ? Elle a des hallucinations probablement et alors, quelques attitudes qui sont en rapport avec l'hallucination. Il s'agit de savoir en quoi consiste cette hallucination.

La mère : Il y a des moments où elle rit, mais c'est d'un rire forcé.

M. Charcot : Parle-t-elle ?

Réponse : Elle parle d'une chose ou d'une autre ; elle appellera sa mère ou bien elle verra un homme avec une barbe.

M. Charcot : Un homme ?

Réponse : N'importe qui, un homme, une femme qui lui apparaissent.

M. Charcot : Cela n'est pas indifférent, mais glissons sur ce mystère. Elle ne prononce pas de nom ?

Réponse : Non, elle dit que l'individu qu'elle voit est laid, qu'il est affreux.

M. Charcot : La vision commence par être belle, puis elle devient affreuse.

Il n'en est pas moins vrai que pour le diagnostic la description est tout à fait caractéristique. Jamais les épileptiques ne se comportent ainsi, elles ne présentent pas non plus les attitudes passionnelles.

Dernièrement, je voyais en consultation une malade et de prime abord, à l'attitude du mari, je soupçonnai que le diagnostic donné par le médecin qui la soignait n'était pas exact. Il nous disait que c'était de l'épilepsie.

Mais le mari, pendant ce temps, disait : ma femme fait comme cela ; esquissant les fameuses attitudes passionnelles et je dis : cela n'est pas épileptique, c'est hystérique. Et en effet, nous avons fini par reconnaître que ses attaques, vraisemblablement, étaient de nature hystéroépileptique et que s'il y avait de l'épilepsie, c'est ce qu'il y avait de moins démontré.

Vous savez qu'il faut distinguer l'hystéro-épilepsie à crises mixtes et l'hystéro-épilepsie à crises séparées.

Ce que j'appelle l'hystéro-épilepsie à crises mixtes c'est l'hystérie d'un bout à l'autre ; l'épilepsie n'existe pas. Et si l'on joint au mot hystérie ce mot d'épilepsie qui a l'air de tout venir ébranler, c'est parce qu'habituellement, dans l'hystéro-épilepsie, la première phase est une attaque d'épilepsie d'une forme spéciale. La première chose que fait le sujet c'est de placer ses mains fermées et en pronation forcée, de renverser la tête en arrière ; l'écume lui vient à la bouche : voilà l'attaque d'épilepsie de l'hystérie, mais ce n'est pas de l'épilepsie à proprement parler ; le bromure de potassium n'y fait rien du tout.

Il est possible qu'elle n'ait eu que cette première phase. Elle tord ses membres, elle a l'apparence d'une épileptique.

(À la mère de la malade) : Votre fille se raidit-elle en renversant le corps en arrière ?

La mère de la malade : Oui, elle se raidit en commençant.

M. Charcot : En présence de ce phénomène de la première phase, vous pouvez être fort embarrassés dans le diagnostic de l'hystérie à crises mixtes et vous dire : Est-ce de l'épilepsie ou est-ce de l'hystérie ? Mais laissez venir la seconde phase, vous voyez la malade se relever, se déchirer ; elle n'est pas épileptique du tout. Puis vient la troisième phase. Oh alors ! il ne manque plus rien ; les attitudes passionnelles se produisent : vous êtes dans la série régulière, votre malade est tout simplement une hystéro-épileptique à crises mixtes, pour rester dans notre nomenclature. Mais il y a une autre catégorie, celle de l'hystéro-épilepsie à crises séparées. La malade, dans ce cas, a les deux maladies ; elle est en même temps épileptique et hystérique et ce sont les deux affections qu'il faudra traiter.

Vous voyez combien il est nécessaire de distinguer ; car l'hystéro-épilepsie à crises mixtes est une maladie curable, tandis que l'hystéro-épilepsie à crises séparées dans laquelle l'épilepsie est une maladie comitiale ; les guérisons, si elles se produisent, sont très rares. L'hystéro-épileptique conserve toute la puissance de ses facultés intellectuelles, tandis qu'il est très rare que l'épileptique ne tombe pas dans une prostration mentale au bout d'un certain temps. Ce sont choses tout à fait différentes.

Voilà ici une petite demoiselle qui est dans la catégorie des hystéro-épileptiques à crises mixtes, elle a des attaques fréquentes ; peut-être encore d'autres stigmates que ceux que nous avons vus.

L'interne : Elle a un pied anesthésié, mais ni le goût ni l'odorat ne sont modifiés.

M. Charcot : Est-elle bien réglée ?

La mère : Oui, Monsieur, mais elle souffre beaucoup au moment des règles.

M. Charcot : Faites-la moins travailler, et qu'elle vienne prendre des douches ici.

4ᵉ Malade (Garçon de 17 ans).

Il est accompagné d'un ami. Il s'agite convulsivement sur la chaise où il est placé.

M. Charcot : Quel âge as-tu ? - 17 ans - Que fais-tu ? - Cultivateur - Où demeures-tu ? - En Normandie -

(S'adressant à la personne qui accompagne le malade) : Vous n'êtes pas son père ? - Non, Monsieur -

M. Charcot : Depuis quand a-t-il cela ? Réponse : Depuis 2 ans. A 15 ans il a eu peur d'un chien et c'est à la suite de cette peur qu'il a commencé à avoir des attaques de ce genre.

M. Charcot : Savez-vous si elles ont été plus ou moins fortes qu'elles ne le sont maintenant ?

Réponse : Elles sont à peu près pareilles depuis deux ans.

M. Charcot : Il a commencé d'abord à faire aller les yeux ?

Le malade : Les épaules.

M. Charcot : Puis les yeux. Ce n'est que depuis quelque temps que tu as commencé à faire ce que tu fais là ?

Le malade : Depuis l'âge de 15 ans.

M. Charcot : Est-ce que tu prononces quelquefois des mots malgré toi ? - Non, Monsieur. Cries-tu quelquefois malgré toi ? - Non, Monsieur.

Il n'y a que deux affections auxquelles on puisse rapporter le cas de ce malade, et qu'on puisse mettre en présence dans le diagnostic à faire. L'une d'elles, c'est ce qu'on appelle la chorée rhythmée. C'est une affection hystérique, par conséquent guérissable ; plus facilement guérissable que l'autre.

La chorée rhythmée dont je vous ai déjà souvent parlé, n'est pas extrêmement rare, nous en avons des cas ici tous les ans ; elle diffère de la chorée vulgaire parceque dans la chorée vulgaire il n'y a pas de rhytme. Ce mot chorée est bien fait pour dire ce qu'il veut dire ici. Dans la chorée rhythmée, il y a plusieurs catégories, d'abord la chorée malléatoire ; celle dans laquelle le malade tape du poing, comme s'il faisait mouvoir un marteau, puis la chorée saltatoire dans laquelle le malade se met à exécuter devant vous une sorte de danse, ou bien c'est la tête qui remue par un mouvement cadencé et qui n'en finit plus. Ces accidents sont hystériques. L'autre maladie c'est la maladie des tics. C'est une autre affaire. Des tics, il s'en produit dans les épaules, dans la face, dans les jambes. Le tic, c'est une maladie qui n'est matérielle qu'en apparence, c'est par un côté une maladie psychique, parce qu'il y a des tics dans la pensée comme dans le corps, c'est pour ainsi dire une sorte de vésanie héréditaire q comporte actuellement toute la série des modifications psychiques qui se rapporte à maladie des tics. Maintenant, il s'agit de se décider.

Je crois que c'est au tic que nous avons affaire, seulement c'est un tic élevé à degré très particulier.

Levez-vous un peu, mon ami.

(Le malade est en proie à une agitation incessante des membres et de la tête.)

Il fait cela toute la journée, sans cesse et sans trêve, excepté quand il dort.

C'est un tiqueux. Voyez, il fait des efforts pour se contenir, il ne le peut pas.

Dormez-vous bien la nuit?

Le malade : Pas beaucoup et je ne peux m'endormir que très tard.

M. Charcot : A cause des secousses?

Le malade : Non, Monsieur, je n'ai pas de sommeil.

M. Charcot (s'adressant à la personne qui a accompagné le malade) Vous l'avez chez vous depuis quelque temps?

Réponse : Non, Monsieur, depuis hier seulement, c'est un médecin du pays l'a amené?

M. Charcot (au malade) : Tu es Normand, de quelle partie de la Normandi es-tu?

Le malade : Du côté de Granville.

M. Charcot. Je ne sais pas pourquoi les tiqueux sont presque toujours des bords de la mer. Nous en avons eu plusieurs qui venaient du Havre, de Rochefort.

(S'adressant à la personne qui accompagne le malade) : Est-ce que vous connaissez son père?

Réponse : Oui, Monsieur, il a été très longtemps en Amérique cultiver la terr

M. Charcot : Est-ce qu'il s'était marié là-bas?

Réponse : Non, il s'est marié à son retour.

M. Charcot : Est-ce que sa mère n'était pas un peu originale, un peu bizarre?

Réponse : Elle était très vive.

M. Charcot : Comment se fait-il qu'il soit allé en Amérique cultiver la t. rre.

Réponse : Pour gagner un peu d'argent.

M. Charcot : Est-ce qu'il était irascible?

Réponse : Je ne sais pas.

M. Charcot : Connaissez-vous la famille du père ?

Le malade : Mon père avait une sœur.

M. Charcot : Que faisait-elle ?

Le malade : Elle cultivait la terre.

M. Charcot : Ton père est-il bien portant ?

Le malade : Mon père est mort.

M. Charcot : A-t-il eu la tête dérangée ?

Le malade : Non, Monsieur.

M. Charcot : Et ta mère ?

Le malade : Elle s'est toujours bien portée.

M. Charcot : Elle n'a pas eu de maladie noire ?

Le malade : Non.

M. Charcot : Avait-elle des frères, des sœurs ?

Le malade : Non, Monsieur, elle était fille unique.

M. Charcot : As-tu connu son père ?

Le malade : Il est mort très jeune. Je n'étais pas au monde.

M. Charcot : De quoi est-il mort ?

Le malade : De la poitrine.

M. Charcot : Avait-il des frères, des sœurs ?

Le malade : Il avait une sœur atteinte de crises de nerfs.

M. Charcot : Elle tombait du haut mal ?

Le malade : Elle tombait sans connaissance.

M. Charcot : Est-ce qu'elle est morte ?

Le malade : Oui, d'une paralysie.

M. Charcot : A-t-elle eu la tête dérangée ?

Le malade : Non, Monsieur.

M. Charcot : Et du côté de ton père, y a-t-il eu des gens qui avaient la tête dérangée ?

Le malade : Une sœur de mon père est morte paralysée. Elle avait le moral attaqué.

M. Charcot : Ainsi, nous trouvons dans les antécédents une tante ayant eu le moral attaqué, une grand'tante ayant eu des attaques de nerfs. Était-ce de l'épilepsie ou de l'hystérie ? je n'en sais rien.

Le malade : Les attaques de nerfs étaient venues après la fièvre typhoïde.

M. Charcot : C'est possible. Cela, c'est l'étiologie de l'accident. La première chose qu'on fait toujours, c'est de se défendre de l'influence fatale de l'hérédité. Ainsi lui, est tombé malade parce qu'il a eu peur d'un chien, Et il est possible, en effet que la peur du chien ait ouvert le champ à la série des manifestations qui se sont ensuite succédées chez lui.

(Au malade) : Tu as été effrayé par un chien ?

Le malade : Oui, Monsieur.

M. Charcot : As-tu des frères, des sœurs ?

Le malade : J'ai une sœur vivante. J'ai eu un frère qui est mort.

M. Charcot : De quoi est-il mort ?

Le malade : D'une fièvre cérébrale.

M. Charcot : A quel âge ?

Le malade : A huit ans.

M. Charcot : Combien de temps ça a-t-il duré ?

Le malade : 17 jours.

M. Charcot : Et ta sœur, où est-elle ?

Le malade : Elle a 5 ans. Elle est chez nous.

M. Charcot : Elle n'est pas malade ?

Le malade : Non, Monsieur.

M. Charcot : Eh bien ! tu as commencé par avoir peur d'un chien ; es-tu sûr de cela ?

Le malade : J'en suis très sûr.

M. Charcot : Qu'est-ce qu'il t'a fait ?

Le malade : Il m'a coursé.

M. Charcot : Et après, qu'est-il arrivé ?

Le malade : Le soir et pendant toute la nuit j'ai été pris d'un tremblement qui m'a empêché de dormir.

M. Charcot : Et depuis ce temps as-tu bien dormi ?

Le malade : Tout en dormant, je criais, je me relevais. On m'appelait par mon nom et j'allais me recoucher.

M. Charcot : Il était somnambule. Combien de temps après l'accident as-tu commencé à descendre de ton lit ?

Le malade : Immédiatement après.

M. Charcot : Tu avais des cauchemars ?

Le malade : Quelquefois je rêvais que je tombais dans un trou. J'avais toutes espèces de rêves. C'était comme cela toutes les nuits.

M. Charcot : Cela s'est-il passé ?

Le malade : Non, cela ne s'est jamais passé.

M. Charcot : Est-ce que tu n'as jamais été à l'école ?

Le malade : Pardon.

M. Charcot : Tu n'avais pas d'attaques ?

Le malade : Sur la fin de mes études, les attaques ont commencé.

M. Charcot : Qu'appelles-tu tes études ?

Le malade : Je suis resté en pension jusqu'à 15 ans.

M. Charcot : Quand tu étais à l'école, avais-tu des tics ?

Le malade : Oui, Monsieur.

M. Charcot : As-tu été soigné pour ces tics ?

Le malade : On m'a fait prendre des potions, du bromure, on m'a donné des douches.

M. Charcot : Ce n'est pas à Granville même que tu demeures ?

Le malade : C'est dans la campagne, à 2 ou 3 kilomètres de distance.

M. Charcot : Est-ce sur le bord de la mer ?

Le malade : C'est sur le bord de la route, à 3 kilomètres de la mer.

M. Charcot : Comment le médecin de Granville a-t-il appelé ta maladie ?

Le malade : La chorée.

M. Charcot : Il semble vraiment que ce mot de chorée résolve toute la question. Je vous demande en quoi l'affection que vous avez sous les yeux ressemble à la chorée ? Pour la faire rentrer dans la catégorie des chorées, il faudrait, à côté de la chorée de Sydenham, à côté de la chorée rhythmée que nous avons déjà, créer la chorée tiqueuse.

Je vois sur la liste des malades qui se sont présentés ce matin à la consultation une chorée de Sydenham. On va faire entrer le jeune malade et vous allez voir côte à côte les tiqueux et le choréique : chacun va, sous vos yeux, travailler à sa manière.

(Un enfant accompagné de sa mère est introduit, il est placé à côté du premier malade.)

(S'adressant à l'enfant) : Quel âge as-tu ?

L'enfant : 12 ans.

M. Charcot : Depuis quand fais-tu des grimaces ?

L'enfant : Depuis 18 mois.

La mère : C'est la troisième fois qu'il est malade.

M. Charcot : La chorée de Sydenham procède en effet par périodes. Le père et la mère ont été atteints de rhumatisme articulaire. Vous savez quelles sont mes idées relativement à l'association de la chorée et du rhumatisme articulaire. Si la chorée s'associe souvent au rhumatisme articulaire, ce n'est pas cependant une affection rhumatismale; c'est une névrose comme les autres.

La chorée dure trois ou quatre mois. Je ne parle pas des chorées régulières, des chorées qui s'éternisent, mais de la chorée vulgaire qui, chez un enfant comme celui-là, peut se renouveler deux ou trois fois par des attaques successives.

Comparez ces deux malades, faites-le mentalement en fixant le tableau que vous avez là dans l'écorce de votre cerveau. Vous voyez bien que ceci ne ressemble pas à cela et que, quand on donne le nom de chorée à l'une et à l'autre de ces affections, on donne le même nom à deux choses qui ne se ressemblent pas. Voyez cet enfant, ses jambes sont dans un état d'instabilité constante, si le cas était très fort il aurait de l'embarras de la parole; par instants il pousserait un cri, tandis que l'autre se livre à un travail d'un genre particulier.

Mon enfant, prenez donc cette cuiller et portez-la à votre bouche.

Vous voyez avec quelle gaucherie il exécute ce mouvement et cependant la difficulté n'est pas ici poussée à l'extrême et quel luxe de gestes bizarres.

Mais revenons au malade.

Il a donc eu trois attaques. Combien de temps ont-elles duré ?

La mère : La première a duré 6 mois, la deuxième 6 semaines ou 2 mois, la troisième 2 mois ½, seulement elle est plus forte.

M. Charcot : Par où cela a-t-il commencé ?

La mère : Par les mains et les jambes. Sa langue devient ensuite embarrassée, il ne peut causer.

M. Charcot (au 1er malade) : Prenez cette cuiller, portez-la à votre bouche, remettez-la ici.

Quand son attention est fixée, vous voyez que son agitation a des moments d'arrêt. Mais il n'en reste pas moins constamment en proie à des mouvements involontaires.

Nous ne voyons ici que des phénomènes moteurs, mais nous allons les percevoir et nous observerons probablement derrière ces phénomènes moteurs toute une série de phénomènes psychiques très intéressants. Quand il sera avec nous, nous l'interrogerons dans des moments de calme et nous verrons si les choses se passent comme je pense qu'elles doivent le faire.

La mère du second malade : Mon enfant se plaint souvent qu'il a des points douloureux au coeur.

M. Charcot : Il n'a jamais eu de douleurs articulaires ?

La mère : Non.

M. Charcot : Mange-t-il bien, dort-il bien ?

La mère : Oui, Monsieur.

M. Charcot : Est-il irascible ?

La mère : Oui, depuis qu'il est malade. Auparavant, il était très doux.

M. Charcot (s'adressant à l'enfant) : Donne-moi la main. Serre-la fort. Il me semble qu'il y a une tendance à la paralysie du côté droit. Vous savez qu'il y a quelquefois des paralysies choréiques qui rendent le diagnostic très difficile quand on n'est pas prévenu.

(A l'interne) : Donnez-lui de quoi écrire.

(A l'enfant) : A quelle école vas-tu ?

La mère : Rue Stephenson (18e arrond.)

M. Charcot : Écris-moi ton adresse. L'enfant emploie toutes ses forces à gratter son papier, il lutte contre les mouvements contradictoires qui se passent dans ses jambes et dans ses mains et parvient à écrire : Boulevard de La Chapelle.

(A la mère) Il faut lui faire faire de l'hydrothérapie et lui donner de la teinture de Mars et du vin de Colombo.

5ᵉ Malade (Homme de 33 ans)

M. Charcot : Quel âge avez-vous ?

Le malade : 33 ans.

M. Charcot : Nous voilà en face d'une paralysie faciale périphérique.

(Au malade) : Fermez les yeux.

Vous voyez qu'il ne peut fermer que très incomplètement l'oeil droit.

Parlez un peu. Dites-moi où vous demeurez.

(Le malade donne son adresse d'une façon assez indistincte.)

Quand il parle, la commissure labiale gauche se relève, des plis se font sur la face du côté gauche, tandis que le côté droit reste immobile. Quand il veut fermer les yeux

l'orbiculaire droit reste paralysé. Or, vous savez que dans la paralysie faciale consécutive à une hémiplégie, l'orbiculaire des paupières conserve toute son action, la pa-
lysie porte alors le nom de paralysie faciale inférieure ou hémiplégique.

(Au malade): Tirez la langue.

Vous voyez que quand il tire la langue, l'ouverture du côté droit est bien plus gra
que celle du côté gauche.

(Au malade): Froncer le front maintenant.

Quand il fronce le front, il y a trois plis du côté gauche et il n'y en a pas de
l'autre côté.

(Au malade): Depuis quand avez-vous cela?

Le malade: Depuis Vendredi.

M. Charcot: Vous l'aviez en vous réveillant?

Le malade: Oui.

M. Charcot: Comment cela vous est-il venu?

Le malade: J'ai eu très mal à la tête.

M. Charcot: Quand cela, la veille?

Le malade: 4 ou 5 jours avant, la douleur siégeait surtout au front et à la jou

M. Charcot: A quel moment vous êtes vous aperçu que vous étiez paraly

Le malade: Le matin.

M. Charcot: Vous rappeler-vous avoir été dans un courant d'air?

Le malade: Je ne sais pas.

M. Charcot: Il ne connaît pas bien l'étiologie clinique, car il nous aurai
dit qu'il avait attrapé un courant d'air, ce qui ne serait peut-être pas vrai.

Est-ce que vous connaissez bien votre famille?

Le malade: Mon père est mort d'un accident.

M. Charcot: Quel accident?

Le malade: Il s'est noyé.

M. Charcot: L'a-t-il fait exprès?

Le malade: Je ne puis vous le dire. Il est tombé dans la rivière. On n'a pas su
si c'était par accident ou s'il y avait eu suicide.

M. Charcot: Il n'était pas ivrogne?

Le malade: Non, il y avait un an qu'il était malade.

M. Charcot: Est-ce qu'il s'est jeté par dessus un pont?

Le malade : Non, on l'a trouvé dans très peu d'eau.

M. Charcot : Avait-il la tête solide ?

Le malade : Il avait quelquefois des excitations du cerveau.

M. Charcot : Il avait des excitations du cerveau ! Nous y voilà. Vous savez pourquoi je demande cela, c'est qu'une révolution est en train de se faire dans l'histoire de la paralysie faciale, sous l'influence des travaux de Neumann. On sait maintenant que ce n'est pas une affection reconnaissant le froid pour cause, mais une véritable maladie nerveuse.

Presque tous les gens atteints de paralysie faciale sont des malades dans la famille desquels il y a eu des paralysies du même genre ou des phénomènes nerveux d'une autre nature, vésanie, ataxie locomotrice, etc.

Auparavant, on considérait la paralysie faciale comme le résultat d'une inflammation du nerf provoquée par un courant d'air, inflammation qui amène un gonflement et une compression du nerf. Cette notion une fois établie, vous étudiez les muscles, les nerfs qui les innervent et vous en déduisez la symptomatologie avec une précision toute physiologique, puis vous établissez le traitement.

C'est ainsi que vous distinguez trois espèces de paralysies faciales : dans la première, la contractilité électrique n'est pas affectée le moins du monde et la paralysie faciale se guérit en quelques jours. Dans une deuxième forme, la contractilité électrique est atteinte et la paralysie dure plus longtemps. Enfin, à un degré plus avancé, dans une troisième espèce la lésion nerveuse est plus accentuée encore et la paralysie peut être incurable.

Et voilà tout. C'est simple comme bonjour. C'est comme une expérience faite sur le vivant. Il y a du vrai dans cela, mais c'est insuffisant. Alors, on se demande pourquoi il se rencontre des familles où la paralysie faciale soit si commune.

J'ai connu une famille d'Israélites — vous savez que c'est surtout chez les Israélites qu'on peut bien étudier la pathologie nerveuse. J'ai connu, dis-je, une famille Israélite dont l'histoire est représentée par le tableau suivant :

— Il s'agit de trois sœurs qui toutes sont également atteintes de paralysie faciale. Toutes attribuent leur maladie à un courant d'air.

Une des sœurs marie sa fille qui est bien portante au fils de la deuxième sœur qui, lui, est ataxique et présente de plus une paralysie faciale. Ils ont une fille qui, un beau jour, au cours d'une scarlatine est prise de chorée et de paralysie faciale.

	Sœur	Sœur	Sœur
	Paralysie faciale	Paralysie faciale	Paralysie faciale

Fille — Fils
Rien — ataxique et paralysie faciale

Fille
Chorée et Paralysie faciale.

Autre cas. Il nous est arrivé ici 2 frères et une sœur atteints tous les trois de paralysie faciale attribuée à trois courants d'air simultanés. C'est peu croyable. Il est évident qu'il y a autre chose que le courant d'air. Eh bien! le mérite de M. Neuman est d'avoir démontré que, dans la paralysie faciale, il y avait une hérédité nerveuse et c'est pourquoi j'ai interrogé ce malade sur ses antécédents héréditaires et nous avons trou[vé] l'histoire de ce noyé qui avait un peu la tête dérangée et qui, vraisemblablement, s'est suicidé dans un accès de démence.

(Au malade): Est-ce que votre père avait des frères, des sœurs?

Le malade: Non, ni frères ni sœurs.

M. Charcot: Votre grand-père, votre grand'-mère ont-ils eu des maladies nerveuses?

Le malade: Je ne les ai pas connus.

M. Charcot: Votre mère avait-elle quelque chose de nerveux? Vous n'avez jamais entendu dire qu'elle ait eu des paralysies, des attaques de nerfs?

Le malade: Non.

M. Charcot: Avait-elle des frères, des sœurs?

Le malade: Non, Monsieur.

M. Charcot: Quoi qu'il en soit, en cas de paralysie faciale, nous ne pouv[ons] faire le pronostic sans examen électrique. Il y a 5 jours que la maladie a commencé; l'examen électrique nous apprendra ce qu'il faut penser de la gravité de la paralys[ie].

Vous ne souffrez pas?

Le malade: Non.

M. Charcot: Ce peut être une étude très intéressante que celle des problèmes de la paralysie faciale. Il y a des malades de ce genre qui souffrent, d'autres qui ne souffrent pas ; il y en a qui présentent des phénomènes généraux ; d'autres qui n'en présentent pas. Autrefois, quand on avait fait le diagnostic, on envoyait les malades à l'électricité, on trouvait qu'il y avait réaction de dégénérescence ou qu'il n'y en avait pas. Et tout finissait là.

Ce n'est pas la même chose quand on rattache la paralysie faciale à l'histoire neuropathologique du sujet.

Où demeurez-vous ?

Le malade : Rue de Lyon.

M. Charcot : Nous allons le remettre entre les mains de M. Vigouroux. Nous verrons quel sera son pronostic et nous lui ordonnerons le traitement en conséquence.

Vous n'avez jamais été malade

Le malade : Non.

M. Charcot : Quel est votre état ?

Le malade : Cocher.

M. Charcot : Vous n'avez jamais eu de rhumatisme articulaire ?

Le malade : Non.

La femme du malade : Il n'y a que 4 mois qu'il est cocher !

M. Charcot : Que faisiez-vous auparavant ?

Le malade : J'étais employé au chemin de fer.

M. Charcot : Pourquoi avez-vous quitté votre place ?

La femme du malade : Il s'est emporté. Il a eu une discussion.

M. Charcot : Que faisait-il au chemin de fer ?

La femme du malade : Il était employé au factage.

M. Charcot : Vous le voyez, quand on s'en tient à la notion du courant d'air une fois la consultation faite, on n'a plus qu'à se mettre les mains dans les poches, mais si l'on considère la paralysie faciale comme ayant des racines dans l'organisme, alors il faut étudier le malade comme une maladie nerveuse et tenir compte des circonstances antérieures.

Ainsi notre malade a passé, il y a 3 ou 4 mois, par des épreuves pénibles, il a eu une grande contrariété, lorsqu'ayant perdu sa place d'employé de chemin de fer, pour un motif quelconque, il a été obligé de faire un métier plus fatigant.

La femme du malade : Et qui ne lui plaît pas.

M. Charcot : Vous avez des enfants ?

La femme du malade : Une petite fille.

Vous le voyez par l'histoire de la paralysie faciale, il faut s'attendre à des révolutions dans la pathologie. C'est ainsi qu'autrefois quand on voulait parler d'une maladie bien simple, citait la pneumonie. Eh bien ! aujourd'hui, la pneumonie est devenue une maladie infectieuse. C'est une révolution aussi que celle qui fait de la paralysie faciale une maladie nerveuse. Il faut s'habituer à voir de ces révolutions-là.

Policlinique du Mardi 24 Janvier 1888.

Objet de la Leçon:

1.° et 2.° Paralysies hystéro-traumatiques développées par suggestion;

3.° Mal comitial _ Astasie;

4.° Titubation cérebelleuse;

5.° Mal de Pott; Paraplégie;

6.° Chorée rhythmique;

7.° et 8.° Tic convulsif.

M. Charcot : Messieurs, vous vous rappelez cette femme qui nous a occupés dans la leçon de Mardi dernier, et qui avait une paralysie de la main et des doigts.

Un des caractères de cette paralysie, c'est que non seulement elle portait sur le mouvement, mais encore sur la sensibilité.

Ce qu'il y avait de particulier c'était la distribution de la sensibilité qui se terminait sur l'avant-bras par une ligne circulaire perpendiculaire à l'axe du bras, et il y avait non seulement l'insensibilité de la peau, mais perte du sens musculaire. Lorsqu'on remuait les doigts de la malade en ayant soin de lui fermer les yeux, elle n'avait pas une connaissance exacte de ce qu'on faisait, ni de la partie touchée. En raison des circonstances du développement de cette paralysie et des antécédents de la malade, nous avons pu dire que c'était une paralysie hystéro-traumatique.

Vous savez comment elle est survenue à la suite d'un soufflet donné avec le revers de la main.

Je vous ai dit en passant, que cette paralysie, nous la connaissions assez bien, et

Charcot _ 8.

même que nous pourrions la reproduire artificiellement dans certaines circonstances, ce qui est sublime du genre et l'idéal en fait de physiologie pathologique. Pouvoir reproduire un état pathologique, c'est de la perfection, parce qu'il semble qu'on tienne la théorie quand on a entre ses mains le moyen de reproduire les phénomènes morbides. Eh bien ! ce que nous avons annoncé, nous l'avons fait, et je n'ai pas besoin de vous dire dans quelles conditions on peut reproduire les accidents hystériques que nous désignons sous le nom de psychiques puisque c'est en agissant sur l'imagination du sujet qu'on les détermine.

Voilà ce que nous avons fait. J'ai fait venir dans mon cabinet, sans en rien dire absolument à personne dans l'hospice, une de nos malades hystériques hypnotisables. Ces hystériques hypnotisables sont des malades présentant les phénomènes de ce qu'on appelle le grand hypnotisme, état qui diffère dans ses effets de ce qu'on appelle l'hypnotisme en général. Vous avez certainement entendu parler des hypnotisations faites à Nancy et quelquefois à Paris. Ce que nous voyons chez certains sujets tout à fait hystériques, ce sont des phénomènes un peu différents. Là, les caractères somatiques abondent, en outre des caractères psychiques.

Il y a trois périodes bien distinctes : la léthargie, la catalepsie, le somnambulisme. Chacune de ces périodes se caractérise d'une certaine façon : je ne fais que vous rappeler ces choses dont je vous ai déjà entretenus. Le grand hypnotisme, c'est l'hypnotisme des hystériques. Le petit hypnotisme est très probablement un diminutif du grand, mais si je me sers du grand, c'est parce qu'en matière d'expérimentation, on ne saurait prendre trop de précautions et que justement le grand hypnotisme se présente avec des caractères tels que toute idée de simulation ou d'erreur dans les expériences s'évanouit. A de certains caractères vous reconnaissez que les sujets sont sincères et qu'ils ne peuvent vous tromper, et voilà pourquoi je ne me sers jamais d'autres sujets pour faire ces expériences.

Vous comprenez l'importance de cette distinction nosographique ; il peut se faire que vous obteniez dans un état qui appartient à un genre de maladies des phénomènes que vous ne pourriez obtenir dans un autre état appartenant cependant à cette même maladie.

Je vous ai prévenu qu'il s'agissait toujours d'hystériques. Ce sont des hystériques bien anesthésiques, en même temps que des hystéro-épileptiques. Quant aux attaques, c'est le summum du genre.

Ces malades ont un côté du corps insensible et dans l'état hypnotique, cette insensibilité d'un côté du corps persiste si vous ne l'enlevez pas par une suggestion.

Par conséquent, voici la situation : vous reconnaissez qu'elles sont, dans l'état hypnotique, à certains caractères spéciaux, et alors vous opérez avec la certitude que le sujet est entre vos mains et qu'il est sensible à toutes les suggestions que vous voudrez lui communiquer. Si dans l'état somnambulique vous lui dites : voilà une tête affreuse ; elle verra une tête affreuse, alors que c'est la paume de la main que vous lui présentez. Si vous lui donnez de l'eau à boire en lui disant que c'est du vin, elle croira que c'est du vin.

Voilà la situation que nous utilisons dans nos expériences de pathologie expérimentale.

Naturellement ce sont des paralysies hystériques que nous cherchons à reproduire, nous n'avons pas le pouvoir de reproduire des états organiques. Profitant de cet état mental des somnambules qui est la crédulité absolue, sans contrôle, nous disons à une malade : voici une tête elle te fait la grimace, et en effet elle voit une tête qui lui fait la grimace : cette tête c'est ma main. Donnes-lui mi soufflet avec le dos de la main, bien fort.

Elle me frappe sur la main, pas très fort je regarde ce qui s'est passé. Les conditions de l'expérience reproduisent à peu près ce que nous a raconté notre malade de l'autre jour. Un gamin était là, elle lui en voulait, elle lui a donné une claque avec le dos de la main, et aussitôt voilà son poignet qui tombe, la voilà paralytique et la situation de notre hypnotisée est exactement la même. Chez elle aussi, le poignet est paralysé, il tombe ; je regarde avec soin la distribution de l'anesthésie ; je m'aperçois qu'il existe également chez elle une ligne circulaire en forme de manchette ; de là l'insensibilité cutanée et musculaire, enfin la reproduction exacte de ce que nous avons vu dans la nature. Il ne s'agit plus alors pour trouver l'explication, que de chercher ce qui s'est produit dans l'expérience que nous avons faite et de l'appliquer au cas spontané.

Les deux cas se ressemblent. Ce qui se produit dans un cas se produit dans l'autre.

Maintenant ce qui nous n'avions pas prévu et ce qui montre ce qu'il y a de réel dans tout cela, c'est l'effet d'un soufflet donné avec la paume de la main.

Nous avons pris une autre malade dans les mêmes conditions ; nous lui avons montré une tête affreuse ; nous l'avons excitée contre cette tête, nous lui avons dit : soufflettes la avec la paume de la main. Qu'en est-il résulté ? Une paralysie du bras tout entier, et ce n'est pas la même chose. Le bras tout entier se paralyse avec les caractères de la paralysie hystérique, c'est à dire d'une paralysie portant sur la sensibilité cutanée, la sensibilité profonde et la sensibilité articulaire ; et cette zône d'anesthésie est limitée par une ligne circulaire passant par un plan perpendiculaire à l'axe des membres ; ce qui est un caractère spécial à cette paralysie.

Je vais vous faire voir deux sujets sur lesquels nous avons déjà reproduit artificiellement

il y a trois ou quatre jours, des paralysies analogues à celle que présente la femme que vous av
ez sous les yeux.

Cette paralysie produite dans le somnambulisme persiste après le réveil, si vous ne
l'enlevez pas, elle reste avec ses caractères; toutefois, si vous faisiez l'expérience, je ne vous
engagerais pas à la laisser subsister deux jours ni même un jour, et je vous conseillerais fo
de la faire disparaître peu de temps après l'avoir produite. Il est très facile, en effet, de l'enle
à l'état naissant, mais cela devient très difficile au bout d'un certain temps. Vous pourriez n'e
être plus maîtres. Il faut se souvenir que cette femme qui a donné le soufflet, est, depuis mi au
paralysée.

Voici les malades en question.

La première a le côté droit anesthésié. Nous avons reproduit sur le côté gauche la para
lysie en question et vous voyez que le poignet gauche tombe. Vous me direz : c'est de la simu

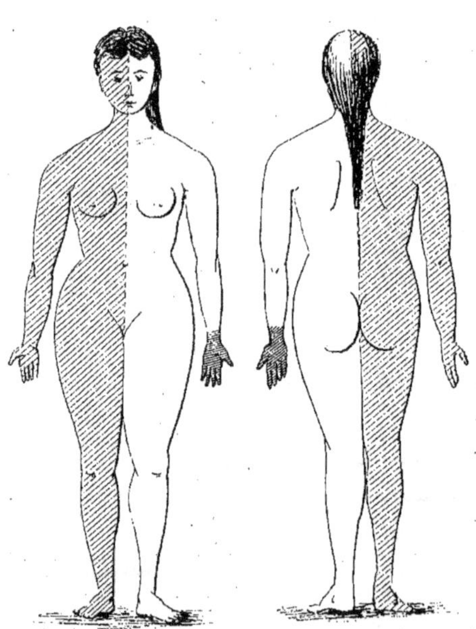

lation. Croyez-vous que ce soit quelque chose
de simulé, cette ligne circulaire autour du
poignet, limitant l'anesthésie cutanée et
enfin cette anesthésie profonde qui fait que
je puis lui tordre les doigts sans qu'elle
s'en doute. Voyez au contraire que la sensi
bilité est normale au-dessus de la ligne.

Il est à remarquer que chez la malade
de l'autre jour, la sensibilité était en partie
conservée à la paume de la main, en même
temps que le sens musculaire n'était pas
complètement aboli.

Ici, l'anesthésie est complète des deux
côtés.

Mais il faut arrêter cela. Nous n'avons
pas l'intention de lui donner une paralysie
permanente du poignet. C'est seulement po
étudier que nous faisons ces expériences.
En remarquez comme ces sujets sont préd

pour l'interprétation des phénomènes hystériques. Ce que nous obtenons chez eux, c'est la para
lysie de l'hystérie, c'est la paralysie hystéro-traumatique.

Eh bien! c'est chose assez difficile à expliquer parce qu'il faut que les auditeurs aient des notions suffisantes de psychologie, qu'ils y comprennent quelque chose; qu'ils sachent notamment ce que c'est que les phénomènes de la suggestion, de l'auto-suggestion. Une suggestion que vous introduisez du dehors dans le cerveau d'une hypnotisée ne réveille qu'un point du cerveau en laissant tout le reste endormi et dans un état de paralysie absolue. Voilà une tête affreuse; l'idée de tête affreuse se réalise; il faut lui donner une gifle avec le dos de la main. Immédiatement l'idée de donner un soufflet avec le dos de la main, se développe d'une façon irrésistible avec l'hallucination, parce qu'il n'y a pas de contrôle. Cette idée a une force énorme.

On distingue en psychologie les idées fortes et les idées faibles. Lorsque nous pensons à quelque chose, nous avons toujours une idée faible de cette chose; si je pense au Panthéon, j'en ai dans l'esprit une représentation très faible, mais si j'avais comme certains peintres le don de la représentation mentale; je pourrais le dessiner comme d'après nature. Eh bien! l'idée d'une face grimaçante pour un individu suggestionné est énorme; l'idée de donner une claque s'impose, on ne peut s'en empêcher; voilà la claque qui part. la main rencontre la face grimaçante, et tandis que d'ordinaire vous en éprouvez une sensation légère, dans l'état hypnotique, l'impression se développe d'une façon extraordinaire. Il en résulte l'impuissance complète des mouvements de la main et vous ne pouvez plus la relever. Aussi, comme je vous le disais dans la dernière leçon, la philosophie anglaise a raison de dire: quand vous avez l'idée de l'engourdissement de la main, votre main est déjà engourdie, si vous avez l'idée du mouvement de la main, la main se meut déjà; par conséquent, il y a auto-suggestion; voilà pourquoi on appelle la paralysie de cette nature paralysie d'imagination. L'homme a un substratum moral. Ce sont,

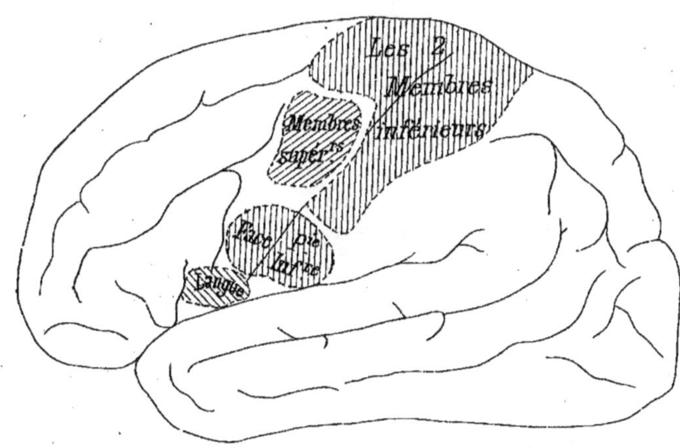

si vous voulez, les centres moteurs qui sont attaqués. Si vous me demandez quelle est la partie du cerveau où se trouve la lésion, c'est là, dans la zone teintée de la planche que vous avez sous les yeux que se trouvent les centres des bras et de la main au point de vue moteur.

la sensibilité est ailleurs.

En cas de lésions organiques, nous avons des lésions du même genre placées dans les centres de la main et du poignet, et cette même paralysie avec les troubles de la sensibilité, à peu près dans les mêmes points, parce que la lésion ne se fait pas d'après les lois psychiques, mais d'après les lois anatomiques et, même quand il s'agit de cas psychiques, le centre du mouvement est affecté du même coup.

(S'adressant au chef de clinique): Voulez-vous lui enlever son anesthésie:

On peut la lui enlever par suggestion, mais je le répète, il ne faut pas laisser durer ces phénomènes, ne vous amusez pas à les laisser persister deux jours ni même un jour, vous ne pourriez pl[us]

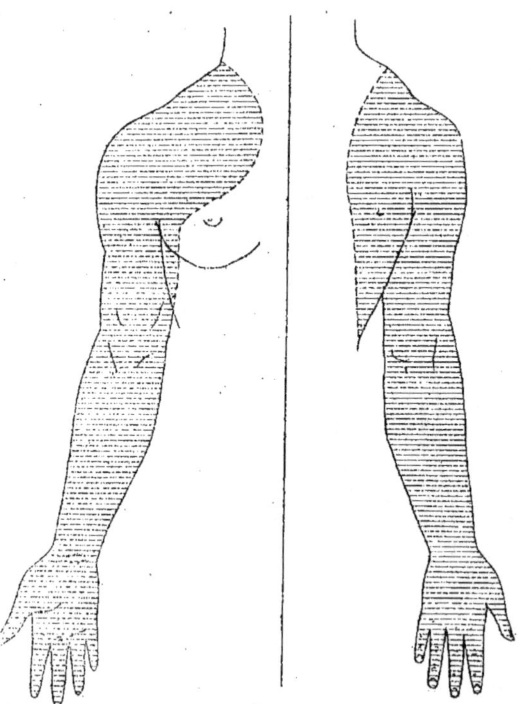

les faire disparaître à moins d'avo[ir] la possibilité de placer le malade da[ns] l'état d'hypnotisme et encore cela ne réussirait peut-être plus.

Voici une autre malade du mêm[e] genre avec quelques différences.

La claque a été donnée avec la paume de la main et le bras, l'épau[le] ont été mis en jeu. On ne se ser[t] presque pas de l'épaule quand on donne une claque avec le dos de la main, on ne se sert que du coude, tandis que, quand on donne une claque avec la paume, l'épaule, le bras tout entier sont intéressés; par conséquen[t] vous devez avoir dans cette circonstan[ce] une paralysie du bras, c'est ce qui est arri[vé].

On lui a fait donner la claque d'abor[d] comme ceci et ensuite comme cela.

C'est une paralysie du bras complète; par conséquent, la ligne d'amputation doi[t] comprendre toute l'épaule[1]

[1] Cette malade est hémi-anesthésique du côté gauche, d'où nécessité de provoquer la paralysie à droite.

Voici donc une paralysie hystérique artificielle du bras tout-à-fait semblable à la paralysie naturelle.

J'avais procédé ainsi pour la première fois il y a 3 ou 4 ans avec ce petit cocher qui vient constamment nous ennuyer depuis ce temps-là, pour nous demander de l'argent, se souvenant trop de l'intérêt que nous lui avons porté alors.

Il était tombé du haut de sa voiture; c'était son épaule qui avait porté, et deux ou trois jours après, il avait une paralysie complète d'un des membres supérieurs. C'est le premier cas de monoplégie hystérique que je voyais avec ce caractère et j'étais d'autant plus étonné que jamais je n'aurais soupçonné cet homme d'être un hystérique s'il n'avait pas d'attaques, mais après l'avoir étudié, nous avons constaté qu'il avait une anesthésie de la moitié du corps et qu'il présentait des phénomènes tout-à-fait hystériques. Je sais bien qu'il n'est pas possible de dire d'une façon absolue que toutes les paralysies qui ont ce caractère d'anesthésie sont des paralysies hysté-riques; il est possible que l'écorce du cerveau soit occupée par une lésion organique et l'on ne peut pas dire que toutes les fois qu'il y a anesthésie, et en même temps une paralysie des par-ties profondes, c'est-à-dire perte du sens musculaire et articulaire, de la notion de position, il y a hystérie; c'est cependant très probable, et c'est ce que vous voyez ici.

Cette femme ne sait pas du tout où est son bras.

(A la malade): Fermez les yeux et tâchez de saisir le bras paralysé.

La malade: Je ne sais pas où il est, cela m'agace.

M. Charcot: Elle ne sent rien; je lui tordrais, je lui casserais plutôt le bras que d'éveil-ler chez elle la sensibilité. Mais vous le voyez, ces sujets-là ne sont pas dociles.

La malade: Oh non!

M. Charcot: Ils sont très difficiles à manier, mais cependant ils sont bien commodes.

Ainsi, perte du sens musculaire, perte complète de la sensibilité. Voilà la ligne circulaire qui sépare la partie insensible de la partie sensible (Voir la fig. page 140)

(A la malade): Allons, remue les doigts.

(La malade se livre à des manifestations de mauvaise humeur.)

M. Charcot: Allons, ne montre pas ton mauvais caractère.

La malade: Tiens, on vous pique et il faut encore être contente.

M. Charcot (au Chef de clinique): Réveillez-la.

Le Chef de clinique: Voici, elle est réveillée.

M. Charcot: Quand on a l'habitude de ces sujets-là, on sait s'en servir. Ils ou une histoire naturelle, des hystériques.

3ᵉ Malade. (Jeune fille de 16 ans)

M. Charcot (s'adressant à l'une des personnes qui accompagnent la ma...
Vous êtes sa mère ?

Réponse : Non, je suis sa tante.

M. Charcot : Sa mère, pourquoi n'est-elle pas ici ?

La tante : Elle est dans le commerce. Mais son père est là.

M. Charcot : Elle a des attaques, à quelle heure ?

La tante : Le matin à 5 heures.

M. Charcot : Pendant son sommeil ?

La tante : Oui, elle a des attaques dans le lit. On ne peut même pas la lever. Trois he...
après, elle est raide comme un morceau de bois.

Le père : Pendant cinq ou six minutes

M. Charcot : Il me semble qu'il y a contradiction entre vous.

La tante : Elle dort si fort qu'on ne peut pas la réveiller. Mais elle a une crise q...
ne dure pas bien longtemps.

M. Charcot : Que fait-elle ?

La tante : Elle se débat tout-à-coup, elle fait un cri, elle appelle sa mère, elle reste r...
elle mousse.

M. Charcot : S'est-elle mordu la langue, pisse-t-elle au lit ?

La tante : Jamais.

M. Charcot : Les attaques sont-elles fréquentes ?

La seconde tante : Elles lui prennent toutes les trois semaines ou tous les mois.

M. Charcot : Vous la voyez le matin ?

La seconde tante : Oui, Monsieur.

M. Charcot : A-t-elle la figure bleue ?

La tante : Blanche, et tout de suite, elle jaunit.

M. Charcot : A 5 heures du matin, on ne voit pas encore bien clair. Comment fait-...

La tante : Elle pousse un cri, et elle se raidit.

M. Charcot : Après cela, elle tombe ?

La tante : Après cela, elle ne bouge plus.

M. Charcot : Elle ronfle ?

La tante : Oui.

M. Charcot : La question est de savoir si ce sont des phénomènes comitiaux ou hystériques. Il y a une première indication, c'est cette heure où les attaques se produisent. Cinq heures du matin, c'est comitial. Comitiales aussi sont les attaques qui ont lieu la nuit de 2 à 5 heures du matin, celles qui éclatent au moment du réveil et quelquefois un peu plus tard. C'est comitial et ce n'est pas hystérique, je ne dis pas que l'hystérie ne puisse s'y trouver mêlée. Dans ces cas-là, aucun symptôme n'est à négliger, et il est très difficile de distinguer les caractères épileptiques des caractères hystériques ; cependant l'hystérie a des règles aussi. Ici l'heure matinale des attaques et les descriptions des personnes qui y ont assisté, présentent le caractère comitial ; quand l'hystérie se règle, c'est à 6, 7 ou 8 heures du soir qu'ont lieu les attaques, je dis quand elle se règle, car de même que le mal comitial, l'hystérie ne se règle pas toujours, mais quand cela a lieu, c'est à cette heure-là qu'on voit l'attaque survenir, tandis que le mal comitial se manifeste la nuit et le matin.

Il y a 3 ans que cette enfant a ces attaques. La première a eu lieu le matin en se levant. Immédiatement on a attribué cela à une peur, c'est la théorie, l'homme est essentiellement théoricien. Malheureusement, c'est qu'il édifie ses théories trop souvent à tort et à travers.

La tante : On a dit cela parce qu'elle avait crié la nuit. On l'a trouvée raide dans son lit au moment de la lever.

M. Charcot : La raideur dure un instant, mais après l'accès il y a un relâchement plus ou moins complet. Si cette dame avait raison, ce serait un cas fort curieux d'attaques d'hystérie avec rigidité, se produisant à 5 heures du matin et qui ayant commencé à l'âge de 8 ans, se continueraient sans avoir changé de forme.

Je ne sais pas, après tout, si les choses ne se passent pas ainsi, mais enfin cela n'est pas normal ; le phénomène a un aspect tout à fait comitial, et si je cherche dans cette direction, c'est que voilà la petite note que m'a remise M. Blocq, mon interne « Comitiale depuis trois ans ». Mais voilà quelque chose de nouveau, quelque chose qui nous intéresse, et serait bien plus facile à interpréter s'il s'agissait de phénomènes hystériques « Fièvre muqueuse, il y a 3 mois ». Or, nous avons chez la malade un phénomène pathologique qui appartient presque toujours à l'hystérie. La note indique qu'elle est comitiale et cependant, elle présente en même temps des accidents de la paralysie hystérique qui se développent quelquefois à la suite de la fièvre muqueuse.

La fièvre muqueuse a-t-elle été longue ?

La tante : Elle a été au moins 4 mois à sortir de la fièvre.

M. Charcot : Elle a failli mourir ?

La tante : Non, cela n'a pas été aussi fort, mais elle est restée pendant une journée sans parler du tout.

M. Charcot : Cette fièvre muqueuse pourrait bien avoir été une fièvre typhoïde grave. Elle a eu la diarrhée ?

La tante : Non, Monsieur, elle n'a pas eu le corps dérangé.

M. Charcot : Avait-elle le ventre gros ?

La tante : Non, Monsieur.

M. Charcot : Enfin, elle avait une maladie aiguë. Marchait-elle bien ?

La tante : Depuis longtemps, elle n'a jamais beaucoup marché, ses jambes tremblent sous elle.

M. Charcot : A-t-elle marché depuis qu'elle a eu sa fièvre muqueuse ?

La tante : Pas du tout.

M. Charcot : Auparavant, elle marchait ?

La tante : Elle marchait quand on la tenait.

M. Charcot : Alors elle ne marche pas. Depuis quand ?

La tante : Depuis 3 ans. Elle marche avec nous ; si on veut qu'elle monte un escalier, la peur la prend, elle tombe lorsqu'il s'agit de descendre.

(S'adressant à l'enfant) : Eh bien ! Mademoiselle, marchez un peu devant nous.

(La tante veut la soutenir).

M. Charcot : Laissez-la marcher seule. Qu'est-ce qui vous empêche de marcher, venez me voir ?

(L'enfant pleure)

Pourquoi pleurer, allons ! calmez-vous.

(À un élève) : Veuillez examiner ses réflexes.

Cette enfant n'a donc jamais marché de sa vie ?

La tante : Si, Monsieur, autrefois elle marchait très bien, il n'y a que depuis 3 ans qu'elle a cessé.

M. Charcot : Est-ce qu'elle pisse au lit ?

La tante : Non, Monsieur.

L'élève : Les réflexes ne sont pas exagérés.

M. Charcot : Savez-vous sauter ?

La tante : Elle sautait très bien il y a quelques années, depuis cette époque, elle a toujours été comme elle est aujourd'hui.

M. Charcot : Je vais vous dire ce que nous cherchons. C'est un cas qui demanderait une étude un peu approfondie que nous ne pouvons faire instantanément. Mais voilà ce qui déjà nous apparaît après l'examen superficiel auquel nous venons de nous livrer. Cette enfant vient de nous être amenée il y a quelques instants à peine et en matière de paralysie nerveuse, les antécédents ont une telle importance qu'il est impossible de faire une observation comme celle-là en cinq minutes. On peut saisir certains caractères, mais il est quelquefois fort difficile de les tirer au clair.

Voilà ce à quoi j'avais pensé à la suite de diverses indications. Cette petite fille a commencé par présenter des troubles de la locomotion tout particuliers qu'on rencontre quelquefois chez les enfants qui ont des tendances hystériques et qu'on appelle des accidents hystériques.

Cela répond à la description de ce que nous appelons l'astasie. Elle présente une certaine force de résistance dans les membres inférieurs, il n'y a pas chez elle de paraplégie, dans l'expression rigoureuse de mot ; eh bien ! il y a des enfants qui sont dans ces conditions et il leur est impossible de se tenir debout parce qu'ils ont dans les membres des mouvements contradictoires. Si vous leur demandez de marcher, cela leur est encore plus difficile, de sorte que le stationnement et la marche leur sont impossibles. Bien que leurs membres aient conservé une force suffisante pour leur permettre de faire les mouvements nécessaires, l'inhibition qui se produit sur ces mouvements est telle qu'elle empêche la marche et le stationnement. Par contre, si l'on dit à ces enfants qui ne peuvent plus progresser en marchant de sauter à cloche-pied ou de marcher à quatre pattes, ils sautent à cloche-pied ou ils marchent à quatre pattes, et cela parce que c'est le mécanisme de la marche et du stationnement qui est dérangé et lui seul. C'est ce qui fait le caractère de cette affection qui, je le répète, est d'ordre hystérique.

Il peut y avoir quelque chose de ce genre chez cette petite fille, mais il peut y avoir bien autre chose ; il faut se demander si ce n'est pas seulement un arrêt du développement qui fait que la marche ne lui est plus possible. Enfin, il faut étudier cela plus profondément. Nous laisserons donc la chose de côté en attendant que nous ayons étudié suffisamment le cas.

C'est je crois du mal congénital que la malade est atteinte, les autres accidents qui se produisent ne sont pas contraires à cette manière de voir. Ces accidents ressemblent beaucoup à ce que je vous ai dit, à l'ataxie hystérique, affection récemment étudiée par M. Blocq, interne du service sous le nom d'astasie ou d'abasie.

A ce propos, nous avons vu ici dernièrement un gamin qui ne pouvait ni marcher ni se tenir debout, et qui, quand on lui disait de monter à un arbre, y montait. On l'aurait mis dans l'eau que peut-être aurait-il pu nager. On lui disait de sauter à cloche-pied, de sauter à pieds joints, de marcher à 4 pattes, il le faisait. Je me rappelle un cas de cette nature très intéressant que je vais vous signaler pour bien vous indiquer dans quel sens nous recherchons la nature de l'affection dont cette jeune fille est atteinte.

Il s'agit d'un petit garçon chez lequel j'ai remarqué pour la première fois cet état qui n'est pas encore absolument décrit. C'était un petit garçon du Hâvre qu'on m'avait amené à Paris et qui ne pouvait marcher. La maladie semblait extraordinaire au médecin qui le soignait, et je le comprends. Je dis à l'enfant d'allonger les jambes, de résister à la flexion, de les fléchir et de résister à l'extension; de me donner un coup de pied. Je constatai que la force de ses jambes était parfaitement normale, qu'il n'y avait pas d'exagération des réflexes. Je veux le faire lever, immédiatement il tombe; je veux le faire marcher impossible. Je lui dis de marcher à 4 pattes, à cloche-pied; il le fait admirablement. On le plaça dans un établissement hydrothérapique où il y avait un jardin, afin de ne pas le laisser au lit, on lui fit prendre l'habitude de sauter à cloche-pieds et il parcourait ainsi tout le jardin. Au bout de deux mois il était complètement guéri. Voilà un garçon qui ne savait pas se tenir debout, mais qui savait marcher à 4 pattes, sauter comme une pie. C'est le mécanisme de coordination pour la station et la marche qui était atteint. Il y a une coordination spéciale pour la marche comme pour le saut, comme pour la valse, comme pour la danse, comme pour la nage. Un orgue de Barbarie peut avoir un de ses rouleaux qui ne fonctionne plus. Il pouvait jouer l'ouverture de Guillaume Tell, de la Gazza-Ladra, d'Oberon ; au lieu de 3 airs, il n'en pourra plus jouer que deux, mais il pourra jouer ces deux airs. De même il y a dans le système nerveux un mécanisme pour la marche, un mécanisme pour le stationnement et au surplus des mécanismes spéciaux pour tout ce que nous apprenons à faire, car, en définitive ce sont des acquisitions qui s'organisent par l'étude, par l'éducation. Il y a là une organisation qui se produit dont nous n'avons pas la moindre idée mais qui, probablement consiste en des groupements de cellules. Un des rouleaux qui concourent à constituer le système nerveux peut être désorganisé sans que les autres cessent de fonctionner. Vous savez qu'on peut savoir dessiner et ne pas savoir écrire ; je connais un peintre qui tient son pinceau d'une main ferme, à qui il est impossible de faire autre chose qu'un abominable griffonnage.

Enfin, voilà ce que nous croyons voir chez cette enfant. Si l'affection dont elle est atteinte présente quelque chose d'intéressant nous vous tiendrons au courant. En tous cas, c'est une épileptique.

4ᵉ Malade. (Homme de 37 ans).

M. Charcot (à ce malade) : Voulez-vous marcher ?

(Le malade marche en titubant)

Il marche comme un homme ivre.

Le malade : Oui, Monsieur, il y a trois ans que cela a commencé à me prendre. Votre observation ne me surprend pas, Il est arrivé plus d'une fois à mes camarades de me le dire et pourtant je n'avais pas bu du tout.

M. Charcot : Est-ce que c'est quelquefois plus fort que cela ?

Le malade : Oui, pour me retourner, il faut que je me tienne à quelque chose.

M. Charcot : Essayez donc de vous retourner.

(Le malade se retourne avec quelque difficulté.)

M. Charcot : Eh bien ! c'est fait. Tombez-vous quelquefois ?

Le malade : Quelquefois, en me retournant, je tombe à terre.

M. Charcot : Est-ce que vous avez des vertiges ? Vous savez ce que c'est qu'un vertige, on croit tourner, tomber ?

Le malade : Non, Monsieur, je n'en ai pas.

M. Charcot : Vous n'avez pas de sifflements dans les oreilles ?

Le malade : Non.

M. Charcot : Vous ne vomissez pas quelquefois ?

Le malade : Jamais je n'ai vomi.

M. Charcot : Avez-vous mal à la tête ?

Le malade : Pas souvent.

M. Charcot : Voyez-vous bien clair ?

Le malade : Oui, Monsieur.

M. Charcot : Vous n'avez jamais vu double ?

Le malade : Parfois, quand je veux fixer une chose, je la vois double ou triple.

M. Charcot : Asseyez-vous. Titubation cérébelleuse voilà ce qu'on peut dire séméiologiquement, mais ce n'est pas un diagnostic, et cela peut se rapporter à bien des affections différentes.

Quel est votre état ?

Le malade : Maçon.

M. Charcot : Votre âge ?

Le malade : 37 ans

M. Charcot : Depuis quand ne travaillez-vous plus ?

Le malade : Depuis longtemps. On me refuse dans les chantiers, on ne m'embauche plus parce qu'on se figure que je suis gris. Je ne puis plus monter, et il n'y a qu'en bas que je puisse travailler en me tenant aux murs. Je ne puis plus rien faire. Je ne puis plus me pencher pour gâcher mon plâtre.

M. Charcot : Quand je vois une titubation, la première chose que je fais, c'est de penser à l'oreille. Vous connaissez très bien le vertige chronique auriculaire. Mais encore faut-il qu'il y ait quelque chose dans les oreilles ; dans ce cas le malade présente habituellement des espèces d'accès pendant lesquels il tombe en avant ; il est très rare que les titubants n'aient pas de bourdonnements d'oreilles.

Mais l'examen démontre que celui-ci n'a ni bruits d'oreille, ni surdité, ni accès. Je sais bien qu'il y a des cas dans lesquels le vertige est en quelque sorte permanent, chronique, persistant, mais encore faut-il qu'il y ait quelque chose du côté des oreilles.

La seconde chose à laquelle il faut penser, c'est à la sclérose en plaques. Mais en général les individus atteints de sclérose en plaques ont une exagération des réflexes, ce qui n'existe pas chez cet homme. Il a donc un peu de diplopie et sa titubation ; voilà ce qui résulte de l'examen. Il serait peut-être utile de lui examiner le fond de l'œil, parce que s'il avait une névrite optique, cela nous mettrait sur la voie des véritables causes de ces phénomènes.

Est-ce que vous urinez bien ?

Le malade : Oui, Monsieur.

M. Charcot : Pas malgré vous ?

Le malade : Non.

M. Charcot : Vous n'avez jamais perdu connaissance ?

Le malade : Non.

M. Charcot : Vous n'avez jamais eu d'attaques de nerfs ?

Le malade : Jamais.

M. Charcot : On ne vous a jamais ramassé sur le chantier ?

Le malade : Non, si je tombe, je me relève moi-même.

M. Charcot : Vous vous rappelez avoir vu double ?

Le malade : Souvent, quand je regarde, je vois deux choses au lieu d'une.

M. Charcot : Avez-vous eu la vérole ?

Le malade : Non, Monsieur.

M. Charcot : Jamais de boutons sur le corps ?

Le malade : J'ai eu une éruption de sang il y a 3 ou 4 ans, cela me tenait tout le tour du cou.

M. Charcot : Eh bien ! nous ne savons pas ce que c'est que cette titubation. Tous les mercredis, nous avons des examens ophthalmiques, vous reviendrez mercredi.

Le malade : J'ai souvent des maux de reins.

M. Charcot : Vous n'êtes jamais tombé sur la tête ?

Le malade : Je suis tombé d'une hauteur de deux étages, il y a 3 ans. Quand je suis revenu à moi, j'ai dit à mes camarades : « la mort est douce ».

M. Charcot : La réflexion est philosophique. Combien de temps êtes vous resté inconscient ?

Le malade : Je n'en sais rien, le temps de tomber du haut du bâtiment en bas.

M. Charcot : Vous n'avez pas eu de lésions ?

Le malade : J'ai eu la mâchoire et le poignet cassés.

M. Charcot : A la suite de cet accident, avez-vous été à l'hôpital ?

Le malade : Non, j'ai été soigné chez moi. Je suis resté longtemps sans pouvoir me servir de mon poignet. Il y a eu 4 ans le 27 Décembre que cet accident m'est arrivé.

M. Charcot : On pourrait penser à une hystérie résultant de ce traumatisme, mais la titubation n'en donne pas l'idée. Je vous ai dit qu'on pouvait penser à la sclérose en plaques ; il y a encore le vertige de Ménière ; le vertige neurasthénique qui affecte surtout les personnes qui ont beaucoup travaillé du cerveau, mais il est très rare qu'il y ait titubation.

Cette titubation, vous pouvez l'appeler ébrieuse si vous voulez, car la titubation alcoolique est un phénomène du même ordre. Il faut penser aussi à la méningite.

Il faudra voir si cela ne se rattache pas à cet accident traumatique dont il vous a raconté l'histoire ; il ne faut pas oublier qu'il est tombé de très haut, et vous savez que l'hystérie se développe souvent à la suite des traumatismes. Il peut y avoir encore une névrite optique, car on peut avoir une névrite sans s'en douter pendant fort longtemps ; il arrive quelquefois, quand on examine le fond de l'œil d'un sujet qu'on s'aperçoit de l'existence d'une névrite qu'on ne soupçonnait pas.

(S'adressant au malade) : Votre vue n'a pas baissé ?

Le malade : Si, Monsieur, je ne puis plus lire le journal qu'avec une certaine difficulté ; auparavant je lisais très bien.

M. Charcot : L'examen ophthalmoscopique peut résoudre la question.

Vous reviendrez demain.

5ᵉ Malade (Enfant de 5 ans).

M. Charcot (à la mère) : Depuis quand cette enfant est-elle paralysée ?

La mère : Depuis 3 mois elle ne marche plus du tout. Autrefois elle marchait.

M. Charcot : C'est une paralysie par mal de Pott, une paraplégie spasmodique. Elle ne remue pas du tout ses jambes ?

La mère : Non.

M. Charcot : Elle ne marche pas du tout !

La mère : Non, Monsieur, elle se traîne à 4 pattes.

Je me suis aperçue d'abord qu'elle avait de la difficulté à respirer. J'ai fait venir un médecin, il me l'a fait frictionner avec de l'alcool ; un jour il s'est aperçu qu'elle avait un os qui ressortait, il m'a dit que c'était une déviation de la colonne vertébrale ; il lui a fait prendre du sirop de belladone et de l'iodure de fer.

M. Charcot : Les enfants qui sont atteints du mal de Pott, ont très souvent sur un côté ou sur l'autre des traces de vésicatoires, parce que les premiers phénomènes de la maladie sont souvent des douleurs qui se font sentir de l'un des côtés, une sorte de pseudo-névrite ; c'est la première manifestation du mal de Pott, avant même que la déviation ne se produise.

Nous avons souvent parlé du mal de Pott. Voilà la saillie angulaire. Et je vous montre en le percutant avec le marteau que ce n'est point douloureux comme sont douloureuses chez les hystériques les plaques situées au-dessus des vertèbres lombaires non déformées mais naturellement proéminentes et qui ont fait souvent croire à l'existence du mal de Pott. Vous voyez que c'est tout différent. Maintenant la paraplégie du mal de Pott n'est pas flasque, c'est une paraplégie avec exagération des réflexes. L'enfant porte un corset, ce qui est excellent.

6ᵉ Malade (Jeune fille de 20 ans.)

J'ai voulu vous montrer la chorée rhythmique. C'est pour cela que j'ai fait venir cette jeune fille, qui, en ce moment a un accès de chorée.

(Les bras simulent le jeu d'un joueur de tambour, la jeune fille frappe sur le parquet à des intervalles réguliers, comme si elle battait la mesure ; en même temps la tête tourne rapidement de droite à gauche.)

M. Charcot : Pour dépeindre des mouvements de cette nature, il faudrait être maître de danse à l'Opéra ; moi, je ne puis vous dire qu'une chose, c'est que c'est rhythmée.

Je vous ai présenté il y a quelques jours un tiqueux ; je vous disais, en présence des gesticulations auxquelles il se livrait qu'elles ressemblaient un peu aux mouvements de la chorée rhythmique. Je ne suis pas fâché que vous voyiez cela ; parce que la différence n'est pas très facile à saisir et cependant comme vous pouvez vous en rendre compte, elle est réelle, elle est évidente.

Cette femme est une hystérique régulière, elle a déjà été autrefois dans le service et elle demande à y rentrer. Depuis quelque temps, elle n'a ses crises que vers 3 ou 4 heures du soir, suivant cette règle des accidents hystériques qui, quand ils se régularisent, se produisent à des heures déterminées. L'émotion qu'elle a éprouvée en se trouvant en votre présence a amené la crise supplémentaire que vous avez sous les yeux.

(S'adressant à la malade): Venez ici - Elle est anesthésique du côté droit.

La malade : Autrefois, cela ne me prenait pas ainsi.

M. Charcot : Venez donc là près de moi. Vous ne pouvez pas bouger ?

(La malade continue à piétiner sur place sans pouvoir avancer, bien qu'elle fasse des efforts évidents pour y parvenir.)

M. Charcot : Avez-vous des attaques autres que celles-là ?

La malade : Elles sont toujours dans ce genre-là.

M. Charcot : Pas d'attaques de nerfs, de crises hystériques.

La malade : Non.

M. Charcot : Avez-vous des douleurs dans les pieds, dans les côtés ?

La malade : Non.

M. Charcot : Est-ce que vous avez encore votre père ?

La malade : Oui, Monsieur, je demeure avec mon père et ma belle-mère.

M. Charcot : Est-ce que vous n'aviez pas des ennuis chez vous ?

(La malade ne répond pas.)

M. Charcot : Il y a quelquechose de ce côté assurément.

La malade : J'ai ma belle-mère.

M. Charcot : Ah ! il y a une belle-mère, je me rappelle.

La malade : Oui, Monsieur.

M. Charcot : On a essayé de caractériser cette chorée ; on l'a appelée la chorée malléatoire. Elle peut durer pendant des heures sans qu'on puisse l'arrêter. On pourrait donc dire qu'il y a des chorées saltatoires, natatoires parce qu'il y a des malades qui sautent et qui font des mouvements de natation.

(à la malade): Vous pouvez vous retirer

M. Charcot : C'est une affection très difficile à guérir. Est-ce que son père est là ?

(Le père se présente).

M. Charcot : Y a-t-il longtemps qu'elle est malade ?

Le père : Il y a près d'un an.

M. Charcot : C'est toujours la même chose qu'elle fait ?

Le père : Oui.

M. Charcot : Est-ce qu'elle a eu des contrariétés dans votre maison ?

Le père : Elle est en place. Elle est bonne.

M. Charcot : C'est la fille d'une femme que vous avez perdue. Peut-être que sa belle-mère n'est pas bonne pour elle.

Le père : Elle est très bonne.

M. Charcot : Vous êtes occupé toute la journée ?

Le père : Je travaille dans une usine de colle forte.

M. Charcot : Est-ce que votre première femme était nerveuse ?

Le père : Oh non ! pas du tout.

M. Charcot : Elle n'avait pas d'attaques de nerfs ?

Le père : Jamais. Jamais elle n'était malade.

M. Charcot : Et vos frères, ont-ils eu des maladies nerveuses ?

Le père : Jamais.

M. Charcot : Je vous remercie.

(*Le père se retire.*)

Ce brave homme n'est pas commode à confesser. Et puis si sa seconde femme est mauvaise avec sa fille, ce n'est pas quand il est là ; il se figure que tout va bien.

7ᵉ et 8ᵉ Malades (Jeune homme de 17 ans et jeune fille de 22 ans)

Comparez maintenant cette malade et le jeune homme que vous avez déjà vu et qui est atteint de tic convulsif. Vous voyez que le cas de ce tiqueux n'est pas le même que celui de la femme qui était ici tout à l'heure.

Chez ce malade les secousses ne sont pas rhythmées comme le sont celles de la choréique. C'est important à constater. La chorée rhythmée est certainement un mal redoutable, mais on en verra la fin, tandis que je ne répondrais pas qu'il en soit de même des mouvements désordonnés auxquels se livre ce tiqueux. Il est probable qu'il en restera toujours quelque chose, nous sommes là dans la catégorie mentale et probablement dans la catégorie des maladies du doute.

(*Le malade continue à être en proie à une agitation incessante.*)

C'est toujours la même chose. Il est singulier qu'avec un tic aussi prononcé que celui-là, il ne soit pas coprolalique, ce qui se rencontre souvent avec des tics moins accentués.

Justement, j'ai envoyé chercher une petite fille qui pousse presque constamment une espèce d'aboiement. Vous entendez des malades qui font : Hou ! hou !, il y en a d'autres qui proférent à chaque instant des mots de mauvais aloi. Ainsi ce petit garçon que nous avons vu l'autre jour, ce n'est pas le mot de Cambronne qu'il prononce continuellement ; son cri c'est vesse ! vesse ! qui veut dire, dans l'argot des lycéens : Voilà le pion qui va venir ; c'est une espèce de cri de ralliement. Ce gamin prononce sans cesse ce mot qu'il a appris dans sa pension et auquel il attache un caractère tout particulier.

Ce qui est étrange, c'est que le jeune homme qui est devant nous n'ait pas cela, mais en fait de tics, il a tout ce qu'on peut avoir. Il sera certainement très difficile de le ramener à des mouvements normaux.

C'est une petite fille qui est dans notre service et qui a été montrée dans le temps.

Il s'agissait de faire la différence entre l'aboiement tiqueux et l'aboiement hystérique, car vous savez que les hystériques aboient. L'aboiement hystérique se guérit. Voilà deux ans que j'ai fait venir cette petite ici, et elle continue à aboyer comme par le passé. Depuis longtemps, les aboyeuses que j'ai mises en contact avec elle sont guéries. Ce n'était pas une hystérique.

Ôte ton manteau.

(La petite fille ne veut pas ôter son manteau.)

Elle est coquette comme une hystérique. Elle n'a pas sa belle robe, elle ne veut pas le laisser voir.

(La petite fille aboie)

Dans ce moment-ci elle est un peu moins tiqueuse que d'habitude.

Quand elle pousse son exclamation, il y a en même temps chez elle une exagération des mouvements de la tête et des bras. Faites aboyer ce jeune homme et vous aurez un cas complet, cela lui manque, il faudrait les fondre ensemble.

Au commencement de la séance, je vous ai parlé de maladies expérimentales. Prenez une hystérique hypnotisable ; placez-la après l'avoir hypnotisée à côté de cette petite fille : au bout de quelque temps elle aboiera comme elle. L'hypnotique ne peut s'empêcher de reproduire ce qu'elle entend. Il est très intéressant de voir ainsi créer une maladie artificielle. Et vous comprenez très bien que dans une pension où les conditions mentales sont particulières où il y a une sorte d'excitation, on peut voir toute une série d'élèves prendre la même maladie par le fait d'une contagion psychique.

Tu cries moins dans ce moment-ci ?

La petite fille : J'ai pris du chloral et depuis je crie moins.

M. Charcot : Tu as pris du chloral ?

La petite fille : Les malades ne pouvaient pas dormir parce que je criais to

soir.

Erratum : — Dans la dernière leçon, p. 114, l. 11, au lieu de Grenier, lire Grening

Policlinique du Mardi, 31 Janvier 1888.

Objet de la Leçon :

1° Mal comitial - Automatisme ambulatoire;
2° Maladie de Parkinson (Paralysie agitante);
3° Rétraction de l'aponévrose palmaire.

M. Charcot : Vous avez là un malade que quelques uns de vous connaissent déjà, car il est venu ici une première fois, il y a trois mois. Je vais le laisser parler, il vous racontera son histoire qui est fort intéressante.

(S'adressant au malade) : Quel âge avez-vous ?

Le malade : 37 ans.

M. Charcot : Racontez-nous votre première aventure.

Le malade : Le 15 Mai 1887, je pars le matin, ayant un peu mal à la tête, de la rue Amelot.

M. Charcot : Qu'est-ce que vous faites ?

Le malade : Je suis garçon-livreur.

M. Charcot : C'est-à-dire que vous allez porter chez les clients les marchandises de votre maison de commerce.

Le malade : Oui, Monsieur. Je suis parti de la rue Amelot à 8 heures du matin pour aller avenue de Villiers. J'ai pris l'omnibus de la Madeleine.

M. Charcot : Vous vous rappelez très bien cela ?

Le malade : Oui, je me rappelle très bien être descendu en face du N° 178 de l'avenue de Villiers, j'ai même remarqué que notre client avait fait mettre son adresse sur la maison. Mais je ne suis pas monté chez lui.

M. Charcot : Remarquez bien cela, c'est le début des accès qui vont se produire successivement et l'occasion se présente rarement d'avoir à observer des phénomènes aussi singuliers

Charcot — 9.

que ceux en présence desquels vous allez vous trouver.

Le voilà donc ayant trouvé le numéro de la maison où il a affaire et à partir de cette époque l'oubli complet, la nuit commencera pour lui. C'est lui-même qui va nous dire quand il s'est retrouvé.

Le malade: Après cela, je me rappelle vaguement être passé près du Mont Valérien.

M. Charcot: Où il n'avait pas du tout l'intention d'aller.

Le malade: Je crois aussi être passé sur le pont de St Cloud, avoir traversé Seine.

M. Charcot: Il croit, mais son souvenir est vague. Cela est intéressant à noter. En effet, on dit généralement, et avec raison, qu'un des caractères principaux de l'affection que vous croyez que cet homme est atteint, est l'amnésie. Mais cette amnésie n'est pas toujours complète, il peut subsister des souvenirs vagues qui ressemblent à peu près à ceux qu'on a pendant le rêve et qui restent dans l'esprit au milieu de la nuit, souvenirs qui couvrent les autres phénomènes.

Voilà notre malade passant sur un pont qu'il croit se rappeler être le pont de St Cl[oud]. Et depuis?

Le malade: Et depuis, j'ai toujours marché, jusqu'à 10 heures du soir, heure à laquelle je retrouvai la conscience de moi-même; j'étais alors place de la Concorde.

M. Charcot: Ainsi, il s'est réveillé place de la Concorde au bout de 14 heures, et avait probablement marché tout le temps. Voilà un homme qui marche pendant 14 heures. En définitive sa tenue a dû être correcte, sinon il eût été arrêté par les agents de police. Il devait a[voir] les yeux ouverts, sans quoi on aurait trouvé cela singulier, on l'aurait conduit chez le pharm[acien]. Donc il s'est comporté en apparence comme vous et moi, mais il n'en était pas moins inconscie[nt] et les seuls souvenirs qui lui soient restés de toute son aventure, c'est qu'il est passé près du M[ont] Valérien et ensuite sur un pont qu'il croit être le pont de St Cloud (encore est-il fort possible q[u'il] l'ait rêvé). Et enfin qu'il s'est retrouvé place de la Concorde à 10 heures du soir, après être par[ti] de son magasin à 8 heures du matin? — Il se retrouve là, très fatigué et ses souliers sont u[sés]

(S'adressant au malade): Vous n'aviez pas déjeuné?

Le malade: Je ne me le rappelle pas.

M. Charcot: Il a peut-être déjeuné sans le savoir.

Le malade: J'avais très peu d'argent et je ne l'ai pas dépensé.

M. Charcot: Lorsque vous êtes rentré à 10 heures du soir, vous n'aviez pas fai[t] votre livraison.

Le malade : Je n'étais pas allé faire une livraison ; j'étais allé chercher quelque chose chez le client.

M. Charcot : Enfin, vous êtes rentré sans avoir fait votre commission. Où êtes-vous allé après vous être retrouvé place de la Concorde ?

Le malade : Au lieu de prendre la voiture, j'ai marché tout le temps, et j'ai pris par les quais.

M. Charcot : Étiez-vous bien réveillé ?

Le malade : Parfaitement.

M. Charcot : Vous n'étiez pas sale ?

Le malade : J'étais couvert de poussière.

M. Charcot : Mais vous n'étiez pas tombé dans la rue, vous n'aviez pas vos vêtements déchirés ?

Le malade : Du tout.

M. Charcot : Vous n'aviez pas uriné dans votre pantalon ?

Le malade : Non, Monsieur.

M. Charcot : Voici pour la première fugue. Arrivons maintenant à la seconde. Mais notez bien qu'à partir du 15 Mars jusqu'en Juillet, son état est resté tout à fait normal. Le lendemain du jour de votre escapade, vous repreniez votre travail, n'est-ce pas ?

Le malade : Non, j'étais très fatigué, le surlendemain seulement.

M. Charcot : Enfin le surlendemain, tout est rentré dans l'ordre, et il a repris son travail jusqu'au 30 Juillet.

Que s'est-il passé ce jour-là ?

Le malade : Je suis parti de la maison pour aller grande rue de Passy à 3 heures de l'après-midi. J'avais des candélabres à porter.

M. Charcot : Vous avez pris une voiture ?

Le malade : L'Omnibus. J'ai fait ma course chez le client, je lui ai parlé comme d'habitude. En descendant, un tramway passait ; comme il passe toutes les 10 minutes, je fis la réflexion que je pourrais le prendre en route et je m'en fus jusqu'au bas du Trocadéro. Là, la fantaisie me prit d'aller voir la tour Eiffel. Alors, je me rappelle très bien avoir vu les premières assises de fer posées, mais à partir de ce moment et après avoir constaté que la tour était posée sur ses fondements, je ne me rappelle plus rien.

M. Charcot : Qu'avez-vous fait ?

Le malade : Je suis resté deux jours et deux nuits sans qu'il me reste aucun souvenir de de ce que j'ai fait pendant ce temps.

M. Charcot : Où vous êtes-vous retrouvé ?

Le malade : Dans la Seine.

M. Charcot : Alors, vous nagez, vous vous réveillez en gagnant le bord de la rivière. Y avait-il du monde ?

Le malade : Il y avait des sergents de ville qui m'ont vu me jeter à l'eau et qui sont descendus sur la berge pour venir à mon secours.

M. Charcot : On veut le retirer de l'eau, mais il est nageur et gagne tout seul la berge.

Le malade : On m'a conduit dans un poste de secours, où on m'a donné des soins. Deux heures après, j'étais complètement remis.

M. Charcot : Où cela s'est-il passé ?

Le malade : C'est du pont national, à Bercy, que je me suis jeté dans la Seine.

M. Charcot : A quelle heure ?

Le malade : A 9 heures ½ du matin.

M. Charcot : Il est resté deux jours et deux nuits dans cet état d'oubli de lui-même. En dehors de ce qui s'est passé pendant ces quarante-huit heures, nous ne pouvons savoir que deux choses : C'est qu'après avoir contemplé la tour Eiffel au champ de Mars, il s'est retrouvé dans l'eau à Bercy.

Vous ne vous êtes pas couché ?

Le malade : Non, Monsieur, je n'avais pas assez d'argent ; j'ai acheté du tabac et j'ai pris un billet de chemin de fer. D'après mon calcul, je devais avoir une vingtaine de sous.

M. Charcot : Ainsi, voilà un Monsieur qui se promène à côté de vous ; êtes-vous bien sûr qu'il veille ou qu'il ne veille pas ? S'il y en avait beaucoup ainsi, ce ne serait pas rassurant. Il est entré dans une station de chemin de fer.

Le compagnon du malade : Son intention était d'aller à Bercy.

M. Charcot : Il a demandé au bureau un billet pour Bercy ; il lui a fallu parler, déposer son argent au guichet, recevoir un billet, monter dans le train. Le voilà en chemin de fer. Il arrive sur le pont. Il avait pris place sur l'impériale, l'envie bizarre lui vient de sauter dans la rivière. Probablement, il pique une tête.

Le malade : Non, j'ai sauté les pieds joints.

M. Charcot : Il a sauté comme on fait du haut de cet escalier que, dans les bains, on appelle la girafe. Le voilà dans l'eau.

Le malade : C'est là que je me suis réveillé. J'ai été conduit au poste de secours. Là un employé du chemin de fer s'est présenté, il m'avait vu sauter et il m'a fait payer un supplément parce qu'au lieu d'aller à Bercy, j'étais allé au Pont National.

M. Charcot : Il se souvient d'avoir voulu aller à Bercy. C'est une idée fixe, comme le souvenir du pont de St-Cloud et du Mont Valérien.

Où avez-vous couché ?

Le malade : Je ne me suis pas couché ; j'ai continué à marcher.

M. Charcot : La nuit, qu'a-t-il pu faire ? Il avait des vêtements intacts, sans trace de désordre ?

L'ami du Malade : Oui, Monsieur, il avait son tabac dans sa poche.

Le malade : Quand je me suis trouvé au poste de secours, ma montre était à l'heure.

M. Charcot : Ce qu'il y a de bizarre, c'est qu'il avait remonté sa montre. Du reste je vois dire qu'il m'arrive parfois à moi-même quelque chose d'analogue. Quand je me mets au lit, j'ai l'habitude de remonter ma montre et très souvent, ne me souvenant pas de l'avoir fait, je la remonte une seconde fois. Lui, il a dû la remonter de même d'une façon mécanique et inconsciente.

Le malade : Oui, elle était à l'heure.

M. Charcot : La première fois, son absence avait duré 14 heures. Cette fois, elle a duré 42 heures.

L'ami du malade : En rentrant, il était exactement tel que vous le voyez.

M. Charcot : Il n'a pas dit de choses extraordinaires ?

L'ami du malade : Du tout. Il a déclaré ne rien comprendre à ce qui lui était arrivé.

M. Charcot : Nous voici arrivé à la troisième escapade, il va nous la raconter.

Le malade : Le 23 Août, je suis parti le matin de la maison pour faire mes courses, je les ai toutes faites, moins deux.

M. Charcot : Où était-ce ?

Le malade : Dans le quartier du Marais.

Je vais rue Oberkampf et là je rencontre un de mes amis qui avait besoin d'un ciseleur ; j'en connaissais un qui était sans ouvrage, je dis à mon ami : J'ai votre affaire. Je vais chez le ciseleur qui demeure rue du Chemin Vert, pour lui dire que je lui ai trouvé du travail. Il était environ onze heures et demie. Je vais en effet avertir cet homme et puis, j'oublie de revenir à la maison pour déjeuner à midi, et c'est à ce moment que commence ma troisième aventure.

M. Charcot : Quelle heure était-il ?

Le malade : Entre 11 heures et demie et midi.

M. Charcot : Quand vous êtes-vous retrouvé ?

Le malade: Je me rappelle d'une façon certaine être passé à Claye le surlendem

M. Charcot: Où est-ce, Claye?

Le malade: Tout près de Meaux.

L'ami du malade: C'était le second jour, il y avait déjà un jour et une nuit

M. Charcot: A quelle distance est-ce de Paris?

Le malade: A environ 7 lieues.

M. Charcot: Ainsi, 36 heures après le commencement de son accès, il croit ver à Claye?

Le malade: Quant à cela, je me le rappelle. Je suis entré chez un marchand restaurateur, et je lui ai demandé un beefsteack que je n'ai pas mangé, j'en suis sûr

M. Charcot: Pourquoi ne l'avez-vous pas mangé?

Le malade: Je n'en sais rien. Mais le souvenir de ce beefsteack que je n'ai pas m'est resté dans la mémoire.

M. Charcot: Avez-vous payé?

Le malade: Oui, j'ai payé 1f,15c. Je ne me rappelle pas avoir bu de café; cependan trouvé du sucre dans mes poches.

M. Charcot: Et alors nouvelle absence.

Le malade: Oui, on m'a réveillé à 5 heures du soir sous le pont d'Asnières.

M. Charcot: Il paraît qu'il a un goût particulier pour la Seine. Connaissez-vou pays de Claye?

Le malade: Je n'y avais jamais été. Je me rappelle avoir lu sur un poteau kilomètr cette inscription: Claye, 14 Kilomètres.

M. Charcot: Ainsi, après avoir été à un restaurant commander un beefsteack, qu pas mangé, commandé du café qu'il a probablement bu, et mis du sucre dans sa poche, le vo se rend, par je ne sais quel chemin qu'il ne connaît pas, sur la berge de la Seine près du d'Asnières, où il dort tranquillement, A quelle heure?

Le malade: A 5 heures.

L'ami du malade: Il ne sait pas s'il dormait.

M. Charcot: Il était assis, regardant la Seine. Il se trouvait là un pêcheur à la qui, voyant cet homme à l'air un peu drôle et qui devait être très sale puisqu'il marchait d deux jours et deux nuits, lui dit:

Qu'est-ce que vous faites là? - Je regarde - Qu'est-ce que vous regardez? - Eh bien! je re la Seine.

Le malade : Là-dessus je lui dis : Quel jour sommes-nous ? Je lui demandai l'heure parce que ma montre était arrêtée. Je le remerciai, je remontai sur le pont, je pris un tramway et je suis rentré chez moi.

M. Charcot : Est-ce que vous êtes marié ?

Le malade : Oui, Monsieur.

M. Charcot : Votre femme devait être inquiète ?

Le malade : Certainement.

M. Charcot : Vous avez des enfants ?

Le malade : Deux.

M. Charcot : Vous ne trouverez pas beaucoup d'histoires comme celle-là dans les livres. Il y a là un phénomène pathologique qui sort de l'ordinaire et qui vaut la peine d'une petite discussion.

En dehors des trois accès que vous venez de nous raconter, ne s'en est-il pas produit un autre ?

Le malade : Oui, le 28 Octobre, j'étais en voiture.

M. Charcot : Depuis que vous êtes en traitement ?

Le malade : Oui.

M. Charcot : Nous nous sommes demandé ce que cela signifiait, ce que c'était que ce singulier état d'inconscience, qui, tout d'un coup venait, pour quelques heures ou pour quelques jours, faire la nuit dans la vie de cet homme. Nous nous sommes dit : si nous pouvions empêcher ce brave homme de se promener ainsi par les champs et par les villes sans profit pour lui, ce serait faire un acte utile.

J'ai pensé et j'essaierai de justifier cette opinion, que l'affection dont il est atteint est de nature épileptique ; c'est de l'automatisme à forme ambulatoire suivant une expression que j'ai employé quelque part pour caractériser cette situation qui consiste à marcher automatiquement sans qu'aucun caractère extérieur révèle chez l'individu en marche cet automatisme.

Remarquez que nous connaissons très bien dans l'épilepsie, la folie post-épileptique. Un individu a un accès d'épilepsie et sous l'influence de rêves épouvantables il devient violent, il casse, il brise tout, et puis il se met à marcher, mais ce n'est pas tranquillement ; à la première imprudence, la police s'empare de lui et il se retrouve au corps de garde. Ces épileptiques-là peuvent assassiner quelqu'un, se suicider, tandis que ce brave homme, s'il n'avait pas su nager, ne se serait probablement pas jeté à l'eau. Il n'y a pas dans son cas trace de surexcitation ni de violence. En général la violence terrible des accès est un des caractères de la folie post-épileptique et il est évident que nous ne sommes pas ici dans ces conditions. Mais c'est probablement la même série de phénomènes sous un autre aspect.

Vous savez que dans les accès épileptiques on distingue ce qu'on appelle le grand mal et le petit mal.

Ce mot de petit mal semblerait indiquer une atténuation dans la gravité de l'affection et désigner un mal moins sérieux que le grand mal. Ce serait s'en faire une idée fausse. Le petit mal n'est le petit mal qu'en apparence, il ne l'est pas dans la réalité. Il a les mêmes conséquences que le grand mal et quelquefois il est même plus grave, au point de vue du pronostic. En général on le divise en deux parties, en deux degrés. L'individu qui en est atteint cause avec vous, il pâlit un peu, s'arrête, devient inconscient un instant. S'il a quelque objet à la main, il peut le laisser tomber ; au bout de quelque temps il revient à lui et continue sa conversation tant bien que mal ; c'est ce que nous appelons l'absence. Après cela vient le vertige. On emploie cette expression parceque ces malades ont à l'origine la sensation de quelque chose qui tourne autour d'eux ou qui les fait tourner eux-mêmes. Cela ne suffit que jusqu'à un certain point pour justifier ce mot de vertige. Il peut survenir quelques petits mouvements des lèvres, qui représentent les caractères convulsifs qui sont pour ainsi dire le caractère initial de l'accès épileptique. On se représente volontiers, quand on parle d'épilepsie, un individu qui a des convulsions dans les membres. Eh bien ! cette part manque dans le vertige. On se sert à tort, dis-je, de ce mot de vertige pour caractériser l'état de certains individus qui perdent connaissance sans avoir la sensation vertigineuse ; mais qui ont des petites secousses convulsives et à qui, au bout d'un certain temps, la connaissance revient.

Eh bien ! ces petites attaques, il y a longtemps, je le répète qu'on a dit qu'elles avaient un caractère aussi sérieux que les grandes, dans lesquelles on se mord la langue, on urine dans le lit. On au point de vue des phénomènes psychiques que les conséquences sont à peu près aussi sérieuses. En effet, on voit souvent à la suite de ce petit mal, les individus se dresser, se lever, faire quelques pas, prononcer des paroles singulières, toujours les mêmes pour chaque accès.. J'en ai connu un qui répétait sans cesse : treize, quatorze, quinze ; puis se mettait à marcher dans des conditions en apparence normales. Au bout d'un certain temps, d'une minute peut-être, tout était fini. Voilà le germe de l'accès ambulatoire. Prolongez par la pensée cet état et vous aurez l'idée de ce qui vient de vous être raconté, supposant que mon diagnostic soit juste.

Vous rencontrerez la description des phénomènes de ce genre dans les auteurs tant que vous voudrez. On appelle cela l'automatisme et si vous voulez lire quelque chose d'intéressant, vous pouvez consulter un mémoire de M. Jackson, de Londres, sur un sujet qui n'est pas suffisamment traité dans les auteurs qui ont écrit sur l'épilepsie, c'est-à-dire sur la question de ces accès automatiques ambulatoires qui ont ce caractère particulier de ne pas être accompagnés d'émotions, de colère ou de violence et qui ont tant d'analogie avec les phénomènes du somnambulisme naturel qu'on peut se demander s'il est possible d'établir par la constatation des symptômes, la différence entre ces deux groupes le somnambulisme naturel et le somnambulisme comitial.

Vous entendez souvent dire que des épileptiques, après leurs accès, commettent des actes scandaleux dans la rue. Il y en a qui se déshabillent. On cite notamment le cas de ce professeur de musique qui donnait des leçons dans une maison, à une jeune fille probablement, et qui, un beau jour, après sa leçon, se déshabille. Je n'ai pas besoin de vous dire qu'on le remercia. Il y a dans le mémoire de Jackson l'histoire d'un homme qui va au restaurant, y mange en se conduisant de la façon du monde la plus naturelle. Il paie, il rentre chez lui, il ne sait pas qu'il a été au restaurant, il n'a plus la sensation de la faim, mais il ne se rappelle plus du tout ce qu'il a fait. On cite ce cas comme un fait remarquable. Mais qu'est-ce que nous dirons alors de celui de cet homme qui est devant nous et qui reste deux jours dehors. Les cas sont semblables avec cette différence que chez le malade de Jackson, l'inconscience ne dure que trois ou quatre heures, tandis que chez celui-ci elle dure deux ou trois jours entiers et qu'il garde pendant toute la durée de l'accès un caractère de tranquillité qui l'a empêché d'ailleurs de tomber entre les mains de la police.

Donc, j'ai pensé que ce cas était un cas d'automatisme comitial, mais me direz-vous peut-être, êtes-vous bien sûr que ce soit cela, est-ce que ce ne serait pas un cas particulier de somnambulisme? Je me suis placé au point de vue comitial par une raison que vous comprendrez. C'est que si c'est comitial, nous avons quelque chose à faire.

Il nous a été adressé par un de mes collègues qui dirigeait autrefois ici le service des épileptiques. Il venait d'avoir son troisième accès; immédiatement nous l'avons traité, nous lui avons donné une préparation qui contient du bromure de potassium.

La proportion de bromure a été: pour la 1ère semaine de 4 grammes, pour la seconde, de 5, pour la troisième de 6, pour la quatrième de 7 grammes par jour.

De même pour le mois qui suivit. Puis il a eu un quatrième petit accès. Mais nous ne sommes plus dans les conditions que je vous signalais tout-à-l'heure.

Votre quatrième accès, comment s'est-il produit?

Le malade: Un matin, j'ai eu mal à la tête.

M. Charcot: Il n'a pas d'autre prodrôme que le mal de tête; il se rappelle que toutes les fois il a eu mal à la tête. Dans quelle partie de la tête?

Le malade: Là, dans la tempe.

M. Charcot: De quel côté?

Le malade: Du côté gauche.

M. Charcot: Vous n'avez jamais eu dans l'œil une lumière particulière, vous n'avez pas eu de troubles de la vision, pas d'engourdissements dans les mains, dans la langue ?

Le malade : Non, Monsieur.

M. Charcot : Il avait eu une assez grande tournée à faire, il a commencé par la rue de Billancourt.

Le malade : Déjà rue de Billancourt, dans la voiture, je m'endormais ; le cocher, qui était à côté de moi m'a poussé pour me réveiller.

M. Charcot : Vous dormiez ?

Le malade : Je sommeillais.

M. Charcot : Dans quel mois était-ce ?

Le malade : Le 17 Octobre. Enfin, je fais mes deux premières courses : rue de Billancourt et Boulevard de Clichy. Je vais ensuite avenue de Villiers. Là j'avais une suspension à prendre : Je décroche ma suspension et je la mets dans ma voiture sans savoir comment.

M. Charcot : Voilà déjà qu'il devient inconscient. Il suit cependant son idée, il descend l'objet dans la voiture pour l'emporter, mais il ne se rappelle pas l'avoir fait. L'amnésie a commencé.

Le malade : De là je vais chez mon patron et je lui parle. La patronne me regarde et dit : il a l'air tout drôle aujourd'hui.

M. Charcot : Il avait les yeux ouverts. Vous savez que dans Macbeth il y a une observation très profonde sur le somnambulisme. Le médecin qui est là voyant lady Macbeth se lever et commencer ses actes somnambuliques, s'adresse aux autres personnages en scène et, les supposant plus éclairés qu'ils ne le sont, s'écrie : Voyez, ses yeux sont ouverts ! C'est justement la grosse question de savoir si on a les yeux ouverts ou fermés dans le somnambulisme. Oui, notre homme avait les yeux ouverts. D'abord, cela résulte des paroles de sa patronne, et puis il est allé prendre son billet de chemin de fer, se promener à travers les rues.

Voyez-vous un individu se promenant les yeux fermés à travers les rues ; il est évident que l'attention des passants serait immédiatement éveillée ; il n'irait pas loin sans qu'un homme de police s'en aperçût. Donc il avait les yeux ouverts.

Le malade : Nous avons été ensuite Faubourg St Honoré. J'ai dit au cocher qui était à côté de moi : Je suis fatigué. J'avais une soif ardente. Quand je suis arrivé chez moi, j'ai bu de l'eau pour apaiser ma soif. Après, je me suis senti brisé comme si on m'avait donné une volée de coups de bâton.

M. Charcot : Combien de temps cela a-t-il duré ?

Le malade : Environ 3 heures.

M. Charcot : Vous voyez, l'accès a été beaucoup plus court.

Le malade : Si j'avais été à pied, peut-être aurais-je encore marché longtemps.

M. Charcot : Je ferai remarquer qu'il avait déjà pris du bromure de potassium à des doses

ès élevées, et il est probable que le médicament agissait déjà, car depuis il n'a plus eu d'accès. Cela dure
epuis 3 ou quatre mois et il n'avait jamais eu de période de repos aussi longue.

Le malade: Non, Monsieur.

M. Charcot: Après ces accès, quelquefois sa mémoire s'étend sur presque tous les évènements qui ont pu se produire dans la période d'inconscience.

Cependant, même dans les cas d'épilepsie avec violence, on dit généralement que les malades
nt absolument oublié ce qu'ils ont fait. Et effectivement, c'est la règle. Mais on peut citer des exemples
t contraire. Parmi les individus qui m'ont consulté, il en est un qui, dans un accès de ce genre, avait
ut cassé dans sa maison. Sa femme et tout le monde s'étaient enfuis. Après avoir tout mis en pièces,
s'en fut à travers champs et disparut. Quelque temps après, il est fort étonné de se trouver dans la campa-
re; il rentre chez lui ne conservant aucun souvenir de ce qui s'était passé. Le voilà qui pénètre dans sa
uisine, tout y était brisé. Alors, me dit-il, il m'est venu à l'idée que j'avais rêvé avoir tout cassé dans
a maison et en effet j'en ai acquis la conviction, parce que tout le monde m'a dit, que c'était moi
i étais l'auteur de tout ce dégât.

Voyez-vous ce réveil du souvenir en présence des résultats de l'acte accompli. C'est évidemment
e phénomène du même ordre que celui du souvenir que le malade qui est devant vous a gardé de
beefsteack qu'il a commandé et qu'il n'a pas mangé. Tout cela reste dans la pensée à l'état de rêve,
ais sans avoir la précision du souvenir des actes accomplis pendant la veille.

Mais, me direz-vous, est-ce vraiment épileptique; n'est-ce pas du somnambulisme naturel? Il
a des différences cliniques, mais enfin, pour la forme, cela y ressemble; c'est tout-à-fait la même chose.
ne veux pas me faire passer pour avoir sur le somnambulisme naturel des connaissances profondes
personne ne peut se vanter d'en avoir. Un des derniers auteurs qui ait écrit sur ce sujet des pages
gnes d'être lues, c'est M. Tuke et il avoue lui-même que nous n'en sommes encore, en ce qui concerne
phénomènes du somnambulisme, qu'à la période des informations. Il a imaginé de dresser une espèce
tableau sur cette question dont tout le monde parle, bien que fort peu de gens aient pu assister à la
oduction de ces phénomènes.

D'abord, le somnambulisme naturel, comme on l'appelle par opposition au somnambulisme arti-
el produit par l'hypnotisme, est une maladie de certaines années de l'enfance et de la première
nesse; on ne la voit guère se manifester chez les adultes et dans l'âge mûr. Et puis, c'est la nuit
'ont lieu les accès somnambuliques, et ce n'est pas la nuit que d'ordinaire on s'applique à l'obser-
ion des malades; de sorte que c'est en définitive par des racontars de parents qu'on connaît le somnam-
sme et on n'en sait pas assez pour en déterminer les principaux caractères.

Tout-à-l'heure, je vous citais un passage de Shakespeare qui s'est montré un observateur profond dans les choses de la médecine comme en bien d'autres questions; il a donné la même[s] défin[ition] du sommambulisme naturel que Joseph Franck ; cette rencontre du poëte et du médecin est singu- lièrement curieuse.

Shakespeare. dit dans Macbeth; pour définir l'état de lady Macbeth:

" A great perturbation in nature! to receive at once the benefit of sleep, an[d] the effects of watching."

" Quelle grande perturbation dans la nature! Avoir la jouissance du sommeil et exécuter en même temps les actions de la veille."

Que dit de son côté Joseph Franck, le médecin, quand il veut définir le sommambulisme natu[rel] « Le sommambulisme est une perturbation de la nature dans laquelle le sujet a toutes les apparenc[es] du sommeil et exécute toutes les actions qu'on exécute dans la veille. »

Quelle différence y a-t-il entre les paroles du poëte et celles du médecin nosographe qui est v[enu] bien longtemps après lui ?

Et alors si je voulais définir l'état mental de ce malade, je ferais comme le poëte et le méde[cin] je dirais: C'est un individu qui paraît dormir, mais qui se conduit comme vous et moi, nous nous conduisons dans la veille. Il a sans doute de singulières idées; il lui prend quelquefois la fantaisie de [se] jeter dans la Seine, mais il n'en paraît pas moins agir raisonnablement et cependant il dort, [à] conscience dort, et quand il revient à la vie normale, il ne se rappelle pas ce qui s'est passé pend[ant] son sommeil. Nous avons ici un cas de sommambulisme ou de noctambulisme, si vous voulez.

Un des caractères du sommambulisme, c'est d'être nocturne. En général le sommambulisme se manifeste presque toujours à la même heure: à minuit ou à une heure du matin.

C'est ainsi qu'on voit parfois des enfants se lever la nuit, se promener dans leur chambre accomplir des actes de l'état de veille, écrire leurs devoirs. Je n'ai jamais entendu parler de sommam- bules de jour, et si j'en entendais parler, ma première pensée serait qu'il s'agit de cas de sommambulisme comitial.

Nous avons ici une malade que vous connaissez et qui présente les caractères du sommambulisme naturel, c'est une hystéro-épileptique. mais je ne dis que c'est une sommambule naturelle qu'en posant un point d'interrogation. Cette malade se lève d'ordinaire à 2 heures du matin. Je vais vous raconter les principaux épisodes de son existence sommambulique et les circonstances qui font que je doute si elle est atteinte de sommambulisme naturel ou si elle n'est pas épileptique comme ces hommes. Le cas était pour moi fort intéressant à étudier parce que, bien que nous ayons ici un service de 200 épileptiques, je n'avais jamais entendu parler de somnambulisme naturel dans la maison et il y a 28 ou 30 ans que j'y suis.

Nous étions très curieux de pouvoir étudier enfin les phénomènes qui se passent.

Les élèves de service résolurent de passer les nuits pour surveiller la malade. Ils la virent se lever et ils la suivirent dans ses pérégrinations ; ils l'ont vue ensuite se recoucher. Ils ont fait des observations d'autant plus intéressantes que nous sommes, je le répète, très à court de constatations précises sur ces phénomènes. Ils l'ont vue descendre de son lit, sauter par la fenêtre dans la cour avec une agilité singulière, traîner une brouette qui se trouvait là, chercher à sortir par la porte de service, et comme elle était fermée, monter sur le mur et se mettre à courir sur la crête.

Une autre nuit, on avait laissé volontairement la porte ouverte, elle pénètre dans le jardin et elle y cueille des tiges desséchées dont elle fait un bouquet que, dans son imagination, elle se figure emporter, rentre dans le service et va se recoucher dans son lit, les yeux ouverts.

Shakespeare dit dans la scène de Macbeth : « ses yeux sont ouverts ». C'est une observation très intéressante de la part d'un écrivain qui n'est pas un médecin ; on dirait qu'il veut donner aux nosographes de son temps une leçon de pathologie. Le voilà qui met la main sur un des caractères de premier ordre du somnambulisme après en avoir donné une définition semblable à celle de Franck.

Une des premières questions que pose Enke dans un programme qu'il dresse à l'usage des médecins est celle-ci :

Les yeux sont-ils ouverts ?

Mes élèves ont donc vu un cas de somnambulisme.

Je me rappelle que je suis intervenu dans cette affaire et qu'elle a été pour moi l'occasion de me poser diverses questions. Je me suis demandé s'il y avait dans le somnambulisme naturel des contractures somatiques et s'il y avait une relation sous ce rapport, entre le somnambulisme naturel et le somnambulisme artificiel, il ne s'en est pas produit et cependant la malade est une femme chez qui on peut provoquer le somnambulisme artificiel et par suite la contracture à un très haut degré.

Il y a une autre observation très curieuse à noter et qui est une observation de psychologie de premier ordre. Le somnambule a évidemment son rêve, son idée, son dessein ; il l'exécute ; il a la faculté de négliger tout ce qui n'est pas dans son programme.

Qu'on se place devant un somnambule en marche, il passe à droite ou à gauche ; il ne fait pas plus attention à celui qui essaie de lui barrer le chemin que s'il n'existait pas ; il n'est pas dans son rêve. Il est vrai de dire que nous sommes tous dans certains cas un peu comme cela. On raconte de Stuart Mill qu'il lui arrivait assez souvent, quand il était plongé dans ses méditations sur quelques problèmes philosophiques, de se perdre dans une grande rue de Londres, ne voyant plus les passants et complètement étranger à la vie extérieure, et cependant, il se promenait de la façon la plus naturelle. Pendant ce temps il était tout entier à son occupation mentale. C'est une faculté bien singulière que celle de pouvoir ne pas voir ce qui ne vous intéresse pas. Et cependant, si nous nous interrogeons nous-mêmes, nous voyons qu'il n'est pas un de nous qui n'ait, plus d'une fois, gravi, sans s'en apercevoir, l'escalier de sa maison et qui ne soit arrivé à sa porte en pensant à toute autre chose qu'à l'ascension qu'il exécutait. C'est ainsi que depuis Hippocrate jusqu'à nos jours, nous ne voyons pas nos maladies; nous ne savons pas voir. Tous les médecins se sont promenés à travers l'ataxie locomotrice jusqu'à la fin de ce siècle sans la voir; ils n'ont pas vu la sclérose en plaques; il y a 5 ans que j'ai vu la paralysie hystéro-traumatique pour la première fois. Il faut avoir une éducation particulière pour bien voir.

De même que les somnambules, les hommes à l'état de veille et les médecins tous les premiers font bien souvent abstraction de ce qui n'est pas dans leur programme.

Vous me direz encore: Vous avez vu un cas de somnambulisme naturel et vous prétendez cependant n'être pas certain que ce ne soit pas du somnambulisme comitial. C'est que la malade est une hystéro-épileptique à crises séparées. C'est pour cela que je me demande s'il s'agit bien chez elle de somnambulisme naturel. Je dois dire cependant qu'en général nous ne voyons jamais l'épilepsie chez les somnambules mais bien plutôt l'hystérie.

Parce qu'une malade a une attaque d'éclampsie, dites-vous pour cela que c'est une épileptique? Non, vous dites qu'elle a un accès épileptiforme plus ou moins banal et qui ne se reproduira plus. L'épilepsie n'est que dans la forme.

Parmi les névropathes qui sont en si grand nombre dans le service il n'y a pas de somnambules. Le somnambulisme est quelque chose de presque inconnu dans cet hôpital. Le cas de cette femme est le premier que j'y vois; encore ai-je un doute sur sa nature.

Pour en revenir au malade qui est devant nous, il s'agirait maintenant de légitimer l'opinion que nous avons émise sur la nature de son affection, un peu plus que nous ne l'avons fait jusqu'à présent, car il y a bien des lacunes dans notre observation. Il est vrai que nous pourrions dire: que voulez-vous que ce soit si ce n'est pas cela?

Il n'y a pas un cas d'épilepsie, quelle que soit sa forme, qui ne justifie l'emploi au moins temporaire du bromure de potassium, et si on ne guérit pas complètement le malade, on constate du moins très bien l'influence bienfaisante du médicament. C'est quelque chose sans doute; mais il n'en serait pas moins important de savoir si véritablement il y a, chez le sujet, quelque chose de comitial qui se rapporte au type vulgaire. D'abord, quels sont ses antécédents? Nous l'avons interrogé; il paraît qu'il n'y a rien du tout dans sa famille, même pas de vésanie.

(Au malade): Connaissez-vous bien votre famille?

Le malade: J'ai connu mon grand-père, ma grand'-mère et jamais je n'ai entendu dire qu'ils aient eu de maladies ressemblant à la mienne.

M. Charcot : Ce que je vous demande c'est si vous savez qu'il y ait eu dans votre famille, des gens tristes, ayant eu des maladies noires ou qui auraient été dans des asiles d'aliénés ?

Le malade : Non, Monsieur.

M. Charcot : Des femmes, des cousines germaines ?

Le malade : Non, Monsieur.

M. Charcot : Je lui ai déjà fait subir un interrogatoire de ce genre, et comme celui-ci, il a été négatif. Maintenant, il est singulier de voir la névrose comitiale commencer si tard dans la vie. Quel âge avez-vous ?

Le malade : 35 ans.

M. Charcot : Par conséquent, il avait 34 ans à l'époque de son premier accès. Je sais bien qu'il y a un mal comitial tardif qui ne vient pas à son heure.

Lorsque vous étiez enfant, vous n'avez jamais eu d'absences ?

Le malade : Je ne me le rappelle pas.

M. Charcot : On ne vous a pas dit que vous ayez eu de convulsions dans votre première enfance ?

Le malade : Non.

M. Charcot : Jamais de maladies nerveuses ?

Le malade : Non.

M. Charcot : Tout-à-l'heure je vous parlais d'équivalents psychologiques des attaques convulsives. En général ce sont des accidents post-épileptiques qui surviennent après une attaque d'épilepsie, un vertige ou une absence. Quelquefois l'attaque peut être supprimée ; et cependant l'accès ambulatoire se produit. Ce serait un cas de ce genre en présence duquel nous nous trouvons ; cependant, je ne suis pas sûr qu'il n'y ait pas là-dessous un petit vertige.

Je connais un architecte qui vient me consulter très souvent. Il a des absences fréquentes. Il monte dans un omnibus. Il doit aller à tel endroit, à Passy, je suppose ; il doit y arriver à telle heure ; il se réveille une heure après à l'extrémité de la ligne, cela lui arrive à chaque instant. Mais cela se rattache à des phénomènes post-comitiaux.

(S'adressant au compagnon du malade) : Savez-vous s'il a eu des absences ?

Réponse : Jamais. Je me suis informé, j'ai été chez les clients qu'il avait visités, les jours où il avait été pris de ces accès, afin de me renseigner sur l'attitude qu'il avait eue ; il leur avait parlé exactement comme à l'ordinaire sans manifester rien d'insolite. De même chez le ciseleur, chez lequel il s'est rendu pour lui offrir du travail, le jour où il est allé à Claye.

M. Charcot (au malade) : Il ne vous est jamais arrivé d'uriner dans votre lit ?

Le malade : Non, Monsieur.

M. Charcot : Jamais votre femme n'a été inquiétée par vos ronflements ?

Le malade : Je pense à mon travail, la nuit.

M. Charcot : Vous êtes agité. Jamais vous ne vous êtes réveillé avec la langue douloureuse ?

Le malade : Non, Monsieur.

M. Charcot : Eh bien ! d'après toutes les considérations que je viens d'exposer, je pense qu'il s'agit là, malgré tout, de phénomènes comitiaux et le cas est particulièrement remarquable. C'est la première fois que je vois se produire une affection de ce genre avec des caractères aussi nets et aussi prononcés : vous n'en trouverez pas d'aussi intéressante dans les descriptions nosographiques.

J'ai fait quelques recherches dans ma bibliothèque, j'ai bien trouvé des cas analogues, mais pas aussi dignes de fixer l'attention.

Remarquez bien qu'ici il y a comme caractère particulier l'absence d'émotions de violences. Il n'a attaqué ni insulté personne, il n'a rien brisé, rien cassé, la police n'a pas eu à s'en occuper.

Nous avons fait venir Monsieur pour causer avec lui. Il est venu en même temps nous demander ce qu'il faut qu'il fasse pour se guérir. Il ne faut pas cesser de prendre votre bromure.

Vous n'éprouvez rien à la suite de cette médication ?

Le malade : De la fatigue.

M. Charcot : Nous allons diminuer la dose d'un gramme. Vous en prendrez 5 grammes pendant une semaine, 6 la semaine suivante ; mais n'interrompez pas ce traitement. Vous reviendrez dans deux ou 3 mois me trouver pour savoir ce qu'il faudra faire alors. D'ici là vous noterez avec soin ce qui se passera. S'il se produisait quelque chose d'extraordinaire, vous viendriez m'en avertir.

Le malade : Si je suis contrarié, soit dans mon travail, soit chez un client, je m'emporte.

L'ami du malade : Autrement il n'est pas irascible.

M. Charcot : Il a des moments de violence, mais pas extraordinaires ?

Le malade : Surtout quand j'ai raison.

M. Charcot : Oh ! Oui, c'est le sentiment de la justice poussé à l'excès. Vous êtes bien jeune encore, il faut savoir avoir raison et garder cela pour soi.

2e Malade (Homme de 52 ans)

M. Charcot : Depuis quand êtes-vous malade ? — Le malade : Il y a à peu près 6 mois.

M. Charcot : Par où cela a-t-il commencé ? — Le malade : Par les mains.

M. Charcot : Que faites-vous ? — Le malade : Je suis maçon.

M. Charcot : Combien y a-t-il de temps que vous ne travaillez plus de votre état ? — Le malade : 5 mois.

M. Charcot : Que vous est-il arrivé d'extraordinaire ? — Le malade : Rien du tout, j'ai eu depuis un coup à la jambe.

M. Charcot : Mais déjà vous étiez malade, vous aviez déjà ce tremblement. — Vous n'avez jamais eu d'accidents, vous n'êtes pas tombé d'un échafaudage ? — Le malade : Je me rappelle être tombé dans mon enfance, mais il ne m'est jamais arrivé de tomber du haut d'un échafaudage.

M. Charcot : Avez-vous eu des chagrins ? — Le malade : J'ai eu le chagrin de perdre de grands enfants.

M. Charcot : Il y a longtemps ? — Le malade : Après la guerre.

M. Charcot : Vous vous êtes mis à trembler sans aucune cause. Et vos pieds ne tremblent pas ? Il n'y a que les mains ? — Le malade : J'ai été massé, et cela m'a fait plutôt du mal que du bien.

M. Charcot : Cela regarde M. Berbez qui a fait des études sur l'influence du massage dans les cas de paralysie agitante. Il y a deux formes dans la paralysie : la forme agitée et la forme rigide, mais l'on voit souvent la combinaison de l'agitation et du tremblement avec la rigidité, quelquefois aussi il y a la rigidité sans tremblement ; lui, n'a pas la rigidité, il tremble.

Voilà un malade du service qui représente la forme opposée, la rigidité sans tremblement. Regardez-les tous deux : Ils sont aux antipodes de la même maladie. L'un a ce qui manque à l'autre, raideur des articulations ; physionomie caractéristique, immobilité du regard, l'air d'un bonhomme en bois ; les muscles du front rigides, ce qui est la cause de cette élévation des sourcils qui écarquille les yeux et qui fait qu'il vous regarde d'un air à la fois triste et étonné. Quand vous avez un malade comme cela, n'allez pas chercher le tremblement, il existe à peine. Il y a de plus, chez l'un, ce qui n'existe pas chez l'autre, la propulsion.

(S'adressant au premier malade) : La nuit, vous avez besoin de changer de place à chaque instant ?

Le malade : Quand je dors, je ne ressens pas de tremblement, mais quand je me réveille.

M. Charcot : Allez-vous quelquefois plus vite que vous ne voulez ?

Le malade : Oui, mais pas en marchant.

M. Charcot : Si, au contraire, vous poussiez l'autre le moins du monde, il se précipiterait en avant, du reste, il marche d'une façon singulière.

Le malade fait quelques pas la tête en avant avec une allure de plus en plus précipitée. Un peu plus, il irait donner de la tête contre le mur, et si je le tirais en arrière par le pan de son paletot, il reculerait avec la même allure. Je vous le répète, si on donnait à celui-ci ce qu'a celui-là, vous auriez le plus beau type de la maladie de Parkinson. Je voudrais supprimer le mot de paralysie. Les malades de ce genre ont conscience de leur état ; ils ne veulent pas être paralysés, et effectivement ils ne le sont pas. Ils ont presque toujours la physionomie si singulière qu'on les prend pour des ramollis, pour des individus dont le cerveau est atteint ; la vérité, c'est que la conservation des phénomènes intellectuels est absolue chez eux et qu'ils ont le cerveau parfaitement sain.

(S'adressant à l'un des malades): Montrez un peu vos mains. C'est à peine s'il tremble un peu la main gauche. — Regardez un peu l'autre; il nous fixe, les sourcils relevés. Il a l'air tout-à-fait Parkinsonien. — J'en veux d'ailleurs à Parkinson, car je crois bien que la description qu'il donne de ce formes de paralysies en a été faite en France avant lui. — Quand vous avez devant vous un spectacle co[mme] celui que vous donne ce malade (le second, celui qui appartient au service) vous pouvez faire un diagnostic. [J']ai rencontré partout dans les rues de ces malheureux. Je me rappelle en avoir vu à Rome, à Amsterd[am] en Espagne; c'est toujours la même chose... — On les reconnaît à distance, on n'a pas besoin de les interro[ger]. Au contraire celui qui vient nous trouver, il faut le regarder beaucoup pour reconnaître le genre de trem[ble]ment spécial dont il est affecté. Le rhythme même en est particulier. Nous avons mesuré le nombre des vibrations à la seconde, ce ne sont pas du tout les vibrations de la périencéphalite diffuse. D'un autre côt[é] elles diffèrent des vibrations du tremblement alcoolique par le rhythme. C'est un rhythme lent; vous [ne] pouvez pas le voir avec l'œil, il faudrait pour cela un sphygmographe; ce n'est pas non plus le tremble[ment de la sclérose en plaques qui a pour caractère que lorsque les mains sont appuyées sur les genoux elles ne tremblent pas. — Si l'individu atteint de sclérose en plaques veut prendre un crayon, il peut le fa[ire] sans trembler, et lever la main; ce n'est qu'en se servant du crayon qu'il commence à trembler, et le tre[m]blement s'accentue bientôt d'une façon excessive, tandis que le paralytique agité tremble en prenant l[e] crayon, mais son tremblement continue régulièrement sans augmenter d'intensité.

3ᵉ Malade (Homme de 41 ans).

M. Charcot: Qu'est-ce que vous avez? (Le malade montre ses deux mains) — Une rétraction de l'ap[o]névrose palmaire, la maladie de Dupuytren. — Vous souffrez beaucoup? — Le malade: Oui, Monsieur, je n'ai plus aucun repos.

M. Charcot: Avant cela vous ne souffriez pas? Le malade: Non, Monsieur.

M. Charcot: Quel est votre état? Le malade: Chapelier.

M. Charcot: Vous pouvez vous imaginer que cette rétraction de l'aponévrose palmaire provient d'un excès de travail manuel exécuté dans des conditions particulières comme celles qui consistent à tenir un fer dans le métier de chapelier; il ne faut pas vous mettre cette théorie dans la tête, je pourrais vous parler d'une impératrice qui a la plus belle rétraction de l'aponévrose palmaire qu'on puisse imaginer et qui, assurément, n'a jamais travaillé de ses mains. Alors il faut chercher la cause de cette affection. — Peut-être est-ce rhumatismal. Ce qu'il y a de curieux chez ce malade, c'est la symétrie de rétraction dans les deux mains. Le redressement des doigts a été pratiqué, il y a quelques années, par un chirurgien dont je ne me rappelle plus le nom; c'est une opération très dangereuse. Mais je dois vous dire que la rétraction de l'aponévrose palmaire n'est pas du tout une maladie du système nerveux. Ou m[ettre] sur le compte du système nerveux tout ce qui est bizarre, c'est être un peu trop généreux. Cependant après avoir examiné le malade, je serais porté à croire qu'il n'est pas seulement atteint de rétraction de l'aponévrose palmaire, ses douleurs ressemble[nt] un peu à des douleurs fulgurantes. Il se pourrait, d'autre part que l'alcoolisme ait contribué à le mettre en cet état. Il serait bon d'examiner ses yeux.

Policlinique du Mardi, 7 Février 1888.

Objet de la Leçon:

1° Grande Hystérie ou Hystéro-Epilepsie;
2° Goître exophthalmique;
3° Hémichorée de Sydenham;
4° Paralysie faciale;
5° Dyspnée hystérique.

(Une malade portée sur un brancard est introduite dans la salle du cours).

M. Charcot: C'est une malade que vous avez déjà vue Vendredi dernier. A la suite d'une chûte, elle a été atteinte d'une contracture du membre inférieur droit donnant lieu à une déformation en pied bot.

Rien n'est plus fréquent que de voir chez une hystérique une contracture se produire à la suite d'un traumatisme; il s'agit de savoir ce qu'on peut faire en pareil cas. Je vous ai dit qu'il fallait tâcher d'enlever la contracture hystérique aussitôt qu'on la voyait apparaître.

Ici, nous sommes un peu en dehors de la règle; nous avons attendu trois ou quatre jours, et je vous ai dit les raisons pour lesquelles nous avons fait cette infraction; c'est que chez les malades du genre de cette femme, il est très possible en général de provoquer une attaque et qu'il y a des circonstances où l'attaque est en quelque sorte un moyen thérapeutique. Il arrive souvent que d'une attaque ainsi provoquée, il résulte un changement à vue et qu'une contracture qui paraissait devoir être irréductible et devoir durer indéfiniment disparait sous cette influence. Vous me direz: est-ce qu'il n'y a pas quelque chose d'immoral dans les pratiques de cette nature? Assurément non, si l'on peut, par ce moyen faire disparaître un mal local contre lequel, autrement, on serait impuissant.

Et je vous ai fait voir qu'entre les phénomènes d'hystérie locale qui durent, comme celui-là, depuis 5 ou 6 mois et les crises nerveuses, il y a correspondance: Souvent ce n'est pas chez des personnes qui ont des attaques qu'il y a des contractures : au contraire, chez elles, les contractures n'existent pas.

C'est en vertu de cette doctrine, qui a été mise en avant avec beaucoup de raison par M. Pitres que nous croyons qu'il faut savoir profiter de l'existence des points hystérogènes pour provoquer une attaque à un moment donné.

Eh bien! cette malade va nous servir à vous démontrer ce que j'avance. Je vous dirai cependant que, bien que nous soyons à peu près sûrs du résultat annoncé, les choses de l'organisme ne sont pas aussi précises que les choses de la mécanique, et je ne serais pas étonné que notre opération ne réussît pas. On dit quelquefois que les expériences sur les animaux, quand elles se font en public, ne réussissent pas aussi bien que dans le laboratoire ; ce qui est vrai dans ce cas l'est à plus forte raison pour les expériences de clinique que nous faisons ici. Si nous ne réussissons pas comme nous le désirons, il n'y en aura pas moins là un enseignement pour vous.

Cette malade a un point hystérogène dans le dos, un autre sous le sein gauche, un autre enfin au membre inférieur. C'est là ce que nous allons mettre à profit.

Si l'attaque se produit comme je le crois, je vous engage à en saisir vous-mêmes toutes les phases, ce qui n'est pas facile, car il m'a fallu de longues années pour y arriver.

J'ai hérité de ce service, dont le chef était M. Delasiauve qui le dirigeait fort bien, il y a environ quinze ou vingt ans, et dès les premiers moments, je fus témoin de ces attaques d'hystérie épileptique. Je procédai avec la plus grande circonspection dans mes diagnostics, car je me disais comment se fait-il que ces choses-là ne soient pas dans les livres ? Comment s'y prendrait-on si on voulait décrire cela d'après nature ? Je n'y voyais absolument que confusion, et l'impuissance à laquelle j'étais réduit me causait une certaine irritation; lorsqu'un jour, par une sorte d'intuition, je me suis dit : mais c'est toujours la même chose ; alors j'en conclus qu'il y avait là une maladie particulière, l'hysteria major, commençant par une attaque épileptoïde qui diffère si peu de la véritable attaque d'épilepsie qu'on a dénommé la maladie hystero-épileptique, bien qu'elle n'ait rien de commun avec l'épilepsie.

La phase épileptoïde se subdivise en période tonique puis en période clonique ; vient alors le silence et la phase des grands mouvements, laquelle se produit sous deux aspects principaux, les salutations et l'arc de cercle. Dans cette phase, tantôt c'est l'arc de cercle qui domine, tantôt les salutations. Vous arriver enfin à une troisième phase : Tout à coup, vous voyez la malade qui regarde une image fictive ; c'est une hallucination qui varie suivant les circonstances : tantôt la malade donne des signes d'épouvante, tantôt des signes de joie, selon que le spectacle qu'elle croit avoir devant les yeux est épouvantable ou plaisant. Vous connaissez déjà tout cela et la femme endormie que vous avez vue l'autre jour a pu vous en donner une idée. Lorsque je l'ai touchée dans la région ovarienne, vous l'avez vue sortir de son lit, se précipiter dans ce coin et prononcer des paroles qui indiquaient la plus grande épouvante. Mais ce qu'il faut voir, c'est se dérouler les phénomènes de l'attaque. Je vous préviens, pour que vous puissiez observer ce qu'il y a à voir et il est, je le répète, très difficile de bien voir ces choses. Ce que je veux vous montrer, c'est qu'il n'y a pas une succession d'attaques qui passent, mais une attaque qui se développe. Vous voyez que j'emploie ici la méthode des types. Le type contient ce qu'il y a dans l'espèce de plus complet. Puis ainsi que cela se fait dans toutes les maladies nerveuses, il faut apprendre à scinder son type. La période épileptoïde peut manquer; l'attaque commence d'emblée par les grands mouvements, les salutations, l'arc de cercle; parfois ce sont les grands mouvements qui font défaut et la chose débute par les hallucinations; l'attaque vient ensuite. Il y a une vingtaine de variétés, mais si vous avez la clé, vous êtes ramené tout de suite au type que vous reconstituez dans votre esprit, et au bout d'un certain temps vous vous dites: malgré l'immense variété apparente des phénomènes, c'est toujours la même chose.

Eh bien! voilà le pied bot. Qu'il n'ait bougé ni le jour ni la nuit je n'oserais pas le dire pour ce cas-là, mais c'est très probable. Ce n'est pas un pied bot qui puisse se résoudre la nuit, c'est un pied bot fixe, ce n'est pas de la simulation. — Vous savez que la manie de la simulation est un des principaux obstacles dans la neuropathologie.

(L'interne touche le point hystérogène situé sous le sein gauche. Immédiatement l'attaque commence.)

M. Charcot: Voilà la période épileptoïde.

Période épileptoïde, arc de cercle, salutations; l'arc de cercle est assez prononcé comme vous voyez. Maintenant, voilà la période des attitudes passionnelles qui se mêle jusqu'à un certain point avec la période de l'arc de cercle, puis ensuite une attaque de contracture qui, quelquefois, se produit en pareille circonstance, de sorte que si cela devait rester ainsi, nous ne serions pas beaucoup plus avancés.

La période épileptoïde recommence maintenant avec ses deux phases; la première phase c'est le phase des mouvements toniques, la seconde, celle des mouvements cloniques. Vous voyez combien cela ressemble à l'épilepsie.

Nous allons voir si la malade est ovarienne.

(On exerce une pression sur la région ovarienne.)

Faites cela à une épileptique, il ne surviendra aucune modification, et cela vous montre de suite la différence qu'il y a entre l'hystéro-épilepsie et l'épilepsie. L'épilepsie n'est en aucune façon sous la

dépendance ovarienne, tandis qu'ici il en est tout autrement. Vous voyez que l'attaque est suspend[ue]
sous l'influence de la pression.

Est-il vrai, oui ou non, que la compression de l'ovaire produise l'arrêt de l'attaque ? Vous verr[ez]
dans des livres qui ont l'air d'être faits en connaissance de cause que cela ne se voit pas. Cela ne
voit pas en Angleterre, dit l'un ; cela, dit un autre, ne se voit pas non plus en Allemagne. Ceux qu[i]
l'affirment sont des gens qui ont hâte de faire de la généralisation. Mais du moment que le fait exist[e]
à Paris, il est fort à croire qu'il se produit ailleurs. Nous allons interrompre la compression d[e]
l'ovaire et vous allez voir l'attaque reprendre comme tout-à-l'heure. Voilà la période épileptoï[de]
qui commence. Souvent à l'étranger on appelle cela de l'épilepsie. Ceux qui font cela ne peuvent é[vi]
demment s'entendre avec nous ; nous disons, nous, hystéro-épilepsie ou hysteria major. — Voici ma[in]
tenant l'arc de cercle ; vous voyez quel mécanisme, quelle régularité : c'est toujours la même cho[se].

La contracture persiste. Si nous ne réussissons pas ainsi à l'en délivrer, on s'y prendra d[']
autre façon après l'attaque, et on aura plus de chances de succès que si on l'avait abordée du prem[ier]
coup sans avoir provoqué cette espèce de crise nerveuse salutaire qui pourra se prolonger pendan[t]
longtemps encore, car le caractère des attaques hystéro-épileptiques c'est de former des séries qu[i]
n'en finissent pas : cela peut durer toute la journée. Les malades sortent de là à peine fatigués, ca[rac]
tère qui montre bien que l'hystéro-épilepsie n'a rien à faire avec l'épilepsie. Lorsque les attaqu[es]
d'épilepsie se joignent l'une à l'autre de manière à former des séries dont les termes sont tellemen[t]
rapprochés qu'ils s'emboîtent, vous avez ce qu'on appelle l'état de mal. Or, l'état de mal épileptiqu[e]
est un état de mal des plus graves, qui aboutit souvent à une terminaison fatale. Dans l'hystéro[-]
épilepsie, au contraire, vous avez des attaques qui se succèdent sans intervalle pendant un jour, de[ux]
jours, trois jours, sans danger pour la malade. L'état de mal hystéro-épileptique n'a donc pas le car[ac]
tère grave de l'état de mal épileptique.

On vient de presser de nouveau sur un point hystérogène et voici l'attaque épileptique qu[i]
reproduit. La malade se mord quelquefois la langue, pas souvent cependant. Maintenant voici le fameu[x]
arc de cercle que vous trouvez décrit partout.

(La malade crie tout à coup : Maman, j'ai peur !)

Voilà les attitudes passionnelles ; puis si nous laissions les choses aller, nous retrouverions l'atta[que]
que épileptiforme.

Il se produit une sorte de résolution suivie d'une espèce de contracture. Cela arrive quelquefo[is]
comme phénomène accessoire des attaques.

(La malade crie : Ah maman !)

Vous voyez comment crient les hystériques. On peut dire que c'est beaucoup de bruit pour[...]

L'épilepsie qui est plus grave est beaucoup plus silencieuse.

Je ne sais pas quel sera le résultat de la tentative, mais je ne suis pas fâché de vous avoir montré une attaque à peu près régulière : à savoir : une phase épileptoïde composée de deux parties, tonique et clonique ; puis une phase de grands mouvements, …… et aussitôt après la phase des attitudes passionnelles qui sont ici d'un seul genre, le genre triste, phases suivies d'une espèce de contracture.

Cette malade était raide tout-à-l'heure ; en général il y a peu de raideur, les attitudes sont tout-à-fait des attitudes réelles, des poses plastiques.

Il y a encore une quatrième phase, plus rare, et qui manque chez notre malade, c'est la période de délire.

Ici, après la phase des attitudes passionnelles, le tout recommence, vous pouvez avoir des séries qui se succèdent et l'attaque peut durer ainsi indéfiniment, deux jours, trois jours, six jours. La compression de l'ovaire ne peut produire le résultat que vous avez vu que chez les malades ovariennes. Mais toutes ne sont pas ovariennes. J'en reviens toujours à cette légende qu'on a faite autour de moi et sur laquelle je me suis déjà expliqué [1]. Je serais la cause des opérations qui se font en Amérique, des ablations de l'ovaire qui s'y pratiquent pour cause d'hystéro-épilepsie. Je suis absolument en dehors de tout cela. J'ai dit la vérité ; c'est qu'il y a des malades qui ont un point douloureux ovarien et que lorsque ce point douloureux existe, on peut en profiter non pas pour faire cesser complètement l'attaque, mais pour l'arrêter. Et arrêter l'attaque, ce n'est point la guérir, c'est procurer un peu de tranquillité. Nous allons mettre à cette malade un appareil de compression et momentanément, elle n'aura plus d'attaques, mais un beau jour il faudra lui ôter sa ceinture qu'on ne peut pas lui conserver indéfiniment et alors l'attaque se reproduira peut-être. La compression de l'ovaire est un moyen préventif, un moyen aussi d'avoir la paix ; ce n'est pas du tout un moyen de guérison. Et si vous enlevez l'ovaire il n'en résulte pas davantage la guérison de l'hystérie. Il ne faut pas croire, d'autre part, qu'il n'y ait que l'ovaire dont la compression amène l'apaisement momentané des attaques. Les points hystérogènes ont quelquefois la même propriété ; cela dépend des cas. Il y a des points spasmogènes et des points phrénateurs. Ainsi la malade a une plaque hystérogène sous le sein. J'aurais pu comprimer cette partie plus fortement que lorsqu'on veut provoquer la crise et l'attaque se serait arrêtée.

Il ne viendra jamais à personne l'idée d'enlever un lambeau hystérogène pour guérir une hystéro-épileptique. Je n'ai donc jamais dit ce qu'on me fait dire. Je ne suis pour rien dans les pratiques américaines et je m'en lave les mains. J'ai dit qu'il y avait des femmes hystériques qui étaient ovariennes et des hystériques hommes qui étaient testiculaires, mais tous les hystériques hommes

---

[1] Voir la leçon du mardi, 13 Décembre 1887, p. 63.

ne sont pas testiculaires et toutes les hystériques ne sont pas ovariennes. Voilà la vérité. Je n'ai ja
dit autre chose ; je n'ai pas l'habitude d'avancer des choses qui ne soient pas expérimentalement
trables. Vous savez que j'ai pour principe de ne pas tenir compte de la théorie et de laisser de côté
les préjugés ; si vous voulez voir clair, il faut prendre les choses comme elles sont.

Il semble que l'hystéro-épilepsie n'existe qu'en France et je pourrais même dire et on l
quelquefois, qu'à la Salpêtrière, comme si je l'avais forgéapar la puissance de ma volonté. Ce ser
chose vraiment merveilleuse que je puisse ainsi créer des maladies, au gré de mon caprice et de
fantaisie. Mais à la vérité, je ne suis absolument là que le photographe ; j'inscris ce que je vo
et il m'est trop facile de montrer que ce n'est pas à la Salpêtrière seulement que ces choses l
passent. D'abord les récits des démoniaques du moyen-âge en sont pleins. M. Richer, dans son li
nous montre qu'au 15ᵉ siècle il en était absolument comme aujourd'hui.

Nous avons reçu des correspondances nombreuses venant surtout de l'Amérique du c
qui n'a cependant pas de relations avec la Salpêtrière — correspondances provoquées par les
criptions que j'ai données de l'attaque hystero-épileptique, et où l'on nous montre des hys
épileptiques se comportant exactement comme les nôtres.

En Angleterre, il y a un savant médecin, M. Gowers, qui ne croit pas à mes descrip
Alors voilà comment il accomode les choses : Dans un traité de l'épilepsie, il se sert de ces exp
sions : "Accidents hystériques post-épileptiques" ; il prend la première phase épileptoïde que vous a
vu se produire à la suite de la pression ovarienne pour un accès d'épilepsie et alors il décrit tous l
phénomènes auxquels vous avez assisté, et il appelle cela des accidents post-épileptiques. Pourq
Parce qu'il y a chez une malade des accidents épileptiformes du commencement qui le troublen
ne voit ces accidents que sous des noms divers. Moi, je maintiens l'unité de la chose, la fi
de l'espèce. Voilà l'attaque hystero épileptique et je ne sors pas de là.

Vous savez (ce n'est pas moi qui ai inventé cela, ce sont ceux qui m'ont précédé d
le service que je dirige) qu'on distingue les attaques à crises mixtes et les attaques à
crises séparées. Qu'est-ce que cela veut dire ?

Voilà une malade ; de temps en temps elle a des crises. Je dis : elle est hystérique, ma
elle est comitiale par dessous le marché. Vous comprenez ce que cela signifie, c'est qu'elle
deux maladies essentiellement différentes bien qu'appartenant à la même famille, comme la
goutte et le rhumatisme. Eh bien! les espèces morbides ont une fixité relative et pratiquement
parlant, la doctrine de la fixité des espèces morbides doit être considérée comme vraie. Les espèces
morbides, heureusement, en effet, ne varient pas autant qu'on pourrait le croire. Il ne faut pas fa
du darwinisme sans raison. Le principal facteur, dans la doctrine de l'évolution, c'est le temp

et nous ne considérons la fixité des espèces morbides qu'au point de vue de l'époque où nous vivons.

Je dis que dans le cas de mal à crises séparées, vous avez d'abord une attaque d'hystérie majeure puis une crise d'épilepsie distincte. Après une attaque d'hystérie, souvent les malades se mordent la langue, elles se redressent dans leurs lits et la personne de service qui voit une malade dans cette situation, dit qu'elle a son _accès_. Quand cela ne se produit pas elle dit : elle a ses attaques. Il y a en effet une différence dans ces deux formules : une telle est dans ses attaques, ou bien une telle a son accès. Si elle disait : elle a ses accès, alors ce serait grave. Une telle a ses attaques, elle peut en avoir trois ou quatre jours, cinq jours, six jours sans causer de danger. Une telle a ses accès : il s'en suit quelquefois ce qu'on appelle l'état de mal ; on va chercher le médecin, la température s'élève, la vie est en danger. Vous voyez combien la différence est grande et capitale. Dans un cas, vous avez des points hystérogènes, vous pouvez vous en servir ne fût-ce que dans un but expérimental et en tous cas, arrêter l'attaque, tandis que, si vous avez affaire à des accès, la compression des points hystérogènes ne sert absolument à rien.

Enfin, j'ajouterai que tandis que le bromure de potassium a une action tout au moins palliative sur les accès d'épilepsie, pour les attaques au contraire il est absolument inutile ; vous pouvez en donner des tonnes sans rien changer à l'état des malades. La grande hystérie ce n'est pas l'épilepsie. C'est dans l'hérédité que se fait l'union entre ces deux maladies. Un hystéro-épileptique peut engendrer un épileptique, un épileptique un hystéro-épileptique, mais il faut dire aussi que l'un et l'autre peuvent engendrer des maniaques, des vésaniques ; je vous ai déjà dit que l'arbre neuropathologique a des branches nombreuses, et chacune de ces branches peut donner des fruits divers.

2ᵉ Malade (femme de 35 ans)

M. Charcot : Voyez comme cette femme a les yeux saillants. Nous allons la prier d'ôter son châle afin de pouvoir examiner son cou.... Son goître n'est pas très gros.

(A la malade) : Allonger les bras, étendez les mains et écartez les doigts. – Elle a dans les mains un tremblement tout-à-fait léger ; son pouls marque de 130 à 140 pulsations. La peau est chaude et moite.

Les cinq symptômes cardinaux du goître exophthalmique sont les suivants : l'exophthalmie, le goître, un tremblement spécial, la tachycardie et la diminution de la résistance électrique qui n'est point propre à ce genre de maladie, mais qui s'y rencontre habituellement et ne se rencontre pas dans beaucoup d'autres. Autrefois, le goître exophthalmique constituait une triade ; on ne lui reconnaissait que trois symptômes : l'accélération du pouls, le phénomène le plus constant – l'exophthalmie – le goître. Voilà les trois symptômes cardinaux qui, autrefois devaient se rencontrer pour qu'on pût diagnostiquer le goître exophthalmique.

Les auteurs allemands et anglais n'ont fait attention qu'à ces symptômes.

Le goître exophtalmique n'est pas une affection très anciennement connue. J'ai été le premier à la faire connaître en France. C'est en 1856 que je montrai pour la première fois au Professeur Piorry un cas de ce genre. Je lui dis: Voici une maladie que nous ne connaissons pas, c'est la maladie décrite par Basedow en Allemagne et par Graves en Angleterre. C'est une maladie caractérisée par des palpitations de cœur, une accélération du pouls et la proéminence des yeux. Ce à quoi il me répondit que j'étais un ontologiste et qu'il pouvait se faire qu'une femme ait un goître et des palpitations de cœur sans qu'on fît de cela une maladie spéciale. Il était un peu de cette opinion que j'ai entendu émettre par un autre qui disait qu'il ne comprenait pas du tout qu'on fît une maladie du rhumatisme articulaire aigu et que tout cela était un peu de l'ontologie.

Je n'en continuai pas moins à observer ma malade et je consignai mon observation dans un petit travail assez intéressant car il était la révélation de l'existence d'une maladie qu'auparavant on n'avait pas su voir ici. Comment se fait-il qu'on ne voie pas les choses qui existent quand on n'a pas appris à les voir, et comment en ai-je été amené là? Je vais vous le dire. Je sais un peu l'Anglais, et à cette époque les médecins anglais et américains avaient l'habitude de venir faire le tour de France et ils venaient dans nos services de clinique voir un peu ce qui s'y passait, comme aujourd'hui nous le faisons volontiers nous-mêmes, après nous en être abstenus pendant bien longtemps. L'enseignement de Piorry avait fait beaucoup de bruit; et comme j'étais chef de clinique, je faisais de mon mieux pour montrer à ces étrangers ce que nous savions faire. Il y a beaucoup de ces médecins anglais, devenus depuis professeurs à droite et à gauche, qui ont conservé un bon souvenir de leur passage à Paris et sont restés mes amis, en particulier M. Cumming, professeur à Belfast qui, à cette époque, faisait son tour de France. Un jour qu'il avait sous le bras un livre anglais, je lui dis: prêtez-moi donc ce livre. C'était un ouvrage de Stokes: il a été traduit depuis en Français, mais dans ce temps-là, on ne le connaissait pas. J'y trouve la description d'une maladie dans laquelle l'exophtalmie et le goître se trouvaient joints. Je me dis: qu'est-ce que cela? C'est donc une maladie anglaise? Tout d'un coup, je rencontre une jeune femme de 25 ans qui avait ces symptômes réunis. Quand je parlai de ma découverte je ne fus pas bien reçu; on disait: qu'est-ce que cela? Il décrit une maladie bizarre, il croit à cela. J'avais bien raison d'y croire. Au bout de quelque temps, un médecin de premier ordre, un grand artiste qui s'entendait merveilleusement à mettre les choses à leur place, Trousseau, s'empara de la chose et fit un travail sur l'exophtalmie. Je n'y suis pas cité, je ne lui en veux pas. Naturellement il en a fait la description d'une façon magistrale. Mais il n'en est pas moins vrai que c'est votre humble serviteur qui avait, le premier, en France, étudié cette affection. Je n'ai fait u reste que constater chez une malade la réalité de ce que j'avais appris dans l'auteur anglais.

Mais il y avait bien d'autres choses à apprendre que ce que j'y ai trouvé : d'abord le goître exophtalmique n'a pas seulement trois symptômes ; il y en a bien d'autres et parmi ceux qui tiennent à peu près la même place que le goître, que l'exophtalmie, que la tachycardie, il faut placer le tremblement qui n'a été remarqué comme il méritait de l'être, que par M. Marie, un de mes chefs de clinique, qui en a fait l'objet d'une étude spéciale, et vous allez voir quelle est son importance ; ensuite vient la diminution de la résistance électrique, découverte de M. Vigouroux qui, en soignant ses malades, s'est aperçu du phénomène, de sorte que nous sommes aujourd'hui en présence de cinq symptômes. Croyez bien que ce n'est pas trop. Vous pouvez, en effet, trouver des cas frustes d'exophtalmie.

Il y a des gens qui sont très susceptibles en matière de langage, qui vous diront, mais vous employez le mot de « fruste » à tort et à travers : c'est un terme d'antiquaire qui veut dire : médaille usée, que l'on ne peut bien reconnaître parce que la légende ou les traits du personnage représenté sur une médaille sont effacés ou bien c'est un terme de conchyliologie. On dit d'une coquille qu'elle est fruste lorsqu'elle est un peu usée et qu'on n'en distingue pas tous les contours. Quand on l'emploie en clinique, on ne veut pas dire qu'une maladie a été usée, cependant ce mot est d'une application technique. Si nous remontons à ses origines, peut-être pourrons-nous justifier cet emploi. Tout le monde sait ce que c'est qu'une névrose fruste, qu'une sclérose en plaques fruste, qu'une ataxie fruste. Ce sont des névroses, des scléroses, des ataxies qui ne se sont pas développées. Et au point de vue de la langue, son emploi peut se justifier. Fruste, c'est le latin "frustum" ; cela veut dire un lambeau, un morceau, on trouve dans Plaute cette expression "frustum pueri" pour dire un morceau d'enfant, un avorton. Par conséquent, nous pouvons employer le mot « fruste » pour caractériser une maladie à l'état embryonnaire, avortée, non développée, que vous ne pouvez pas bien saisir parce qu'elle n'a pas le caractère du type. Ce n'est pas qu'elle soit effacée, mais c'est qu'elle n'a pas évolué. Ce n'est pas, croyez-le bien, une argumentation dans le vide, une logomachie. Nous avons besoin de mots pour caractériser les phénomènes extrêmement variés qui, en clinique, se présentent tous les jours. L'affaire du clinicien, c'est de décrire les cas frustes, l'affaire du nosographe étant de décrire les cas types.

Un individu se présente, il a une affection morale sérieuse, il a perdu de l'argent, il a eu des malheurs de famille ; il vous aborde, vous tâtez son pouls, il a un pouls qui a 130 ou 140 pulsations ; vous examinez son cœur, il bat, mais il n'a pas augmenté de volume ; il n'a pas de lésions organiques, pas d'augmentation de température. Vous le faites mettre debout, vous vous apercevez qu'il est tout tremblant, oscillant. Vous lui faites étendre les mains, les doigts écartés, il a un petit mouvement vibratoire particulier qui, par rapport au mouvement de la paralysie agitante est un mouvement rapide. Alors l'idée du goître exophthalmique vous vient, mais vous n'osez pas vous y arrêter. Il n'a pas de goître, pas d'exophthalmie. Mais c'est que le goître et l'exophthalmie ne viendront peut-être pas. Deux symptômes suffisent pour la constatation de l'espèce morbide. Vous pouvez faire votre diagnostic, alors vous dites : je ne sais s'il aura un goître; cela pourrait bien arriver, c'est un goître exophthalmique. Vous me direz : Qu'est-ce que cela? C'est très important. Il y a un traitement pour le goître et pour l'exophthalmie. Vous voyez ce qu'est la différence entre la clinique et la nosographie qui commence par la description du type complet.

Il y a des circonstances dans lesquelles vous avez l'exophthalmie d'un seul œil, l'accélération du pouls, le tremblement, pas de goître; il y a des cas où vous avez un goître sans exophthalmie, mais ce que vous avez toujours ce qui paraît être le phénomène capital, c'est l'accélération du pouls. Cependant il faut savoir qu'elle n'est pas continue et que, dans certains cas elle se présente par accès, et que vous pouvez tomber sur une circonstance où elle ne se produit pas. Par conséquent, vous pouvez faire le diagnostic sans accélération du pouls.

Si l'accélération du pouls ne se manifeste pas pendant une longue période, j'estime que le malade est guéri; il faut donc la considérer comme le symptôme essentiel. Lorsque l'accélération du pouls disparaît, vous voyez disparaître le goître peu à peu. L'exophthalmie persiste pendant très longtemps; il y a des malades qui sont considérés comme guéris et qui ont dans un encore une saillie des yeux. Je dis qu'il y a à la suite de tout cela guérison et c'est...

(S'adressant à la malade) : Depuis quand êtes-vous malade?

La malade : Depuis près de 2 ans.

M. Charcot : Il y a un an que vous vous soignez?

La malade : Oui, Monsieur.

M. Charcot : Quel âge avez-vous?

La malade : 35 ans.

M. Charcot : Êtes-vous mariée?

La malade : Je suis veuve.

M. Charcot : Quand votre mari est-il mort?

La malade : Il y a cinq ans.

M. Charcot : Qu'est-ce qu'il faisait?

La malade : Il était chaudronnier.

M. Charcot : Avez-vous des enfants?

La malade : Deux.

M. Charcot : Vous n'êtes pas tombée malade immédiatement après être devenue veuve ?

La malade : Non, Monsieur.

M. Charcot : Vous avez eu de grandes difficultés d'existence ?

La malade : Oui. D'abord la mort de mon mari m'a causé beaucoup de peine. Il y avait quinze jours que j'étais accouchée.

M. Charcot : Vous êtes restée avec vos enfants ?

La malade : Ils sont à la campagne, chez ma mère.

M. Charcot : Quand avez-vous commencé à être malade ?

La malade : Il y a à peu près deux ans. Il m'est venu des boutons.

M. Charcot : Est-ce que vous avez eu des douleurs articulaires ?

La malade : Non, Monsieur. J'ai été à l'Hôtel-Dieu pour des douleurs dans le ventre.

M. Charcot : Quelles sont les symptômes que vous éprouvez ?

La malade : J'ai des tremblements le matin. Je ne peux me tenir debout.

M. Charcot : Ces tremblements, vous ne les aviez pas auparavant ?

La malade : Non !

M. Charcot : Ces tremblements sont quelquefois généraux.

La malade : Oui.

M. Charcot : Il arrive quelquefois dans les exophthalmies que l'on voit les malades osciller et si vous mettez la main sur leurs têtes, vous sentez une espèce de vibration. Ainsi je la sens très bien sur la tête de cette malade, si on y mettait un plumet, on le verrait osciller. Ce tremblement s'étend au corps tout entier.

Attribuez-vous votre état actuel à une cause quelconque ?

La malade : Non, j'ai eu des douleurs dans le ventre.

M. Charcot : De quel pays êtes-vous ?

La malade : Du Mans.

M. Charcot : Vous avez votre mère ? A-t-elle été malade ?

La malade : Elle a eu une bronchite.

M. Charcot : Pas d'attaques de nerfs ?

La malade : Non, Monsieur.

M. Charcot : Elle n'a pas eu la goutte, ni de rhumatisme articulaire ?

La malade : Je ne sais pas.

M. Charcot : Et votre père ?

La malade : J'avais dix ans quand il est mort.

M. Charcot : De quoi est-il mort ?

La malade : Il buvait un peu.

M. Charcot : Il était un peu original ?

La malade : Oui, Monsieur, un peu.

M. Charcot : Il se mettait facilement en colère ?

La malade : Oui.

M. Charcot : Est-ce qu'il battait quelquefois sa femme ?

La malade : Non.

M. Charcot : Avez-vous connu la famille de votre père, vos oncles ?

La malade : Oui.

M. Charcot : Y en a-t-il qui soient malades ?

La malade : Non.

M. Charcot : Ils n'ont pas d'attaques de nerfs ?

La malade : Je ne le pense pas.

M. Charcot : Sont-ils faibles d'esprit ?

La malade : Je ne puis vous le dire, il y a longtemps que j'ai quitté le pays.

M. Charcot : Ont-ils été dans une maison de santé ?

La malade : Non.

M. Charcot : Cette maladie, vous le savez, est souvent une maladie de famille ; transmise par l'hérédité en passant par la vésanie, l'épilepsie, etc. C'est la même catégorie, a aussi avec la famille arthritique des lieux-communs à toute la série. C'est pour cette que je lui pose toutes ces questions.

Avez-vous des sœurs ?

La malade : J'en ai une.

M. Charcot : Elle n'est pas malade ; elle n'a jamais d'attaques de nerfs ?

La malade : Non.

M. Charcot : Elle est mariée ?

La malade : Non.

M. Charcot : Avez-vous des frères ?

La malade : Je n'en ai pas.

M. Charcot : Et vos enfants ?

La malade : Il y en a un qui a 8 ans, l'autre 15.

M. Charcot : Ils ne sont pas malades ?

La malade : Non.

M. Charcot : Ils ne se lèvent pas la nuit ; ils n'ont pas de convulsions ?

La malade : Non, Monsieur.

M. Charcot : Son exophthalmie paraît être un cas isolé. Il y a cependant l'histoire du père. Malheureusement nous ne pouvons avoir d'éclaircissements plus complets. Comment vous êtes-vous aperçue que vous étiez malade ? On vous l'a dit ?

La malade : Non, seulement je me suis trouvée faible, je me serais volontiers assise.

M. Charcot : Vous trembliez ?

La malade : Oui.

M. Charcot : Aviez-vous des battements de cœur ; est-ce qu'il y a des gens qui vous ont demandé ce que vous aviez ?

La malade : Oui, Monsieur, on m'a dit : comme tu as de drôles d'yeux.

M. Charcot : Quel traitement vous a-t-on fait suivre à l'Hôtel-Dieu ?

La malade : Des douches.

M. Charcot : L'hydrothérapie s'emploie en effet dans ces cas-là, et il y a une méthode qui consiste dans l'application de sacs de glace sur la région précordiale, application qui a pour effet presque immédiat au bout d'un quart d'heure, vingt minutes, d'amener un ralentissement du pouls. Il m'est arrivé autrefois de soigner ainsi des malades et j'en ai obtenu de bons résultats ; mais j'ai à peu près abandonné ce mode de traitement depuis que j'ai vu les effets de la méthode de M. Vigouroux. C'est, en effet, la seule méthode qui donne des résultats absolument remarquables ; elle consiste dans la galvanisation du grand sympathique, puis dans la faradisation de la région précordiale. Le résultat, après chaque séance, c'est d'obtenir une sédation. On ne s'occupe pas du goître, de l'exophthalmie, des tremblements qui sont la conséquence de la tachycardie. Quand la tachycardie s'arrête, tout le reste s'arrange, disparaît aussi à son tour. N'oubliez pas qu'on peut conserver des yeux énormes alors que déjà la tachycardie a disparu depuis longtemps. C'est ce qui est arrivé à la première malade de ce genre que j'observai en 1856 dans le service de Piorry ; cette observation m'a, du reste, donné un autre renseignement. Cette malade, qui était mariée, était devenue grosse. Je l'ai suivie avec beaucoup d'attention, parce qu'elle était la seule de son genre dans les hôpitaux de Paris. Dans le service, on ne lui avait donné comme traitement que des choses banales ; elle n'avait pas été soignée d'une façon particulière. Elle sort de l'hôpital ; elle demeurait rue du Temple ; j'allai la voir. Or, à mesure que la grossesse se développait, je me suis aperçu que sa tachycardie diminuait d'une façon sensible. Enfin, le goitre diminua lui-même, il ne lui resta plus que la saillie des yeux qui a toujours un peu persisté, mais elle ne se considérait plus comme malade. J'en parlai un jour à Trousseau avec qui je me trouvai en consultation ; je lui dis que j'avais déjà vu deux fois la cessation des phénomènes exophthalmiques par suite de grossesse.

Effectivement, j'avais eu à soigner une autre exophthalmique ; fort de cet exemple, j'avais dit à cette femme : Tâchez donc d'avoir un enfant. Elle eut un enfant, et la maladie fut interrompue dans son évolution. Me trouvant donc avec Trousseau je lui dis : voilà ce que j'ai constaté deux fois, et nous avons conseillé la grossesse comme moyen thérapeuthique. Je ne sais pas ce qui est arrivé cette troisième fois. Mais j'ai vu encore une fois sous l'influence de la grossesse, la réduction d'un goitre exophthalmique chez une dame qui, par parenthèse, était atteinte de rhumatisme articulaire aigu par suite de la combinaison d'une diathèse arthritique avec une diathèse nerveuse. Cette femme est devenue grosse ; pendant sa grossesse le développement de son goitre s'interrompit, et longtemps après il semblait qu'elle fut guérie, mais il a reparu depuis et aucune grossesse ultérieure n'est venue l'interrompre. En définitive la grossesse ne passera jamais comme un moyen thérapeuthique facile à employer, surtout quand il s'agit du goitre exophthalmique de l'homme qui peut, comme la femme, être atteint de cette affection, bien que cela se rencontre moins fréquemment.

(A la malade) : Voulez-vous défaire un peu votre robe que j'examine votre cœur ?

(M. Charcot ausculte la malade.)

Vous n'avez rien que des palpitations. Etes-vous bien réglée ?

La malade : Oui, Monsieur.

M. Charcot : Eh bien ! vous viendrez à l'électricité trois fois la semaine. Revenez nous voir de temps à autre.

3ᵉ Malade (Jeune fille de 14 ans)

M. Charcot : Quel âge avez-vous ?

La malade : 14 ans.

M. Charcot : Voulez-vous relever votre robe jusqu'aux genoux. Laissez vos mains appuyées sur vos genoux.

Si vous la regardez avec quelque attention, vous voyez qu'elle remue constamment son pied droit et sa main droite, tandis que le pied gauche et la main gauche restent immobiles.

Quand cela a-t-il commencé ?

La malade : Il y a trois mois.

M. Charcot : Est-ce que vous avez de l'embarras de la parole ?

La malade : Quelquefois.

M. Charcot : Êtes-vous quelquefois plus agitée ?

La malade : Non, Monsieur.

M. Charcot : (aux auditeurs) : Vous voyez ces mouvements de la main droite, et du pied droit qui se font de temps en temps.

(A la malade) : Tirez la langue. Vous ne faites jamais une grimace malgré vous ?

La malade : Non.

M. Charcot : Vous êtes maladroite des mains, vous laissez tout tomber ?

La malade : Oui, Monsieur.

M. Charcot : Ainsi, il y a deux mois que vous êtes malade ?

La mère de la malade : A peu près.

M. Charcot : Et le côté gauche n'a jamais été atteint ?

La mère : Non, Monsieur.

M. Charcot : C'est la première fois que cela lui arrive ?

Réponse : Oui.

M. Charcot : A-t-elle souffert de rhumatisme articulaire aigu, de maladies qui l'aient fait rester au lit un certain temps ?

Réponse : Elle a eu, à deux ans la fièvre scarlatine.

M. Charcot : Elle n'a pas été gonflée à la suite de sa fièvre scarlatine ?

Réponse : Non.

M. Charcot : Vous êtes sa mère. Est-ce que vous avez eu des douleurs articulaires ?

Réponse : Oui, mais je n'en ai jamais eu au point de garder le lit.

M. Charcot : Qu'est-ce qui vous fait croire que vous avez eu des rhumatismes ?

Réponse : Parce que j'ai des douleurs rhumatismales partout, dans les doigts, dans les gros orteils.

M. Charcot : Pas dans les jointures ? Qu'est-ce que vous avez dans les orteils ?

Réponse : C'est là que la douleur se fait surtout sentir.

M. Charcot : Ce n'est jamais gonflé ?

Réponse : Un peu rouge et un peu gonflé.

M. Charcot : Surtout la nuit ?

Réponse : Oui, Monsieur.

M. Charcot : Est-ce plus douloureux la nuit que le jour ?

Réponse : Oui.

M. Charcot : Cela paraît être goutteux. Le gros orteil est le lieu d'élection de la goutte. Avez-vous des parents qui aient eu des rhumatismes ?

Réponse : Ma mère était atteinte de rhumatismes articulaires. Elle est restée souvent couchée trois ou quatre mois. Elle est morte de paralysie.

M. Charcot : Avez-vous des frères, des sœurs ?

Réponse : Non.

M. Charcot : Y a-t-il des maladies nerveuses dans votre famille ? Votre père, par exemple ?

Réponse : Mon père a 80 ans, il n'a pas de maladie.

M. Charcot : Vos oncles, vos tantes ?

Réponse : Je n'en ai pas.

M. Charcot : Votre mari ?

Réponse : Mon mari se porte bien.

M. Charcot : Que fait-il ?

Réponse : Il était pharmacien, il est mort.

M. Charcot : De quoi est-il mort ?

Réponse : D'une maladie de l'estomac, par l'abus des liquides.

M. Charcot : Était-il original, y avait-il dans sa famille des bizarreries ?

Réponse : Non, sa famille n'est pas nerveuse.

M. Charcot : Mais lui, il était un peu nerveux.

Réponse : Quand il avait bu.

M. Charcot : La maladie de cette jeune fille, c'est la chorée vulgaire qui est limitée au côté droit et qui n'est pas très intense. On doit se demander si c'est une hémichorée légitime ou hémichorée de Sydenham ou encore si ce n'est pas une de ces hémichorées qui sont la conséquence de lésions organiques. Le diagnostic est facile à faire, mais enfin il faut examiner avec soin la malade.

Elle n'était pas malade au commencement ?

Réponse : Elle a eu seulement une douleur dans le bras.

M. Charcot : Dans quel endroit ?

Réponse : Au coude et à l'épaule.

M. Charcot : Est-ce que son épaule a été gonflée ?

Réponse : Du tout.

M. Charcot (à la malade) : Est-ce que vous souffrez dans le ventre, Mademoiselle ?

La malade : Oui, Monsieur.

M. Charcot : Dans quelle partie du ventre ?

La malade : Au milieu.

M. Charcot : Est-elle réglée ?

La mère : Non, ses douleurs de ventre ne lui viennent que tous les 5 ou 6 mois.

M. Charcot : Dort-elle ? Mange-t-elle ?

La mère : Oui, Monsieur. Elle mange très bien et dort très bien.

M. Charcot : Voilà un cas où il ne faut pas faire de thérapeutique active. Il ne faut pas prendre de massue pour tuer un ciron et il ne faut pas droguer un malade pour le plaisir de le droguer. Dans un mois il ne sera plus question de rien.

Veuillez vous approcher, Mademoiselle, levez-vous et tenez vous droite.

Vous voyez, son bras droit continue à remuer et sa main droite aussi.

C'est un cas intéressant, précisément en raison du peu d'intensité de la maladie et puis parce que c'est le côté droit qui en est le siège. En général, les choses se produisent du côté gauche.

(à la malade) : Portez cette cuiller à votre bouche. Elle s'en tire assez bien.

(à la mère) : Elle n'a pas d'attaques de nerfs ?

Réponse : Non.

M. Charcot : Son caractère est-il changé ?

Réponse : Non.

(s'adressant à la malade) : Écrivez votre nom et la rue où vous demeurez.

(La jeune fille écrit).

M. Charcot : Son pied droit tremble pendant ce temps-là (examinant les quelques mots que la malade vient de tracer) Ce n'est pas trop mal pour une choréique.

Eh bien ! c'est entendu, il n'y a rien à faire : cela guérira tout seul, et ce ne sera pas long. Dans quinze jours, trois semaines, vous en verrez la fin.

4e Malade (homme de   ans.)

Un malade est introduit.

M. Charcot (s'adressant à ce malade) : Fermez les yeux. Il ne peut fermer l'œil gauche complètement.

Faites la grimace. Le côté gauche de sa face reste immobilisé.

Plissez le front. Voyez, son sourcil droit s'élève. Mais le sourcil gauche ne bouge pas.

Tirez la langue. Il tire la langue toute droite.

Comment cela vous est-il arrivé ? Était-ce douloureux ?

Le malade : Du tout.

M. Charcot : Combien y a-t-il de jours que cela vous a pris ?

Le malade : Environ trois semaines.

M. Charcot : Est-ce que vous avez déjà été traité.

Le malade : J'ai eu une maladie nerveuse, il y a deux ans.

M. Charcot : Je vous demande si vous avez été traité pour la maladie dont vous souffrez actuellement ?

Le malade : J'ai vu un médecin qui m'a ordonné du bromure, mais cela ne se passe pas.

M. Charcot : Cela ne se passera pas en effet avec le bromure. Qu'est-ce que vous fa

Le malade : Je travaille dans les vins.

M. Charcot : Vous pensez que c'est un courant d'air qui vous a mis en cet état ?

Le malade : Je le suppose.

Je suis allé en Belgique, j'ai voyagé toute une nuit, il faisait très froid, et c'est en Belgi que cela m'a pris.

M. Charcot : Vous avez beaucoup fatigué ?

Le malade : Oui, et puis, je vous le répète, j'ai souffert d'un très grand froid dans le voya

M. Charcot : Dites-moi donc ce que c'est que cette maladie nerveuse que vous avez e il y a deux ans.

Le malade : J'avais des accès de pleurs et de rire. Cela s'est passé sans que j'aie suivi de traitement.

M. Charcot : Est-ce qu'il a eu du délire ?

La femme du malade : Oui, il a eu des idées noires.

M. Charcot : Il est resté plusieurs mois riant et pleurant sans motif, puis il lui est resté des idées tristes. Il ne pouvait travailler et vous disait des choses extraordinaires ?

La femme du malade : Oui, il me parlait constamment de mort. Depuis, cela le prend tr souvent, à la moindre contrariété qu'il éprouve.

M. Charcot : Si je pose ces questions, c'est que derrière l'histoire de la paralysie faciale dite rhumatismale qui semble connue, s'il y a quelque chose qui n'est pas absolument connu et qui donne de l'intérêt au cas de ce malade. En quoi s'est résumé le traitement qu'on lui a ordonné? A lui faire prendre du bromure. Je ne crois pas que cela soit mauvais, mais je crois aussi que cela ne peut servir à grand'chose. La question est de savoir si c'est la forme légère qui guérit en trois mois, la forme demi-légère, demi-grave, qui met plus de temps à guérir, ou la forme grave qui ne guérit pas. Il est probable que ce n'est pas la forme grave, parce que déjà il y a un retour, mais on ne peut le savoir que par l'exploration électrique.

Tout semble au premier abord, indiquer que c'est là une maladie accidentelle ne tenant pas du tout à l'organisme et que le diagnostic en est fait quand vous avez dit qu'elle était le résultat de l'action du froid ; oui, mais veuillez remarquer que tout le monde n'attrape pas de paralysie faciale en chemin de fer et que très souvent l'action de froid n'est pas démontrée, de telle sorte qu'à examiner les choses de près, le froid n'est qu'une cause occasionnelle et qu'on s'aperçoit qu'il y a derrière des phénomènes de nervosité.

Ainsi, je ne connais pas ce Monsieur; je l'ai interrogé à la lumière de ces notions qui ont été introduites dans la science par M. Neumann et des réponses qu'il m'a faites, j'ai grand'peur qu'il ne faille conclure à la neuropathie et à l'atavisme.

(Au malade): Avez-vous des frères?

Le malade: J'en ai un.

M. Charcot: Il est nerveux?

Le malade: Non.

M. Charcot: Rhumatisant?

Le malade: Oui, il a été à plusieurs reprises au lit.

M. Charcot: Avez-vous eu des frères?

Le malade: J'en ai eu un qui est mort de la poitrine.

M. Charcot: Était-il nerveux?

Le malade: Très nerveux, il avait eu des contractures.

M. Charcot: On lui avait mis un appareil?

Le malade: Oui.

M. Charcot: On lui a coupé un tendon?

Le malade: Je ne sais pas. Ma mère était très nerveuse.

M. Charcot: De quelle façon?

Le malade: Elle avait souvent des attaques.

M. Charcot: De quoi?

Le malade: Du haut mal. Elle s'endormait en mangeant ou en travaillant. Quelquefois cela durait une demi-heure, une heure.

M. Charcot : C'est l'attaque de sommeil. Qui vous aurait dit qu'autour d'une paralysie faciale qui s'est manifestée en chemin de fer en allant à Bruxelles, gravitait toute une pathologie nerveuse.

(Au malade) : Est-ce que votre mère est morte ?

Le malade : Non, Monsieur.

M. Charcot : A-t-elle autre chose que ces attaques ? Vous ne l'avez jamais vu tomber ?

Le malade : Elle ne tombe pas, elle s'assied.

M. Charcot : Avait-elle d'autres attaques que celles-là ?

Le malade : Quelquefois elle se mettait en colère.

M. Charcot : Avez-vous entendu dire qu'elle ait eu des parents atteints de maladie noire ?

Le malade : Non.

M. Charcot : Mais vous, vous avez eu des idées noires !

Le malade : Plusieurs fois.

M. Charcot : Vous n'avez jamais eu personne dans votre famille qui ait eu comme vous une paralysie faciale ? - Non

Ce qui est intéressant, c'est lorsque plusieurs membres d'une même famille ont une paralysie faciale.[1]

Toutes les fois que je vois de la paralysie faciale, je recherche l'histoire neuropathique du malade et de la famille. Eh bien ! vous le voyez, celui-ci a eu des accès de mélancolie et sa mère présente des accidents nerveux d'un genre spécial, il est très probable que si on voulait approfondir la matière, on trouverait autre chose encore.

Il faut, Monsieur, venir ici vous faire électriser.

Vous allez mieux déjà ? Vos yeux ne se ferment pas tout à fait ?

Le malade : Il y a 15 jours, celui-là restait tout-à-fait ouvert pendant que je dormais.

M. Charcot : Avez-vous eu des troubles du goût ? Non

C'est assez intéressant parceque vous savez que les troubles du goût indiquent des troubles plus profonds. Il est possible que dans la paralysie faciale il y ait des causes profondes. Il peut y avoir des lésions organiques qui n'appartiennent pas à la famille neuropathologique.

---

[1] Voir la leçon du 17 Janvier, p. 129.

5ᵉ Malade (Jeune fille de 20 ans).

M. Charcot : Vous savez que les sémites sont riches au point de vue de la pathologie nerveuse. Cette malade a été déjà à l'hôpital Rothschild, c'est par conséquent une juive.
Comment vous appelez-vous ?
La malade : Nina Bernheim.
M. Charcot : Est-ce que vos parents sont d'Alsace ?
La malade : Oui, Monsieur.
M. Charcot : Vous avez été à l'hôpital Rothschild. Combien de temps ?
La malade : Deux mois et demi.
M. Charcot : Qu'est-ce que vous aviez ?
La malade : Une oppression. Je ne pouvais pas respirer du tout.
M. Charcot : Est-ce que vous l'avez en ce moment encore ?
La malade : Oui, mais pas forte. Cela me vient par accès. Je ne peux pas respirer quand je suis couchée. Je suis obligée de me lever.
M. Charcot : C'est une affection hystérique. Avez-vous mal au ventre ?
La malade : Non.
M. Charcot : Dans ce moment-ci, est-ce que vous étouffez, on ne vous voit pas respirer.
La malade : Je respire très-vite.
M. Charcot : Oui, je le vois. Tâchez donc de ne pas respirer, comme cela, arrêtez-vous.
La malade : C'est difficile.
L'interne : Elle a 120 respirations par minute.
M. Charcot : Combien de pulsations a-t-elle avec ses 120 respirations ?
L'interne : 60
M. Charcot : Avez-vous des attaques de nerfs ?
La malade : Jamais.
M. Charcot : Vous vous sentez le cou serré ?
La malade : Oui, Monsieur.
M. Charcot : Comment cela vous est-il venu ?
La malade : Je suppose que c'est la conséquence de la grande fatigue que j'éprouve à monter toujours les escaliers.

M. Charcot : Que faites-vous ?

La malade : Je suis employée dans la chaussure.

M. Charcot : Quel âge avez-vous ?

La malade : 20 ans.

M. Charcot : Êtes-vous bien réglée ? Vous ne souffrez pas quand vous avez vos règles ?

La malade : J'ai des maux de tête continuels.

M. Charcot : Dans quelle partie de la tête ?

La malade montrant son front : Là.

M. Charcot : Ces maux de tête vous viennent surtout à certaines heures ?

La malade : Le matin.

M. Charcot : Mangez-vous bien ?

La malade : Oui.

M. Charcot : Après avoir mangé, vous n'êtes pas gonflée ?

La malade : Si.

M. Charcot : Combien y a-t-il de temps que cela vous est venu ?

La malade : Cela m'est venu à la suite de grandes fatigues, je crois aussi que je me suis refroidi.

M. Charcot : Vous avez toussé ?

La malade : Je tousse beaucoup l'hiver, je ne puis pas parler.

M. Charcot : La voix est voilée ?

La malade : Oui, il y a déjà 4 mois que cela dure.

M. Charcot : Vous avez des extinctions de voix ?

La malade : Pendant un certain temps, le matin, jusqu'à 10 heures.

M. Charcot : Que vous a-t-on ordonné ?

La malade : On m'a ordonné des douches, on m'a fait des pulvérisations dans le dos et dans la région du cœur avec le syphon. Cela m'a fait beaucoup de bien.

M. Charcot : Pourquoi êtes-vous sortie de l'hôpital ?

La malade : On m'a dit que ce serait long à guérir et l'on n'a pas voulu me garder aussi longtemps.

M. Charcot : Vous avez eu la chorée ?

La malade : Oui, Monsieur, à 9 ans½ et à 11 ans ½. Maintenant encore je ne puis rester tranquille, je tremble surtout du côté droit.

M. Charcot : Vous avez eu du rhumatisme articulaire ?

La malade : On est obligé de se mettre à chaque instant à genoux dans la chaussure. J'avais mal dans les genoux.

M. Charcot : Étiez-vous obligée de rester couchée ?

La malade : Oui, j'ai dû rester couchée, j'avais des douleurs. Ma mère avait des rhumatismes.

M. Charcot : Et quoi encore ?

La malade : Elle a eu une fluxion de poitrine.

M. Charcot : Était-elle nerveuse ?

La malade : Non, Monsieur.

M. Charcot : Et votre père ?

La malade : Mon père est mort poitrinaire.

M. Charcot : Vous ne savez pas s'il était nerveux ?

La malade : Je ne sais pas s'il était nerveux, mais il était très vif, très colère.

M. Charcot : Cela veut dire qu'il vous a souvent donné des calottes ?

La malade : Non, mais il était très emporté.

M. Charcot : Est-ce que vous connaissez vos oncles ?

La malade : Je connais toute ma famille. Il y a beaucoup de rhumatisants.

M. Charcot : Et des goutteux.

La malade : Non.

M. Charcot : Y a-t-il des gens qui aient eu des attaques de nerfs, la tête dérangée ?

La malade : Non, Monsieur.

M. Charcot : Avez-vous des frères et des sœurs ?

La malade : Oui, Monsieur, ma petite sœur a un eczéma et mon frère a eu une tumeur à la cheville.

M. Charcot : Votre sœur a-t-elle des attaques de nerfs ?

La malade : Non. Elle a eu la danse de St Guy. L'autre sœur est très nerveuse. Elle est très colère, très emportée.

M. Charcot : Elle ne se réveille pas la nuit. Est-ce que vous connaissiez la famille de votre père ?

La malade : Dans la famille de papa, il y a des somnambules.

M. Charcot : Qu'appelez-vous somnambules ?

La malade : Des gens qui se réveillent la nuit, qui marchent.

M. Charcot : « Ils jouissent des bienfaits du sommeil en accomplissant tous les actes de la veille ». C'est Shakespeare qui a dit cela.

Il y a des somnambules dans sa famille. Voyez, quand on pousse un peu loin l'interrogatoire comme cela se développe. Notez que ces familles juives sont souvent très nombreuses.

La malade: Oui, ma famille est très nombreuse.

M. Charcot: Il y a là une conjonction de ces deux tendances qui se donnent la main : eczéma, migraine et rhumatisme d'un côté, toute la série nerveuse de l'autre : chorée, hystérie, somnambulisme.

C'est bien la démonstration de ce que je cherche à faire prévaloir dans mon enseignement. Il ne faut jamais s'arrêter à un épisode, il faut lire l'histoire non seulement de l'individu, mais encore celle de sa famille, de ses oncles, de ses tantes. Ici l'arbre généalogique est singulièrement intéressant.

Qu'est-ce que ces somnambules ? Des petites filles ?

La malade: Oui, Monsieur.

M. Charcot: Ce sont vos cousines germaines ?

La malade: Oui, Monsieur.

M. Charcot: Est-ce qu'elles font quelque chose, travaillent-elles ?

La malade: Oui.

M. Charcot: Avez-vous connu la sœur de votre père ?

La malade: La sœur de papa était très colère, très emportée, elle avait un tempérament très-nerveux.

M. Charcot: Ce sont des renseignements vagues. Que faisait votre père ?

La malade: Il était peintre en bâtiments ?

M. Charcot: Il ne buvait pas ?

La malade: Il buvait, mais pas beaucoup.

M. Charcot: C'est une justice à rendre aux juifs que l'ivrognerie n'est pas un défaut de la race, qui a dit-on bien des défauts, mais qui a aussi de bien grandes qualités.

Policlinique du Mardi, 21 Février 1888.[1]

Objet de la Leçon :

1° Lésion du nerf sciatique poplité externe.
(Guérison de la paralysie des extenseurs par l'électricité statique.)

2° Hystérie chez les jeunes garçons. Isolement de la 3° phase
de l'attaque (Accès délirants ambulatoires)

3° Tic convulsif.

4° Action de l'aimant sur les contractures.

M. Charcot : Vous avez déjà vu ce malade à une précédente leçon[2]

Il avait fait une chûte dans un fossé, en chassant, et il s'en est suivi pour lui une paralysie des extenseurs du pied. Vous vous rappelez que je vous ai fait remarquer qu'il marchait d'une façon particulière en steppant du pied malade tandis que de l'autre, il frappait le sol d'une façon normale.

L'examen électrique nous a démontré que les extenseurs avaient subi un commencement de dégénérescence. Non seulement le pied était tombant, mais il y avait une lésion assez profonde des muscles innervés par le sciatique poplité externe qui avait été probablement froissé, comprimé au niveau de la tête du péroné ; il s'en était suivi un commencement de dégénérescence du nerf et de lésion trophique des muscles.

Je vous ai fait remarquer, à côté de troubles du mouvement, des troubles notables de la sensibilité.

Je fais passer sous vos yeux le dessin qui accompagnait la publication de la leçon. Vous voyez cette espèce de plaque noire au niveau de la partie externe de la jambe. Elle répond à l'insensibilité qui se produit dans les cas de ce genre.

---

(1) La leçon du 14 Février n'a pas eu lieu à cause du Mardi Gras
(2) Voir la leçon du 20 Décembre, p. 71.

J'ai ajouté que le cas était intéressant en ce sens que les connaissances anatomiques relativement au trajet du nerf sciatique poplité externe et à sa distribution cutanée et tant que le nerf de la sensibilité étant établies, il était facile de faire le diagnostic, mais il s'agissait d'indiquer le pronostic et la chose était assez sérieuse ; je craignais que la paralysie ne s'éternisât.

(S'adressant au malade) : Combien de temps cela a-t-il duré !

Le malade : Deux mois. J'ai commencé à être traité le 18 Décembre.

M. Charcot : Avant de venir nous voir, vous aviez déjà fait de l'électricité ; p dans combien de temps ?

Le malade : Pendant un mois ; j'électrisais la partie qui avait perdu la sensibilité.

M. Charcot : Il n'en était pas résulté grand'chose ; vous aviez recouvré en pa la sensibilité, mais le mouvement n'était pas revenu.

L'électrisation méthodique est une chose de la plus grande importance. Il y a des m cins qui donnent aux malades de petites machines électriques et leur disent : électriser-vou un peu tous les matins. Il faut savoir employer la faradisation et la galvanisation, il y a tout sortes de conditions à remplir. Ici nous l'avons traité, il est intéressant de le signaler, par agent électrique qui n'est pas encore très fréquemment employé, c'est l'électricité statique. trisation statique, dans certains cas de paralysie musculaire, réussit mieux que la galvanisatio la faradisation. C'est la thèse que soutient M. Vigouroux. Nous trouvons quelquefois, à l suite de certains traumatismes, des atrophies musculaires qui se manifestent sur les exte et dont le pronostic est peu favorable ; dans ces cas, l'électrisation statique produira des eff vraiment remarquables.

À mon avis, la guérison pour ce malade, est venue très rapidement. Relevez don votre pied.

(Le malade exécute le mouvement qui lui est ordonné.)

M. Charcot : Quand nous l'avons vu, il y a quelques semaines, il ne pouvait pa relever le pied. Vous voyez le résultat qui a été obtenu dans le court espace de temp qui s'est passé depuis. Je craignais beaucoup, je l'avoue, en raison du peu de succès obt avec l'électricité dynamique, que cela ne s'éternisât.

(Au malade) : Je voudrais bien que vous marchiez devant nous.

Je vous ai fait remarquer plusieurs fois et c'est très important, la marche en step page qui se manifeste quand le pied est tombant. Le malade relève alors beaucoup plus le membre que lorsque l'extension dorsale est à l'état normal. À l'état normal, vous sav comment on marche. Quand le pied est tombant, on fait entendre deux bruits, le bruit de la pointe du pied touchant le sol, puis le bruit du talon. Si on ne faisait pas cela on s'accrocherait à chaque instant. Il y a des malades qui steppent quelquefois des deux jambes. C'est la marche de la paralysie alcoolique. On s'est figuré longtemps que les gens qui marchaient ainsi, étaient des ataxiques; les ataxiques, en effet marchent d'un pas militaire exagéré, le pas des soldats de parade.

(Au malade): Marcher un peu.

On n'entend plus rien à présent. Autrefois on entendait, quand il marchait, le choc de la pointe du pied, suivi du choc du talon.

Il paraît que la réaction de dégénérescence a disparu. C'est à l'éloge de l'électrisation statique qu'on emploie ici sur une grande échelle; d'abord parce qu'elle est beaucoup plus facile à manier que l'électricité dynamique et l'électricité galvanique, mais ensuite parce qu'elle semble rendre plus de services, au moins dans un certain nombre de cas; et qu'il semble qu'on en obtienne des effets plus salutaires. Cela me paraît, quant à moi, très vraisemblable, en raison du grand nombre d'observations favorables que j'ai pu faire dans le service de M. Vigouroux où depuis sept ou huit ans l'électrisation statique est pratiquée.

2e Malade (14 ans)

M. Charcot: Le cas de ce petit garçon est très intéressant. J'en ai rencontré parfois de semblables dans la clinique de la ville, mais rarement à l'hôpital. J'ai eu bien des fois l'idée de parler, dans mes leçons de ce genre d'affections et de vous dire ce que j'en pensais; l'occasion ne s'en est pas présentée faute de sujet que je puisse placer sous vos yeux.

Je remercie le médecin de cet enfant d'avoir bien voulu nous l'amener. Il a pensé que le cas nous intéresserait et il ne s'est pas trompé. Je vais vous dire ce qui est arrivé.

C'est un petit garçon de 14 ans qui n'a jamais été malade. Il paraît — je dis il paraît, parce que c'est toujours difficile à savoir — qu'il n'y a pas de maladies nerveuses dans la famille. Admettons qu'il en soit ainsi.

Ce petit malade est au collège?

La mère: A Passy, il est interne.

M. Charcot: On dit qu'il est intelligent, mais qu'il n'est pas très travailleur.

La mère: Non, il n'aime pas le travail. Cependant, il a obtenu une bourse.

M. Charcot: Cela prouve qu'il est intelligent. Mais enfin, il n'aime pas se donner de mal.

La mère : Il apprend tout ce qu'il veut, il joue du violon, du piano, il étudie l'allemand, l'espagnol, il apprend l'anglais.

M. Charcot : Mais sans étudier. Cela prouve qu'il n'a pas beaucoup de fixité dans l'intelligence.

Il est fils unique ?

Le père : Non. Nous avons eu trois enfants. Il était le deuxième, il est l'aîné maintenant.

M. Charcot : Il a été un peu gâté ?

La mère : Oui, très gâté.

M. Charcot s'adressant au père : Vous n'avez jamais été malade ?

Le père : Non.

La mère : Mon mari est nerveux.

M. Charcot : Qu'est-ce que ça veut dire, nerveux ?

La mère : Il se contrarie pour la moindre des choses, il n'aime pas les discussions.

M. Charcot : Voilà le commencement de l'histoire. Enfin il n'y a rien dans le passé de l'enfant. Il est assez grand, un peu trop grand peut-être pour son âge ; il a poussé un peu vite, il ne présente rien d'anormal.

Voici les renseignements que m'a transmis son médecin : il a eu la rougeole au mois de Mai 1887 ; à la suite de cette rougeole il a eu une bronchite qui s'est éternisée. Il a été malade pendant longtemps, il a eu de plus des palpitations.

Après sa rougeole, il est resté trois semaines sans pouvoir manger et on a été obligé de l'envoyer à la campagne, à Montmorency. Il était probablement anémique. On lui a donné du fer.

La mère : Oui, et de la valériane.

M. Charcot : Et il est rentré à Passy.

La mère : Oui, après une absence de trois semaines.

M. Charcot : Il s'est passé là 3 ou 4 mois pendant lesquels il a toujours été fatigué. Il a rentré la veille du jour de l'an. Alors le 15 Janvier, étant au collège, il a été pris à 11 heures d'une espèce de suffocation qui l'a forcé à se lever sur son lit. Il lui semblait qu'il était serré au cou. Il a mis tout le monde en émoi. Son état a appelé l'attention du veilleur dans le dortoir. Il se raidissait il avait le cou serré et il était comme menacé de suffocation.

Cet état s'est répété pendant plusieurs jours de suite et toujours la nuit ?

L'enfant : Oui à 5 heures du matin.

La mère : Il a eu 2 ou 3 de ces accès en 8 jours. Le médecin qui l'a soigné n'a pas vu cette suffocation ; il ne s'en est même pas douté.

On ne faisait pas attention à ses serrements de cou.

Le père : Pas toi, c'est possible, mais moi, c'est ce qui me l'a fait retirer.

M. Charcot : Il y a deux opinions.

La mère : Non, tu ne le savais pas. Le Docteur, qui est, dit-on, le principal médecin de Passy ne s'en doutait même pas.

Le père : Il a eu des suffocations, le cou serré par accès trois fois de suite.

M. Charcot : Il a eu 3 fois ces suffocations à Passy, alors, on l'a retiré du collège, maintenant il est chez vous. Alors la maladie se dessine. Voici ce qui se passe. Pendant huit jours, les suffocations se produisent trois fois par jour, une fois à une heure du matin, une fois à midi, une fois à 6 heures du soir, mais elles ne sont plus épisodiques en quelque sorte, comme elles l'étaient tout d'abord, elles sont accompagnées de divers phénomènes. Cela commence par le fameux serrement de cou, avec une espèce de spasme respiratoire ; alors les bras se contractent comme si l'enfant esquissait ce qu'on appelle en pathologie hystérique l'arc de cercle.

Cet arc de cercle a été vu par les parents.

La mère : Oui, Monsieur, plusieurs fois.

M. Charcot : Voici une estampe qui est la reproduction d'une fresque du Dominiquin à Rome, qui représente St Nil guérissant un démoniaque. Ce démoniaque a été certainement peint d'après nature et je l'ai montré souvent aux auditeurs de ce cours. [1]

Seulement, je ferai remarquer que l'attitude donnée aux bras du démoniaque n'est pas exacte ou tout au moins ne correspond pas exactement à ce qui se passe dans ces crises hystériques. Le démoniaque du Dominiquin lève les bras en l'air, tandis que l'hystérique les garde le long du corps et en pronation forcée. Pour le reste l'attitude est exacte. L'enfant est sur la pointe des pieds et renverse le corps en arrière de manière à lui faire former l'arc de cercle, et il n'y aurait, s'il était étendu sur le sol que la nuque et les orteils qui porteraient. Mais, je le répète, dans l'arc de cercle, il y a en général extension des bras avec renversement des poignets.

Au commencement, il y a une espèce de mouvement de rotation des bras, les malades les élèvent, puis les ramènent ; le corps se renverse en arrière, de façon que s'ils tombaient et si on ne les tenait pas comme on tient le démoniaque dans ce tableau, ils ne toucheraient

---

[1] Voir la figure, page suivante.

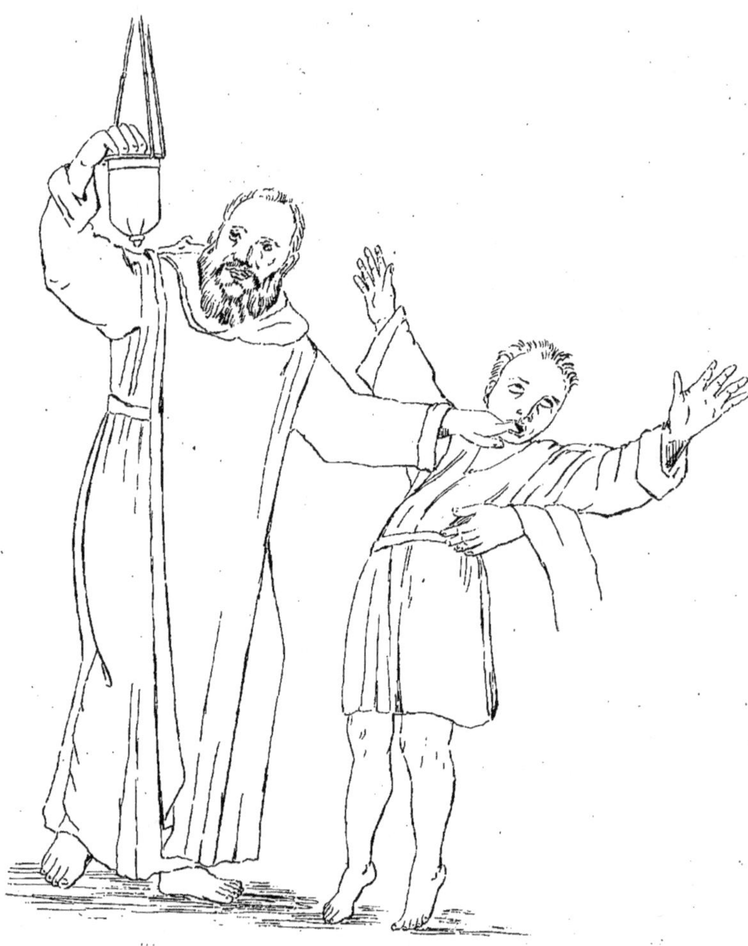

Tableau du Dominiquin, à Grotta Ferrata. — Saint Nil guérissant un possédé avec l'huile d'une lampe allumée devant une image de la Vierge. (La copie est à l'École des Beaux-Arts) — Croquis d'après la gravure reproduite dans les "Démoniaques dans l'Art" par Charcot et Richer.)

le sol que dans deux points extrêmes.

En ce qui concerne notre malade, on peut dire qu'il a eu une attaque d'hystérie, mais une attaque dans laquelle manque la première phase. Vous vous rappelez quelles sont les quatre phases de l'attaque : période épileptoïde, période des grands mouvements et de l'arc de cercle, ensuitée période des hallucinations et période de délire. Ici, c'est une attaque dans laquelle tout est supprimé sauf l'arc de cercle et la phase dite des attitudes passionnelles.

S'il n'y avait que cela, ce jeune garçon serait un petit hystérique vulgaire, il ne s'agirait que de le guérir, ce qui ne serait pas très difficile car, chez les jeunes garçons, l'hystérie en général ne tient pas. On pourrait dire que la maladie est transportée sur un terrain qui ne lui convient pas. Cependant elle se voit quelquefois chez eux et que je ne sais pas pourquoi, dans la pathologie infantile, les médecins ont si peu traité cette question. Il semble que cela ne compte pas pour eux. Le fait est qu'on a eu longtemps l'idée que c'était de la simulation, que ces attaques prétendues étaient des farces. Vous savez ce que je pense de cette idée-là.

Il y a là quelque chose d'intéressant et de très peu connu. On commence sans doute à parler de l'hystérie chez les jeunes garçons et le niveau de nos connaissances sur la pathologie infantile nerveuse commence à s'élever grâce à nos jeunes collègues. Mais chez nos maîtres, dans les ouvrages de ceux qui nous ont appris cette pathologie infantile, nous ne trouvons presque rien dans cette direction. Ce qui est intéressant, c'est ceci : c'est que pendant ces attaques que nous avons vu commencer sous la forme de serrement du cou, puis se continuer sous la forme d'un arc de cercle, il s'est produit, en quelque sorte comme accompagnement, une espèce de période que j'appellerai volontiers somnambulo-délirante, qui est le phénomène sur lequel votre attention doit se porter parce qu'il peut se présenter sur certains sujets à l'état d'isolement.

Vous savez que nous retrouvons parmi les différentes périodes de l'attaque hystéro-épileptique la période des attitudes passionnelles pendant laquelle je vous ai dit que les malades avaient des hallucinations qui prennent deux formes. Tantôt, sous l'impression de visions terribles, ils manifestent la plus grande épouvante ; tantôt, au contraire, sous l'impression de sensations aimables ou érotiques, leur physionomie, leurs attitudes expriment le plaisir et la volupté.

Eh bien ! chez cet enfant, l'arc de cercle a été suivi d'attitudes passionnelles qui ont pris un caractère particulier. Dans ce cas, tout marche très vite ; on passe du grave au doux avec une rapidité singulière, sans avoir le temps d'observer les phénomènes qui se succèdent, mais toute la série se reproduit et cela peut durer 24 heures ; je vous ai montré tout récemment sur un sujet, jusqu'à quel point cette machine peut marcher régulièrement.

Mais ceci rentre dans le chapitre des anomalies. Supposez que cette période s'allonge indéfiniment, que tout de suite, après un petit arc de cercle, les hallucinations commencent et qu'au lieu d'être brusquement interrompues, il y en ait toute une série, et que le malade coure après ses hallucinations ou s'en éloigne et que cela dure trois quarts d'heure, une heure, c'est une espèce de période que j'appellerai ambulatoire. Dans cette période, notre malade exprime par ses actes et souvent par ses paroles qu'il est sous l'influence de certaines hallucinations qui le dominent. Il est parfaitement inconscient, il voit souvent les objets extérieurs ; un individu se trouve là, il rapporte sa présence aux hallucinations qui hantent son cerveau. Il s'imagine être dans un gymnase, il prend le médecin qui est devant lui pour un des appareils qu'il voit dans son délire, certaine corde de gymnase à laquelle il veut grimper ; sa mère entre, l'idée lui vient d'emporter le portique du gymnase ; il prend sa mère par les deux bras en la prenant pour ce portique.

Ainsi tout se transforme autour de lui suivant les besoins de son délire. Quand tout cela est fini, il sort de là sans savoir ce qui s'est passé.

Voilà un cas dans lequel se produit cette modification où l'hallucination, de forme accessoire qu'elle était, devient la forme principale. Allons encore plus loin et nous voyons se produire des cas, que j'ai même rencontrés plus souvent que celui en présence duquel nous sommes, où des enfants, jusque là bien tranquilles en apparence, changent tout d'un coup de physionomie, poussent quelquefois de petits sanglots et se mettent à frapper à droite et à gauche tous ceux qui les entourent, disant des mots grossiers. Les enfants les mieux élevés deviennent terribles dans ces circonstances. J'ai eu de petits vicomtes, dans cet état, avec lesquels il fallait se battre. Seulement les médecins ont toujours le dessus. L'accès dure une demie heure, trois quarts d'heure puis tout rentre dans l'ordre.

Au sortir d'une crise de ce genre, l'enfant ne sait plus rien ; il n'a, tout au plus, de ce qui s'est passé qu'un souvenir très vague et si on lui demande : pourquoi avez vous fait cela ? il ne sait que répondre. J'ai vu cela trois ou quatre fois, notamment chez de jeunes napolitains. Cela durait depuis 3 ou 4 mois, les parents qui étaient très inquiets, se demandaient ce que cela voulait dire, les accès avaient lieu tous les 4 ou 5 jours. Oh ! c'était un incendie bien facile à éteindre. C'était simple comme bonjour, c'était de l'hystérie masculine dans laquelle la première période était un peu effacée.

Quelquefois, et c'est remarquable, il y a un petit sanglot, le malade change tout à coup de figure et de voix : ses gestes, son regard, sa physionomie, tout diffère ; il passe dans un autre monde : c'est une autre personne, très mal élevée, qui fait de la gymnastique, qui saute sur les tables, qui a l'air de se plaire à être insupportable à ceux qui l'entourent ; puis tout d'un coup cela cesse, et le malade rentre dans le monde ordinaire, il reprend sa voix et sa physionomie naturelle. Ce sont des attaques de manie avec des hallucinations de courte durée.

Eh bien ! c'est ce que vous allez voir chez cet enfant, et dans ce cas vous avez une indication formelle de la nature du mal, ce que d'ordinaire vous n'avez pas. Vous allez voir ce qu'il faut faire, ce que j'ai fait pour mes deux napolitains et pour d'autres enfants de Paris que des parents désespérés m'amenaient, parce qu'on avait cherché vainement, par l'emploi du bromure de potassium ou d'autres médicaments, à modifier la situation.

Il faut prendre cette affection pour ce qu'elle est, c'est-à-dire pour une maladie psychique par excellence. Et, en conséquence, ce qu'il y a à faire c'est de séparer ce jeune garçon de sa famille. Il ne manque pas à Paris et autour de Paris d'établissements hydrothérapiques où cet isolement peut être pratiqué, où les enfants sont placés sous la surveillance de personnes habituées au maniement de ces affections. Il faut à ces enfants une main ferme et sévère, mais il n'est pas nécessaire de les brusquer. Donc, de l'hydrothérapie tous les matins et puis, plus d'assistants, plus d'admirateurs. Bien qu'il n'y ait pas de simulation, il n'en est pas moins vrai qu'il y a une influence particulière du public sur la maladie. Je ne dis pas que le public changeant ou disparaissant, la maladie disparaîtra tout à coup ; mais, sous l'influence de la vie quasi-monastique de l'établissement hydrothérapique où les enfants ne seront en contact qu'avec des personnes au courant de ces choses là et les regardant sans s'émouvoir, les accès diminueront très rapidement.

Il faut profiter de la présence de cet enfant, pour vous dire en quoi consistent ces accès. Eh bien ! ils constituent un prolongement de la période des attitudes passionnelles qui se continuent ici à l'état de phénomènes isolés, indépendamment de toute espèce de phénomènes convulsifs, et comme un morceau en quelque sorte détaché de l'attaque. Ce jeune garçon a encore eu cela ce matin. Il a eu des hallucinations ; il s'est levé, il a dit, en voyant son médecin : « Tiens, voilà Auguste » Auguste c'est le garçon d'un manège où il va prendre des leçons d'équitation.

Le Médecin : Il s'est élancé sur moi, me prenant pour un cheval. Souvent il appelle à son secours, s'imaginant qu'on en veut à sa vie.

M. Charcot : Comment l'avez-vous amené ici ?

Le Médecin : C'est lui-même qui a été chercher la voiture, assez loin du reste, étant dans cet état de somnambulisme. Il courait comme un automate. Quand il est arrivé à la maison, il s'est dit : comment suis-je là ?

M. Charcot : Oui, il sortait de son espèce de rêve, qui se modifie un peu suivant les circonstances.

Le père: Il répond quand on lui parle. Les personnes qui ne connaissent pas son état ne s'en doutent pas.

La mère: On ne sait pas s'il dort ou s'il veille.

M. Charcot: Et lorsque la chose est finie, il y a une lacune dans sa vie.

Je vous ai dit que les crises hystériques se réglaient quelquefois comme se règlent souvent les crises épileptiques. Je veux dire par là qu'elles se produisent avec une sorte de régularité à certaines heures. Il est très ordinaire de voir les crises hystériques se régler de 6 à 7 heures du soir. Au contraire, ainsi que je vous l'ai dit un jour, à propos d'une petite épileptique qu'on avait amenée ici,[1] les crises épileptiques se réglaient en général à des heures de nuit, à 2, 3 et 4 heures du matin, ou bien le matin au réveil. Il en est ainsi en général, mais en ce qui concerne l'hystérie, il y a des exceptions.

On pourrait presque dire quand on voit un accès se produire de nuit : c'est probablement de l'épilepsie. Mais il ne faudrait pas trop s'y fier. Les accès épileptiques peuvent parfois se régulariser le soir ; je n'en ai jamais vus, mais enfin à la rigueur cela pourrait arriver. Ce petit bonhomme a plusieurs crises par jour, une le matin, la seconde à midi, la troisième à six heures du soir. Ce sont les crises de la journée qui constituent la véritable indication de la nature hystérique de la maladie.

Voilà le récit d'une première journée dans laquelle on a assisté à la période délirante. Cela se passait le 31 Janvier.

Premier accès ambulatoire. Il avait eu auparavant ces suffocations dont je vous ai parlé et l'arc de cercle. L'accès finissait là. C'était un hystérique vulgaire, ce n'était pas bien intéressant. L'intérêt a commencé pour nous le jour où, à la suite de cet arc de cercle et des attaques spasmodiques, on a vu commencer toute la série des démonstrations que ces malades ont l'habitude de faire lorsqu'ils sont dans cet état.

« Le 31 Janvier, à 6 heures du soir, il était dans son lit. »

Pourquoi était-il dans son lit ?

Le médecin: Parce qu'il avait encore un peu de bronchite.

M. Charcot: Il est pris subitement des mouvements spasmodiques, et le voilà qui, tout à coup, entre dans un état nouveau et dit : il faut que j'aille faire du gymnase chez Madame .... C'est sans doute une dame qui tient un gymnase pour enfants.

La mère: Pas précisément, c'est une dame de mes amies qui a un hôtel particulier et qui y a fait installer un très beau gymnase pour son fils.

M. Charcot: Il se met dans la tête d'aller au gymnase chez cette dame ; il part ; il

[1] Voir la leçon du Mardi, 24 Janvier 1888, p. 143.

au semblant de marcher et dit : nous y voilà ; il croit y être arrivé, et s'adressant à la dame de la maison, il lui dit : Madame, permettez-moi de faire un peu de gymnastique. Il se croit au gymnase et veut grimper à la corde, il en cherche une et saisit par hasard le bras du médecin auquel il se suspend. Le médecin lui dit : ce n'est pas une corde... Si, répond-il, c'est bien une corde et je ne veux pas qu'on me la chipe. C'est exactement la même chose quand il veut emporter le portique et qu'il met sa mère sur son dos.

C'est bien à 6 heures que tout cela s'est passé ?

Le père : À 6 heures, il a fait comme une répétition de ce qu'il avait déjà fait.

M. Charcot : Après que la crise est passée, il ne se rappelle plus ce qu'il a fait. Dans une autre circonstance, il se met à table, il boit de l'eau et se figure qu'il boit du vin. Un autre jour, il prend son violon, il en joue ; il a une lampe allumée, il se figure qu'elle n'est pas allumée, il l'éteint, la rallume et il semble indiquer qu'il n'a pas très bien la conscience de la lumière ; qu'il ne voit pas clair, bien qu'il y voie très bien.

Voilà ce que sont ses attaques.

Nous vous apercevez très bien qu'il ressemble aux deux petits garçons dont je parlais tout à l'heure, avec cette différence que chez lui, il n'y a pas de difficulté de diagnostic. Les accès sont des accès délirants post-convulsifs et qu'on pourrait comparer jusqu'à un certain point aux accès qui suivent les attaques d'épilepsie. Seulement, dans les attaques d'épilepsie, il y a de la violence. Mais il faut savoir que l'hystérie répète tout ce que fait l'épilepsie.

Il y a des malades atteints d'hystérie qui ont des espèces de vertiges.

Dans certaines attaques hystéro-épileptiques, vous avez aussi le délire post-hystérique, ressemblant au délire post-épileptique. Seulement, ce n'est pas du tout la même chose au fond, et il est bien important de ne pas se tromper sur le pronostic, car lorsque les phénomènes sont hystériques, il ne faut pas hésiter à dire aux parents de ne pas s'en effrayer. Cela guérit très bien, et je dirai même que chez les jeunes garçons rien n'est plus facile que d'en voir la fin. Mais si on veut une guérison rapide, la condition absolue c'est l'isolement du malade. Le mieux est de placer les enfants atteints de cette affection, dans un établissement spécial. Alors vous voyez s'éteindre toute cette fantasmagorie et la maladie disparaît complètement.

Dans la famille, un enfant dans les conditions de celui-ci guérira aussi sans doute, ses crises finiront par s'apaiser, mais il pourra tourmenter encore longtemps son entourage. Il en fera voir à ses parents de toutes les couleurs. Et ne vous mettez pas dans l'idée que ce soit de la simulation. Pas le moins du monde, mais la présence des parents provoque les accès et les fait se développer. Il faut bien qu'on sache que l'hystérie est une maladie psychique d'une façon absolue. Et surtout ce qu'on évitera à cet enfant en l'isolant, ce sont toutes ces suggestions.

La mère : Je le fais écrire pour le calmer.

M. Charcot : Ce qu'il lui faut, c'est l'isolement avec le complet silence.

La mère passe à M. Charcot un papier sur lequel l'enfant a dessiné une caricature.

M. Charcot : Voici un dessin dans lequel il se moque de son médecin.

Je vous dirai en passant que nous avons examiné cet enfant au point de vue de ce que nous appelons les stigmates. Il est très curieux que dans les formes particulièrement mentales les stigmates n'apparaissent pas. Ce n'est pas que cela ne puisse pas se rencontrer et je suis convaincu qu'au premier jour on trouvera un accès délirant comme celui-là avec les stigmates. Eh bien ! cet enfant, pas plus que les autres petits garçons que j'ai soignés n'a pas de rétrécissement du champ visuel, d'anesthésie. Il n'a, comme caractères vulgaires de l'hystérie, que les suffocations, les accès, l'arc de cercle ; c'est déjà énorme et cela suffit, et au-delà, mais il faut bien vous représenter qu'il y a de ces jeunes malades chez lesquels l'arc-de-cercle même n'existe pas. Par conséquent, c'est en se fondant sur diverses circonstances du cas, qu'on fait le pronostic ce n'est pas sur la présence des stigmates seuls.

Vous vous rappelez le cas de cet individu que nous avons vu il y a une quinzaine de jours et qui, sorti de chez lui pour aller faire une commission, s'était retrouvé dans la Seine où il avait sauté d'un wagon. Nous l'avons considéré comme un épileptique ; vous savez que nous l'avons traité comme tel et il semble que nous ayons touché juste, puisque, sous l'influence du bromure de potassium à doses très élevées, ses accès semblent avoir disparu, tandis que le bromure n'a pas d'action sur l'hystérie.

En ce qui concerne ce petit garçon, c'est l'isolement qui sera pour lui le meilleur remède. La mère devrait s'éloigner quand il a ses accès.

La mère : Une fois je l'ai fait, il est entré en fureur.

M. Charcot : Dans les cas d'hystérie des jeunes garçons, ce qu'il faut surtout faire c'est les séparer de leurs mères. Tant qu'ils sont avec leurs mères, il n'y a rien à faire. Placer cet enfant dans un établissement hydrothérapique et laisser sa mère l'y accompagner ne servirait de rien. Mieux vaudrait le placer dans un établissement où il n'y aurait pas d'hydrothérapie à la condition que sa mère ne l'y suivît pas.

Quelquefois, le père est aussi insupportable que la mère, le mieux est de les supprimer tous les deux.

Les enfants sont très bien dans ces établissements, aussi bien qu'au collège. Quand on

(1) Voir la 9e leçon du 1er Février

veut les faire sortir, on les envoie avec un gardien se promener à la campagne ; ils guérissent sans qu'on ait besoin de leur donner un seul médicament ; ce seraient des médicaments perdus et le résultat est aussi certain que possible.

(S'adressant à l'enfant) : Eh bien, mon enfant, il faut en finir avec cette fantasmagorie. Persuader à votre maman de vous envoyer dans un de ces établissements.

La mère : Il a perdu une année.

M. Charcot : Si vous suivez mes conseils, peut-être à Pâques pourra-t-il rester dans son collège. Si, au contraire, vous le laissez faire, c'est alors que l'année sera perdue sans compter que les attaques peuvent se développer et cela n'en finirait plus.

3e Malade (homme de 21 ans).

M. Charcot : Quel âge avez vous ?

Le malade : 21 ans.

M. Charcot : Que faites-vous ?

Le malade : Je suis employé à la Compagnie de Lyon.

M. Charcot : Depuis quand êtes-vous malade ?

Le malade : Depuis l'âge de sept ou huit ans.

M. Charcot : Qu'est-ce que vous avez ?

Le malade : Des mouvements des bras, de l'épaule, des jambes.

M. Charcot : Cela n'a jamais été plus fort que cela !

Le malade : Si, quelquefois, c'est plus fort.

M. Charcot : Dans quelles circonstances est-ce plus fort, est-ce quand vous êtes contrarié ?

Le malade : Oui, Monsieur, et quand il m'arrive de beaucoup travailler.

M. Charcot : Poussez-vous des cris quelquefois ?

Le malade : Oui, Monsieur.

M. Charcot : Vous savez ce que c'est. C'est un tic.

Il ne vous arrive pas quelquefois, au lieu de crier, de proférer un mot grossier.

Le malade : Si, il m'arrive de dire : Nom de Dieu !

M. Charcot : Sans aucune raison. C'est de la coprolalie.

Vous savez ce que cela veut dire. C'est un peu comme la paralysie faciale dont je vous parlais l'autre jour. Ce sont là des phénomènes essentiellement nerveux. Avoir un tic, faire des grimaces, pousser des cris de temps en temps, proférer ce mot, qui quelquefois devient toute une phrase ; cela peut aller très loin. Plus tard surviennent d'autres désordres nerveux, des phénomènes psychiques. Il y a sans doute un passé qui explique ces choses-là jusqu'à un certain point, une hérédité plus ou moins chargée. Du reste, vous savez que ce n'est pas impunément qu'on a des tics dans une famille. Le tic, c'est une marque spéciale. Chez le sujet même il peut y avoir quelque chose de plus profond. Il est possible qu'il nous renseigne parce qu'il est à l'âge où se produisent en général les phénomènes auxquels je fais allusion.

Avez-vous des manies ?

Le malade : Oui.

M. Charcot : Où demeurez-vous ?

Le malade : A Maisons-Alfort.

M. Charcot : Le soir, quand vous rentrez chez vous, est-ce que vous avez des habitudes spéciales ? Vous dites que vous avez des manies. Vous arrive-t-il de faire certaines choses sans aucune raison, est-ce que vous comptez quelquefois 1, 2, 3, 4. Le soir est-ce que vous ne regardez pas sous votre lit trois ou quatre fois ?

Le malade : Oui, Monsieur.

M. Charcot : Vous ne vous assurez pas si la porte est fermée au verrou ?

Le malade : Parfaitement.

M. Charcot : Vous ne vous lavez pas les mains 36 fois par jour ?

Le malade : Non.

M. Charcot : Cela fait pourtant partie de cette série-là ; cela rentre dans la catégorie des maladies du doute. Si sa maladie n'était pas enrayée, peut-être me donnerait-il le spectacle que j'ai vu hier ; celui d'un pauvre vétérinaire de province qui, depuis 6 mois est tombé dans la crainte de la rage. Il ne peut plus toucher les animaux qu'il est appelé à soigner, parce qu'il croit qu'ils sont enragés, et pour un vétérinaire, vous comprenez que ce n'est pas commode. Il se lave les mains 50 fois par jour, dans la crainte que quelque microbe, que quelque bacille ne s'y soit accroché. C'est évidemment sa profession qui a provoqué sa maladie ; il ne peut plus faire son métier, cela lui est impossible. Il ne peut voir un cheval, il a peur de la morve. Il va être obligé de renoncer à pratiquer. Il espère pouvoir reprendre son métier quand ce sera passé. En tous cas, il guérira probablement difficilement de sa maladie du toucher.

Chez celui-ci, le mal n'est pas très développé, mais un de ces jours on me viendrait dire qu'il est pris de quelque chose de ce genre que je n'en serais pas étonné.

(S'adressant à la personne qui accompagne le malade) : Vous êtes son frère ?

Réponse : Oui, Monsieur.

M. Charcot : Avez-vous d'autres frères ?

Réponse : Non, mais j'ai des sœurs.

M. Charcot : Elles ne sont pas malades ?

Réponse : Non.

M. Charcot : Elles n'ont jamais eu d'attaques de nerfs ?

Réponse : Non, il y en a une qui est mariée.

M. Charcot : Vous avez connu votre père ?

Réponse : Il est vivant.

M. Charcot : Il n'a jamais été malade ?

Réponse : Il a eu des rhumatismes.

M. Charcot : Et des maladies nerveuses ?

Réponse : Jamais.

M. Charcot : Et votre mère ?

Réponse : Ma mère non plus.

M. Charcot : Elle est vivante ?

Réponse : Oui.

M. Charcot : Connaissez-vous la famille de votre père ? Avez-vous des oncles ?

Réponse : J'ai trois oncles et deux tantes.

M. Charcot : Ils n'ont pas de maladies nerveuses ?

Réponse : Ils sont très nerveux. Mais je n'ai pas entendu dire qu'ils eussent d'affections particulières.

M. Charcot : Y en a-t-il qui soient originaux, bizarres ?

Réponse : Il y en a un qui n'est pas faible d'esprit, mais qui est très original. Il ne fait rien comme tout le monde et s'habille d'une façon particulière de manière à se faire remarquer.

M. Charcot : Il n'a pas de profession ?

Réponse : Il est fabricant de bijoux.

M. Charcot : Est-il marié ?

Réponse : Oui, il a trois petits enfants.

M. Charcot : Il n'a pas de maladies ?

Réponse : Jusqu'à présent, non.

M. Charcot : Est-ce que vous connaissez vos tantes maternelles ? N'ont-elles pas quelque chose ?

Réponse : Elles sont très impressionnables, mais elles n'ont pas de maladies.

M. Charcot : Pas d'attaques ?

Réponse : Non.

M. Charcot : Et votre grand-père, votre grand'-mère, avez-vous entendu dire qu'ils eussent quelque chose de dérangé ?

Réponse : Non, j'ai entendu dire qu'ils étaient très nerveux, très faciles à surexciter.

M. Charcot : Avez-vous des cousins germains ?

Réponse : Oui.

M. Charcot : Et il n'y a pas de malades parmi eux ?

Réponse : Non.

M. Charcot : Tout cela est peu important, si ce n'est le cas de cet original qui ne s'habille pas comme tout le monde. Quel âge a-t-il ?

Réponse : 45 ans.

M. Charcot : Est-ce qu'il a fait des sottises à votre point de vue ?

Réponse : A mon point de vue : Oui.

M. Charcot : Nous ne pouvons pas aller plus loin. Vous n'avez vous-même jamais été malade ?

Réponse : J'ai eu moi-même, étant jeune, les mêmes tics que mon frère, seulement ils ont été bien moins prononcés. Ma sœur en a eu également.

M. Charcot : Deux frères et une sœur tous les trois affligés de tics. Il est rare que lorsqu'il y a un tiqueur dans une famille, le cas soit isolé ; chez les uns, c'est très prononcé ; chez les autres, c'est en quelque sorte bénin. Vous avez vu de ces malades qui sont tellement tourmentés que cela constitue pour eux une infirmité déplorable.

Le frère du malade : C'est quelquefois plus prononcé qu'en ce moment.

M. Charcot : Il se retient probablement, mais malgré lui, ses bras, ses mains s'agitent. Vous l'avez entendu crier quelquefois ?

Réponse : Pas souvent.

M. Charcot : Lui avez-vous entendu dire des mots grossiers ?

Réponse : Oui, il sort dans le jardin.

M. Charcot : Pour se débarrasser de son stock de paroles grossières ?

Réponse : Oui.

M. Charcot (au malade) : Levez-vous un peu.

(au frère du malade) : Comment fait-il quand il est tout à fait surexcité ?

Le frère du malade : Il fait aller ses bras et ses jambes.

M. Charcot: Cela peut se rattacher à des excès de travail.

Le frère du malade: Il est dans un bureau où il travaille 7 heures par jour.

M. Charcot: Ce qu'il y a de mieux pour lui, c'est de faire de l'hydrothérapie.

A quelle heure faut-il qu'il soit à son bureau?

Le frère du malade: Il peut demander une permission.

M. Charcot: On pourra calmer cela momentanément. Reste à savoir si on parviendra à l'extirper tout-à-fait. Cela me paraît fort difficile.

4ᵉ Malade.

Je vais terminer la leçon d'aujourd'hui en vous montrant une malade que vous avez déjà vue dans la dernière leçon. C'est cette malade qui avait un pied bot du côté droit. Vous vous rappeler que nous lui avons donné une attaque dans l'espérance de faire disparaître ce pied bot; que nous avons provoqué cette attaque en profitant de l'existence d'une plaque hystérogène qu'elle a au-dessous du sein.

Vous avez vu se succéder chez elle les différentes phases. Nous avons arrêté l'attaque, momentanément du moins, par une pression sur la région ovarienne, qui est aussi un point hystérogène.

Vous savez que les points hystérogènes sont très souvent en même temps des points fré-nateurs, je veux dire par là qu'en exerçant sur eux une pression plus forte on arrête l'attaque. Alors on dit que le point est spasmogène ou frénateur, qu'il produit une crise ou l'arrête. Tout cela dépend de la manière de s'en servir. Je ne veux pas dire que tout point hystérogène soit spasmogène; je ne veux pas dire davantage que tout point hystérogène soit frénateur, mais enfin, il en est fréquemment ainsi.

Quoi qu'il en soit, la tentative que nous avons faite sur cette malade n'a pas réussi, sa contracture a persisté. Or, il y a toute une série d'agents qu'on appelle esthésiogènes parce que leur application, quand il y a un côté du corps anesthésié, fait que l'anesthésie se déplace et passe de l'autre côté. Cependant, il ne faut pas croire que ce soit général, la vérité est que nous ne connaissons pas les lois qui commandent leur action. Il y a des cas où la contracture persiste, tandis que dans d'autres on l'a fait passer d'un côté à l'autre. C'est l'aimant qui paraît être le plus actif de ces agents. Avec cette malade nous avons réussi. Nous lui avons fait l'application de l'aimant du côté gauche et nous avons obtenu un transport de la contracture qui était du côté droit dans le côté gauche. Nous l'avons fait revenir par le même procédé du côté droit. Mais nous voilà bien avancés me direz-vous, nous ne pouvons pas en sortir. Je dois dire cependant qu'à force de faire passer ainsi de droite à gauche et de gauche à droite, il arrive un moment où elle ne se produit plus. C'est un moyen qui peut quelquefois réussir. Cela dure un peu plus longtemps, mais enfin c'est un moyen thérapeutique pour les contractures hystériques. Je vais vous montrer ce transport de la contracture. Nous ne sommes pas ici dans des conditions d'expériences.

Il peut arriver, prétend-on, qu'en agissant sur l'imagination on obtienne ce que je vais vous montrer, qu'en appliquant, par exemple, de faux aimants on obtienne les mêmes effets, d'où il résulterait que c'est par un phénomène de suggestion que les choses se passent.

Une objection qu'on a faite à cette intervention de la suggestion, c'est que les choses se passent toujours de la même façon.

Si c'était une affaire de suggestion, pourquoi cela ne se ferait il pas tout d'un coup chez les uns et un peu tardivement chez les autres, pourquoi y aurait-il une évolution en quelque sorte parallèle, une période dans laquelle vous auriez deux pieds bots au lieu d'en avoir un. Comprenez-vous un simulateur qui invente tout cela d'avance, qui attend 4 ou 5 minutes avant que les mouvements commencent, qui recommence ensuite avec la même attitude. C'est bien invraisemblable, à moins que ce simulateur ne soit très instruit. Je ne dis pas que je ne pourrais pas vous donner une petite représentation en suivant les lois que nous avons découvertes nous-mêmes, mais comment voulez-vous qu'une malade comme celle-là qui ne connaît l'hystérie que pour en avoir subi les accès, qui n'a jamais entendu une leçon puisse simuler tous ces singuliers phénomènes.

Voici une malade qui a une contracture du membre inférieur droit; si l'aimant est actif au bout d'un certain temps, je le répète, le membre droit va prendre l'attitude de l'autre qui deviendra libre et vous aurez une contracture du côté gauche au lieu d'avoir une contracture du côté droit.

Vous recommencez, le même phénomène se produit en sens inverse; vous faites la même manœuvre pendant un certain temps, et à la fin de tout cela, c'est la contracture qui disparaît.

Tenez, voilà la phase intermédiaire, le pied droit reprend peu à peu sa position normale et le pied gauche va se tordre de plus en plus.

Naturellement; quand on fait des expériences de recherche, on ne s'amuse pas à dire aux malades: il va se passer ceci et cela, mais ce n'est pas dans une leçon qu'on peut faire de ces expériences.

Dans les expériences de recherche, vous avez une malade, vous lui appliquez un aimant, vous laisser aller les choses. Si vous voulez vous rendre compte s'il y a ou non simulation, vous employez vos faux aimants, des solénoïdes qu'on ne rattache pas à la machine électrique, mais que vous chargez ensuite, de manière à en faire de véritables aimants. Vous voyez si la contracture se guérit avec ces faux aimants et s'il y a ou non simulation.

Mais ce sont là des expériences de contrôle que l'on ne peut faire dans la pratique. Regardez : La contracture du pied gauche tient encore un peu, mais dans un instant elle aura disparu.

Ces phénomènes de transport sont très curieux au point de vue psychique, et naturellement au point de vue de la thérapeutique. Dans certains cas, cela réussit bien; mais ce n'est pas toujours vrai. C'est absolument comme dans l'hypnotisme : il y a des cas où nous avons des hypnotisées auxquelles il n'y a moyen de rien suggérer.

L'opération est faite. La contracture est passée d'un pied à l'autre. Nous n'en sommes pas, pour le moment, plus avancés qu'avant. Cependant, dans ce cas, la guérison est certaine.

Mais il ne faut pas croire qu'il en soit de même de toutes les contractures. Nous avons essayé pendant de longues heures à réduire par ce procédé de ces contractures; nous n'arrivions absolument à rien.

Ici, si nous mettions de l'aimant de l'autre côté, nous verrions le transfert se faire encore plusieurs fois, même en l'absence de l'aimant, c'est ce que j'ai appelé le phénomène des oscillations consécutives. Une première, une seule application suffit pour mettre en jeu cette série d'oscillations.

Policlinique du Mardi, 28 Février 1888.

Objet de la Leçon:

1° Sclérose latérale amyotrophique. - Paralysie labio glosso-laryngée.

2° Coxa hystérique.

M. Charcot (s'adressant au fils du malade): Quel âge a-t-il ?

Le fils: 57 ans.

(Le malade porte un mouchoir à sa bouche.)

M. Charcot: Il a toujours ainsi son mouchoir à sa bouche et il bave; remarquez ce détail.

Le fils: L'eau lui vient constamment à la bouche, surtout en mangeant.

M. Charcot: Combien de temps met-il à ses repas?

Le fils: Plus d'une heure. Il a, du reste, bon appétit.

M. Charcot: Qu'est-ce qu'il mange ? Des aliments coupés en petits morceaux, ou seulement des liquides ?

Le fils: On lui découpe la viande en morceaux très menus, parce qu'il ne peut pas mâcher facilement les aliments.

M. Charcot: Que lui arrive-t-il quand il boit ?

Le fils: Il avale de travers.

M. Charcot: Quelquefois il rend les liquides par le nez?

Le fils: Non, Monsieur.

M. Charcot: Comment est-il arrivé à cet état : est-ce peu à peu ou tout à coup?

Le fils: Peu à peu.

M. Charcot: Qu'entendez-vous par ces mots : peu à peu?

Charcot - 12 -

Le fils: Il a commencé à parler difficilement.

M. Charcot: Combien y a-t-il de temps?

Le fils: Environ 14 mois. Cela a été de plus mal en plus mal jusqu'au moment où il a été absolument incapable de parler.

M. Charcot: Quand cela lui est-il arrivé pour la première fois?

Le fils: Au mois de Décembre 1886.

M. Charcot: Il a conservé la mémoire?

Le fils: Oui, Monsieur.

M. Charcot: Il peut écrire?

Le fils: Il écrit très bien.

M. Charcot: Qu'on lui passe du papier et qu'il nous écrive quelque chose.

Vous savez que je fais tout mon possible pour vous persuader de bien regarder les malades et de vous habituer à tout observer chez eux; même les choses qui quelquefois paraissent indifférentes. Voilà un malade qui ne parle pas et qui écrit. Eh bien! à moins que ce ne soit un sourd-muet de naissance, et il faut écarter cette supposition, c'est là un phénomène qui ne se présente pas très fréquemment. En présence de cette coïncidence de la faculté d'écrire avec l'impossibilité de parler on pourrait avoir l'idée de l'aphasie, de l'aphasie par lésion organique, par la lésion de la troisième circonvolution ou aphasie de Broca, mais il est très rare de voir un véritable aphasique de ce genre écrire facilement. Il y a, il est vrai, une espèce d'aphasie dont le caractère est que le malade écrit avec une grande volubilité, avec précipitation, avec une facilité plus grande peut-être qu'à l'état normal, mais c'est une aphasie d'un genre spécial, c'est l'aphasie hystérique. Quand on a un peu l'habitude de la fréquentation des malades, on reconnaît aisément ces phénomènes. Eh bien! nous en savons déjà assez pour affirmer que nous ne sommes ni en présence de l'aphasie organique, ni en présence de l'aphasie hystérique ——————————————— Nous avons vu le malade gardant son mouchoir à la bouche, nous savons qu'il met beaucoup de temps à prendre ses repas, nous savons que sa maladie date de deux ans, qu'elle s'est aggravée de plus en plus. Eh bien! cela est très suffisant pour que nous éliminions ces deux hypothèses qui auraient pu se présenter à notre esprit; et nous nous trouvons en face d'une paralysie bulbaire. Vous savez que dans nos leçons du Vendredi, nous avons étudié ces questions-là, que nous avons donné un aperçu de ce qu'était la paralysie bulbaire dans ses rapports avec la sclérose latérale amyotrophique. Nous avons étudié toutes ces combinaisons théoriquement et pratiquement, parce que nous ne faisons jamais de descriptions sans mettre les malades sous vos yeux. Le cas qui se présente nous fournit un moyen d'étude. Nous allons voir ce qu'il pourra nous donner comme

Diagnostic et comme pronostic.

On m'a dit que cette maladie lui était survenue à la suite d'une émotion.

Le fils : Oui, Monsieur.

M. Charcot : Eh bien ! voilà ce qu'il vient d'écrire :

« Je suis âgé de 55 ans et je demeure rue d'Aligre » L'écriture est tout à fait correcte. Nous allons lui demander de nous faire une petite narration sur cette émotion morale qu'il prétend être la cause de sa maladie. Nous parlons souvent d'émotions morales ; c'est un élément étiologique assez général seulement, il ne faut pas en abuser. Souvent les malades ont des théories plus ou moins justes, plus ou moins fondées sur la réalité des choses. Ainsi, s'il se produit un cas d'épilepsie dans une famille, le travail qui se fait parmi ses membres pour établir que ce n'est pas un mal familial est énorme. Les hommes n'aiment pas la fatalité. Alors tout le monde fait son possible pour l'écarter et on l'écarte par un mensonge involontaire ; ce sont des histoires qui ne comptent pas pour les médecins parce que ce sont des inventions. Il se forme comme une sorte de conspiration : toute la famille dit la même chose et l'enfant lui-même le dit ; il dit : je suis épileptique, mais parce que j'ai eu peur d'un chien enragé, ou pour toute autre chose qui n'a jamais existé.

Nous allons voir ce que c'est que cette émotion morale.

Qu'est-ce qu'il fait ?

Le fils : Il était employé de bureau.

M. Charcot : Combien y a-t-il de temps qu'il a cessé son service ?

Le fils : Il y a deux ans qu'il ne travaille plus. La force lui a fait défaut.

M. Charcot : Quand il a dû renoncer au travail, il avait une certaine difficulté à prononcer les mots ?

Le fils : Il parlait comme un homme qui avait bu.

M. Charcot : Nous ne sommes plus à la période où on peut analyser une affection de cette nature ; rechercher si ce sont les labiales, les palatines ou les linguales qui sont attaquées. C'est au commencement qu'on fait ces analyses, ainsi que Duchenne de Boulogne a eu soin de l'indiquer.

Mais on peut faire la différence entre ce qu'on appelle l'aphasie et ce que j'appellerai l'alalie. L'aphasie, c'est une question intellectuelle, c'est une affaire de coordination. Prenons un aphasique ; il peut être un monosyllabique ; il se présente devant vous, en disant : « Monsieur, Madame, bonjour » d'une façon très correcte et à tout ce que vous lui demandez, il répond : « Monsieur, Madame, bonjour » Mais tout le reste du vocabulaire lui fait défaut, il n'a que cela à son service ou bien encore c'est une espèce de juron ou bien il vous débite avec le plus grand sang froid, a[vec] la plus grande facilité, des mots qui n'existent pas dans la langue, et qui n'ont aucu[ne] signification pour vous ni pour lui-même. C'est un orgue de Barbarie sur le roulea[u] duquel on a donné des coups de bâton. Quand on veut jouer de cet orgue, lui faire exécut[er] un air quelconque de son répertoire, il fait entendre je ne sais quels airs bizarres qu'il e[st] impossible de comprendre parce que la moitié des sons manquent.

Dans l'aphasie, en définitive, il n'y a pas de difficulté d'articulation des mots. Les m[ots] Bonjour ou bien S. M. de O. sont articulés d'une façon admirable ; il n'y a pas chez l'aph[a]sique le moindre trouble dans la coordination des lèvres, du palais, de la langue, tandis q[ue] chez cet homme, au contraire, la maladie porte sur le mouvement des lèvres, de la langu[e] la parole existe pour ainsi dire en puissance, vous ne l'entendez pas parce qu'il parle d[e] façon difficile, mais son langage, son vocabulaire sont restés intacts.

(Au malade) : Dites-moi. Est-ce que vous pouvez encore vous occuper dans la journée à faire quelque chose ?

Le malade fait un signe négatif.

M. Charcot : Qu'est-ce que vous faites ?

Le fils du malade : Rien.

M. Charcot : Remarquez d'abord comme sa voix est nasonnante.

A l'interne : Voulez-vous lui pincer le nez.

Remarquez que dans ce cas le voile du palais est absolument tombant, et que par conséq[uent] la moitié du son est émise par le nez.

(Au malade) : Essayez de dire où vous demeurez.

(Le malade fait entendre des sons inarticulés).

M. Charcot : Vous diriez que les mots sont en puissance. C'est bien ce que je pensais et enfin, il faut que vous compreniez bien que nous en sommes arrivés à ce point où le voile du palais, les lèvres, la langue, ne fonctionnent plus mécaniquement. Il y a encore un mois peut-être on aurait pu l'ent[endre] parler comme un homme qui est ici, et que je vous ai montré, dont on peut entendre la moitié d[es] phrases ; ceci c'est de l'anarthrie et non de l'aphasie. Voyons, que m'a-t-il écrit ?

« En Octobre 1886, j'ai perdu un petit neveu que j'affectionnais. J'ai prié sa mère de me l'a[me]-
« ner, le croyant encore vivant ; j'ai ressenti un serrement dans l'estomac ; cela n'a rien été. Plus tard,
« ma parole s'est viciée. »

M. Charcot : Combien de temps après ?

Le fils du malade : Un mois.

M. Charcot : Il y a là une coïncidence singulière ; une émotion vive produisant son effet un mois après. Entre nous soit dit, on ne voit pas très bien la relation entre une grande émotion et une affection du genre de celle dont cet homme est atteint. C'est surtout dans les névroses qu'on comprend l'influence des grandes émotions. Vous le savez bien, vous avez si souvent eu l'occasion d'examiner l'influence des chocs nerveux, soit dans les traumatismes, soit en dehors du traumatisme. Je vous ai cité des exemples de paralysie résultant de terreur, mais c'est presque toujours dans la catégorie nerveuse, dans la catégorie de l'hystérie : cela peut être la chorée, la paralysie agitante ; nous avons vu cela vingt fois. Mais une affection organique résultant d'une grande émotion, c'est plus difficile à comprendre ; cependant on peut toujours noter la chose, et il n'est pas impossible de comprendre, en y réfléchissant un peu, que le mécanisme puisse se déranger. C'est la première fois que j'entends parler de cela, il est vrai, cependant je me rappelle avoir vu un employé de chemin de fer frappé d'une paralysie pseudo-bulbaire. Un jour, il a perdu connaissance et en se réveillant d'un état à peu près apoplectiforme, il se trouva dans l'état que présente ce malade. Nous avons pensé qu'il s'était produit une hémorrhagie et que le phénomène avait été la conséquence d'une lésion organique. Mais ici, nous ne sommes pas dans ces conditions, nous savons que la maladie a évolué d'une façon progressive et nous ne pouvons que la classer dans la catégorie de la paralysie glosso-laryngée que Duchenne de Boulogne a décrite. C'est notre hypothèse. Si plus tard nous trouvons quelque symptôme qui nous en écarte, nous ferons volte-face. Quant à présent, c'est à cette hypothèse que nous nous attachons.

(Reprenant la lecture des quelques lignes écrites par le malade) : « Cela n'a rien été. Plus tard, ma parole s'est viciée peu à peu ; je ne pouvais plus rien dire, je parlais à peine de la gorge ; aujourd'hui, je dis bien ou assez bien toutes les lettres de l'alphabet, mais la conversation m'est impossible. »

(Au malade) : Prononcez donc quelques lettres.

(Le malade profère des sons inintelligibles.)

M. Charcot : La langue est intéressée dans cette affaire.

Dites donc P (Le malade essaie vainement.)

M. Charcot : Oh ! ce n'est pas possible, le P est un son qui se produit les deux lèvres étant rapprochées et se détachant ensuite.

Le voilà qui rit.

Il n'est pas mauvais que vous remarquiez la façon dont il le fait. Son rire s'immobilise pendant quelque temps sur ses lèvres ; il continue à rire alors que déjà l'envie lui en est passée, depuis longtemps. C'est un phénomène que je vous ai déjà fait remarquer et qui est probablement en rapport avec cette circonstance qu'il y a chez lui exagération de l'action tonique de certains muscles de la face

Puis, autre chose en passant. Criez donc un peu haut mon ami.

(Le malade s'efforce de crier).

M. Charcot : Voyez ; il ne peut pas crier plus haut. Il fait entendre un bruit d'une certaine intensité, mais un bruit monotone, toujours le même, et il n'y a pas moyen d'en obtenir autre chose. C'est pour cela que le mot laryngé est bien à sa place dans la définition de Duchenne de Boulogne ; paralysie glosso-labio-laryngée, il faudrait ajouter palato.

On voit très bien que sous l'influence de l'effort, il arrive à l'émission du son.

Voyons ; sifflez un peu.

(Le malade essaie de siffler et y arrive, mais faiblement.)

M. Charcot : Tirez la langue.

(Le malade ne peut allonger la langue hors de la bouche.)

Vous voyez, il a une grosse langue aplatie, molle, tuméfiée ; cela fait l'effet d'une limace avec des mouvements fibrillaires.

En général, ces malades ont un froncement particulier du menton, et on en voit quelquefois les muscles animés de mouvements fibrillaires comme la langue.

(M. Charcot cherche le réflexe massétérin).

Les réflexes sont très forts, les muscles sont irritables. Jusqu'ici nous étions restés dans la réserve et nous disions : paralysie labio-glosso-laryngée. La paralysie labio-glosso-laryngée est un syndrôme. Ce n'est pas une maladie. Certes, Duchenne de Boulogne est à respecter, mais l'unité qu'il a proclamée ici n'est pas à respecter. C'est un syndrôme commun à plusieurs états pathologiques.

Mais nous venons de recueillir une indication particulière. Le malade a une exagération des réflexes de la mâchoire, et cela nous amène à penser qu'il est atteint d'une sclérose latérale amyotrophique, bien qu'en définitive les jambes et les mains soient libres pour le présent en apparence.

M. Charcot : Je dis qu'il est atteint d'une sclérose latérale commençant par le bulbe. Vous savez très bien que la sclérose latérale amyotrophique est une affection qui commence le plus communément par les membres supérieurs, attaque les membres inférieurs, et la sclérose, après avoir envahi la moëlle, gagne le bulbe. Vous savez qu'elle peut commencer aussi par les membres inférieurs pour, de là, se porter aux membres supérieurs et ensuite au bulbe. Mais il y a une catégorie, la moins nombreuse, mais assez nombreuse cependant, dans laquelle ce sont les symptômes bulbaires qui se produisent les premiers.

Cependant, je ferai remarquer que cette exagération des réflexes de la mâchoire ne suffirait pas à elle seule à nous conduire à ce diagnostic particulier. Il pourrait se faire qu'une paralysie pseudo-bulbaire qui serait la conséquence d'une lésion des faisceaux cortico-bulbaires dans l'intérieur de l'encéphale produisit cette même exagération des réflexes; mais il y a cette différence qu'en général la paralysie pseudo-bulbaire est presque toujours de début apoplectiforme, tandis que la sclérose amyotrophique est une maladie progressive. C'est pourquoi nous disons: Paralysie labio-glosso-laryngée, sclérose latérale amyotrophique. Et nous allons voir si nous pouvons établir que ce diagnostic est vraiment fondé.

Nous disons: non seulement les faisceaux cortico-labiaux, mais les faisceaux cortico-cruraux, cortico-brachiaux sont atteints. Du moins c'est très probable. Il est possible que nous trouvions des symptômes révélateurs, en étudiant méthodiquement le malade, qui nous montrent que c'est une sclérose latérale amyotrophique commençant par la fin, c'est à dire par le bulbe.

Naturellement nous nous sommes occupés de ces cas-là dans nos leçons du vendredi. Et ceux que nous avions sous les yeux étaient des cas dans lesquels il fallait chercher les symptômes bulbaires, alors qu'ils étaient à l'état rudimentaire. Ici on n'a pas à les chercher. Ces symptômes sont grossièrement accusés.

Qu'est-ce donc qu'il a aux yeux?

Le fils du malade: Il a un œil gros.

M. Charcot: Est-ce qu'il ne voit pas de cet œil-là?

Le fils du malade: Il a cela depuis l'enfance.

M. Charcot: Auriez-vous la complaisance de le déshabiller. Peut-il se déshabiller lui-même?

Le fils du malade: Non.

M. Charcot: Peut-il manger comme tout le monde?

Le fils du malade: Oui.

M. Charcot: Regardez; il bave constamment.

Il y a un contraste entre la nutrition et les phénomènes dont la bouche est le siège. Je sais bien qu'il met 2 heures à manger, mais enfin, il mange tout de même. Il n'est pas mal nourri?

Le fils du malade: Non.

M. Charcot: Enlevez-lui donc tout à fait ses vêtements. Il faut voir ses épaules et les deux bras parce que l'examen des membres est devenu nécessaire. Nous avons à chercher les phénomènes fibrillaires, l'examen des réflexes, et il est très probable que l'examen des membres, de la poitrine, nous fournira d'utiles indications.

Il a les membres maigres.

Cela le fait rire. C'est le rire de la sclérose amyotrophique, rire éternel.

(Examinant le dos du malade):

On a déjà fait le diagnostic de sa maladie. On voit sur son dos des traces de pointes de feu qui semblent indiquer que le médecin qui l'a soigné a eu la même idée que nous.

Est-ce qu'il a toujours été courbé comme cela?

Réponse : Oui.

M. Charcot : C'est peut-être à force d'être penché sur son bureau.

En examinant ses mains, nous voyons qu'il a un peu la patte de singe du côté gauche. La main est aplatie. Quand vous la regardez de profil, vous n'y voyez pas la saillie qui existe à l'état normal. Le côté gauche est le côté le plus malade.

Voyons ces réflexes ; vous savez qu'à l'état normal, les réflexes des membres supérieurs existent à peine. Ici on peut dire qu'ils sont très forts. Il existe un peu d'atrophie de l'éminence hypothénar, une exagération très prononcée des réflexes palmaires et des réflexes du coude.

Par conséquent, notre diagnostic est confirmé.

Maintenant, c'est bien entendu, notre diagnostic est celui-ci : Sclérose latérale amyotrophique ayant débuté par le bulbe.

(Au malade): Sentez-vous quelquefois de petites secousses comme celles-là dans le dos?

Le malade : Non.

M. Charcot : Il doit y en avoir; du reste on les fait apparaître par la percussion. Donnez-moi l'autre bras... laissez-le aller. Du reste, tout cela est hyperexcitable au plus haut degré. Remettez-lui ses habits, nous avons vu tout ce que nous avons à voir.

Je pourrais dire que c'est le cas à la mode et qu'aiment à mettre en avant les personnes qui tiennent à l'unité de la maladie de Duchenne de Boulogne et qui veulent que cette affection soit confondue avec la sclérose latérale, de telle sorte que toutes les fois que vous voyez une paralysie glosso-laryngée, vous pourriez dire que c'est une sclérose amyotrophique en voie de développement. Nous avons là un cas qui semblerait justifier cette manière de voir. Vous avez vu qu'il présentait des syndromes bulbaires et dans l'analyse que je vous en ai faite, il m'était fort indifférent de trouver une chose ou une autre. Mais, en fin de compte, je suis arrivé à trouver que c'était une paralysie laryngée de la forme progressive. Dans la doctrine nouvelle, j'aurais dit tout de suite : cet homme est atteint de sclérose latérale amyotrophique, parce qu'il n'y a pas d'autre explication possible. Je vous ai montré qu'il y avait, malgré tout, des paralysies glosso-laryngées qui ne sont pas liées à la sclérose latérale et qui sont progressives.

Vous me direz : qu'importe, le résultat sera toujours le même. Je vous demande pardon, il y a une grande différence. L'évolution fatale dans l'une des maladies est de 2 ou 3 ans et dans l'autre, elle est de 4 ou 5 ans. Ce n'est pas du tout la même chose. La sclérose latérale amyotrophique, cela ne traîne pas en longueur. Quand vous êtes dans cette catégorie, vous êtes bien mal en point. La paralysie glosso-laryngée marche moins vite.

Il nous reste encore les jambes à étudier. Qu'allons-nous y trouver ? Le malade a la démarche spasmodique. Mon interne qui a examiné ses jambes me dit qu'à droite les réflexes sont exagérés et qu'il y a une trépidation de la pointe du pied.

(S'adressant au malade) : Marchez un peu.

Vous voyez la façon dont il marche, son pied droit frotte sur le sol, on entend très bien le bruit particulier que produit ce frottement.

La trépidation existe aussi du côté gauche un peu moins prononcée cependant. Si nous l'avions examiné à nu, nous aurions trouvé des secousses fibrillaires parce que les muscles sont atteints. Le diagnostic se fait ici avec des caractères de certitude, de précision absolue et qui vous montrent jusqu'à quel point la pathologie nerveuse est devenue maîtresse d'elle-même. Vous savez très bien ce qui se passe dans le bulbe. Rien ne vous échappe. Je ne pense pas que dans la pathologie ordinaire, dans la pathologie des affections cardiaques ou des affections pulmonaires, on puisse arriver à une plus grande précision.

Dans la sclérose latérale amyotrophique, il y a encore beaucoup à faire, mais enfin, c'est relativement parfait. C'est un des chapitres les plus solides de la pathologie nerveuse organique.

Naturellement, je n'ai pas parlé de pronostic en présence du malheureux qui vient de nous quitter. Le pronostic à faire est abominable. Il s'agit uniquement de savoir combien de temps il peut vivre encore.

Nous avons encore oublié une chose, c'est de lui examiner le pouls ; il ne faut jamais manquer de le faire. Les perturbations du pouls sont, en général, un signe de mauvais augure.

La maladie dont il est atteint est implacable pour le moment. Le sera-t-elle éternellement ? Au premier abord il en est toujours ainsi des maladies cérébro-spinales à leur apparition, mais il se produit ensuite des compensations et des atténuations. Ainsi, le tableau de l'ataxie locomotrice progressive de Duchenne de Boulogne est un tableau épouvantable. Peut-être est-il un peu forcé, je ne dis pas cependant qu'il soit trop forcé, parce que je sais qu'il décrit des faits parfaitement observés.

Et c'est ainsi qu'il faut que soient faits les tableaux qui inaugurent les espèces morbides. Si on commençait par voir les maladies dans leur forme fruste incomplète, la description qu'on en ferait consisterait à dire : tantôt il y a ceci, tantôt ce n'est pas cela ; et d'une description aussi incertaine que pourrait-il en rester dans l'esprit ?

Au contraire, lorsque Duchenne vous donne un tableau, pris dans la nature, de la maladie prise à son plus haut degré, accomplissant régulièrement son évolution fatale au bout de quelque temps, vous avez dans l'esprit le type de la maladie. C'est comme cela que commence l'histoire de toutes les espèces morbides. Puis peu à peu se fait l'œuvre des successeurs ; elle consiste à amortir un peu les choses, à montrer qu'à côté des grandes ataxies, il y a les petites ; Qu'à mesure que la maladie s'étend, que le nombre de ceux qui en sont atteints est plus considérable, elle devient souvent bénigne. Et en effet il y a des ataxiques sans le savoir, qui sont à leurs affaires et qui vivent ainsi jusqu'à 75 ans, qui ne deviennent jamais tabétiques dans l'acception rigoureuse du mot et ce sont les mêmes ataxiques que ceux de Duchenne de Boulogne, seulement atténués.

Si je fais cette remarque, c'est que ce que je dis de l'ataxie locomotrice dont on peut dire qu'elle est une affection moderne, bien qu'elle existât probablement au temps où les Grecs faisaient le siège de Troie, et il est possible que le tabès d'Hippocrate soit l'ataxie locomotrice, est vrai pour bien d'autres maladies.

Il n'en est pas moins vrai qu'elle a été reconnue pour la première fois par un médecin qui ne savait qu'une chose : bien voir et bien décrire la nature. Ce sont les vrais médecins, ceux-là, ceux qui rendent le plus de services, ce sont ceux qu'on appelle les observateurs.

Qu'on dise d'un médecin qu'il est très fort en physiologie, en anatomie, qu'il a de l'esprit, cela n'a rien qui ne soit très flatteur pour lui ; mais quand on dit de lui : c'est un observateur, un homme qui sait voir, c'est peut-être le plus bel éloge qu'on puisse en faire.

Il y avait, au commencement du siècle, un professeur de l'École de Paris qui s'appelait Laënnec, qui était maigre, chétif, qui réunissait à peine une vingtaine d'élèves à son cours ; il passait pour un clérical, et on lui reprochait d'aller chez la duchesse d'Angoulême. Qu'est-ce que cela nous fait ? Il a inventé quelque chose d'admirable, l'auscultation, qui a mis dans les mains des médecins une méthode nouvelle ; et puis il a fait un livre si beau qu'il n'y a rien à y retrancher, rien à y ajouter. C'était un grand observateur, ce qui ne se voit pas tous les jours, et il y a des gens de beaucoup d'esprit, des professeurs très éloquents qui ne le sont pas. Je ne sais si Laënnec était éloquent, cela n'est pas probable : en tout cas, il ne savait pas attirer la foule, il passait son temps à regarder, à réfléchir, et heureusement à écrire et à bien écrire. Il avait de la verve et il ne fallait pas l'attaquer, car il se défendait vigoureusement ainsi qu'on l'a pu voir dans sa réponse à Broussais.

Ce que j'ai dit de l'ataxie locomotrice, on peut le dire de la sclérose en plaques.

Quand nous avons, il y a 20 ans environ, mis sur pied la sclérose en plaques, on ne voyait que de gros cas qui se terminaient par l'autopsie et l'autopsie confirmait le diagnostic. Depuis ce temps-là nous sommes habitués à voir une foule de sclérose en plaques qui se promènent, de petites scléroses en plaques au pied léger. On en guérit peut-être, et, en tout cas, cela s'atténue d'une façon remarquable. Il est possible que la sclérose amyotrophique s'atténue, mais pour le moment nous ne sommes pas gâtés. Cela peut durer 3 ans, 4 ans, 5 ans, 6 ans, et si on a de la chance, 7 ou 8 ans, et après cela c'est fini. Actuellement, on ne peut pas enrayer la maladie, mais je ne veux pas dire qu'on ne le pourra pas. Il y a une catégorie de maladies qu'on appelle frustes. Ce sont des avortons de maladies, comme je vous l'ai déjà dit, il y a des scléroses en plaques frustes, des ataxies locomotrices frustes. Cela vaut mieux assurément que des maladies qui se développent. Peut-être y aura-t-il aussi des scléroses amyotrophiques frustes, je n'ose l'espérer.

2ᵉ Malade (Enfant de 12 ans)

M. Charcot : C'est un cas bien curieux que celui de ce petit bonhomme que je vous ai déjà montré autrefois : A cette époque, il était assis comme vous le voyez là; et quand on lui disait de marcher, il faisait un effort, mais il lui était impossible de marcher. On le mettait debout en le prenant sous les bras, il faisait deux ou trois mouvements et retombait. Il ne pouvait se tenir debout; il ne pouvait pas marcher, mais quand on lui disait de marcher à quatre pattes, il le faisait admirablement; il grimpait à l'arbre comme un singe; il est possible que si on l'avait mis dans l'eau, il se serait mis à nager. Ce n'était donc pas d'une paralysie qu'il était atteint puisque la vigueur des membres était entièrement conservée. Il avait perdu la coordination des mouvements pour la marche et la station et on a appelé cela l'abasie et l'astasie.

Il y a un mémoire d'un de mes internes, M. Blocq où cette question est traitée. (Archives de Neurologie 1888)

Eh bien ! Cette abasie ou cette astasie est une maladie hystérique et cette affection se produit quelquefois dans l'hystérie à l'état d'isolement sans accompagnement d'attaques.

C'est tellement hystérique, que je ne sais pas comment, il a guéri trois jours après être venu ici. Mais quand on a eu des accidents d'hystérie, et qu'ils sont passés, il ne faut pas croire que tout soit fini, la preuve c'est qu'il lui est arrivé une nouvelle aventure. Un étouffement l'a pris.

(Au malade): A quelle heure?

La mère de l'enfant: A 1 heure de l'après-midi.

M. Charcot: Rappelez-vous ce gamin qu'on nous a amené l'autre jour et qui a eu une espèce d'accès pseudo-somnambulique, chez qui la maladie a commencé par une espèce d'étouffement dont il était atteint, principalement le soir. Vous savez que les accès hystériques se règlent, mais qu'ils ne se règlent pas aux mêmes heures que les accès épileptiques. Les accès épileptiques se règlent pendant la nuit. Quand une crise se produit dans l'après-midi ou vers le soir, en général c'est une crise hystérique.

Eh bien! l'heure à laquelle se produit l'étouffement que ressent cet enfant indique la nature du phénomène. C'est tout simplement un accès hystérique mal formulé.

Il se met à tousser?

La mère: Oui, Monsieur, en même temps, avant, après, toujours.

M. Charcot: Enfin, il tousse depuis que cet étouffement l'ont pris?

La mère: Oui, Monsieur.

M. Charcot: C'est une sorte d'accès hystérique mal constitué, et ensuite une toux hystérique, une toux nerveuse. Souvent ce phénomène se produit chez de jeunes femmes avec une toute autre intensité. On en voit qui toussent depuis le matin jusqu'au soir, sans jamais s'arrêter. C'est à peine si elles ont le temps de boire et de manger. Il arrive quelquefois, quand la maladie a une certaine maturité, qu'elles crachent un peu de sang, et ces hystériques ne sont pas cependant des phtisiques. Nous avons eu souvent l'occasion de constater, même chez des hommes, des hémorrhagies que nous appelons hystériques parce que véritablement elles ont ce caractère. Mais il y a des médecins qui sont très forts en auscultation, qui sont même trop forts, car ils entendent toutes sortes de bruits, là où de simples mortels, qui n'ont à leur disposition qu'une oreille ordinaire, n'entendent rien du tout tandis qu'eux qui ont une oreille extraordinaire, concluent tout de suite à des affections de poitrine. Et alors ils mettent des pointes de feu ou des cautères à leurs patientes. J'ai vu ainsi des demoiselles à qui leurs médecins avaient appliqué sur le dos des cautères. Les pointes de feu, cela s'efface, mais quand un médecin met bien inutilement des cautères sur les épaules d'une dame, elle doit singulièrement le maudire. Eh bien! ce sont là des cas assez difficiles pour les médecins qui n'ont pas étudié l'hystérie.

Ils prennent ainsi souvent des hystériques pour des phtisiques. Ayez les yeux mieux ouverts et vous reconnaîtrez la véritable nature du mal. C'est pour vous prémunir contre le danger de ces méprises que je vous ai montré cet enfant. Il nous reviendra, cela finira par l'hystérie franche. Je vous l'ai déjà dit, il y a une certaine opposition, entre les phénomènes de l'hystérie vulgaire et les phénomènes qu'il présente. Quand on tousse, on n'a pas d'attaques, quand on a des attaques on ne tousse pas et j'aimerais mieux voir les toux de cette nature se transformer en attaques. On a peut-être plus de prise sur l'hystérie vulgaire que sur ces hystéries locales. Cela dure quelquefois un an ou plus. Si on pouvait donner à des malades de ce genre une bonne attaque, en faire des hystériques simples, cela vaudrait mieux

Policlinique du Mardi 6 Mars 1888.

Objet de la Leçon:
Paralysie alcoolique.

(Une malade est introduite dans la salle du cours.)

M. Charcot : Je suis heureux d'avoir l'occasion de vous montrer un cas d'une affection qui n'est pas encore bien connue.

Je le dois à mon collègue, M. Briand, médecin de l'asile de Villejuif qui a bien voulu me prêter cette malade pour trois ou quatre jours.

Il y avait longtemps que je cherchais une pareille occasion. Il s'agit d'une paraplégie alcoolique et il y a bien longtemps que je n'en avais vu.

La paraplégie alcoolique est une maladie qui s'est introduite nouvellement dans la nosologie. Les premières descriptions que j'en connaisse et qui m'ont instruit moi-même, appartiennent à M. Lender (de Rouen) correspondant de l'académie des sciences et par dessus tout, à M. Lancereaux...

M. Lender a démontré qu'il s'agissait là d'une lésion des nerfs périphériques et non de la moelle et que c'était une paralysie douloureuse. M. Lancereaux a fait voir qu'elle affectait surtout les extenseurs des membres et en particulier les membres inférieurs, et il en fait un tableau qui équivaut au tableau de Duchenne de Boulogne sur l'ataxie locomotrice.

Vous savez qu'il y a, dans une description bien faite une puissance de propagation remarquable. A un moment donné, la lumière est telle qu'elle frappe les esprits les moins préparés; ce qui était jusque-là resté dans le néant commence à vivre et c'est une grande chose, une très grande chose en pathologie que la description d'une espèce morbide jusque-là inconnue. Les travaux de M.M. Lancereaux et Lender auxquels je fais allusion datent de 1868 je crois, le mémoire définitif de M. Lancereaux est de 1881 (Article Alcoolisme du Dict. de Dechambre). Néanmoins, il ne faudrait pas croire que ces Messieurs n'aient pas eu de précurseurs; il n'y a rien de nouveau sous le soleil, comme on dit, seulement il y a une très grande différence entre arriver en temps opportun ou venir trop tôt, en éclaireur. C'est ce qui s'est fait en 1822 pour

Charcot — 13 —

Jackson, un médecin américain. Il a donné une très belle description de la paralysie alcoolique. Je ne dis pas qu'il aurait mieux fait de se taire, car ce serait commettre une grande injustice. Mais les temps n'étaient pas préparés et ce qu'il a dit, quoique excellent, est hélas resté dans l'oubli.

J'en dirai autant de Magnus Huss qui a parlé lui aussi de la paralysie alcoolique et qui a eu le grand tort de ne pas la décrire minutieusement. Il dit d'un sujet qu'il est alcoolique, qu'il a de la paraplégie et c'est tout, sans donner de caractères cliniques suffisants.

On est toujours, comme clinicien, forcé de procéder par soi-même quand il s'agit de paraplégie alcoolique. Jamais le malade et rarement les assistants ne vous éclairent ; bien au contraire, on s'obstine à vous cacher l'origine du mal, si importante à connaître dans l'espèce, il faut que vous la deviniez vous-même : vous n'y êtes jamais aidé. Je n'ai jamais vu un alcoolique atteint de paralysie dire : oui, je suis un ivrogne ; et cela est surtout vrai quand il s'agit des femmes. Et voilà justement ce qui est intéressant, c'est que c'est surtout chez les femmes que vous voyez se produire la paralysie alcoolique. Sur 14 individus atteints de paralysie alcoolique, il y a 12 femmes. Pourquoi ? Prédisposition, dit-on et voilà tout.

Eh bien ! le cas que vous avez sous les yeux est un cas assez net de paralysie alcoolique. Ce n'est cependant pas un très gros cas, un cas typique. Il y manque quelque chose ; mais il y en a assez pour faire le diagnostic. J'aurais mieux aimé avoir un très gros cas à vous montrer d'abord, pour procéder d'après la méthode des types, mais les types, on n'en trouve pas toujours. Il faut prendre ce que l'on a. Ce que vous avez devant les yeux est suffisamment accentué pour permettre de vous montrer que c'est bien de paralysie alcoolique qu'il s'agit ; cependant cela ne crève pas les yeux.

La paralysie alcoolique est généralement une paraplégie occupant surtout les membres inférieurs. ————————————————— Les membres supérieurs ne sont pas cependant en général tout à fait dégagés ; ils sont affectés aussi quoique moins fortement ; cependant la paraplégie, en tant qu'elle affecte les mouvements, offre cette particularité intéressante qu'elle affecte surtout les extenseurs. Ici, comme il s'agit des membres inférieurs, ce sont les muscles qui exécutent la flexion dorsale ; le pied ne peut pas se relever ; il est tombant et en même temps, dans les cas très prononcés, il est flasque. Il ne s'agit pas du tout de contracture, mais d'une chute du pied. C'est un pied bot paralytique. Il faut en effet distinguer le pied bot qui résulte de la contracture musculaire ou spasmodique, du pied bot qui résulte de ce que les muscles extenseurs sont atrophiés et paralysés. C'est pour ainsi dire le pendant de ce que vous voyez dans la paralysie saturnine, avec cette différence que dans la paralysie saturnine, en règle, ce sont les extenseurs des extrémités supérieures qui sont atteints et les mains qui sont tombantes. Sans doute les pieds sont affectés quelquefois, mais beaucoup moins que les mains. Les Anglais ont une expression pour désigner la chûte de la main dans la paralysie saturnine et dans toutes les autres affections où on peut la rencontrer, wrist drop, quand il s'agit des mains, foot drop quand il s'agit des pieds. Le foot-drop est alcoolique, le wrist-drop est saturnin. Il y a là un premier caractère bien intéressant.

Chez cette femme, je vais vous le montrer tout à l'heure, le pied tombant n'est pas extrêmement prononcé. Cependant il l'a été à un moment donné. Mais aujourd'hui, pour reconnaître qu'elle a cette paralysie des extenseurs du pied, il faut la chercher.

Vous ne vous attendez pas à ce que tous les saturnins auxquels vous pouvez avoir affaire se présentent à vous avec une main qui tombe comme celle de cet homme ici présent qui sert à établir un contraste vis-à-vis de notre malade alcoolique. Il faudra vous assurer de l'état des extenseurs des pieds, chez notre femme, par quelques expérimentations, dire à la malade de relever son pied en même temps que vous ferez effort pour l'empêcher de le relever. S'il lui est impossible de le faire, c'est que le foot-drop est en puissance. Il en est de même quand il s'agit du wrist-drop de la paralysie saturnine quand celle-ci n'est pas portée au plus haut terme.

Il y a des cas légers dans la paralysie alcoolique comme dans la paralysie saturnine et si vous dites à un malade dont le pied est abaissé de le relever et qu'un effort de votre part l'empêche facilement de le faire, cela vous conduit au diagnostic de ce cas léger. Il est assez curieux que ce soit en France que la paralysie alcoolique ait été découverte, car notre pays est loin d'être celui où l'alcoolisme est le plus répandu. Sous ce rapport, les Anglais, les Américains et les Allemands nous dépassent de beaucoup. Il est vrai que Jackson en Amérique a été, comme je l'ai dit, le précurseur de Leudet et de Lancereaux. Nous trouvons aussi en Angleterre des travaux importants sur la paralysie alcoolique (Wilks-Lock, Clarke) ——————————— . Ces Messieurs nous montrent qu'il y a, en Angleterre, des paralysies alcooliques qui se produisent même chez des personnes de la haute Société, chez des ladies. Le retard qu'ont mis les Allemands à constater cette maladie est également assez bizarre car nos voisins boivent ferme et ont pour le schnapps un goût particulièrement accentué. Eh bien! en somme, je le répète, tous les travaux venus de ce côté sont postérieurs à ceux de MM Lancereaux et Leudet.

Mais je continue ma description ; je dis paralysie douloureuse et douloureuse de toutes façons.

Paralysie douloureuse, cela veut dire d'abord douleur à la pression ; c'est très remarquable. Il n'y a pas beaucoup de paralysies dans lesquelles les membres, muscles, troncs nerveux et tendons soient douloureux à la pression.

Je vous déclare que la première fois que j'ai vu une paralysie alcoolique pour mon propre compte, après avoir lu la description de Lancereaux, j'ai été fort surpris quand j'ai vu que la paraplégie était douloureuse. En effet, je voyais dans son lit une dame, c'était une Française. En France, bien que ce soit plus commun en Angleterre et en Amérique, des dames boivent. Celle-là, c'était très curieux, buvait toute la journée avec son mari. C'était sa seule occupation ; ils buvaient ensemble du curaçao, du vermouth et par-dessus tout cela de la bière pour se rafraîchir. Le mari s'en tirait avec des pituites et une trogne rouge qui était, pour lui, comme un certificat d'ivrognerie. Mais la femme, elle, et cela est intéressant au point de vue de la pathologie générale, avait pris la chose à sa manière. L'alcool ne produit pas les mêmes effets chez tous les individus qui en abusent. Je vous ai dit, tout à l'heure, que la paralysie était bien plus fréquente chez les femmes que chez les hommes. Chez les hommes, vous voyez le délirium tremens, les coliques, les pituites, les laryngites, la cirrhose du foie, qui n'épargne pas la femme non plus ; du reste, les différents accidents nerveux de l'alcoolisme chronique ; mais la paraplégie n'est pas très commune, tandis que j'ai vu une vingtaine de paraplégies féminines.

Ainsi voilà deux individus, l'homme et la femme, qui boivent tous les deux de compagnie les mêmes substances, à peu près en même quantité ; l'un prend la paralysie alcoolique, l'autre prend autre chose.

Cette femme était dans son lit et se présentait à moi avec des pieds tombants. Il y avait bien d'autres petites choses qui m'avaient mis sur la voie du diagnostic, mais entre toutes, il y avait celle-là : je lui pressai un peu fort sur les mollets ; elle poussa une exclamation, je pressai les tendons, même résultat ; les jointures, au contraire, n'étaient pas douloureuses, mais les muscles, les tendons, je le répète, étaient douloureux à une pression même légère. Eh bien ! c'est là un phénomène très important ; supposons, en effet, qu'il s'agisse de faire un diagnostic sur un cas de paralysie alcoolique, ce n'est pas toujours chose facile. Vous savez que chez les gens atteints d'ataxie locomotrice, il n'y a pas du tout de douleur à la pression, excepté dans des cas où il y a hyperesthésie cutanée transitoire liée aux névralgies fulgurantes ; de même, dans les paralysies hystériques, il n'y a pas douleur à la pression des muscles, des nerfs, des tendons, mais quelquefois, par contre, une hyperesthésie exquise de la peau.

Ici il ne s'agit pas de cela, vous prenez une partie du muscle, ou bien un tendon, le tendon d'Achille, par exemple, et vous trouvez qu'ils sont douloureux, ce sont là des caractères importante. Ainsi paraplégie douloureuse à la pression, mais douloureuse aussi spontanément, et surtout la nuit. Que sont donc ces douleurs de la nuit? Il semble qu'elle ait le pied sur des charbons ardents, dit-elle. Elle ressent une brûlure lancinante, fourmillante et qui s'exaspère, il n'y a pas moyen de dormir. La douleur a son siège dans les pieds surtout, mais aussi dans les jambes, et elle est beaucoup plus prononcée aux extrémités. Si elle s'apaise un peu avec le jour, elle recommence avec la nuit. Mais il n'y a pas que cela, il y a des douleurs qui surviennent comme des éclairs, des douleurs fulgurantes qui rappellent, jusqu'à rendre la confusion possible, celles de l'ataxie locomotrice.

La malade qui est devant vous, je l'ai examinée hier afin de préparer un peu cette leçon et de pouvoir tirer tout le parti possible des phénomènes qu'elle présente, avait de temps en temps, dans les talons, d'épouvantables douleurs fulgurantes. Ces douleurs à caractère brusque, fulgurant se produisent, ainsi que vous le savez, dans deux circonstances principales, chez les diabétiques, qui ont souvent aussi une sorte de paralysie douloureuse, et dans l'ataxie locomotrice; on les voit donc aussi dans l'alcoolisme. Et cela peut-être d'autant plus intéressant qu'il y a bien d'autres points de contact entre le syndrôme ataxique et le syndrôme alcoolique et qu'il y a là une question de diagnostic qui peut être assez délicate et qui paraît avoir trompé quelques auteurs. Je vous le dirai dans quelques instants.

Donc, douleurs fulgurantes; et puisque nous en sommes à la sensibilité, je dois vous dire que ce n'est pas tout. La paralysie alcoolique est douloureuse, spontanément douloureuse par la pression. Je dois ajouter qu'elle s'accompagne d'autres troubles de la sensibilité, le retard des impressions sensitives par exemple. Bien que dans les membres supérieurs, vous ayez ce que vous avez dans les membres inférieurs à un moindre degré, c'est là la différence de l'alcoolisme avec le saturnisme qui lui ressemble sous plus d'un rapport; le saturnisme présente cette particularité qu'il n'est pas douloureux; ce sont les poignets surtout qui sont pris et quelquefois mais beaucoup plus rarement les pieds. Il y a encore cette autre particularité que vous avez dans la paralysie alcoolique des anesthésies qui occupent surtout les membres inférieurs. C'est toujours du côté des pieds qu'il faut chercher; les cuisses sont moins prises que les pieds, c'est à la périphérie, vers les extrémités que le mal semble particulièrement se cantonner.

Eh bien! anesthésie à la piqûre, anesthésie au froid, retard de la sensibilité, c'est-à-dire que lorsque vous piquez un membre, il vous arrive de compter un certain nombre de secondes avant que l'individu soumis à l'examen dise: Je sens. Quelquefois, il y a anesthésie complète. Voici de grands signes; la douleur à la pression se compose de plusieurs éléments: douleur des parties profondes, douleur des parties superficielles; il y a, en effet, dans l'alcoolisme quelquefois aussi hypéresthésie cutanée. Voilà déjà beaucoup de caractères. Il y en a bien d'autres.

D'abord un grand caractère qu'il faut mettre en avant parcequ' immédiatement il appelle votre attention et qu'il crée une difficulté pour le diagnostic : c'est que chez le paralytique alcoolique, en outre des troubles de la sensibilité déjà signalés, il y a absence des réflexes rotuliens ; ainsi vous constatez ce fait chez notre malade.

Mais alors, direz-vous, les paralytiques alcooliques, avec leurs douleurs fulgurantes, leur démarche plus ou moins incoordonnée, ce sont donc des ataxiques ? Certainement ; les paralytiques alcooliques et les ataxiques se ressemblent un peu et nous allons, chemin faisant, rencontrer d'autres difficultés. Mais je vous ferai remarquer de suite que la chûte du pied des alcooliques (foot drop) ne se voit pas chez les ataxiques, sauf dans des cas exceptionnels. Donc, s'il y a des analogies, il y a des différences capitales, vous les reconnaîtrez tout à l'heure. Ces difficultés, d'ailleurs, à tout prendre, n'en sont pas pour les gens habitués à ce genre de diagnostic, pour les experts.

Je continue : Il y a encore bien d'autres caractères : la paralysie alcoolique est une paralysie atrophique ; il y a des troubles de la nutrition : les muscles s'atrophient, en particulier les muscles des jambes, et parmi ceux-ci les péroniers principalement. Cette atrophie produit des diminutions dans les formes des membres, diminutions que vous apercevez au bout d'un mois ou deux. C'est une atrophie avec modifications électriques, réaction de dégénérescence, phénomènes très importants pour le diagnostic ; parce que vous ne les trouvez pas dans l'ataxie locomotrice progressive, de même que vous n'y trouvez pas la douleur à la pression, tout en y trouvant l'absence des réflexes, alors qu'il y a certains troubles de la sensibilité commune aux deux espèces.

Il est commun de rencontrer d'autres troubles trophiques qui ne se présentent pas chez notre malade, car, en définitive, je ne puis faire l'éloge de cette malade au point de vue de la caractéristique du type. Il lui manque pas mal de choses, et je suis forcé de les remplacer par l'imagination pour vous figurer le type.

Quand vous placez votre main sur les membres inférieurs des malades atteints de paralysie alcoolique, vous constatez de la chaleur. La peau est chaude, et la coloration des téguments est d'un rouge violacé, quelquefois, ils sont lisses et luisants, il existe une sorte d'œdème perimalléolaire. Tout cela est caractéristique de la paralysie alcoolique et ne se voit pas dans l'ataxie.

Les troubles vaso-moteurs s'accusent et les pieds deviennent très rouges, quand les jambes sont restées pendantes et telle est peut-être la marque de fabrique la plus caractéristique. Il se produit avec une grande facilité dans la paralysie alcoolique des rétractions tendineuses dans je vous ai déjà parlé en maintes circonstances. Il n'y a pas de forme de la paralysie où vous ne puissiez trouver la rétraction tendineuse à titre de complication. N'aller pas prendre cela pour une contracture spasmodique, c'est le résultat d'un trouble trophique. A supposer que le malade guérisse, ce qui arrive dans la forme alcoolique, il faudra absolument couper le tendon, redresser le pied. Il y a deux ans, je vous ai montré deux femmes atteintes de paralysie alcoolique suivie de rétraction tendineuse; elles ont été opérées par mon collègue Terrillon et parfaitement guéries.

Eh bien! si vous avez bien cela dans la tête, avec les accessoires que je vais tâcher d'y mettre, avec une espèce de mise en scène que j'ai toujours trouvée dans la paralysie alcoolique, je crois que vous pourrez la reconnaître vous-mêmes partout où elle se présentera.

Il y a près d'un an, je fus appelé rue de Charenton par un de mes confrères qui me dit: venez donc, j'ai un cas de paralysie hystérique intéressant à vous montrer. J'y allai. C'était dans un petit appartement au premier étage. Une dame était là couchée. Elle avait les pieds en crochet, les jambes étaient colorées, tuméfiées, lisses et douloureuses au toucher; je la pinçai, elle ne le sentait guère; je tapai sur les tendons rotuliens, les réflexes étaient absents, les jambes étaient atrophiées, les extenseurs des mains affectés, moins que ceux des pieds cependant. J'avais déjà mon idée, je dirigeai mon interrogatoire dans un certain sens et c'est ici que j'appelle particulièrement votre attention. Il y a à peu près toujours quelque chose de mental dans la paralysie alcoolique; je m'aperçus qu'il y avait dans l'esprit de la malade un certain désordre, de la confusion, de l'amnésie. Une conviction s'était formée en moi, je m'étais dit: il est excellent, mon confrère, avec sa paralysie hystérique; c'est un cas de paralysie alcoolique qu'on m'offre. Alors, tout bas je lui fis part discrètement de mon idée. Est-ce que cette dame ne boit pas un peu? Non! non! me répondit-il. C'est singulier, pensai-je. Je demande à la dame avec la forme la plus polie: Est-ce que, quelquefois, vous ne prenez pas des grogs, des liqueurs de telle ou telle espèce, sans en prendre beaucoup? Je savais à l'avance que jamais une femme n'avoue rien de semblable; je voulais faire de nouveau l'expérience. Elle me répondit: Mais non! je ne sais ce que vous voulez dire. Je n'en avais pas moins mon idée. Je demande si elle n'avait pas des crises de nerfs. Le médecin me dit: Oui, quelquefois; elle casse tout, brise tout; je vous ai dit, vous le savez bien, qu'elle est hystérique». Nous laissons la malade et nous entrons dans la salle des consultation, dans une espèce d'antichambre; j'y remarque... il faut toujours que les médecins aient les yeux bien ouverts et profitent de tout ce qu'ils voient dans l'intérêt de leurs malades j'y vois, dis-je, une photographie qui me semblait contenir une révélation; cela représentait

une boutique où tous les employés de la maison étaient représentés sur le seuil de la porte. Il
avait écrit sur l'enseigne. Maison X. Amer Picon, Liqueurs fines. Je frappai sur l'épaule du
confrère et lui dis : Qu'est-ce que c'est que cela ? Il me dit : Mais c'est la photographie de la lin
que tient notre malade. Elle vend donc de l'amer Picon, des liqueurs fines ? Sans doute, dans la bout
qui est en bas, au-dessous de sa demeure. Vous ne l'avez donc pas vue en montant. Non, lui répond
vous ne m'aviez prévenu de rien ; je croyais être chez une rentière et non chez une personne tena
un débit d'Amer Picon et autres. Alors je fis venir la bonne et je lui dis : Votre maîtresse travail
Oh ! elle ne peut plus travailler maintenant, auparavant elle était à la boutique tous les jours. — Qu
est-ce qu'elle buvait ? La bonne levant les bras au ciel : Oh ! elle ne faisait que cela ; quand elle ava
trop bu, elle avait des espèces de crises de nerfs dans lesquelles elle cassait tout, brisait tout et s'en
mordait ensuite profondément. Je dis au médecin : les paralysies hystériques ne sont pas faites ainsi.
s'agit d'une paralysie alcoolique, instruisons-nous les uns les autres, cher confrère.

Maintenant, lisez la description de Lancereaux, lisez même, si vous le voulez, la descriptio
que j'ai donnée à une époque où la paralysie alcoolique n'était pas encore vulgarisée comme
l'est aujourd'hui, et vous en saurez autant que moi.

Tenez, le cas de ce Monsieur et de cette Dame qui s'enivraient de compagnie, vous ima
nez-vous, par hasard, que j'en aie pénétré la nature grâce aux renseignements donnés par le ma
ou par la femme ! Pas du tout. Il reconnaissait, lui, qu'il buvait de temps en temps du curaça
doux ; il consentait à avouer cela, mais quant à sa femme, elle ne buvait jamais ; il a fallu qu'un
bonne que j'interrogeai et à qui je promis de ne rien révéler, se décidât à m'informer que mari e
femme ne faisaient que boire toute la journée.

Nous avons eu dans le service une femme dont le mari et la fille nous avaient raconté qu'e
avait toujours dans son armoire une petite bouteille d'eau-de-vie qu'elle cultivait avec amour e
vidait souvent. Matin et soir, ils constataient à son insu la quantité de liquide contenue dan
la bouteille et se rendaient compte ainsi de ce qui en avait disparu. C'est cette fois, l'eau-de-vi
qui l'avait conduite à la paralysie alcoolique. Nous l'interrogions de temps en temps par curio
pour voir si elle finirait par confesser la vérité, elle nous répondait toujours avec le plus beau san
froid du monde : je ne suis pas une femme de cette sorte. Cependant voilà ce que disent votre fill
votre mari. Mon mari et ma fille disent ce qu'ils veulent, cela n'est pas vrai. Jamais vous
n'arriverez à obtenir un aveu ; vous ne pouvez reconnaître la paralysie alcoolique qu'à ses cara
tères cliniques et c'est pour cela qu'il faut les connaître en expert. Il en est de même de cette ma
ladie que du morphinisme. Vous allez dans une maison, il s'y trouve une malade qui a demand
à vous consulter. Pendant quelque temps vous entendez réciter des choses auxquelles vous ne compr

rien tant que vous n'en avez pas la clé. Si vous ne savez pas que les femmes mentent pour la morphine comme pour l'alcool (et les hommes aussi fort souvent) vous êtes perdu, égaré du moins. Lorsque aux caractères cliniques, vous reconnaissez la nature du mal et que vous dites à la malade : vous êtes morphinomane, où est votre seringue de morphine, montrez donc vos jambes, elle rougit et elle dit : je prends de la morphine pour mes douleurs ; c'est la morphine qui les crée.

Il en est de l'alcoolisme comme du morphinisme. Vous trouvez l'ennemi partout, l'ennemi, c'est-à-dire le mensonge. C'est comme dans les maladies où l'hérédité est en jeu ; ne comptez pas sur les révélations, faites votre petit travail soigneusement, doucement, et n'en dites pas trop, car si vous êtes trop curieux, on vous mettra un écran devant les yeux.

Je vais vous raconter maintenant l'histoire de la malade ici présente. Je vous ai dit que c'étaient surtout les femmes qui étaient sujettes à la paralysie alcoolique. D'où cela peut-il venir ? Dire que le sexe prédispose, ce n'est qu'énoncer un fait, mais il est bon de faire remarquer que souvent il y a lieu d'invoquer les prédispositions nerveuses, l'hérédité nerveuse.

Eh bien ! cette malade, en dehors de son alcoolisme est une névropathe, son alcoolisme n'a commencé qu'à un certain âge, mais déjà elle avait donné des preuves de prédispositions névropathiques.

Elle est aujourd'hui âgée de 33 ans. Sa profession consistait à offrir des échantillons de fleurs artificielles dans les maisons de commission. Elle portait une grande boîte pleine de ces échantillons et allait ainsi de maison en maison, faisant la place selon l'expression commerciale.

Comment est-elle entrée dans le service de M. Briand, à Villejuif, c'est-à-dire dans un asile d'aliénés ?

Elle y est venue avec un certificat ainsi conçu, qui lui a été donné à Beaujon « Aliénation mentale... Par ses cris, par ses paroles incohérentes, elle trouble le repos des malades »

Elle était entrée dans le service de mon collègue X... au mois de Janvier comme atteinte de paralysie. Mais cette paralysie n'était pas une paralysie comme les autres. C'était une paralysie alcoolique. Or l'alcoolisme comporte certaines particularités nocturnes dont je vous ai déjà dit un mot, qui peuvent être le point de départ de désordres dans une salle de malades ordinaires.

Le paralytique alcoolique, en outre qu'il souffre surtout la nuit dans les membres paralysés, a souvent des hallucinations ; il voit des animaux, il s'agite, va d'un lit à un autre ; alors il n'y a pas moyen, dans l'hôpital ordinaire, de garder ce malade ; on s'en débarrasse pour assurer le repos des autres. Mais ce n'est pas d'aliénation mentale, dans l'acception du mot stricte, ce n'est pas d'aliénation ordinaire qu'il est atteint. Et voilà comment notre malade est entrée à l'asile où elle est encore.

Vous savez que le délire alcoolique a des caractères spéciaux, et j'ai vu bien des fois Lasègue avec cette finesse de diagnostic qui lui était spéciale, constater le délire alcoolique dans des circonstances bien difficiles à pénétrer, à mon avis, en tenant compte des caractères du délire.

Quand, à propos du délire alcoolique, on se borne à vous parler du delirium tremens, on est un peu trop sommaire ; le délire des alcooliques n'est pas là tout entier. Il mérite une étude plus profonde. Il ressemble beaucoup au délire hystérique. Il présente, comme lui, des hallucinations effrayantes et comme lui des hallucinations agréables. Prenons la description du délire survenu chez cette femme la nuit dernière.

C'était donc pendant la nuit, elle dormait ou croyait dormir, en fait elle rêvait. Elle se promenait avec ses enfants et son mari dans une forêt ; là elle a rencontré une énorme bête qui ne ressemblait à aucun animal connu, comme elle le dit, bien entendu (C'était peut-être un xiphodon, un ichtyosaure ou quelque autre bête d'un autre âge du globe). En tous cas, c'était une très grosse bête, plus grosse qu'un bœuf ; elle avait le poil roux « Voyez-vous, dit-elle, des formes, des couleurs et un corps à peu près comme celui d'un cochon…Drôle d'animal. Elle l'avait tuée, cette bête. Puis est survenu un roi ; que vient faire ici ce roi ? Je comprendrais sa présence s'il s'agissait d'une chasse à courre, plaisir des grands ! Quoi qu'il en soit, il veut s'approprier la bête qu'elle a tuée, elle veut s'y opposer ; néanmoins le roi, en vrai roi qu'il est, s'en empare, c'est toujours comme cela que les choses se passent..

On avait enveloppé son mari dans la peau de la bête, alors elle a tenté de fuir avec lui et ses enfants et à ce moment, elle a eu des hallucinations de l'ouïe.

Les hallucinations de l'ouïe sont très rares dans les rêves, comme dans le délire alcoolique. Vous n'entendez pas souvent parler dans les rêves. Vous pourrez entendre des susurrements, de petits murmures, mais rarement des voix distinctes. Les hallucinations dans les rêves sont surtout visuelles. Elle aurait eu des hallucinations de l'ouïe, elle aurait entendu très nettement la fille du roi lui dire : Si tu bouges, je t'égrangle.

Voici le récit tel qu'il est. Voilà comment notre malade passait ses nuits à l'hôpital Beaujon et voilà ce qui fit qu'on l'a, avec raison, placée dans un asile spécial approprié aux malades agités sans qu'elle fût pour cela précisément une aliénée.

Elle est encore ainsi aujourd'hui. Elle a, comme alors, des fourmillements dans les pieds qui lui reviennent constamment dans la nuit ; elle cherche à s'endormir et alors surviennent ces hallucinations, ces rêves plus ou moins effrayants et toute cette série de phénomènes qui font qu'elle passe les nuits à ne pas dormir.

Voilà l'état mental que vous rencontrez en dehors des symptômes somatiques. Par conséquent en cas de paralysie alcoolique, examinez aussi le côté psychique.

Je reviens à l'histoire de la malade. Je vous disais tout -à- l'heure que c'était une femme de 33 ans, et qu'elle était fleuriste.

Ce qui m'a fait dire qu'elle était prédisposée à des accidents nerveux, c'est que son père est mort alcoolique, en 1873.

Les alcooliques ne sont pas toujours ce qu'un vain peuple pense. L'alcoolisme est quelquefois un vice en quelque sorte constitutionnel, une tare héréditaire. J'ai vu venir hier chez moi un officier appartenant à une famille très distinguée et dont la mère est dans un asile. Cet officier venait avec un de ses amis me demander : Que faut-il faire pour me débarrasser de tendances alcooliques auxquelles je suis en but. Je donnerais tout pour les faire passer. Je connaissais ses antécédents ; c'était un vésanique ; ce serait peut-être le cas de dire, travestissant le mot de Voltaire : « c'est bien pis ». Ce n'était pas un ivrogne ; il n'a aucun plaisir à boire ; il y est entraîné par une sorte de fatalité, comme les gens qui ont la manie du suicide, sont entraînés à s'étrangler, etc, etc! On ne sait que dire, la fatalité est là. L'alcoolisme n'est souvent que cela.

Donc, le père de cette femme était alcoolique.

(S'adressant à la malade) : Où est-il mort ?

La malade : A Argenteuil. D'une fluxion de poitrine.

M. Charcot : Est-ce qu'il avait la tête dérangée ?

La malade : Il l'a eue pendant 8 jours.

M. Charcot : Il était souvent gris ?

La malade : Presque jamais.

M. Charcot : A-t-il cassé tout dans la maison ?

La malade : Non.

M. Charcot : C'était peut-être un ivrogne simple.

Sa mère est morte à 22 ans, elle était très nerveuse. Une de ses tantes maternelles, est épileptique et hémiplégique.

Un cousin germain du côté maternel a eu des attaques pendant 18 mois.

Elle a eu, à l'âge de 6 ans, une maladie pendant laquelle elle a tremblé continuellement pendant 6 semaines. Cela pourrait bien être la chorée, la danse de St Guy.

La malade : Je ne sais pas.

M. Charcot : Autre chose; à l'âge de 19 ans, elle a voulu se jeter par la fenêtre ; elle ne se rappelle plus à la suite de quelle circonstance. A cette époque, elle avait des attaques qui ont fini par disparaître, elle se débattait ; elle ne se mordait pas la langue. C'était peut-être de l'hystérie.

A partir de cette époque, nous la voyons entrer, en qualité d'infirmière à la Salpêtrière, dans le service de M. Voisin, d'abord, puis à la Maternité.

C'est la première période de sa vie. La voilà qui se marie en 1873. Elle a 2 enfants qui sont bien portants à ce qu'il paraît. Son mari, malheureusement, se met facilement en colère, et quand il est surexcité, il casse tout. Il n'est pas ivrogne ?

La malade : Non.

M. Charcot : Voilà le commencement de ses malheurs. C'est alors qu'elle se fait courtière en fleurs, qu'elle va portant sa boîte de quartier en quartier. C'est un métier assez dur. On se fatigue, on n'a pas très bien mangé peut-être avant de quitter le logis ; on a besoin d'excitants pour se soutenir. Ce n'est pas convenable d'entrer chez un marchand de vins avec sa boîte, dans un café encore moins. Eh bien ! il y a des industriels chez lesquels on peut entrer sans se faire remarquer et où l'on trouve à se réconforter sans trop dépenser. Ce sont les charbonniers, ou mieux certains marchands de bois et charbons. J'ai remarqué qu'en général, les charbonniers élèvent volontiers des poules, des lapins, des oiseaux, qu'ils font ainsi quantité de métiers qui ne sont pas le leur, sans compter qu'ils sont quelquefois porteurs d'eau. Mais voilà le comble, c'est que derrière leurs fagots ils ont quelquefois des bouteilles de vulnéraire, par exemple, qu'ils vendent en détail à ces pauvres femmes qui viennent s'asseoir chez eux, parce qu'il n'y a rien de compromettant à entrer chez des charbonniers. Elles mettent leur boîte dans un coin de l'officine et elles boivent des petits verres. C'est par cette voie que notre malade est entrée dans l'alcoolisme. C'est je crois surtout un charbonnier du faubourg St Denis, charbonnier que je voudrais bien voir sévèrement puni, qu'elle fréquentait. C'est ainsi qu'elle a commencé. Une fois l'habitude prise, il n'y eut plus moyen de s'arrêter. Elle est restée 2 ou 3 ans alcoolique discrète, sans avoir de crises jusqu'au moment où elle a eu une grande attaque. C'est alors qu'elle est entrée à l'hôpital Beaujon pour sa paralysie et enfin à l'asile pour son délire. Je vous préviens que bien des choses que je vous ai dites n'existent pas chez elle ; elle ne présente pas le cas complet. Mais tout juste qu'il soit, nous en avons assez pour faire notre diagnostic d'une façon précise. Sa situation s'est un peu améliorée, je crois, dans ces derniers jours. Dans la plupart des cas de paralysie alcoolique, quand la maladie n'est pas trop invétérée, la guérison a lieu. Mon impression, sous ce rapport, est généralement favorable. Tous les malades que j'ai vus et que j'ai pu suivre et traiter ont guéri. Il suffit de les mettre en surveillance. Je les fais, en général, quand ce sont des personnes du monde, placer dans des établissements hydrothérapiques, où ils sont enfermés et ne peuvent boire ; et je crois que cela seul suffit d'ordinaire pour qu'ils guérissent, sans qu'il y ait grand'chose à faire comme thérapeutique. Assurément, il ne faut pas dédaigner l'intervention de la thérapeutique, mais la première chose à faire, c'est d'isoler le malade.

La guérison est une affaire de 3 ou 4 mois.

Voilà ce qui est arrivé à un malheureux dont je parle dans mes leçons de 1884 et qui, maintenant, est mort, il s'est tué pour en finir ; il s'est brûlé la cervelle. Je l'avais guéri 3 fois de sa paralysie. C'était un sportsman, c'est-à-dire un Monsieur qui fréquentait les courses, un homme de cheval.

Le plus grand plaisir de ces Messieurs, qui appartiennent actuellement aux classes les plus élevées de la Société, c'est trop souvent, hélas ! de s'en aller dans un bar, américain ou autre, et de s'y conduire comme de vrais cochers. Là, sur le comptoir, on prend des petits verres les uns sur les autres, on montre qu'on est fort, tellement fort qu'on attrape des paralysies alcooliques. C'est ce qui était arrivé à ce pauvre B... La première fois que je l'ai vu, il avait les pieds tombants, une démarche dont je ne peux pas vous donner de spécimen aujourd'hui parce que cette femme ne l'a pas, c'est la fameuse démarche des steppeurs, steppers, comme je l'appelle, et qui ressemble un peu, mais seulement de loin, à la démarche des ataxiques.

Eh bien ! Voilà comment marchait ce Mr B....

Quand vous voyez un malade qui marche ainsi, qui a des douleurs fulgurantes, que vous tapez sur ses tendons rotuliens, et qu'il n'y a pas de réaction, n'allez pas dire sans plus de recherches : c'est un ataxique ; regardez-y de plus près et vous serez détrompés.

Dans la paralysie alcoolique, il n'y a pas de lésion de la moëlle. Il n'y a pas d'ataxie, de tabès vrai sans lésion des faisceaux postérieurs.

La paralysie alcoolique n'est donc pas le tabès ; c'est un pseudo-tabès, si vous voulez ; mais n'allez pas prendre, sur de fausses apparences, comme on l'a fait plusieurs fois, un paraplégique alcoolique pour un tabétique. Foncièrement, ces deux états n'ont rien de commun.

Ceci dit en passant, je reviens à Mr B.... Le voilà donc qui, au bout de 2 ou 3 mois, recommence à marcher d'une façon complètement régulière ; ses pieds ne tombent plus. Mais le voilà qui recommence sa vie de sportsman, il retourne au bar, se remet à trinquer avec ses cochers, il retombe. Je lui dis, c'est la seconde fois, n'allez pas jusqu'à la troisième. Enfin, je le remets encore sur pied, seulement il y avait quelque chose du côté du foie, l'estomac était délabré, la nutrition se faisait mal, enfin la paralysie était guérie malgré l'atrophie des muscles. Tout cela dure un an. La troisième fois, la situation devient un peu plus grave ; il s'est produit des rétractions tendineuses, il a fallu faire intervenir le chirurgien. Le foie était encore plus malade cette fois.

Remarquez que ce malheureux B... appartenait à une classe privilégiée, qu'il était très riche et marié à une femme charmante à tous égards. Enfin il est sorti de la maison de santé une troisième fois. Je lui dis : faites en sorte de ne pas recommencer, car je ne sais pas si, à l'avenir

je serai de force à vous en tirer encore. Je lui fis de la morale. Je lui parlai de sa femme, de sa famille
etc. etc., il me fit de belles promesses. J'ai appris depuis qu'il s'était tiré un coup de revolver; il a bien
fait, en somme.

Les sportsmen qui ont la mauvaise habitude de boire dans les bars, font quelquefois du sport
nautique. On s'embarque sur un yacht, on emporte avec soi des barriques de toute espèce et, en vrai
loup de mer, on boit tout ce qu'il est possible de boire pour passer le temps et quand on a fait ainsi un
voyage d'agrément dans lequel on a parcouru toutes les rives de la Méditerranée, on rentre en France
avec une paralysie alcoolique. Quand j'ai vu la personne à qui je fais allusion, je lui ai dit : Vous en
avez pour trois mois et vous serez guéri.

Là encore la maladie n'avait pas été reconnue dans sa nature et cependant le collègue qui
m'avait conduit auprès du malade était un homme très exercé, très éclairé, il me dit très franchement
je ne connais pas cela. Je lui répondis : Il n'y a pas très longtemps, 10 ans peut-être que je le connais,
c'est une paralysie alcoolique. Voyez cette perte de sensibilité, ces pieds tombants et flasques, ces réactions
électriques qui sont déjà extrêmement modifiées, ces réflexes rotuliens absents, etc. etc. Je vous assure que
c'est cela et ce n'est pas seulement pour le plaisir de faire de la science et de la nosographie avec vous
mais c'est que cela intéresse le malade, à qui nous pourrons affirmer qu'il sera guéri dans trois
ou quatre mois, s'il veut être sage et ne plus boire et s'il nous écoute, nous n'aurons pas grand
chose à faire pour le remettre sur pieds. Entre nous soit dit, la thérapeutique est de peu de secours
en cas pareil ; cependant, nous pourrons lui donner un peu d'opium parce que les nuits sont
mauvaises, nous ferons bien aussi de le soumettre à un traitement par l'électricité dans six semaines
nous lui gagnerons peut-être ainsi un mois ; et puis il fera de l'hydrothérapie. Le malade a suivi ce
traitement et au bout de 3 mois et demi il était sur ses jambes. Lui, heureusement, n'avait pas eu de
rétraction tendineuse, ce qui était arrivé à ce malheureux B... à qui il avait fallu faire une section
des tendons.

Mais il y a, paraît-il, je n'en ai pas encore rencontré de telles, des paralysies alcooliques
qui marchent avec une rapidité exceptionnelle, et qui prennent la forme de paralysies ascendantes.
Mon ami, le docteur Broadbent de Londres, a cité de ces cas dans un mémoire très intéressant
où il considère les maladies alcooliques sous un jour à mon avis un peu sombre; il n'a rencontré probablement que des cas très graves. Moi j'ai été plus heureux que cela, car je ne considère pas du tout le
suicide de B... comme un phénomène dépendant de la maladie, mais comme un phénomène à côté.
En tous cas, ce n'est pas une solution ordinaire. Il est bon de reconnaître ces cas non seulement parce
qu'il est toujours utile de voir juste, mais parce que cela a une grande importance au point de vue du
traitement. Voyez vous mon collègue de la rue de Charenton croyant avoir affaire à une hystérique et laissant

sa cliente continuer à vendre et à boire son amer Picon ; évidemment elle ne se serait jamais guérie.

Maintenant, vous allez reconnaître chez notre malade quelques uns des phénomènes que je vous signalais tout à l'heure.

(M. Charcot pique la malade qui ne ressent la douleur que quelques secondes après la piqûre.)

(Il constate ensuite qu'elle a une hyperesthésie plantaire.)

Vous voyez qu'un léger frôlement de la plante du pied produit la douleur. Chez B..., il n'y avait pas un muscle, pas un tendon qui ne fût douloureux au toucher, je le répète.

Vous pouvez constater l'absence de réflexes rotuliens, l'anesthésie sur le dos du pied et sur la jambe, la sensibilité normale à la cuisse. Ceci à gauche. De l'autre côté, à droite, c'est à peu près la même chose, cependant l'hyperesthésie est plus vive, la sensibilité au froid très vive.

(La malade dont on met la jambe en contact avec de la glace s'écrie : Oh ! que c'est froid ! Oh ! que c'est froid, Monsieur !)

Il y a probablement un peu de rétraction des tendons fléchisseurs du genou. On sera peut-être forcé d'intervenir chirurgicalement pour lui redresser tout-à-fait les genoux. Il y a là, sans doute, quelque production fibreuse de formation nouvelle ; l'atrophie musculaire est assez prononcée, la réaction de dégénérescence est légère surtout dans le domaine des extenseurs.

Les troubles de la sensibilité l'emportent, en somme, sur les troubles moteurs. Elle n'a pas de perte de la notion de position. Elle ne présente aucun trouble de la vessie ; je mentionne ce fait parce que j'ai toujours dans l'esprit les rapports apparents de la paralysie alcoolique avec l'ataxie locomotrice, mais dans la paralysie alcoolique il n'y a pas de troubles vésicaux tandis que vous savez combien ils sont fréquents dans l'ataxie locomotrice où ils sont presque la règle.

Pas de douleur en ceinture non plus.

(A la malade) : Parlez-moi de vos douleurs, qu'est-ce que vous ressentez ?

La malade : Ça me pique comme des épingles, et puis j'ai froid aux pieds.

M. Charcot : Avez-vous quelquefois des douleurs vives ?

La malade : Dans le talon. Il me semble qu'on me coupe le talon.

M. Charcot : Et dans les autres parties du corps ?

La malade : Non, c'est surtout dans les pieds.

M. Charcot : Qu'est-ce qui nous manque ? De l'empâtement, une coloration violacée, un peu d'œdème qui compléterait le tableau. Vous noterez aussi chez la malade l'absence de paralysie oculaire, du signe d'Argyll Robertson, en un mot de la plupart des symptômes céphaliques si fréquents chez les ataxiques. Au contraire, chez un alcoolique, vous pourriez rencontrer l'amaurose, avec scotôme central si caractéristique. Vous devrez aussi considérer l'évolution, la marche qui n'est point celle de l'ataxie.

(S'adressant à la malade): Venez ici, mettez les jambes à côté l'une de l'autre, fermez les yeux. (La malade oscille). Elle a le signe de Romberg.

Joignez à cela l'absence des réflexes rotuliens ; si vous êtes trop précipité dans votre diagnostic vous direz : c'est une ataxique. Non, ce n'est pas une ataxique.

Voilà en définitive, je crois, ce qu'il y a de plus intéressant à faire ressortir dans le cas de cette malade. Mais, en passant, je crois devoir vous dire qu'il y a bien d'autres affections qui ressemblent un peu à cela et ne sont pas cela. Je vous citerai, entre autres, une affection exotique qui, tout récemment, m'a placé dans cet embarras de diagnostic. Il s'agissait d'un Monsieur de Porto-Rico souffrant d'une maladie dont il avait été atteint dans ce pays où il ne savait pas qu'elle existât ; c'est le Béribéri. Il y a deux espèces de béribéri ; je veux parler du béribéri sec. Vous savez que la maladie existe au Japon où on l'appelle Kakki, au Brésil.

Il ne faut pas nous en désintéresser. On en voit maintenant à Paris assez souvent surtout depuis le percement de l'isthme de Panama. J'en ai vu plusieurs cas de cette provenance, et il peut vous arriver d'avoir à en faire le diagnostic. Eh bien ! le béribéri est calqué sur la paralysie alcoolique. Les mains sont tombantes, les pieds tombants, le malade ... de l'atrophie musculaire des extenseurs, surtout des membres inférieurs, les muscles, quelquefois, sont douloureux (moins que dans l'alcoolisme) il y a absence des réflexes rotuliens, signe de Romberg, démarche de stepper. Ce Monsieur de Porto-Rico arrive chez moi et me dit : je suis atteint d'ataxie locomotrice progressive. Je l'examinai, il était malade depuis 3 mois, je lui dis : vous avez le béribéri. Mais Monsieur, il n'y en a pas dans mon pays. Le médecin qui était avec lui confirme son dire, on n'en n'a jamais parlé là-bas. Eh bien ! fis-je, il faudra dorénavant en parler. Vous n'êtes pas un ataxique et c'est chose assez avantageuse pour vous, puisqu'on ne guérit pas de l'ataxie tandis qu'on peut guérir de la maladie que vous avez, et je crois que vous en guérirez parce qu'elle n'est pas encore très avancée et qu'elle n'est pas très intense. Je l'ai fait électriser, je lui ai fait faire de l'hydrothérapie et il était guéri au bout de 3 mois.

Il y a aussi des diabétiques qui ressemblent à cela ; ils ont les douleurs fulgurantes, l'absence des réflexes, ainsi que l'a montré Bouchard, mais je n'ai jamais vu de paralysies en pareil cas portant particulièrement sur les extenseurs.

Je pourrais citer encore en parallèle toute la série des névrites périphériques. Je ferai remarquer, au sujet de ce genre de lésion, qu'on commence à en trouver partout ; dans l'alcoolisme, le béribéri, le diabète. Dans l'ataxie locomotrice on trouve des névrites périphériques, on en trouve quand il y a des maux perforants, des gangrènes, des lésions trophiques de tout genre; on en trouve dans le rhumatisme articulaire chronique, dans la goutte, dans la phthisie. On en trouve en somme un peu partout. Cela me donne à penser qu'il pourrait bien se faire que souvent cette lésion ne fût pas ce qu'on croit, c'est-à-dire la cause principale des affections où on les rencontre. Peut-être sont-ce fréquemment des lésions d'un ordre secondaire. De même qu'après la fièvre typhoïde, il y a comme une dégénérescence des muscles, il peut arriver que dans certains états pathologiques, cachectiques ou autres, vous ayez des lésions de cette nature dans les nerfs qui n'aient pas l'importance syndromique qu'on leur attribue.

Dans l'ataxie locomotrice, par exemple; ce n'est pas la cause des douleurs fulgurantes, car souvent on trouve l'ataxie locomotrice sans névrite périphérique, etc., etc.

Je crois qu'il faut faire attention à cette tendance moderne de mettre toujours en avant les névrites périphériques ; il y en a beaucoup trop ; elles ne peuvent pas servir aussi à expliquer les symptômes de toutes les affections où on les trouve. Il est impossible que des affections de formes si différentes soient toutes commandées par une lésion organique toujours la même : rhumatisme articulaire chronique, goutte, paralysie ascendante aiguë; trop de névrites périphériques.

Mais je me réserve de m'expliquer là-dessus plus longuement quelque jour.

M. Charcot (revenant à la malade) : La démarche de cette femme n'est pas caractéristique. Il a fallu l'étudier avec soin pour avoir un diagnostic.

C'est un cas, je le répète, fruste, mal développé, mais il faut bien s'attendre à en rencontrer comme ceux-là.

Je voulais vous dire un mot de ce jeune homme que j'ai placé ici en manière de repoussoir et qui est un saturnien.

Vous savez que la paralysie saturnine relève aussi d'une névrite périphérique, une névrite périphérique étrange, elle ne porte pas sur les nerfs de la sensibilité.

Il n'y a pas là de ces troubles de la sensibilité que vous connaissez. Ce sont surtout les muscles extenseurs qui sont atteints. Il y a des analogies très grandes, c'est très curieux de voir des maladies si semblables et si différentes.

Car on ne se trompe pas. Vous ne verrez jamais un alcoolique vous arriver comme ça avec les mains tombantes.

(Au malade): Qu'est-ce que vous faites ?

Le malade : Je suis peintre en bâtiments.

M. Charcot : Avez-vous eu des coliques ?

Le malade : Oui, plus de 10 fois.

M. Charcot : Est-ce la première fois que vous avez des accidents ?

Le malade : Oui, Monsieur.

M. Charcot : Vous ne sentez rien dans les pieds ?

Le malade : Non.

(Le malade porte un liseré saturnin très caractérisé.)

Policlinique du Mardi 13 Mars 1888.

Objet de la Leçon :

1° Trois cas de chorée vulgaire et un cas de chorée rhythmée;
2° Deux cas de maladie de Friedreich.

(Quatre jeunes filles atteintes de chorée dont trois sont amenées par leurs parents et dont une appartenait au service sont introduites dans la salle du cours.)

M. Charcot : Je vous l'ai dit souvent, mieux vaut voir que lire. Lire est bon, mais voir est encore meilleur ; on peut apprendre beaucoup plus en un quart d'heure passé à voir des malades qu'en étudiant les descriptions des affections dont ils sont atteints dans les livres. Je parle des meilleurs, car, en définitive, nos exposés ne sont jamais qu'une pâle image de la réalité des choses.

Voilà quatre femmes : trois de ces malades sont atteintes de chorée vulgaire, la chorée de Sydenham, comme je l'appelle ; la quatrième, celle qui appartient au service vous offre un exemple de chorée rhythmée.

Bien des fois, j'ai critiqué devant vous ce mot de chorée qui est un mot presque sans valeur tant il s'applique à des affections différentes.

Comparez les trois premières malades à la quatrième ; vous voyez que chez les premières, les membres s'agitent sans trêve et sans cesse ; mais il n'y a rien de rhythmé dans ces mouvements. Les représentations graphiques dans ces cas, ne fournissent aucune formule précise ; les tracés sont absolument irréguliers, sans logique, si je puis ainsi dire. Tandis que si vous considérez le mouvement dont, chez la quatrième malade, est agité le membre supérieur, c'est tout autre chose.

Vous constatez qu'il est toujours le même, c'est-à-dire qu'il se reproduit toujours identique un certain nombre de fois par seconde.

Si, au lieu de ce mouvement monotone elle exécutait, comme cela arrive quelquefois, un mouvement rappelant un acte professionnel comme celui de frapper une enclume en cadence, on dirait qu'il s'agit de la forme malléatoire (malleus, marteau).

Il pourrait se faire encore que la malade exécutât un mouvement comparable à ceux de la

Charcot - 14 -

natation, de telle ou telle danse, et alors on dirait chorée natatoire, chorée saltatoire, etc. En somme, vous le voyez, le grand caractère de ce genre de chorée qui diffère du tout au tout de la chorée vulgaire, c'est la cadence, le rhythme, la régularité des actes en un mot, et une formule précise.

Vous vous rappelez sans doute que dans une précédente leçon, je vous ai présenté une autre jeune fille qui réalise, sous une forme remarquable le véritable type de la chorée saltatoire [1]

La chorée vulgaire des enfants, des adolescents est, vous le savez, alliée de très près au rhumatisme articulaire; c'est un bel exemple à citer pour montrer qu'il y a des relations très intimes, très étroites entre la neuropathie et l'arthritisme.

La chorée rhythmée, elle, est une manifestation hystérique; c'est elle peut-être, et non la chorée vulgaire, je le fais remarquer en passant, qui mériterait de porter le nom de danse de St Guy.

Peut-être serait-il opportun de vous signaler par un exemple, le service que peut rendre dans la pratique la connaissance de la chorée rhythmée, affection considérée à tort comme très rare, et certainement encore très peu connue.

Il s'agit d'un cas où plusieurs médecins des plus distingués avaient été conduits à déclarer qu'une jeune fille de 14 ans était atteinte de méningite, et en danger de mort. Il ne s'agissait cependant, et l'avenir l'a montré, que d'hystérie! Cela vous paraît singulier sans doute. Eh bien, j'entreprendrai un de ces jours la démonstration de cette thèse : il y a une pseudo-méningite hystérique. Cela est certain.

Donc, un jour, je reçus chez moi une famille véritablement éplorée. Tout le monde pleure le mari, la femme, etc. C'était en désespoir de cause qu'on s'adressait à moi. On croyait avoir épuisé les dernières ressources, et de fait, le verdict avait été prononcé, je le répète, par des médecins très éminents. On m'appelait, paraît-il, pour pouvoir dire qu'on avait fait tout ce qu'il était humainement possible de faire. J'avais prié mes confrères de la pédiatrie de se rendre en même temps que moi dans la maison. Je ne sais ce qui les en a empêchés, mais le fait est qu'ils ne sont pas venus; Avaient-ils dans l'idée qu'un médecin de la Salpêtrière (Vieillesse et Femmes), n'a pas grand chose à dire quand il s'agit de maladies des enfants ? Je me rendis quand même à l'invitation qui m'était faite par la famille. J'y trouvai là un confrère très intelligent du reste et très éclairé qui me conta l'histoire.

J'entrai dans la chambre de l'enfant; à peine m'eût-elle aperçu qu'elle se mit à exécuter à l'aide des mains une série de mouvements rhythmés qui me parurent absolument caractéristiques.

____

[1] Voir la Polyclinique du Mardi, 24 Janvier 1888 (8e Leçon, p. 150).

ses mains se présentaient tantôt par la paume, tantôt par le dos, frappaient, avec une grande rapidité les genoux, en cadence.

Oh! dis-je, voilà une singulière méningite; si cette enfant a eu une méningite, c'est peut-être hier, peut-être avant-hier, mais à coup sûr, aujourd'hui, c'est l'hystérie qui est en jeu. J'adressai à l'enfant qui me paraissait, du reste, parfaitement éveillée, quelques questions: Souffrez-vous de la tête? Oui, un peu, au cou et sur la tête. Alors je lui mis la main sur le sommet de la tête et j'exerçai un léger frôlement. Il y avait là une espèce de plaque très sensible qui me rappelait ce que nous savons des plaques hystérogènes. On m'avait dit que la jeune malade avait vu double, qu'elle avait vomi, et ce sont probablement là des symptômes qui ont donné du poids au diagnostic porté; mais, en réalité, d'après ce que j'ai appris de la jeune malade elle-même, la diplopie n'a jamais été bien régulièrement constatée.

Mon siège était fait: je rentrai dans la pièce où se tenaient les parents et je leur dis: Séchez vos larmes; – ils me regardaient avec une sorte de stupéfaction; à moins que je ne sois absolument aveugle, je vous déclare que votre enfant n'est pas le moins du monde atteinte d'une méningite – en ce moment du moins – et, entre nous, je crois bien qu'elle ne l'a jamais été; trois ou quatre jours après, l'enfant était sur pied; il s'était agi d'un petit orage hystérique. Voilà à quoi sert la connaissance de l'hystérie et de la chorée rhythmée en particulier.

Pendant que je parle, les trois choréïques qui nous sont venues du dehors continuent toujours, vous l'avez remarqué, leur travail. Je vous ai tant parlé déjà cette année de la chorée vulgaire que je n'ai pas grand'chose de nouveau à vous en dire. Chez une de nos trois malades, c'est la jambe droite et la main droite qui seules, sont en action; chez une autre, la plus jeune, c'est la jambe gauche et la main gauche. C'est là trois cas de chorée vulgaire.

Quel âge a cette grande demoiselle?

Une personne qui accompagne la jeune fille: 16 ans.

M. Charcot: Qu'est-ce que vous êtes pour elle?

Réponse: Je suis son amie.

M. Charcot: Eh bien! et sa mère?

Réponse: Sa mère est morte. Elle a une belle-mère, mais elle ne peut pas demeurer avec elle.

M. Charcot: Vous voyez; parmi les origines de la chorée, il faut placer les belles-mères.

Ici, la belle-mère peut être une des causes occasionnelles. Mais il faut considérer aussi peut-être, un autre élément causal; le rhumatisme articulaire.

Je ne connais pas nosographiquement la chorée rhumatismale, pas plus que je ne connais l'ataxie syphilitique. Il y a des ataxiques qui ont la syphilis, mais l'ataxie ne diffère en rien chez les syphilitiques de ce qu'elle est chez les autres. De même il n'y a pas de chorée qui, pour être associée au rhumatisme, en reçoive des caractères spéciaux. La seule particularité, c'est que la chorée est plus souvent associée au rhumatisme articulaire que ne le sont d'autres affections nerveuses, l'hystérie, l'épilepsie, par exemple. Dans le cas actuel, l'interrogatoire ne nous conduit pas à reconnaître l'existence du rhumatisme, soit chez la malade elle-même, soit chez ses parents.

La jeune malade et la personne qui l'accompagne, affirment que la chorée date de 6 mois. Le plus souvent, une attaque de chorée régulière dure environ trois mois, mais il peut y avoir des rechutes rapprochées, si bien que les attaques subintrantes figurent, si l'on n'y prend garde, un accès unique s'étendant sur une période de plusieurs mois, d'une année. J'ai pu constater dans cette catégorie jusqu'à sept attaques de chorée subintrantes.

Le cas de la jeune fille ici présente confirme la règle : on dit que la maladie, chez elle, date de six mois, mais nous savons qu'elle a eu, il y a trois mois, une rémission qui a fait croire qu'elle était guérie. Maintenant, une autre particularité à signaler chez la jeune malade en question, c'est la combinaison de symptômes hystériques avec les symptômes choréiques. Je vous ai dit bien souvent qu'en matière de nosographie, nous ne sommes pas Darwiniens. Nous croyons fermement à la fixité des espèces morbides, au moins dans le court espace de temps où s'étend notre observation.

Lorsque des symptômes anormaux se présentent dans l'évolution de la chorée, cela ne veut pas dire que la chorée se transforme, qu'une choréique ait des accès hystériques, cela n'a rien d'extraordinaire, les choréiques sont souvent ovariennes, elles ont souvent de l'anesthésie. C'est tout simplement qu'elles sont atteintes de deux maladies simultanées. Il n'y a pas fusion, mélange de deux névroses, il s'agit purement d'une combinaison, d'une superposition. Pourquoi ne voulez-vous pas que deux espèces morbides se rencontrent en activité l'une auprès de l'autre ? Il est même étonnant que cela ne se voit pas plus souvent. C'est ainsi que dans les affections nerveuses, vous aurez à constater des cas complexes, comme, par exemple, la combinaison de la paralysie progressive avec l'ataxie locomotrice. Lorsqu'un individu atteint d'ataxie locomotrice devient paralytique, est-ce que vous croyez que c'est parce que la lésion spinale remonte dans l'encéphale et s'y étend. Ce n'est pas comme cela que les choses se passent, du moins à mon avis.

Quand vous vous appliquez, comme je cherche à le faire ici, à étudier non seulement les symptômes de la maladie, mais les antécédents du malade et son histoire de famille, vous comprenez très bien les combinaisons dont je parle, et en particulier celle de la paralysie générale avec l'ataxie locomotrice. Vous voyez un frère atteint de paralysie générale et l'autre frère atteint d'ataxie locomotrice. Pourquoi ne voulez-vous pas que le même individu soit atteint de deux affections

C'est ainsi qu'il faut argumenter et j'en dirais autant de ces cas dont il est fort question dans ce moment-ci de diabète combiné avec l'ataxie locomotrice.

Voilà un individu qui est atteint d'ataxie locomotrice et qui est en même temps diabétique. Comment faut-il interpréter le cas ? De la façon suivante : Nous savons très bien que l'arbre arthritique et l'arbre neuropathologique ont pour ainsi dire une même végétation. Entre les produits de l'un et de l'autre de ces arbres, toutes les combinaisons sont possibles. Un diabétique peut être le père d'un ataxique ; un frère peut être ataxique et l'autre diabétique. S'il en est ainsi, pourquoi ne voulez-vous pas que les deux affections se rencontrent chez un même sujet, comme vous voyez le rhumatisme articulaire se rencontrer avec la chorée, l'hystérie se rencontrer avec la chorée.

____________________ Il n'y a pas à chercher de mécanisme physiologique. Vous n'irez pas admettre que la combinaison de la glycosurie avec l'ataxie résulte ici de l'extension de la lésion scléreuse ataxique au plancher du quatrième ventricule ! La raison mécanique des choses est toujours à trouver, mais la raison pathologique, la voilà, du moins à mon avis ; Donc la jeune fille ici présente est choréique et hystérique à la fois. Elle présente une hémianesthésie du côté droit, une ovarie du même côté et d'autres stigmates qui révèlent l'hystérie et n'appartiennent pas à la chorée.

M. Charcot fait remarquer que la malade atteinte de chorée rhythmée présente aussi la toux hystérique et que la toux elle-même est rhythmée.

2e et 3e Malades.

(2 malades (hommes) sont introduits, âgés l'un de 19 ans, l'autre de 18 et l'un et l'autre affectés de la maladie de Friedreich.)

M. Charcot (s'adressant à l'un d'eux) : Venez un peu vers moi — marchez, retourner à votre place (le malade marche les jambes écartées en titubant, sa démarche rappelle à la fois celle des ataxiques et celle des sujets atteints de sclérose en plaques). Quel âge avez-vous !

Le malade : (avec un certain embarras de la parole) : 19 ans et demi.

M. Charcot : Vous voyez comment il marche — Vous savez qu'aujourd'hui, grâce aux travaux récents, l'étude de la démarche dans certaines maladies peut fournir des caractères différentiels importants. A côté de la démarche tabétique, il y a la démarche pseudo tabétique la démarche cérébelleuse, etc. Il faut compter aussi sur les combinaisons : ainsi, chez le malade qui vient de marcher devant vous, vous avez à observer une combinaison de la démarche tabétique avec la démarche titubante cérébelleuse.

Le vrai tabétique, le tabétique simple lance ses jambes étendues, sans presque fléchir le genou, et il frappe le sol lourdement, avec le talon. Il suit, du reste en progressant, sans grande déviation, la ligne de marche. Chez notre malade, nous retrouvons cela ; mais, de plus, nous constatons que le malade titube comme un ivrogne et qu'il dépasse tantôt à droite, tantôt à gauche, la ligne de marche

Il s'agit donc là d'une combinaison et non d'une forme pure. Nous la désignerons sous le nom de tabético-cérébelleuse.

(S'adressant au second malade): Marchez à votre tour, venez vers moi.

(Le second malade marche absolument comme le premier.)

C'est la même histoire, vous le voyez, combinaison de la démarche cérébelleuse et de la démarche tabétique. Quel âge avez-vous?

Le malade: (répondant avec le même embarras de la parole que son camarade): 18 ans.

M. Charcot: Nous avons à signaler, tout d'abord, chez nos deux malades, en 1er lieu, la démarche, qui offre des caractères spéciaux et aussi l'embarras de la parole qui, dans l'espèce, est également très significatif. Vous remarquez que chez tous les deux, la parole est épaisse, lente, scandée, rappelant ce que nous connaissons dans l'histoire symptomatique de la sclérose en plaques.

Efforçons-nous de pénétrer dans le diagnostic. S'agit-il de l'ataxie vulgaire? Interrogeons les malades. Depuis quand êtes-vous sous le coup de la maladie?

Le 1er malade: Depuis l'âge de 14 ans ½.

Le 2e malade: Depuis l'âge de 11 ans.

M. Charcot: Remarquez l'époque du début de l'affection chez les deux sujets. Il y a, je le sais, un tabès précoce, montrant ses premiers symptômes vers l'âge de 20 ans, 18 ans, 16 ans même. J'ai vu cela très nettement, mais cela est vraiment rare. Je ne pense pas que jamais l'ataxie locomotrice légitime se soit montrée avant cet âge. Chez nos deux jeunes malades, au contraire, l'affection a paru à 11 ans, à 14 ans et peut-être plus tôt. Nous sommes donc prévenus déjà que malgré l'apparence ataxique créée par l'existence de certains symptômes, il ne s'agit pas ici du tabès ordinaire, de la maladie de Duchenne de Boulogne se présentant dans l'enfance. Je vous dirai, d'ailleurs, dans un instant, que le tabès, même lorsqu'il est précoce, juvénile, se présente, avec tous les caractères du type, et se distingue absolument de la maladie infantile que nous avons à observer chez nos deux jeunes sujets.

A titre de symptômes différentiels, je relèverai déjà que, dans l'ataxie vraie, il n'y a pas à observer l'embarras spécial de la parole, que nous constatons chez nos deux malades. Sans doute on peut survenir l'embarras de la parole chez les ataxiques, quand la paralysie générale s'en mêle, mais ce n'est pas de cela très certainement qu'il s'agit ici. Je ferai ressortir dans un instant bien d'autres caractères distinctifs. Mais je veux revenir encore sur les traits de ressemblance.

Non, nos deux malades ne sont pas de vrais ataxiques, cependant que de points de contact existent, en apparence, entre la maladie dont ils sont atteints et l'ataxie vraie.

Examinons les choses de plus près. Déjà j'ai parlé de la démarche, je n'y reviendrai pas. Je veux vous faire remarquer seulement que chez nos deux malades les réflexes rotuliens sont absolument perdus. Je les fais maintenant, l'un et l'autre se tenir debout et tout à coup je leur fais fermer les yeux. Aussitôt que les yeux sont clos, les malades oscillent et sont menacés de tomber à terre. Cela rappelle donc absolument ce qu'on voit dans l'ataxie locomotrice, à savoir, signe de Romberg et absence des réflexes rotuliens. Mais, malgré tant de traits de ressemblance, il y a des différences capitales que nous relèverons chemin faisant.

(à l'un des malades) : Avez-vous eu des douleurs dans les jambes ?

Le malade : Oui, aux genoux.

M. Charcot : Sont-elles très vives ? Viennent-elles subitement, par accès ?

Le malade : Oui, comme des éclairs.

M. Charcot : En voici un qui a des douleurs fulgurantes ; mais cela est vraiment exceptionnel. La règle est que, dans l'affection dont il s'agit, les douleurs fassent absolument défaut.

(A l'autre malade) : Et vous, souffrez-vous ?

Le malade : Non, Monsieur, jamais je n'ai eu de douleurs.

M. Charcot : L'un a eu, dans les genoux, des douleurs qu'on pourrait considérer comme des douleurs fulgurantes, rappelant celles de l'ataxie locomotrice ; l'autre n'en a pas eu. Ce dernier est dans la règle. Les malades de ce genre ont donc une démarche qui rappelle jusqu'à un certain point, celle des tabétiques ; ils présentent, comme eux encore, le signe de Romberg. Mais, je le répète, à part quelques exceptions rarissimes dont un de nos malades semble offrir un exemple, il n'y a pas de troubles de la sensibilité, et en particulier pas de douleurs fulgurantes.

J'ajouterai immédiatement que la vessie qui est si régulièrement affectée chez les ataxiques ne l'est point chez les sujets que nous avons en vue.

Veuillez remarquer, qu'il ne s'agit pas ici de deux cas isolés ; ces deux individus appartiennent à une même famille nosographique et l'intérêt de l'étude à laquelle nous nous livrons c'est de les présenter l'un à côté de l'autre avec les caractères qui déterminent l'espèce.

Ils sont absolument pareils l'un à l'autre et j'ajouterai qu'entre eux et les autres cas connus du même groupe, il n'y a pas de différence essentielle. Il s'agit certainement là d'un groupe nosographique concret, autonome, dont les deux cas que vous avez sous les yeux représentent la forme typique.

Les analogies entre ce groupe et l'ataxie sont grandes, sans doute symptomatiquement, il n'y a pas identité, tant s'en faut et j'ajouterai qu'anatomiquement les différences sont vraiment radicales.

Je ne veux pas oublier de vous montrer que chez nos deux malades assis, la force des membres inférieurs est parfaitement conservée. Ils résistent l'un et l'autre parfaitement aux mouvements de flexion ou d'extension qu'on voudrait leur imprimer. Si donc les 2 malades ne peuvent se tenir debout et marcher, c'est — encore comme dans l'ataxie locomotrice — surtout par défaut de coordination des mouvements.

Examinons les membres supérieurs ; nous rencontrons aussi dans cet examen des phénomènes qui rappellent ce qu'on voit dans le tabès. La ressemblance est telle parfois qu'il semble que ce serait presque tenir une gageure que d'affirmer qu'il ne s'agit pas là de l'ataxie. — Lorsqu'ils ont à saisir un objet délicat, on voit nos deux malades faire planer leurs mains au-dessus de l'objet puis s'abattre tout à coup pour le saisir, rappelant ce que font les oiseaux de proie. Quand on leur dit de porter à la bouche un objet qu'ils ont saisi ; ils le font assez facilement quand les yeux sont ouverts, mais quand on leur ferme les yeux et qu'on leur dit de reproduire le même mouvement ils mettent à côté.

Tous leurs mouvements imitent donc ceux des ataxiques, et cependant nous pouvons, dans les mouvements des membres supérieurs, signaler quelques particularités qui n'appartiennent pas aux ataxiques.

Vous voyez, en effet, que dans l'action de porter les objets à la bouche, les yeux étant ouverts ou fermés, il se produit des mouvements oscillaires rappelant le tremblement dit intentionnel de la sclérose en plaques. En somme, il semble que, là aussi comme pour les symptômes céphaliques, il y ait une combinaison des symptômes de la sclérose multiloculaire avec ceux du tabès.

Revenons un instant sur l'examen des symptômes céphaliques qu'on peut observer chez deux malades.

J'ai déjà fait ressortir, dès le commencement un des caractères céphaliques les plus importants à savoir l'embarras de la parole qui ne se présente pas dans l'ataxie locomotrice progressive tandis qu'il existe, au contraire, dans la sclérose en plaques.

Ce phénomène est à peu près également marqué chez nos deux sujets : la lenteur de l'articulation, la scansion des mots, sont très nettement accusées.

Il y a encore à considérer, mais seulement chez un de nos deux sujets, un autre symptôme céphalique qui appartient, lui aussi, à l'histoire de la sclérose en plaques et reste absolument étranger à celle de l'ataxie, c'est le nystagmus. Vous voyez en effet chez l'un d'eux les yeux, dans le regard, osciller de gauche à droite et de droite à gauche ; ils n'ont pas de stabilité.

Vous savez comment, dans l'ataxie, l'examen des pupilles fournit habituellement l'important caractère connu sous le nom de signe d'Argyll Robertson ; les pupilles sont insensibles à la lumière ; elles se contractent encore par l'accommodation ; alors même qu'en état de myosis, elles sont extrêmement resserrées. — Eh bien ! vous n'avez rien de cela dans la maladie dont il s'agit ;

nos deux jeunes malades ; c'est là encore un trait distinctif. J'ajouterai que le strabisme, la diplopie si vulgaires dans le tabès ne se voient pas dans l'affection dont il s'agit.

Je crois en avoir dit suffisamment pour justifier l'assertion que j'émettais tout à l'heure, c'est-à-dire que symptomatiquement, l'affection dont souffrent nos deux malades paraît être un mélange de certains symptômes de la sclérose en plaques et de certains symptômes de l'ataxie locomotrice. Je dis symptomatiquement : je tiens à faire ressortir, en effet, que dans mon opinion, il n'y a pas réellement combinaison des lésions de la sclérose en plaques, avec celles de l'ataxie locomotrice. J'ignore si une pareille combinaison a jamais été rencontrée, et je sais qu'au contraire, dans les cas de la maladie qui nous occupe, l'autopsie a montré des lésions dont je vous dirai un mot tout à l'heure et qui diffèrent à la fois de celles de l'ataxie et de celles de la sclérose en plaques. Ce mélange de symptômes de la sclérose multiloculaire et de symptômes de l'ataxie se voit bien dans la démarche. Celle-ci, je vous l'ai fait remarquer est chez nos malades à la fois tabétique et titubante. Eh bien! la démarche titubante est, vous le savez, un apanage de la sclérose multiloculaire, mais voici la différence qu'il importe de signaler ici : dans la sclérose en plaques, la démarche est titubante à la fois et spasmodique ; si vous examinez les réflexes rotuliens, vous les trouvez exagérés, tandis que chez nos deux malades, les réflexes sont absents, absolument comme dans l'ataxie : analogie n'est pas identité, tant s'en faut, vous le voyez. J'en aurai fini avec l'examen de nos deux malades si je fais remarquer que chez l'un et l'autre il y a une sorte d'instabilité choréiforme qui se manifeste alors même qu'ils sont au repos, à la fois dans la tête et dans les membres. Jamais, en somme, ils ne sont tranquilles ; ils remuent perpétuellement la tête, le tronc, les membres.

J'ajouterai que souvent ils se mettent à rire sans motif, sans pouvoir s'arrêter et qu'une certaine apparence d'hébétude qui tient à une sorte de béance des lèvres est un des traits de leur physionomie, rappelant ce que l'on voit dans la sclérose en plaques.

Voilà pour le côté descriptif. J'ai avancé que, malgré quelques apparences contraires, il ne s'agissait ici ni de l'ataxie ni de la sclérose en plaques, mais d'une maladie particulière originale, autonome. Cette maladie, nous nous proposerons de la désigner sous le nom de maladie de Friedreich nom de l'auteur allemand, professeur éminent d'Heidelberg, mort il y a seulement quelques années, qui l'a le premier décrite vers 1862 et en a fait connaître à la fois les principaux traits cliniques, et le singulier caractère étiologique qui a déterminé la dénomination vicieuse d'ataxie héréditaire, parce qu'elle semble indiquer qu'il s'agirait de l'ataxie vraie ou créer une opposition en impliquant que l'ataxie vraie n'est point héréditaire.

Or, d'un côté, la maladie de Friedreich n'est point l'ataxie vulgaire et d'un autre côté il y a lieu d'admettre plus que jamais que l'ataxie vulgaire est bel et bien une maladie héréditaire au même titre que les autres membres de la famille neuropathologique. On pourrait ajouter, d'ailleurs que la maladie de Friedreich n'est pas, dans l'acception rigoureuse du mot, autant une maladie héréditaire qu'une maladie de famille, qu'une maladie d'une génération; ce qui n'est pas tout-à-fait la même chose. Le terme maladie de Friedreich me paraît encore supérieur à celui d'ataxie infantile, qu'on pourrait imaginer, mais qui laisserait subsister l'idée d'une communauté de nature entre l'affection qui nous occupe en l'ataxie vraie.

Il ne faut pas oublier d'un autre côté que l'ataxie précoce est presque une maladie infantile, puisqu'on peut la voir se développer à l'âge de 16 ans.

Ainsi donc, maladie de Friedreich, telle est la rubrique sous laquelle nous désignerons désormais l'état pathologique dont il s'agit.

Je faisais remarquer tout à l'heure que les caractères étiologiques de la maladie de Friedreich étaient fort remarquables et l'avaient fait désigner par quelques auteurs du nom d'ataxie héréditaire. mais, comme je vous le disais, il n'y a qu'un instant, l'ataxie vraie, elle aussi, est une maladie héréditaire, je tiens à vous le rappeler, bien que je l'aie proclamé déjà bien des fois; pour ce faire, il me suffira, je pense, de faire passer sous vos yeux quelques tableaux de famille. Il s'agit, bien entendu, en pareil cas, non pas d'hérédité homologue qui est fort rare, mais d'hérédité de transformation, qui, comme vous le savez est la règle.

Voici d'abord le tableau de famille relatif à un homme de 30 ans que j'ai eu longtemps dans mon service et chez lequel les premiers symptômes de l'ataxie locomotrice s'étaient produits dès l'âge de 20 ans. Il s'agit là d'un cas d'ataxie vulgaire précoce. L'hérédité, chez lui, comme cela a lieu en général dans les cas de ce genre, est très accentuée; - au contraire, lorsque l'ataxie apparaît à son heure, c'est-à-dire vers l'âge de 30 ou 35 ans, ou bien encore d'une façon tardive, l'hérédité est moins facile à établir, elle est moins prochaine, en quelque sorte. J'ajouterai que presque toujours ces ataxies précoces sont remarquables par l'intensité, la gravité et la multiplicité des symptômes tabétiques. On pourrait dire qu'en pareil cas, la maladie produit tout ce qu'il est possible de produire. Cela existait justement chez le malade Trivier, dont voici la généalogie pathologique, le pedigree, comme disent les Anglais. L'ataxie était caractérisée chez lui par les symptômes suivants. douleurs fulgurantes. incoordination motrice, absence des réflexes rotuliens, parésie vésicale, pied tabétique, mal perforant, crises laryngées, etc. Vous voyez que le tableau est complet.

Cas de Trivier, Ataxie précoce, début à l'âge de 20 ans.

1. Père, attaques, mort à St Anne Paralysie générale.	2. Mère, atteinte de choléra	3. Tante. Rhumatisme articulaire aigu Arthritis.
Trivier, ataxie vulgaire	Soeur, hystérie	Frère, bien portant. (Hérédité de transformati...

Vous voyez l'élément arthritique si souvent combiné à l'élément neuropathique représenté chez une tante maternelle du malade sous la forme du rhumatisme articulaire aigu.

La logique des choses est frappante dans ce tableau. La fatalité héréditaire y est écrite en caractères parfaitement lisibles. Paralysie générale, ataxie locomotrice, hystérie, arthritis, voilà des éléments de pathologie que réunissent de puissantes affinités.

— Je pourrais citer bien d'autres exemples de ce genre d'hérédité. Voilà d'ailleurs un second tableau encore relatif à l'ataxie locomotrice progressive. Il s'agit de la famille d'un artiste de grand talent et justement célèbre, mais certainement fort original. Je dois les principaux détails de cette histoire à mon excellent collègue Siredey

Histoire communiquée par M. Siredey.

Père   +   **Mère**

Hémiplégique, Aphasique.   Epileptique

1er Fils, peintre célèbre,	2e. Fils,	3e. Fils, Cérébral,
Ataxie locomotrice progressive	Paralysie générale progressive	bizarre, incohérent.

Ces tableaux pour des raisons que je vous ai dites maintes fois, sont fort difficiles à obtenir souvent et comme ils sont éloquents, et comme ils montrent bien que le clinicien n'a entre ses mains qu'un épisode, s'il veut se borner à l'étude du malade lui même et n'embrasse pas l'histoire de la famille entière !

Voici encore un tableau qui en dit bien long.

Père   **Mère**

Paralytique général   Rien

Fille	Fils
Chorée à répétition	Ataxique à 29 ans après syphilis

Encore la paralysie générale mêlée aux affaires de l'ataxie ; c'est presque banal. Quel est, dans ces cas, le rôle de la syphilis ? Évidemment celui d'un agent provocateur ; une chute, un traumatisme produiraient peut-être le même résultat chez le sujet prédisposé.

Actuellement, nous devons considérer l'élément héréditaire dans la maladie de Friedreich. Je vais également procéder par l'exposé de tableaux généalogiques. Je vous montrerai d'abord que l'ataxie de Friedreich est d'abord héréditaire (hérédité de transformation) au même titre que l'ataxie vulgaire ; mais que de plus et surtout elle est une maladie de famille, ce qui n'est point vrai de l'ataxie de Duchenne de Boulogne. Car il est rare, au contraire que l'ataxie se montre chez plusieurs enfants d'un même lit.

Entendons-nous bien sur ce que l'on entend par une maladie de famille, par opposition à la maladie héréditaire, ou pour le moins à côté d'elle. Portal, dans son mémoire bien connu ne sépare pas très fermement ce qu'il appelle maladie de famille de la maladie héréditaire. Adams, son successeur (Hereditary properties of diseases - London 1814) est plus explicite. Pour lui les maladies de famille ou familiales sont celles qui frappent sans changer de forme plusieurs enfants d'une même génération. Il est bien entendu que la maladie familiale peut être en même temps héréditaire, au même titre et de la même façon que l'ataxie locomotrice vulgaire, par exemple (hérédité de transformation ou hétérologie, la maladie familiale est toujours homologue).

Le caractère familial, tel qu'il vient d'être exposé, n'appartient pas exclusivement à la maladie de Friedreich ; il se rencontre dans un certain nombre d'autres affections, par exemple, dans la maladie de Thomsen, dans la paralysie pseudo-hypertrophique et, à un moindre degré, dans plusieurs maladies encore.

Je vais placer sous vos yeux plusieurs tableaux généalogiques propres à mettre en relief le caractère à la fois héréditaire et familial de la maladie de Friedreich. Ils en diront plus que toutes les explications que je pourrais vous donner. En voici un d'abord et des plus remarquables que j'emprunte à M. Musso de Turin.

G. Musso,
Sulla malat. del Friedreich
Rivista Clinica 1884

Absence des phénomènes de Romberg chez la plupart.
Persistance du réflexe rotulien chez un.

Mari		Femme	Frère de celle-ci
Marelsio Rivolti	+	Antonia	ataxique
Sain		Mélancolie	
		terminée par démence	

Ignazio		Femme saine	Femme Catarina		Giuseppe
Sain, mais neuropathe.	+		Saine	+	Sain

Antonia	Anna	mort né	mort né	mort né	Maria	Giovanni	Marie	Bernard	Antonia	fille	fille	mort né	Ignazio	garçon fille	mort né	mort né	mort né
Ataxie	Ataxie	né	né	né	Ataxie				Ataxie				Ataxie				
héréditaire	héréditaire				héréditaire				héréditaire				héréditaire				

7 enfants   13 enfants

Ainsi, aussi loin qu'on puisse remonter, on voit à l'origine une grand'mère atteinte de mélancolie terminée par démence et ayant un frère ataxique (Quel genre d'ataxie ?)

Le nombre des morts-nés à côté des cas de maladie de Friedreich est chose bien remarquable

Je ne puis résister au désir de citer le cas rapporté par le d.r Gowers qui, lui aussi, est on ne peut plus instructif.

Gowers - Clinical Society of London t. XIV, 1881

Mère +	Père	Oncle	Oncle
Chorée	M. de Bright	M. de Bright	Aliéné

9 Enfants :

1. homme de 39 ans . Ataxie +
2. fille morte à 10 ans.
3. homme 35 ans . Sain
4. homme 33 ans . Sain
5. fille 29 ans . Ataxie +
6. homme 26 ans . Ataxie +
7. homme 23 ans . Sain
8. homme 22 ans . Ataxie +
9. homme 19 ans . Ataxie +

En voilà assez sur ce point et il me paraît inutile d'ailleurs d'entrer dans de plus longs développements. Je ferai remarquer seulement que ce caractère familial si accentué quelquefois de la maladie de Friedreich, n'est pas constant, universel ; car justement les 2 malades que vous avez sous les yeux, si typiques cependant au point de vue symptomatique sont privés de ce caractère. Ils représentent des exemples de cas isolés, sporadiques, en quelque sorte.

Un mot maintenant sur le côté anatomo-pathologique. Ainsi que je vous l'ai annoncé, la maladie de Friedreich, considérée anatomiquement n'est pas une combinaison de sclérose en plaques et de sclérose postérieure, c'est une maladie à part. Il suffira, pour vous le montrer, de dessiner sur le tableau quelques schémas qui vous permettront de comparer les lésions spinales observées dans la maladie de Friedreich, avec celles qui s'en rapprochent le plus

Croquis

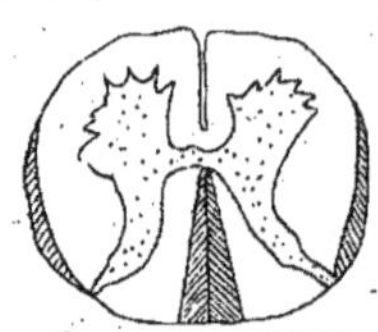

Lésion des faisceaux cérébelleux dans un cas de compression spinale.

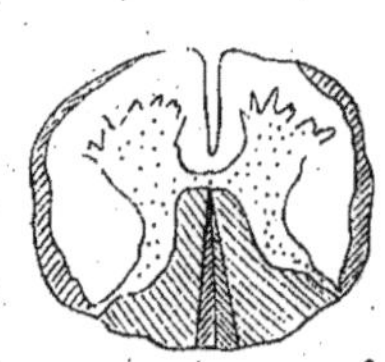

Lésion dans un cas de maladie de Friedreich (cas de M. Schültze)

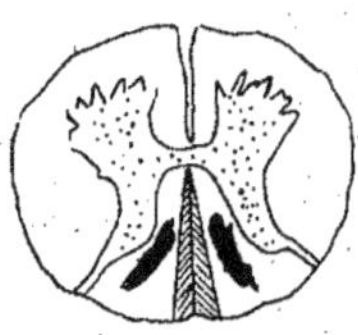

Ataxie vraie.

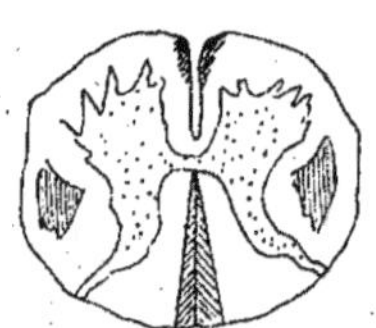

Sclérose latérale amiotrophique.

Vous voyez que ni anatomiquement, ni séméiologiquement ni étiologiquement, la maladie de Friedreich ne se confond avec aucune autre. C'est donc ainsi que je vous l'ai dit dès l'origine, une maladie à part. Pas très fréquente encore, la maladie de Friedreich; mais ainsi que cela arrive dans la règle, elle semble se multiplier à mesure qu'on sait mieux la voir. Il y a quelques années encore, on en comptait à peine une vingtaine de cas, aujourd'hui il n'en existe, dans la science, pas moins d'une centaine.

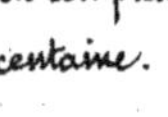

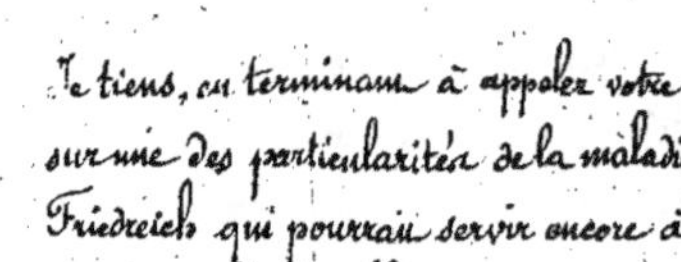

Pied droit de Aubry quand il s'élève. C'est la même chose pour le pied gauche.

Je tiens, en terminant à appeler votre attention sur une des particularités de la maladie de Friedreich qui pourrait servir encore à la distinguer de la véritable ataxie.

Très habituellement dans celle-là, il se produit et souvent presque dès l'origine, une déformation particulière des pieds qui constitue une sorte de pied bot paralytique d'un genre spécial. C'est quelquefois ainsi que l'a fait remarquer

M. Rutimeyer, un des premiers symptômes qui se dessinent.

Vous voyez comment, chez nos deux malades, lorsque le pied est ballant, non appuyé sur le sol, le cou de pied serait extrêmement arqué, le pied creux, les orteils relevés. Tout cela s'efface en grande partie lorsque la plante du pied repose sur le sol.

Cela se distingue, avec la plus grande facilité de la déformation du pied tabétique, que nous avons décrite, Féré et moi, par cette circonstance que la déformation - causée dans celle-ci par un écrasement des os du tarse - consiste dans la production d'un pied plat, avec saillie considérable, au niveau du tarse, du bord interne du pied.

Le pied paraît élargi et les empreintes montrent que la plante porte partout. Vous remarquerez, en outre, chez presque tous les malades atteints de la maladie de Friedreich, une scoliose qui est justement fort prononcée chez le premier de nos deux sujets.

(Les malades se retirent.)

Un mot, maintenant que les malades ne sont plus présents, sur le pronostic.

Tout ce que je puis dire, c'est qu'il est déplorable ; que jamais la maladie ne s'arrête, elle va toujours en progressant. On peut durer dans ces conditions jusqu'à l'âge de 25 ou 30 ans, on finit par devenir impotent, grabataire, on finit par contracter quelque maladie accidentelle, le plus souvent une maladie de poitrine, et on meurt. On ne se reproduit pas, et vraisemblablement il n'y a pas lieu de s'en plaindre. Il est bien peu vraisemblable, en effet que les sujets issus d'une telle génération se montreraient marqués au sceau d'un relèvement de la nature. Je ne sais pas s'il y a jamais eu des enfants provenant d'individus de cette catégorie. Cette maladie, à cet égard, est le pendant de la paralysie pseudo-hypertrophique une maladie des famille comme celle-là, qui a le même caractère d'atteindre un certain nombre de membres d'une même génération. Eux aussi vivent jusqu'à 22, 23, 24, 25, ans, mais ils meurent assez souvent directement de la maladie elle-même qui finit par atteindre les muscles sans lesquels les mouvements respiratoires ne peuvent s'opérer.

Policlinique du Mardi, 20 Mars 1888.

Objet de la Leçon :

1º et 2º. Ataxie locomotrice. Nº 1, Forme normale — Nº 2, Forme anormale. — Début par les crises laryngées tabétiques — Actuellement cornage permanent.

3º Vertige de Ménière consécutif à une lésion de l'oreille développée par le fait d'une explosion (Accident de la rue François-Miron)

4º Vertige de Ménière classique.

M. Charcot : Voici deux malades qui sont atteints d'affections qui portent une dénomination commune. Je ne connais l'un que d'après une description sommaire qui m'a été donnée de sa maladie par l'interne qui l'a vu ce matin pour la première fois. Il représente le type classique. L'autre, au contraire, que je connais depuis cinq ou six jours représente l'anomalie. En réalité à un moment donné, ces deux malades auraient paru tout à fait différents l'un de l'autre et pour des observateurs inexpérimentés, ils pourraient paraître appartenir à deux classes parfaitement distinctes. Aujourd'hui, ils se rapprochent par les traits communs. Ce sont deux tabétiques ou, comme on disait autrefois, comme on dit encore aujourd'hui, deux ataxiques. C'est de l'ataxie locomotrice qu'il s'agit, en effet ; mais les troubles de la locomotion n'ont pas toujours existé chez ces malades, et vous savez même que dans la règle, les troubles de la locomotion ne se manifestent qu'à une époque relativement tardive de la maladie ; qu'il y a, en d'autres termes, toute une partie de l'histoire du tabès qu'on appelait autrefois prodromique et qu'on est convenu, avec raison, d'appeler aujourd'hui préataxique. On peut donc être ataxique en puissance, sans qu'il y ait ataxie locomotrice, sans qu'il y ait incoordination des mouvements. C'est une notion qui a pénétré dans les esprits depuis quelque temps et que j'ai cherché, pour ma part, à faire valoir autant que je l'ai pu, en proposant de substituer la vieille dénomination de tabès à

Charcot - 15 -

celle trop précise d'ataxie locomotrice proposée par Duchenne de Boulogne. N'oubliez pas
qu'on peut être tabétique depuis 15 et même 20 ans, sans être, pour cela ataxique. Il est des ge[ns]
qui, après avoir vécu une longue vie, meurent tabétiques, n'ayant jamais dépassé la période préa[taxi]-
que, et n'ayant jamais présenté la moindre trace d'incoordination motrice.

Dans ces cas-là, comme nous l'avons reconnu plusieurs fois microscopiquement,
sclérose des faisceaux postérieurs se montre à l'autopsie, parfaitement accusée. Témoin, e[n]
particulier, cette auvergnate nommée Degoul citée dans nos premières leçons, qui a vécu à
Salpêtrière pendant plus de 30 ans et que, chaque année, dans mes leçons, je montrais comme
exemple remarquable de tabès, sans ataxie. Cette femme présentait une atrophie tabétique des ne[rfs]
optiques, des douleurs fulgurantes caractéristiques, une absence complète des réflexes rotuliens, [des]
crises gastriques d'une intensité remarquable. Elle marchait cependant dans les cours de l'h[os]-
pice d'un pas assez ferme, avec la réserve cependant et les précautions qu'y mettent les aveugl[es]
mais, je le répète, il n'existait chez elle aucune trace d'incoordination des membres inférieur[es]
dans la marche.

Cette femme est morte à 70 ans, pendant l'épidémie de pneumonie infectieuse qui a rég[né]
dans l'hospice l'an passé. J'ai perdu là un de mes plus beaux sujets et des plus intéressants.

A l'autopsie, nous avons reconnu l'existence d'une sclérose postérieure très bien carac[té]-
risée et qui a été décrite avec soin à la Société de Biologie par mon chef de clinique, M.
Babinski. Le diagnostic que j'avais porté, il y a 20 ans, à l'égard de cette malade s'est donc trouvé
me microscopiquement de la façon la plus satisfaisante. On peut porter avec soi une
sclérose des cordons postérieurs pendant 20 ans et plus, et cependant ne pas être ataxique s[i]
par ce mot, on persiste à désigner l'incoordination motrice des membres inférieurs.

Je vous ferai remarquer, à propos de cette malade que dans les dernières années, les symptôm[es]
de la maladie s'étaient notablement amendés. Les douleurs fulgurantes étaient moins fréquentes, moins v[ives]
Les crises gastriques avaient disparu depuis plusieurs années; seule, l'atrophie tabétique avait
persisté telle quelle, suivant les lois d'une implacable fatalité.

Il existe des cas de tabès qui, en raison de leur évolution lente et du peu d'intensité des
symptômes, méritent de constituer un groupe qui pourrait être caractérisé par la rubrique: Tabès
bénin. Mais, de ce groupe est exclu absolument, quant à présent, le tabès dans lequel il y a
atrophie des nerfs optiques; dans l'état actuel de la science, on peut dire, si je ne me trompe, que
celle-ci ne pardonne jamais.

Chez les malades que je vous présente, il ne s'agit pas de Tabès bénin, la maladie est,
chez eux, déclarée, fixée, parvenue à la période ataxique. Mais le point intéressant du rapprochement de ces deux malades, c'est que l'un d'eux représente le type vulgaire et l'autre comme je vous

disais l'anomalie.

Il fut une époque, non encore éloignée, où vous n'auriez pas facilement reconnu et où peu
de plus exercés que vous — car je suppose que peut être vous n'avez pas encore pénétré dans
toutes les profondeurs de la neuropathologie —, n'auraient pas davantage reconnu la nature de
l'affection chez l'un de ces deux malades, l'anormal, tandis que chez l'autre le diagnostic est des
plus faciles.

(S'adressant au 1ᵉʳ malade, qui représente le type normal) Quel âge avez-
vous ?

Le malade : 42 ans.
M. Charcot : Combien y a-t-il de temps que vous êtes malade ?
Le malade : La première attaque m'a pris il y a 11 ans.
M. Charcot : Qu'entendez-vous par première attaque ?
Le malade : J'ai ressenti, un beau jour, des douleurs lancinantes très vives dans les jambes et dans les
cuisses; elles revenaient par accès de temps en temps; cela durait toute la nuit et m'empêchait de
dormir.

M. Charcot : Remarquez le bien, c'est un début solennel. Généralement les premières
douleurs sont un peu perdues dans les nuages du souvenir; on ne sait pas dire au juste à quelle
époque elles se sont produites pour la première fois. Celui-ci, vous le voyez, est très explicite et
représente un groupe; chez ces malades. Le début de sa maladie est marqué, par une crise
de douleurs fulgurantes, en quelque sorte solennelle, je le répète, et dont le souvenir ne s'efface
point.

(Au malade) : Si vous avez été ainsi pendant sept ou huit ans, à ressentir de temps à
autre des douleurs qui vous partaient comme des éclairs dans les jambes, en vous laissant
des intervalles de repos, où elles disparaissent complètement ?
Le malade : Quelquefois je restais huit jours, dix jours, sans rien ressentir.
M. Charcot : Et au bout de huit jours ?
Le malade : Elles me reprenaient, principalement la nuit.
M. Charcot : C'est un caractère qui a été mis en relief dans la description de
Duchenne de Boulogne, laquelle représente le type le plus accentué de la maladie.

Dites-moi si, sur les points où se produisent les douleurs, la surface de la peau devient
extrêmement sensible, de façon que le moindre frôlement soit là difficilement supporté.
Le malade : Non, et même, il y a des moments où, sur ces points, la sensibilité paraît
diminuée ou éteinte.
M. Charcot : Vous voyez, il y a, en ces moments, des plaques d'anesthésie, au lieu de

plaques d'hyperesthésie ; cela se voit quelquefois.

Le malade : J'ai aussi quelquefois de l'insensibilité dans les mains. Dans certains mom[ents] je ne sens pas bien ce que je touche, de ces deux doigts-là surtout. (Il montre les deux dernier[s] doigts de la main gauche.)

M. Charcot : Il n'est pas très rare, vous le savez, qu'il y ait symétriquement chez les tabétiques, anesthésie ou paresthésie, dans le domaine cubital. Chez notre malade, cette paresthésie cubitale existe d'un seul côté.

Quelle était votre profession ?

Le malade : J'étais graveur. Je n'ai pas pu continuer. Alors je suis entré comme contre-maître chez un de mes patrons. J'allais et je venais, je surveillais le travail et je marchais, mais mes jambes ont refusé le service et depuis 4 ans, j'ai dû renoncer à ces fonctions.

M. Charcot : Depuis 4 ans, vous avez commencé à ne plus pouvoir marcher da[ns] l'obscurité ?

Le malade : Dans l'obscurité, il m'est impossible de marcher ; si je ne me retiens pa[s] à quelque chose, j'oscille un moment, puis je tombe à droite ou à gauche.

M. Charcot : Oui, c'est tout-à-fait dans les règles : Cinq à huit jours de douleurs avec des intervalles de répit, pendant une dizaine d'années, puis l'incoordination motrice se produi[t] un beau jour, en entrant dans un lieu obscur, c'est là ce qu'on nomme le signe de Romberg et c[e] marque souvent le début de la période ataxique.

Le malade : Tout à l'heure, en entrant dans cette salle, je me suis trouvé dans cet état. Il faisait sombre. Je ne savais plus me tenir.

M. Charcot : Vous est-il arrivé de voir double ?

Le malade : Par moments, mais très rarement, toutefois.

M. Charcot : Vous n'avez jamais eu une sorte de toux ressemblant à une suffocation ?

Le malade : J'ai eu des suffocations qui me forçaient à tousser, sans expectoration.

M. Charcot : La nuit ou le jour ?

Le malade : La nuit surtout.

M. Charcot : Ce qu'il dit là se rapporte sans doute à un syndrôme qui, chez lui, est à l'état rudimentaire, tandis que chez le malade N° 2, il est très accentué. Et c'est justement le point sur lequel je désire maintenant appeler particulièrement votre attention.

À chaque instant, vous pouvez entendre notre second malade, qui va maintenant nous occuper, produire une sorte de toux rauque, intéressant à la fois l'expiration et l'inspiration, indiquant maintenant une certaine gêne du côté des fonctions du larynx. C'est ce que je désigner[ai] sous le nom de cornage. C'est le vestige d'une affection par laquelle la maladie a débuté chez lui et qui pendant 3 ou 4 ans, a occupé, à elle seule, toute la scène morbide.

Écoutez attentivement le malade, vous entendrez le cornage, et vous constaterez que ce bruit s'exagère lorsque je fais parler le malade, ou que je le fais marcher.

Pendant que le premier de nos malades était en proie à ses douleurs fulgurantes qui ont précédé, chez lui, la seconde période, celle de l'incoordination motrice, le second malade était engagé dans une autre direction. Lui aussi était un tabétique, mais un tabétique anomal. Chez lui, c'est le larynx qui était le siège des manifestations tabétiques. Il a été, je le répète, pendant 3 ou 4 ans, sous le coup de <u>crises laryngées tabétiques</u>; c'est ainsi qu'on les appelle, et ces crises ont représenté, seules, pendant cette période de temps, sans autre accompagnement, l'affection tabétique.

Je vous en préviens, afin que votre attention soit bien éveillée sur ce point. L'affection laryngée dont il s'agit ici est des plus intéressantes et peut-être des moins connues du tabès. Chez notre malade, à une certaine époque, le laryngisme tabétique a été extrêmement violent, puis ainsi que cela arrive assez souvent, ces accidents se sont amendés. Il en reste seulement le cornage, habituel que vous constatez aujourd'hui. Après cet amendement, un médecin peu expérimenté eût pu imprudemment chanter victoire! Mais l'expert sait que lorsque l'on est entré dans le tabès par une voie quelconque, on ne s'en dégage jamais complètement : c'est toute une iliade de maux qu'il faudra subir désormais; à un accident qui s'amende ou disparaît, un autre succède et ainsi de suite et je vous conterai tout à l'heure la série des phénomènes qui a conduit notre malade jusqu'à devenir un ataxique vulgaire comme l'est le premier malade que nous avons examiné.

(S'adressant au premier malade) : Est-ce que vous avez été pris du côté de la vessie ?

Le malade : Pas gravement; à un moment donné, j'ai eu quelquefois une petite difficulté à uriner, mais cela s'est facilement passé.

M. Charcot : La vessie n'a pas été gravement prise.

(À l'interne) : Veuillez examiner l'œil du malade.

L'interne (après avoir procédé à cet examen) : Il existe du myosis et le signe d'Argyll Robertson.

Il y a donc chez lui le signe de Robertson. C'est-à-dire que sa pupille ne se contracte pas sous l'influence de la lumière, ne se dilate pas sous l'influence de l'obscurité, tandis que par l'accommodation à une faible distance, on voit cette pupille déjà si petite, se contracter encore.

(Au malade) : Voulez-vous vous lever un peu et marcher, s'il vous plaît ?

Sa démarche est presque caractéristique et voyez-vous la différence qui existe entre le steppeur dont nous vous avions parlé à propos de la paralysie alcoolique, et la démarche de l'ataxique.

Quand il a la démarche caractéristique, l'ataxique fléchit à peine les genoux, la jambe reste étendue, et dans le steppage, au contraire, la flexion du genou est exagérée, l'extrémité tombante du pied puis le talon touchent le sol successivement de manière à produire deux bruits très distincts, celui que fait la pointe d'abord puis celui que fait le talon. L'ataxique, au contraire, frappe du talon et ne fait entendre qu'un seul bruit.

(Au 1er malade) : Levez-vous ; fermez les yeux.

(Le malade oscille et cherche un point d'appui.)

Il a le signe de Romberg.

Vous êtes comme si vous flottiez dans l'air ?

Le malade : Je me lève sur la pointe des pieds, je n'ai aucune stabilité ; lorsque je ne vois pas, je cherche un point d'appui pour me maintenir en équilibre.

M. Charcot : C'est une sensation extrêmement pénible. Il y a des malades qui sont au lit et qui éprouvent le malaise dont il s'agit d'une façon permanente, quand ils sont dans l'obscurité. Être au lit et ne pas avoir la sensation de reposer sur un corps résistant, ne pas sentir le contact du lit qui vous supporte, être en quelque sorte dans l'air, flottant, si vous voulez, dans les nuages, comme on représente les Dieux de l'Olympe, c'est affreux à ce qu'il paraît. C'est chose à laquelle nous ne pouvons pas nous habituer, nous autres mortels. J'ai entendu dire à bien des ataxiques que cette situation est intolérable ; c'est même pour quelques uns un abominable supplice.

J'en viens maintenant à notre second malade.

Quand ce pauvre homme est venu me consulter chez moi — c'est un boucher qui est âgé de 33 ans et qui habite la campagne — j'ai reconnu immédiatement qu'il était atteint de cornage tabétique, et je l'ai engagé à entrer à l'hôpital, parce que j'ai pensé que le cas vous intéresserait. L'incoordination motrice date, chez lui, de deux ans, elle est aujourd'hui très prononcée, les réflexes rotuliens font défaut. Mais son histoire tabétique date de beaucoup plus haut. Ainsi que je vous l'ai annoncé chez lui, la période préataxique qui a duré près de 4 ans a été presque exclusivement occupée par les crises laryngées. Qu'entend-on précisément par cette dénomination : crises laryngées tabétiques. C'est là justement ce qu'il nous faut vous rappeler.

Ces crises laryngées qui font partie intégrante de la série des phénomènes tabétiques, ainsi que je l'ai relevé avec insistance dans mes leçons de 1878, n'étaient pas connues de Duchenne de Boulogne.

C'est à mon collègue et ami, M. Fereol, qu'est due la découverte, — et c'est une découverte fort importante — de ce syndrome. Elle date de 1868 (Société médicale des hôpitaux). Son travail est fondé sur trois ou quatre observations typiques, et dans ce travail la relation qui rattache les symptômes laryngés à l'ataxie .·. été relevée d'une façon très catégorique.

Mais des observations multipliées pouvaient seules permettre de tracer de ces accidents une description quelque peu méthodique.

Cette description, je l'ai entreprise en 1877 et 1878, dans mes leçons cliniques, alors qu'aux observations de Fereol avaient succédé celles de Martin, de Jean, et quelques autres encore que j'avais recueillies dans mon service à la Salpêtrière. Mes leçons d'alors n'ont été publiées qu'en partie dans le Progrès Médical, (En 1879) mais on en trouve le reflet et la substance dans deux monographies importantes que je vous demande la permission de signaler à votre attention. La première est un mémoire du regretté Krishaber, publié dans les annales des maladies du larynx, en Novembre 1880 et intitulé : Du spasme laryngé dans l'ataxie locomotrice. L'autre qui date de 1881, est l'œuvre du docteur Cherbowski, de St Pétersbourg ; c'est une excellente étude qui a été publiée dans la Revue de Médecine (Contribution à l'étude des crises laryngées tabétiques.)

C'est un travail excellent contenant l'indication de toutes les observations connues à l'époque et de celles en particulier que j'avais fournies à l'auteur. Ce travail contient aussi les vues que j'avais émises dans mes leçons concernant l'histoire descriptive des crises laryngées tabétiques.

Il est curieux de voir que pendant longtemps, c'est en France seulement que les crises laryngées tabétiques ont été connues. C'est ainsi que, dans son excellent traité de neuropathologie, M. le Professeur Erb, d'Heidelberg, émet des doutes sur la connexité "qu'on dit exister entre les symptômes laryngés et le tabès". De fait, en Allemagne, les premières études sur le sujet datent de 1881, et sont dues à M. Kahler, il faut citer ensuite et recommander les travaux de M. Oppenheim de Berlin (1885) et celui de M. Weil, d'Heidelberg (1886). En Angleterre, je citerai parmi les auteurs qui se sont occupés de la question, M. Buzzard et M. Semon. Pour en finir avec ce coure historique, je vous recommanderai de lire l'article excellent qu'a publié M. le Professeur Fournier, dans son livre intitulé "Leçons sur la période préataxique du tabès d'origine syphilitique. Vous trouverez là une remarquable description des troubles laryngés tabétiques, et en particulier du Tabès à début laryngé (page 258, Paris 1885)

Je tiens à signaler que dans le travail de M. Weil, cité plus haut, il est mention d'une importante et très juste distinction faite entre les accidents aigus spasmodiques dits crises laryngées et les phénomènes laryngés chroniques permanents. Je reviendrai tout à l'heure sur cette distinction.

Souvent, à la suite d'une marche précipitée, après avoir parlé un peu longtemps ou ressenti le contact d'un corps froid, voilà qu'un malade se met à tousser d'une toux spéciale qui ressemble beaucoup à la toux de la coqueluche. Il fait entendre des respirations très brèves, se succédant rapidement qui sont enfin suivies d'une inspiration prolongée, plus ou moins sifflante, comme dans la coqueluche mais d'un timbre moins aigu, plutôt grave, se rapprochant plus ou moins du bruit de cornage que vous avez constaté chez notre malade.

Le patient est menacé de suffocation, et peut-être serez-vous vous-même impressionné par cette menace, lorsque la crise qui a pu durer 2, 3 ou 4 minutes, cesse tout à coup, au moment où se produit une expectoration peu abondante, presque insignifiante. Ces crises peuvent se produire au milieu de la nuit et deux ou trois fois par jour ; désormais, le malade est placé sous l'influence de ce que l'on pourrait appeler le Laryngisme tabétique.

Bientôt, vous aurez reconnu que ces crises plus ou moins fréquentes n'étaient pas la conséquence de la coqueluche, d'un anévrysme de l'aorte, d'une tumeur du médiastin comprimant en irritant les nerfs laryngés inférieurs, et vous ne tarderez pas à admettre, par exclusion, que crises dont il s'agit sont de nature tabétique.

Il peut se faire, cependant, et c'est là un fait qu'on ne saurait trop proclamer, que les crises laryngées existent alors même qu'il n'y a pas de douleurs fulgurantes, que le signe d'Argyll Robertson ne s'est pas encore produit, que les réflexes rotuliens persistent encore. Mais il faut reconnaître que ce cas d'isolement parfait des crises laryngées tabétiques est rare et que le plus souvent elles sont accompagnées de quelques autres symptômes tabétiques, qui viendront permettre d'affirmer avec insistance ; le diagnostic autrement peut-être toujours un peu flottant. Quoiqu'il en soit, c'est un [point] sur lequel j'ai beaucoup insisté et que la plupart des auteurs ont confirmé que les crises laryngées figurent souvent comme l'un des premiers symptômes de la période préataxique, et qu'elles peuvent subsister, à peu près à l'état d'isolement pendant plusieurs années. C'est ce qui est arrivé à l'homme qui est en face de vous ; chez lui, cela a duré 3 ans. Vous voyez-vous, vous médecin, consulté par un malade qui [a] des crises laryngées comme celles-là, si vous ne savez pas qu'il peut s'agir de l'ataxie ; et alors que cela peut durer 3, 4, 5, 6, 7 ans ?

Un malade de ce genre s'est présenté à nous en 1877, c'était alors un sujet bien curieux. C'était un brave homme qui se recommandait à nous comme ayant été le cocher de Magendie. Les crises laryngées ont existé chez lui pendant 7 ans, sans accompagnement d'aucun autre phénomène tabétique alors connu. Il est possible cependant que chez lui, en outre des phénomènes laryngés, on eût pu constater par une observation attentive l'existence du signe d'Argyll Robertson ; de la disparition des réflexes rotuliens, etc, mais certainement il n'avait pas existé, chez lui, de diplopie, de chute de la paupière, de douleurs fulgurantes.

La description que j'ai donnée tout à l'heure de la crise laryngée, se rapporte aux cas légers ou si vous voulez, au 1er degré de l'affection.

La seconde forme ou le second degré se présente encore avec un caractère plus sérieux. Le malade suffoque, il a une véritable apnée ; le voilà qui devient violet, vous ne pouvez pas assister à ce spectacle sans effroi ; - vraiment, vous ne savez pas ce qui va arriver ; de fait, il peut se faire que le malade, étourdi, presque inconscient, tombe à terre saisi de convulsions épileptiformes ; enfin la crise cesse ; mais elle peut se reproduire avec ce cortège de symptômes effrayants jusqu'à 5 ou 6 fois par jour. Jusqu'ici, vous en êtes quittes pour la peur : mais il ne faut pas ignorer que cela peut aller plus loin, c'est-à-dire jusqu'au bout : oui, il y a un 3e degré : mors subitanea seu properata. Il y a plusieurs exemples de ce genre, qui justifient amplement l'opération de la trachéotomie plusieurs fois pratiquée en pareille circonstance, en particulier chez un malade auquel nous donnions des soins, Krishaber et moi, et qui vit encore aujourd'hui, porteur de la canule dont il ne peut pas se défaire, bien qu'il y ait près de 10 ans que l'opération a été faite.

C'est que, chose remarquable, ses accès de laryngisme n'ont pas encore complètement disparu, bien qu'ils se soient singulièrement espacés et atténués ; oui, ils existent toujours en germe si je puis ainsi dire, à l'état rudimentaire ; mais grâce à la canule, les accès avortent. Il n'y a plus de suffocation vraiment menaçante, plus de chute à terre surtout, plus de convulsions épileptiformes : la terminaison fatale subite n'est plus à redouter.

Vous pouvez rencontrer encore dans le laryngisme tabétique une autre forme d'accidents que j'ai décrit sous le nom de vertige laryngé, d'ictus laryngé ; mais c'est un point sur lequel je reviendrai tout à l'heure.

J'en viens maintenant à vous dire quelques mots de ce qu'on sait concernant l'anatomie et la physiologie pathologiques de l'affection. On sait ainsi que M. Jean l'a montré le premier, qu'il y a dans ces cas une lésion des nerfs laryngés, une lésion bulbaire le plus souvent portant sur le noyau du pneumogastrique et du spinal, et vous verrez dans un instant, le parti qu'on peut tirer de la connaissance de ces faits par l'interprétation des phénomènes pathologiques.

Il faut dire actuellement ce qu'apprend, pendant la vie, l'examen laryngoscopique pratiqué, soit pendant les crises, soit dans l'intervalle des crises. Pendant les crises, les deux lèvres de la glotte ainsi que nous l'avons, dans le temps, constaté avec Krishaber, sont étroitement appliquées l'une contre l'autre ; mais si vous examinez le même malade dans l'intervalle des crises, il peut se faire que la glotte fonctionne d'une façon tout à fait normale.

Dans l'étude d'une malade de mon service faite avec le concours de Krishaber, en 1878, il nous est arrivé de voir plusieurs fois, qu'en touchant la muqueuse glottique très légèrement, bien entendu avec une pointe mousse, on provoquait une esquisse de la crise.

Il est donc clair que la membrane muqueuse laryngée était hyperesthésiée, particulièrement excitable, et il est probable que ce cas soit habituel. Or, nous avons vu d'un autre côté que les nerfs sensitifs et moteurs du larynx ainsi que leurs noyaux bulbaires présentent à l'autopsie des lésions irritatives. Elles aussi, ces parties là, sont particulièrement irritables et les actions réflexes spasmodiques doivent s'y produire très facilement, sous l'influence des moindres causes d'excitation portant

sur la membrane muqueuse. On conçoit aussi qu'il puisse se produire parfois des décharges nerveuses sponta-
On comprend par là comment un courant d'air, le contact d'un corps froid, l'introduction d'une substance plus ou moins irritante, dans les voies aériennes, l'action de parler, de marcher vite, etc., provoquent si aisément les crises. On pourrait dire que la muqueuse du larynx représente en quelque
sorte une plaque hystérogène, ou mieux spasmogène dont l'excitation détermine l'accès.

C'est probablement par un mécanisme analogue que se produisent les diverses crises viscérales
de l'ataxie, je veux parler des crises vésicales et aussi des crises gastriques dont je vous entretiendrai
probablement un de ces jours. Telle est la théorie que j'ai proposée dans le temps (1877). Elle me
paraît encore en rapport avec les faits et je ne vois pas de raison d'en changer.

J'en viens à vous parler du vertige ou Ictus laryngé qui ne nous intéresse en ce moment
qu'en tant qu'il peut se présenter au cours du laryngisme tabétique. J'ai donné la première
description de ce syndrôme dans mes leçons de 1878 (Voir le Progrès médical de 1879).

Le vertige ou Ictus laryngé n'appartient pas plus spécialement à l'histoire de l'ataxie
locomotrice qu'à celle d'autres affections très diverses. Cependant vous deviez savoir que le syndrôme
en question peut se combiner au laryngisme tabétique et c'est pourquoi je vous en parle en ce moment.

Voici, en deux mots, en quoi consiste l'Ictus laryngé:

Je me trouvais un jour, il y a bien longtemps de cela, auprès d'un vieux militaire, d'un ancien
colonel sous le coup d'un accès de goutte articulaire normale et qui m'avait appelé dans l'espoir que je
pourrais le soulager. Je l'entendais qui toussait de temps en temps. Tout à coup, après quelques petites secousses d'une toux sèche, le voilà qui tombe à terre comme une masse, dans la résolution. Je ne
savais pas ce que cela voulait dire et j'étais fort anxieux, fort inquiet, mais à peine avais-je eu le
temps de prendre un parti, que voilà le malade qui revient à lui sans confusion, et se redresse avec
mon aide. Il avait, ainsi qu'il me l'apprit, perdu un instant complètement connaissance. Il me dit
en même temps que pareille crise lui était déjà plusieurs fois arrivée; qu'il y était habitué en quelque
sorte, et que cela ne l'inquiétait pas beaucoup. J'avoue que je ne partageai pas absolument son indif-
férence. Ce n'est que plus tard que j'ai appris que le vertige laryngé se termine habituellement d'une
façon favorable. Il ne faudrait pas trop s'y fier cependant.

Tel est sommairement l'Ictus laryngé. Le malade, ce sera un asthmatique par exemple,
éprouve au niveau du larynx un sentiment de brûlure qui représente, en quelque sorte l'aura, puis
quelques petites secousses d'une toux sèche se produisent, et le voilà tout à coup qui tombe à terre,
sans connaissance; le plus souvent dans la résolution, mais quelquefois avec des secousses épileptiformes
qui peuvent revêtir la forme partielle. L'accès, le plus souvent, est vite terminé. Le malade se relève
souvent lui-même, et reprend immédiatement ses sens, sans période de confusion, contrairement à ce
qui aurait lieu s'il s'agissait d'une forme comitiale; et c'est justement un caractère important

au point de vue du diagnostic ; ces accès peuvent se répéter plusieurs fois par jour jusqu'à 15 ou 16 fois.

Eh bien, Messieurs! Ce même Ictus peut se produire chez les tabétiques atteints de laryngisme, c'est, en d'autres termes, l'une des formes que peut revêtir la crise laryngée tabétique et c'est pour cela que j'ai cru devoir appeler votre attention sur ce sujet.

Nous n'en avons pas fini encore avec le laryngisme tabétique. Les crises laryngées spasmodiques ne représentent pas, à elles seules, tout ce qui les concerne. Il y a à considérer encore, ainsi que je vous en ai prévenu, les phénomènes laryngés permanents, dont justement le malade que vous avez sous les yeux, présente actuellement un bel exemple. Autrefois, il a été pendant 3 ans sujet aux crises laryngées spasmodiques, actuellement celles-ci ont disparu pour faire place aux accidents permanents qu'il nous faut actuellement mettre en lumière.

On peut caractériser en un mot ces accidents laryngés permanents, en disant qu'ils sont d'ordre paralytique. L'examen laryngoscopique, en effet, ainsi que nous l'avons reconnu dans le temps avec Krishaber et ainsi que nous l'avons constaté ces jours-ci, chez le malade présent, avec le concours de M. Cartaz, montre que le cornage permanent est la conséquence d'une parésie ou d'une paralysie plus ou moins prononcée des deux muscles crico-arythénoïdiens postérieurs, laquelle se traduit laryngoscopiquement, par une béance tout à fait insuffisante de la glotte au moment des plus profondes inspirations. Veuillez noter que pour que le cornage se produise ; il faut absolument que les 2 muscles crico-arythénoïdiens postérieurs soient symétriquement paralysés. Une paralysie unilatérale passerait le plus souvent inaperçue.

J'ai fait placer sous vos yeux les dessins faits dans le temps pour moi, par Krishaber (1878) et qui étaient destinés à illustrer l'histoire d'une malade nommée Lanérie, atteinte à la fois de crises laryngées et de laryngisme permanent tabétique, malade que j'ai bien souvent montrée dans mes cours (1877, 1878-1880). L'examen fait récemment par M. Cartaz du malade que je vous présente aujourd'hui a fourni des résultats absolument conformes à ces données déjà anciennes.

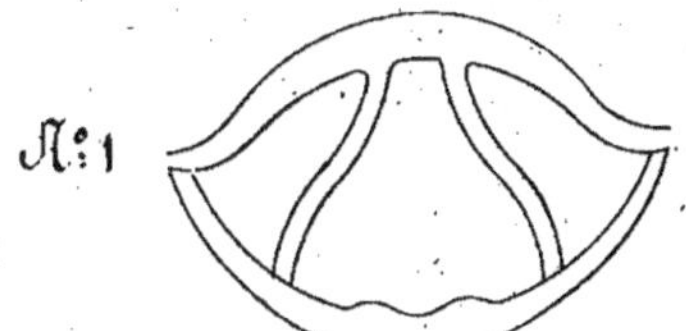

N° 1

Le dessin N° 1 représente la plus grande béance possible de la glotte chez un sujet normal dans une profonde inspiration (Krishaber)

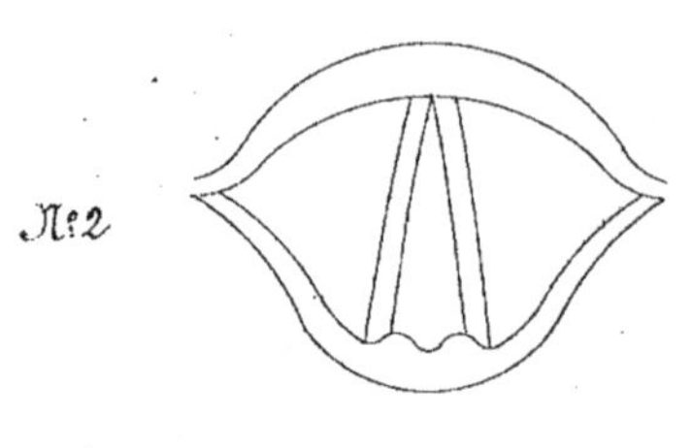

N° 2

Le dessin N° 2 représente la plus grande béance possible de la glotte chez un sujet ataxique avec cornage permanent dans une inspiration profonde. Paralysie symétrique des crico-arythénoïdiens postérieurs – Chez la malade Lancrie Salpêtrière 1878, par Krishaber.

Cette figure s'applique de tous points au cas que nous avons actuellement sous les yeux. Examen de M. Cariat.

N° 3

Le dessin N° 3 représente l'occlusion spasmodique de la glotte chez une tabétique, au moment des crises laryngées (Krishaber) chez la malade Lancrie qui présentait à la fois les crises et le cornage permanent.

Vous voyez, par ce qui précède, que chez les tabétiques il existe deux sortes d'accidents laryngés indépendants l'un de l'autre. Les accidents spasmodiques (crises laryngées) et les accidents permanents paralytiques. Mais il ne faut pas oublier qu'il peut se présenter des cas dans lesquels les 2 ordres d'accidents coexistent simultanément. Et justement la malade Lancrie à propos de laquelle j'ai fait mes leçons de 1878, présentait cette combinaison.

La paralysie des muscles crico-arythénoïdiens postérieurs qui cause le cornage permanent chez les tabétiques répond, anatomiquement, ainsi que cela a été constaté plusieurs fois, à une atrophie de ces muscles, qui, à l'autopsie, les fait paraître jaunâtres, pâles et décolorés.

Je terminerai cet exposé sommaire par quelques mots relatifs à la thérapeutique.

Je vous ai déjà parlé de la laryngotomie qu'il serait prudent de pratiquer sans trop attendre dans les cas très menaçants. Il est bon que vous sachiez d'un autre côté, qu'il n'est point très rare de voir les crises laryngées tabétiques disparaître après avoir sévi même pendant longtemps et avec violence. Il n'en est pas de même, bien entendu, de la paralysie, c'est-à-dire du cornage permanent ; je ne sais pas si l'on peut s'en tirer, c'est peu vraisemblable. Mais pour ce qui est des crises spasmodiques, je le répète, je pourrais citer beaucoup de malades qui, après en avoir longtemps souffert, les ont vu disparaître complètement.

Il y a, vous le savez, des accidents tabétiques qui, à l'exemple des crises laryngées, peuvent disparaître. On peut voir, bien que cela soit rare, cesser les douleurs fulgurantes ; on peut voir les crises et la paralysie vésicale disparaître ; il en est de même des troubles moteurs de l'œil, des crises gastriques ; c'est beaucoup plus rare pour l'incoordination motrice, la perte des réflexes rotuliens. Mais on peut dire, par contre, que l'atrophie tabétique des nerfs optiques ne pardonne guère. En passant, je vous ferai remarquer que pour les crises laryngées, les malades ont trouvé instinctivement des moyens de soulagement. Ils portent habituellement avec eux du chloroforme ou de l'éther qui, pendant les crises, leur servent à faire des inspirations. Dans l'intervalle des accès, je recommande, comme dans l'Ictus laryngé indépendant du Tabès, les applications de pointes de feu sur la région laryngée, sur les côtés de la poitrine. Enfin le bromure de potassium à haute dose.

Je vais actuellement terminer l'interrogatoire de notre malade. Il sera plus profitable après les préliminaires que je vous ai présentés.

Il a trente-trois ans, je vous le rappelle, il est boucher.

(S'adressant au malade): A quel âge vous êtes-vous marié?

Le malade: A 24 ans.

M. Charcot: Vous n'aviez encore rien de tout cela?

Le malade: Non.

M. Charcot: Il dit avoir contracté un chancre à l'âge de 18 ans ; nous n'avons pas pu établir si réellement il avait eu la syphilis, mais c'est vraisemblable ; il s'est marié à 24 ans et il a un enfant qui se porte bien.

Le malade: Oui.

M. Charcot: A l'âge de 27 ans, tout à coup, le voilà pris de crises laryngées, de forme bénigne, d'abord, puis elles sont devenues plus graves, plus intenses, de temps en temps, il est tombé par terre comme étouffé, mais sans jamais perdre connaissance ; cela lui est arrivé plusieurs fois, de 12 à 15 fois par jour.

A cette époque-là, les crises laryngées ont paru régner seules ou tout au moins le silence est complet de la part de tous les autres organes. Il n'est pas impossible toutefois que le signe d'Argyll, en l'absence des réflexes, ait existé dans ce temps.

Il vomissait quelquefois, à la suite de ses accès.

Les choses ont duré ainsi près de trois ans, il a été soumis à cette époque à un traitement antisyphilitique qui paraît avoir été rigoureux.

Quoiqu'il en soit, les crises laryngées ont fini, avec le temps, par diminuer d'intensité et de fréquence.

Avez-vous encore de ces crises d'étouffement?

Le malade: Quelquefois.

M. Charcot: Quand en avez-vous eu une pour la dernière fois?

Le malade: Il y a 5 ou 6 jours.

M. Charcot : Avant de venir à Paris ?

Le malade : Non, en y venant dans le train.

M. Charcot : Je vous ferai remarquer encore une fois le bruit de cornage qu'il fait entendre surtout quand il marche et qu'il parle ; nous l'avons examiné hier laryngoscopiquement avec le concours de M. Cartaz. Le résultat de cet examen a été, vous le savez, la constatation d'une paralysie double des muscles crico-aryténoïdiens postérieurs. Les crises spasmodiques devenues rares, tendent donc, chez lui à faire place aux symptômes de paralysie permanente.

Vous voyez la différence entre ces deux malades que j'ai mis en parallèle : chez l'un, le premier, la maladie a commencé suivant la règle, par des douleurs fulgurantes ; chez l'autre les début s'est fait par des crises laryngées qui ont occupé la scène pendant 3 ans ; après les crises laryngées, c'est l'incoordination motrice et le signe de Romberg qui se sont produits ; aujourd'hui vous le voyez, les réflexes sont absents, la démarche est caractéristique : la station les yeux fermés est impossible ; mais il y a, chez ce malade, une anomalie remarquable ; je veux parler de l'absence des douleurs fulgurantes. Le malade a affirmé maintes fois qu'il ne les avait jamais ressenties, même sous une forme atténuée. Il appartient donc à cette catégorie peu nombreuse : d'ataxiques sans douleurs fulgurantes ; mais je crois qu'on peut dire que chez lui ces douleurs sont remplacées par quelque chose qui en est, en quelque sorte, l'équivalent. J'ai remarqué depuis longtemps que les ataxiques qui n'ont pas de douleurs fulgurantes ont parfois des hyperesthésies cutanées survenant par accès. Ce n'est pas le cas chez notre homme, mais il a éprouvé en la place, un symptôme sur lequel M. le Professeur Pitres, de Bordeaux, a appelé l'attention : je veux parler d'un sentiment de courbature intense et profonde, de fatigue non motivée, accompagnée d'une faiblesse qui rend parfois la marche presque impossible. Cette faiblesse et ces courbatures, notre malade les a éprouvées depuis longtemps, il les ressentait déjà à l'époque des crises laryngées et la chose était d'autant plus marquée que notre malade, très vigoureux autrefois, ne pouvait qu'avec peine faire son métier, d'ailleurs très fatigant, de boucher. En somme, autrefois crises laryngées, aujourd'hui incoordination motrice, signe de Romberg, cornage permanent, absence des réflexes rotuliens, etc., en voilà assez pour fixer le diagnostic.

Mais vous ne pourrez méconnaître, devant ces deux malades que j'ai mis en présence, l'intérêt du parallèle que j'ai voulu établir entre eux ; vous ne sauriez oublier qu'en matière d'ataxie ou de tabès, l'étude des types doit être complétée par l'étude des cas frustes anomaux qui, peut-être, sont plus nombreux que ceux qui répondent à la description classique.

La méthode de l'étude des types est fondamentale en nosographie. Duchenne de Boulogne la pratiquait instinctivement, bien d'autres l'ont pratiquée avant et après lui : elle est indispensable et seule efficace pour faire sortir du chaos des notions vagues une espèce morbide déterminée. L'histoire de la Médecine, qui représente une grande et longue expérience ; le démontre. Mais

Le type une fois constitué, vient le tour de la seconde opération nosographique : il faut apprendre à décomposer le type, à le morceler. Il faut, en d'autres termes, apprendre à reconnaître les cas imparfaits, frustes, rudimentaires : alors la maladie créée par la méthode des types apparaît sous un jour nouveau. Le champ s'élargit ; elle prend plus de place dans la pratique et, pour le plus grand bien des malades eux-mêmes, le médecin s'efforce de la reconnaître alors même qu'elle en est à ses premiers rudiments.

C'en est assez pour aujourd'hui sur l'ataxie locomotrice, je passe à un autre sujet. Mais auparavant je crois utile de présenter dans un tableau les symptômes divers ; aujourd'hui catégorisés de l'ataxie ou mieux du tabes (voir ci-après).

Tableau des Symptômes tabétiques

Symptômes tabétiques.

Spinaux.
- **S.**
  - Douleurs fulgurantes.
  - Anesthésie, hyperesthésie en plaques.
  - Perte de la notion de position des membres à signe de Romberg.
- **M.**
  - Absence du réflexe rotulien.
  - Incoordination motrice (ATAXIE)

Céphaliques (bulbaires)
- **S**
  - Douleurs fulgurantes.
  - Anesthésie. Hyperesthésie en plaques.
  - Induration grise du nerf optique, auditif, bruits d'oreilles, Vertige de Ménière
- **M.**
  - Myosis spinal (signe d'Argyl Robertson, Vincen
  - Parésie des Muscles de l'œil.
  - Diplopie, chûte de la paupière.

Viscéraux
- Symptômes vésicaux
  - Parésie
  - Hyperesthésie
- Crises gastriques, intestinales, anales, vésicales,
- Crises néphrétiques.
- Crises laryngées (Spasmes de la glotte)

Troubles trophiques.
- Atrophies musculaires
  - spinales
  - bulbaires, langue
- Lésions osseuses et articulaires
- Lésions cutanées (Zona)
- Mal perforant
  - Fractures
  - Arthropathies
  - Dents
  - Ongles.

2ᵉ Malade (Homme - 46 ans)

M. Charcot : Je viens de recevoir une lettre de M. le Professeur Brouardel qui m'envoie un malade, lequel se déclare atteint de vertige et d'autres accidents cérébraux qui le mettent, assure-t-il, dans l'impossibilité de travailler pour vivre.

Ce malade est une des nombreuses victimes du fameux accident survenu il y a 4 ou 5 ans rue François-Miron. Il s'est agi, je crois, d'une explosion de gaz d'éclairage dans un café. Plusieurs personnes qui passaient dans la rue au moment de l'accident ont été plus ou moins grièvement frappées.

Le brave homme qui se présente à nous est, du moins il l'affirme, effroyablement sourd. Nous communiquerons donc assez difficilement avec lui. Il nous remet un certificat de médecin, soigneusement encadré, sous verre, et qui paraît destiné à constituer un document impérissable. (M. Charcot lisant le certificat) — c'est un certificat signé de M. le Professeur Richet : il a été donné à la clinique chirurgicale de l'Hôtel-Dieu, il y a 6 ans. Il constate que le nommé X..., âgé de 40 ans, est atteint d'une perforation du tympan de l'oreille gauche et que cette perforation s'est produite en conséquence de l'explosion de la rue François Miron.

Naturellement, le plaignant, notre malade, demande des dommages et intérêts. Victime de l'accident, il a été depuis cette époque, à ce qu'il assure, dans l'impossibilité de gagner sa vie : les gens qui ont causé l'accident sont responsables.

(S'adressant à son chef de clinique) : Veuillez, je vous prie, vous approcher du sujet et lui parler très fort dans l'oreille afin que nous puissions entendre de lui ce qu'il veut nous dire.

Le malade : (avec volubilité) Je suis sourd, très sourd, depuis l'accident ; j'ai des étourdissements, j'ai la vue faible, j'ai reçu 7 blessures dans l'explosion.

M. Charcot : En voilà beaucoup à la fois ; je crains qu'il ne cherche à se faire valoir dans un but que vous comprenez aisément.

Le malade (toujours avec volubilité et presque sans reprendre haleine) : Depuis 5 ans et demi, je ne travaille plus ; j'ai deux enfants dans la misère.

M. Charcot : Il a deux enfants dans la misère : cela est intéressant sans doute ; mais, médicalement parlant, cela importe peu.

Je crains, je le répète, qu'il ne soit disposé à en dire plus que de raison.

Le malade : Je n'ai pas de sommeil ; j'ai des étourdissements qui, parfois, me font tomber dans la rue.

M. Charcot : Cela pourrait tenir à l'affection de l'oreille qui a été le résultat de l'accident.

(S'adressant au chef de clinique): Tâcher d'obtenir de lui qu'il nous dise dans quelles circonstances se produisent ses étourdissements, et qu'il les décrive.

Le chef de clinique (parlant haut dans l'oreille): Quand vos étourdissements vous prennent-ils, est-ce le jour ou la nuit?

Le malade: Aussi bien le jour que la nuit. Quand cela me prend, c'est comme si je recevais un coup de marteau sur la tête.

M. Charcot: (aux auditeurs). Je vous ai déjà fait part de mes craintes; ce malade a évidemment une certaine tendance à amplifier, à multiplier les faits. Il a l'air de vouloir simuler, comme on dit. Mais peut-être au milieu de ses exagérations, y a-t-il une part de vérité: c'est ce qu'il nous faut chercher à déterminer, si nous voulons être équitables et agir en vrais médecins bien pénétrés du caractère de notre mission. Il ne suffit pas qu'un individu ait évidemment des tendances à exagérer ou à simuler pour le condamner du premier coup sans appel; un jugement aussi sommaire serait véritablement injuste à la fois et grossier. Il faut pénétrer plus délicatement dans l'intimité des choses et ne pas oublier qu'un certain état mental dont un des caractères est le besoin d'exagérer, ou de tromper, est souvent la marque d'un état pathologique parfaitement réel. Nous voulons savoir si le vertige dont il se dit atteint se rapporte réellement à la description si caractéristique à la fois, si imprévue, et j'ajouterai si peu connue encore de beaucoup de médecins, du syndrome «Vertige de Ménière».

Le malade: Cela me prend tout d'un coup, comme si on me donnait un coup de marteau, comme si on me fendait la tête avec une hachette. Cela me tient toujours au côté gauche et au sommet de la tête.

M. Charcot: Qu'est-ce qui vous tient?

Le malade: Ce sont les chocs que j'ai reçus. J'ai eu les reins cassés.

M. Charcot: Jusqu'ici, voilà des réponses bien peu satisfaisantes; elles sentent au plus haut point l'exagération; elles ne se rapportent que de bien loin à la description qui doit nous servir d'étalon. Peut-être un jour y aura-t-il des cours de simulation où l'on apprendra aux gens à savoir éviter les exagérations flagrantes qui nuisent nécessairement à la cause devant l'expert digne de ce nom. Il y a, dit-on, déjà des écoles de mendiants.

Le malade (inopinément avec une sorte d'indignation): Je ne suis pas un mendiant!

M. Charcot: Tiens, vous étiez tellement sourd tout à l'heure. Voilà maintenant que vous m'entendez et cependant je ne parle pas très haut.

(aux auditeurs): C'est exprès, vous le comprenez, que j'ai prononcé ce mot de mendiant! c'est une ruse. Je me doutais que notre plaignant n'est pas aussi sourd qu'il le prétend.

(au malade) : Je ne prétends pas que vous soyez un mendiant ; mais je tiens pour certain que vous exagérez ; cela nuit à votre cause. Racontez-moi tout simplement votre affaire : dites la vérité, seulement la vérité, n'amplifiez pas ; cela vaudra, je vous assure, beaucoup mieux pour vous.

(aux auditeurs) : Jusqu'ici, voilà de mauvaises réponses : est-ce une raison cependant parce que le malade montre une tendance à exagérer, à tromper même peut-être, consciemment ou inconsciemment, pour le repousser, comme on le fait trop souvent, sans plus d'examen ? Non, Messieurs ; si vous ne voulez pas vous exposer à commettre à la fois erreur et injustice, il faut aller plus loin, et fort de vos connaissances neuropathologiques, il faut, au milieu des contradictions apparentes, chercher à dégager la vérité.

Le malade : Quand je marche, il me prend des étourdissements comme si je recevais un coup de marteau sur la tête ; mes jambes fléchissent, et je tombe par terre.

M. Charcot : De quel côté ?

Le malade : Du côté gauche.

M. Charcot : Remarquez que voilà une assez bonne réponse.

Après ? Qu'est-ce qui arrive ? Perdez-vous connaissance ?

Le malade : Non, je suis resté ébaubi, mais jamais je n'ai perdu connaissance.

M. Charcot : Je prends bonne note de cette réponse. L'absence de perte de connaissance est, en effet, suivant moi, un des grands caractères du vertige de Ménière. Supposez qu'il m'ait dit : je perds connaissance, comme il eût dû le faire s'il avait voulu persister dans son système d'exagération, cela eût constitué à mes yeux une très fâcheuse réponse.

Est-ce que vous vomissez après vous être relevé ?

Le malade : Non ! Quelquefois seulement, il me prend des maux de cœur ; mais je ne vomis pas après mes crises. Je deviens, à ce qu'on m'a dit, blanc comme du papier à lettres et je tremble.

M. Charcot : Combien de fois êtes-vous tombé dans la rue ?

Le malade : Cela m'est arrivé depuis 1882 à peu près 7 ou 8 fois par mois.

M. Charcot : Avez-vous eu des vertiges dans votre lit ?

Le malade : Toutes les nuits j'ai des cauchemars et mes oreilles sifflent.

M. Charcot : Laquelle ?

Le malade : La droite, celle qui n'est pas blessée.

M. Charcot : Tout cela me paraît conforme à la réalité, évidemment, il nous donne là une description sincère qu'il lui serait impossible d'avoir inventée, elle se rapporte par tous les points essentiels à un syndrome, que ne connaissent pas encore très généralement, du moins à ce qu'il me paraît, les médecins, même les plus instruits.

(au malade) : Avez-vous perdu connaissance au moment de l'accident ?

Le malade : Je ne puis pas dire comment j'ai été atteint, je n'en sais rien, je ne me rappelle pas bien. Je sais que je suis entré le 12 Mai à l'Hôtel-Dieu, et que j'en suis sor[ti] le 12 Août sans être guéri.

M. Charcot : Eh bien, vous le voyez, au milieu d'exagérations probablement intéres[sées] mais peut-être inconscientes, nous pouvons dégager un certain nombre de faits parfaitement réels. Les symptômes vertigineux décrits par le malade et qui le font, dit-il, quelquefois tomber dans la rue, se rattachent légitimement à la description du vertige de Ménière et il n'est guère d[ou]teux qu'ils soient la conséquence de l'affection de l'oreille qui s'est produite par le fait de l'explo[sion]. C'est dans ce sens très vraisemblablement que nous conclurons après un examen un peu plus approfondi auquel nous nous livrerons au sortir de la leçon. J'ajouterai que les autres accidents nerveux tels que l'insomnie, l'impossibilité d'appliquer son attention à quoi que ce soit, [la] confusion d'esprit, l'amnésie temporaire dont il se plaint, sont des phénomènes fréquemment observ[és] en conséquence des chocs nerveux du genre de celui que ce brave homme a nécessairement éprou[vé] en conséquence de l'explosion de la rue François Miron.

(Au malade) : Votre procès n'est pas terminé, combien cela fait-il de temps que vous êt[es] en instance ?

Le malade : Cela fait 6 ans ; il y a déjà une douzaine de ceux qui ont été blessés en mêm[e] temps que moi qui sont morts.

M. Charcot : (au malade) : Voyez-vous, dorénavant, si vous êtes en présence de mé[de]cins, ne faites pas de trop longs discours, n'en dites pas trop, ne dites que la pure et vraie vérité. [Avec] cela, vous aurez moins de chance de vous tromper. Les experts, je vous l'affirme, seront alors mieux di[s]posés en votre faveur et ils étudieront, n'en doutez pas, votre cas avec soin.

4e Malade.

J'ai prié la personne âgée que vous avez devant les yeux (une dame de 60 ans) de venir [à] la leçon, parce qu'elle présente un exemple typique de vertige auriculaire. Son récit pou[rra] être comparé à celui du sujet dont nous venons de nous occuper. Le hasard, vous le voyez, nou[s] sert bien dans cette circonstance.

(à la malade) : Depuis quand avez-vous vos vertiges ?

La malade : Depuis 14 ans. Je suis renversée souvent, et en me relevant j'ai des mau[x] de cœur, quelquefois des vomissements.

M. Charcot : Perdez-vous connaissance en tombant ?

La malade : Non jamais, je suis un peu étourdie seulement.

M. Charcot : On ne perd pas connaissance dans le vertige de Ménière ; on la perd dans le vertige comitial, on la perd également dans l'ictus laryngé, etc… C'est que les états pathologiques ont leur histoire naturelle, et par conséquent leurs caractères distinctifs. Cependant, dans le vertige de Ménière la chute est quelquefois brusque et violente. Le malade a quelquefois la sensation qu'on le prend par la peau du cou et qu'on le projette avec force en avant sur le sol. La chute est quelquefois si brusque, si inopinée que plusieurs, à ma connaissance, se sont cassé les dents en tombant. Néanmoins, je le répète, le malade, quoique ébaubi, reste parfaitement conscient ; il est témoin de tout ce qui se passe.

(A la malade) : Vous tombez quelquefois par terre, de quel côté ?

La malade : Du côté droit toujours.

M. Charcot : De quel côté avez vous des sifflements dans les oreilles ?

La malade : Du côté droit surtout.

M. Charcot : Vos bruits d'oreilles sont-ils plus forts au moment où vous devez avoir vos vertiges ?

La malade : Ils augmentent en effet à ce moment-là.

M. Charcot : Deviennent-ils plus aigus ? Comment sont-ils à l'état normal.

La malade : Ce que j'entends, ressemble au bruit d'un train en marche, mais il y a quelquefois des bruits de cloche.

M. Charcot : Oui, mais au moment où va venir le vertige ?

La malade : Je sens comme si on me tirait les nerfs de chaque côté de la nuque, et le bruit augmente.

M. Charcot : Le bruit devient-il plus aigu ?

La malade : Cela se rapproche du son du siffler.

M. Charcot : C'est bien cela qui se produit le plus souvent. L'exagération du bruit d'oreilles, sa plus grande acuité, constituent comme une espèce d'aura qui précède l'impulsion. Mais il faut reconnaître cependant que dans certains cas, rares à la vérité, les vertiges surviennent sans avoir été précédés par des bruits d'oreilles. Vous voyez qu'en portant une montre au voisinage des oreilles, on constate que l'une d'elles, la droite, est à peu près complètement sourde.

(A la malade) : Est-ce qu'il vous arrive quelquefois, pendant des journées entières, d'avoir une sorte de vertige perpétuel et de ne pouvoir pas marcher sans tituber ?

La malade : Oui, je suis obligée de me tenir aux meubles.

M. Charcot : Combien y a-t-il de temps que vous avez cela ?

La malade : Depuis le commencement de 1874.

M. Charcot : Vous l'aviez souvent ?

La malade : Cela ne me quitte plus maintenant.

M. Charcot : Mais vos accès ?

La malade : Cela venait tous les 3 ou 4 mois, mais j'avais la tête libre dans l'intervalle.

aujourd'hui je suis renversée moins souvent.

M. Charcot : Elle a perdu les grandes crises, les crises distinctes, mais elle paraît être affligée du vertige permanent.

Quel traitement vous a-t-on fait subir ?

La malade : On m'a fait des fumigations dans les oreilles, on m'a traité l'estomac, on m'a donné du bromure, appliqué des vésicatoires, etc... etc...

M. Charcot : En somme, la maladie paraît avoir été méconnue pendant 14 ans. Heureusement qu'on n'en meurt pas. Cependant ses caractères sont assez saisissants pour qu'elle soit facilement reconnue. Vous ne vous étonnerez pas après cela que j'aime à insister dans mes leçons sur une affection dont la connaissance mérite certainement d'être vulgarisée, et est encore vraiment trop peu répandue.

Comme d'habitude, nous allons traiter cette dame par l'emploi du sulfate de quinine, suivant la méthode que j'ai préconisée ; elle va prendre le médicament pendant 15 jours à la dose de 60, 70 centigrammes par jour. Elle se reposera ensuite pendant 8 jours, après quoi elle viendra de nouveau nous consulter, j'espère qu'elle sera délivrée de son vertige après 4 ou 5 reprises de la médication, c'est du moins ainsi que les choses se passent habituellement.

Policlinique du Mardi, 27 Mars 1888.

Objet de la Leçon :

1° Démarche du steppeur et demarche tabétique - 2 malades : un alcoolique et un ataxique ;

2° Diagnostic de l'hémianesthésie capsulaire et de l'hémianes-thésie hystérique. 3 malades : cas d'hémianesthésie capsulaire avec paralysie faciale - cas d'hémianesthésie hystérique avec spasme glosso-labié - un autre sujet hystérique avec spasme glosso-labié.

3° Nouveau cas de paralysie hystéro-traumatique - il y a eu transfert de la sensibilité ; - un autre cas semblable.

4° Attaques hystéro épileptiques, puis agoraphobie ; sensations vertigineuses diverses chez un même sujet (homme).

1er et 2e Malades - Un ataxique et un alcoolique

Je vous ai entretenus, dans mon avant-dernière leçon, de la paralysie alcoolique et je regrettais de ne pouvoir vous montrer cette démarche du steppeur (dans Littré : Steppeur, mot anglais : Stepper, signifiant cheval qui a de l'action) qu'il est fort utile de connaître et de savoir distinguer de la démarche de l'ataxie locomotrice à laquelle elle ressemble. Un de nos élèves s'est rappelé qu'il avait vu autrefois, dans le service, un malade qui présentait ce genre de demarche, et il l'a prié de se présenter aujourd'hui pour servir à la démonstration. Le voilà ; à côté de lui nous avons placé un ataxique qui est venu à la consultation ce matin. Nous allons faire ressortir le contraste que leur démarche présente. Vous savez ce que c'est que la démarche du

Charcot - 16.

steppeur. J'ai essayé l'autre jour de vous en donner une idée, en l'imitant et en l'exagérant un peu
Le pied en tombant ; il est impossible au malade de le redresser ; les fléchisseurs sont pris quelque
aussi bien que les extenseurs. Et alors le pied est absolument ballant. Dans la progression, le
genoux fléchissent à l'excès, et les cuisses s'élèvent plus que de raison. En retombant sur le so
le pied frappe d'abord par son extrémité et ensuite avec le talon, de telle sorte que l'on entend très d
tinctement le bruit de ces deux chocs successifs. Vous constatez parfaitement chez notre mala
les caractères de ce genre de démarche.

La démarche de notre ataxique contraste, vous le voyez, avec celle du steppeur. S'il y
des analogies, il y a aussi des différences. L'ataxique lance en avant son membre inférieur
étendu, presque sans fléchir le genou, ou du moins il le fléchit très peu ; le pied retombe, frapp
le sol du talon en produisant un bruit unique.

Vous savez que, chez les ataxiques, les réflexes sont absents et qu'ils le sont aussi che
les alcooliques, qu'il peut se faire qu'un alcoolique ait le signe de Romberg, c'est-à-dire qu'éta
debout, lorsqu'il a les yeux fermés, il oscille, et que cela se rencontre aussi chez les ataxiques.
Vous savez que l'alcoolique a des douleurs qui ressemblent quelquefois à s'y méprendre aux dou
leurs fulgurantes tabétiques. C'est là ce qu'il ne faut pas oublier, et c'est là ce qui rend souven
le diagnostic très difficile, plutôt que la démarche qui, comme vous venez de le reconnaître, est diff
rente dans ces deux cas. Cependant les analogies ont paru telles qu'on a désigné sous le nom de pseudo-tabétiq
les malades qui marchent comme des ataxiques et présentent, en outre, certains symptômes qui rappellent
ceux qu'on rencontre dans l'ataxie, bien qu'en réalité, ils ne soient ni ataxiques ni tabétiques. Mo
deuxième malade serait un vrai tabétique ataxique, tandis que le premier que je vous ai montré, l'alcoolique
un pseudo-tabétique. Mais il n'a de tabétique que certaines apparences ; et vous savez, la
lésion, dans ce cas, ne siège pas dans la moëlle ; elle paraît siéger dans les nerfs périphériques. Le véri
table tabès, au contraire, est toujours central et met, dès l'origine, son empreinte sur les faisceaux p
térieurs. En somme, s'il y a quelquefois des névrites périphériques dans le tabès, à titre d'accessoire,
n'y a pas de tabès périphérique.

3ᵉᵐᵉ, 4ᵉᵐᵉ et 5ᵉᵐᵉ Malades.

Trois malades sont introduits dans la salle du cours, deux femmes et un homme.

M. Charcot : Le cas de cette femme qui est devant moi peut paraître un cas vulgaire. A
fond, c'est un cas fort intéressant, parce qu'il soulève une question difficile à résoudre. Cette femme
m'a été adressée, il y a quelques jours, par mon collègue et ami, M. Debove. Voici son histoire en
deux mots. Elle est âgée de 47 ans, son père est mort d'une attaque d'apoplexie, en deux jours. Voilà

pour ses antécédents de famille.

Quant à ses antécédents personnels, je n'ai rien à signaler. Elle a eu une vie exempte de toute espèce de maladies jusqu'au moment où, il y a 2 ans, elle a été atteinte de l'affection dont nous allons constater les vestiges, les reliquats.

En Juin 1886, un soir, elle allait se coucher, lorsqu'elle s'est sentie la tête pesante ; elle s'est couchée et le lendemain matin, elle a été trouvée inconsciente, dans un état comateux qui a duré, paraît-il, 14 jours. Lorsqu'au bout de ce temps, elle s'est réveillée, elle était paralysée du côté droit, paralysée complètement, la paralysie portant à la fois sur le facial inférieur, sur le membre supérieur et sur le membre inférieur. Les vestiges de cette paralysie existent encore aujourd'hui. Elle s'est donc réveillée au bout de 14 jours, et elle ne se rappelle pas — car, après le réveil, elle est restée encore pendant plusieurs semaines plus ou moins complètement amnésique — si c'est le membre inférieur qui a commencé à se mouvoir ou, au contraire, le membre supérieur, ce qui serait contraire à ce qui a lieu d'ordinaire. Elle ne peut pas dire non plus exactement l'époque où elle a commencé à marcher. Mais le fait est que depuis un an, elle est restée dans l'état où nous la voyons actuellement. En somme, aujourd'hui, on ne peut plus dire que ce soit une malade ; c'est plutôt une infirme. Il existe donc une hémiplégie portant sur la face, le membre supérieur et sur le membre inférieur droits, avec cette particularité que la paralysie de la face a persisté plus longtemps que d'ordinaire, car, le plus communément, elle s'efface avec le temps ; j'ajouterai que même — ce qui est une anomalie dans un cas d'hémiplégie capsulaire — la paralysie faciale est restée beaucoup plus accentuée que la paralysie des membres.

Vous me direz : Voilà un cas bien vulgaire. C'est une hémiplégie capsulaire vulgaire, avec, sans doute, quelques particularités, mais d'ordre secondaire. A quoi bon en parler ? Nous connaissons tout cela.

Permettez-moi cependant d'entrer dans quelques détails. Je crois qu'il s'agit ici d'une hémiplégie capsulaire et je vous rappellerai que la capsule interne peut être lésée dans sa partie antérieure, en avant du genou, ou dans sa partie postérieure. Si l'hémiplégie des membres est habituellement prédominante, c'est que le plus souvent ce sont les parties postérieures de la capsule qui sont atteintes. Dans le cas où la paralysie faciale persiste, et c'est un cas relativement rare, c'est que la partie antérieure de la capsule a été touchée. En effet, la partie du faisceau pyramidal qui concerne le facial inférieur (faisceau cortico-bulbaire) passe dans la capsule en avant du genou, tandis que les tractus cortico-brachial et cortico-crural de ce même faisceau pyramidal siègent en arrière du genou, le premier en avant, non loin du genou, le second en arrière du précédent. Cela est absolument démontré non seulement par l'anatomo-clinique, mais encore par l'expérimentation faite sur les animaux, en particulier sur le singe (Franck et Pitres, Horsley) expériences d'excitations). Vous comprendrez par là que dans l'hémiplégie capsulaire, il puisse y avoir quelquefois prédominance de la paralysie du facial, dans d'autres cas prédominance de la paral[ysie] du membre inférieur ou du membre supérieur.

Bien qu'en général, tout cela soit pris en même temps, rarement, je le répète, la para[ly]sie du facial persiste très longtemps dans l'hémiplégie capsulaire vulgaire, parce qu'en parei[l] cas, l'expérience le démontre, seule, la partie capsulaire postérieure est détruite par le foyer d'hé[mo]rrhagie ou de ramollissement, tandis que la partie antérieure, celle qui concerne les mouvements de la face, est seulement comprimée et non détruite.

A mon avis, chez notre femme, c'est bien d'une lésion capsulaire dont il s'agit, et cette lésion consiste en un foyer hémorrhagique aujourd'hui remplacé par une cicatrice, mais ce foyer a dû porter à la fois sur les parties antérieures de la capsule dont les fibres ont été profondé[ment] ment lésées, et sur les parties postérieures de cette même capsule. Celles-ci ont été moins profo[n]dément atteintes, et il est remarquable de voir que, contrairement à la règle, c'est le membre inféri[eur] qui se montre plus profondément affecté que le supérieur. Cela peut s'expliquer en imaginant un foy[er] linéaire, courbe, dont une des extrémités coupe la capsule interne en avant du genou, tandis que l'aut[re] extrémité porte sur la partie la plus postérieure, respectant en partie les fibres cortico-brachiales qui oc[cu] pent une situation intermédiaire.

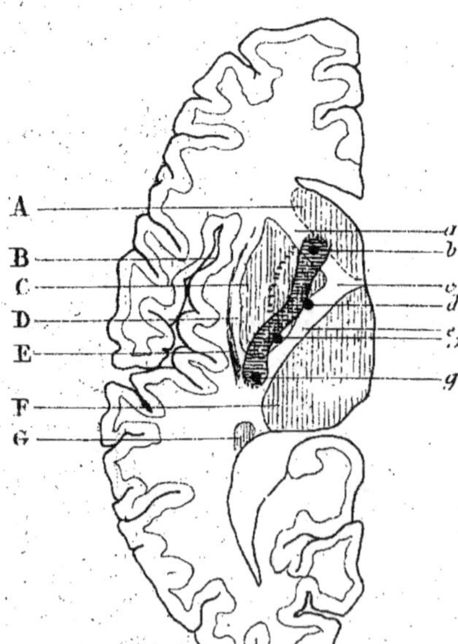

Coupe dite de Flechsing.

Direction présumée du foyer.

AG - Noyau caudé (corps strié).

B - Insula de Reil

C - Noyau lenticulaire (corps strié)

D - Capsule externe.

E - Avant-Mur.

F - Couche optique

a - Partie antérieure de la capsule interne.

b - Faisceau cortico-labié.

c - Genou de la capsule interne.

d - Faisceau cortico-brachial.

e - Partie postérieure de la capsule interne.

f - Faisceau cortico-crural.

g - Carrefour sensitif.

Un mot sur la paralysie du facial inférieur que nous avons sous les yeux. Il n'est pas toujours facile de la reconnaître quand elle n'est pas très prononcée. Est-il nécessaire de vous rappeler, en passant que, seul, le domaine facial inférieur est affecté dans les paralysies causées par des foyers centraux, et que la non participation de l'orbiculaire palpébral dans ces derniers établit un contraste avec les paralysies faciales périphériques puisque celles-ci sont totales et portent, en d'autres termes aussi bien sur le facial supérieur que sur l'inférieur.

Le second malade que j'ai fait placer devant vous est atteint de paralysie faciale périphérique, dite a frigore ; vous voyez qu'il lui est impossible de fermer l'œil du côté paralysé, tandis que votre hémiplégique droite par lésion capsulaire ferme complètement son œil droit. Je vous rappellerai cependant que certaines lésions bulbo-protubérentielles peuvent atteindre le nerf facial déjà pleinement constitué et déterminer une paralysie faciale totale, ressemblant à celle qui résultait de la lésion du nerf facial, à la sortie du canal de Fallope. Mais pareille chose ne se voit jamais dans les lésions capsulaires ou dans les lésions situées au-dessus, du côté de l'écorce ou dans l'écorce même ; c'est la paralysie du facial inférieur qui seule se voit en pareil cas.

Eh bien, quand les paralysies du facial inférieur ne sont pas très prononcées, on ne les reconnaît pas toujours très facilement. Il faut quelquefois y regarder d'un peu près. Etudions à ce point de vue ce qui se voit chez notre malade.

Chez elle, la paralysie faciale est à droite, et c'est du côté droit que siège l'hémiplégie. La commissure labiale est abaissée du côté droit, côté paralysé, elle est relevée au contraire du côté gauche non paralysé où en même temps le sillon naso-labial est plus accusé. Tout cela est dans la règle. J'ajouterai que, encore suivant la règle, les lèvres sont minces et la bouche linéaire du côté paralysé, tandis qu'elles sont relativement épaisses et que la bouche est légèrement entr'ouverte du côté opposé. Ce n'est pas dans ce cas qu'on peut discuter sur l'existence de la paralysie faciale, mais la déviation de la bouche est parfois moins prononcée, et l'on peut être amené à discuter sur l'existence ou la non existence de cette paralysie faciale. En pareil cas, surtout s'il s'agit d'un sujet d'un certain âge, considérer attentivement les rides. Vous voyez chez notre malade comment celles-ci, soit sur la lèvre inférieure, soit sur la supérieure, soit au menton sont très nombreuses, très accentuées du côté non paralysé, c'est-à-dire à gauche, tandis que du côté droit, côté paralysé, la peau sur ces mêmes parties est absolument lisse.

Par contre, sur la partie supérieure du visage, vous remarquez que les rides sont les mêmes des deux côtés.

Tous ces petits détails, quand il y a matière à discuter, sont d'une grande importance, et je vous assure qu'ils ne sont pas à négliger.

Il y a encore un point sur lequel j'appelle votre attention.

On dit à la malade : Tirer la langue ; la langue, tirée hors de la bouche, est, suivant la déviée du côté paralysé, c'est-à-dire, dans l'espèce, du côté droit : cela est peu prononcé chez elle, mais cela est nettement appréciable cependant. Mais il y a des sujets, surtout dans les cas où l'hémiplégie est encore récente ; où le phénomène est beaucoup plus accentué.

Je vous ferai remarquer que, dans les cas d'hémiplégie où la langue est déviée, les deux moitiés montrent égales, aussi larges l'une que l'autre ; l'axe de la langue reste linéaire, non coudé, non vers le côté où la bouche est déviée, comme nous allons voir que cela existe dans certains cas qui simulent l'hémiplégie du facial inférieur avec déviation de la langue, et dans lesquels cependant il s'agit non pas de paralysie, mais bien d'une affection spasmodique ; c'est un point que je ferai ressortir tout à l'heure.

Le père de notre femme est mort d'hémorrhagie cérébrale ; elle-même a eu une hémorrhagie cérébrale, cela est ce ne peut plus vraisemblable. Vous n'ignorez pas que l'hémorrhagie cérébrale est une maladie héréditaire.

Mais, direz-vous encore, où est donc l'intérêt qui s'attache à votre cas ? Eh bien ! voilà où est la difficulté, voilà ce qui fait de ce cas vulgaire un cas d'étude pour le clinicien. C'est que notre malade est, du côté droit, absolument hémianesthésique, absolument comme sont hémianesthésiques les hystériques ; l'hémianesthésie, chez elle, est si prononcée qu'on peut enfoncer des épingles dans la partie paralysée de son corps sans qu'elle en souffre. Et non seulement cette hémianesthésie est relative au toucher ; à la piqûre, au froid, mais elle porte aussi sur la sensibilité spéciale ; la moitié de la langue ne sent pas les substances amères, la narine droite ne sent pas les odeurs comme la gauche ; l'oreille droite entend moins bien que l'oreille gauche, et le champ visuel est rétréci des deux côtés comme cela se voit chez les hystériques (vous le voyez sur ce schéma ci-contre), et suivant la règle, ce n'est pas de l'hémiopie qu'il s'agit.

Champ visuel de
Marie B. 47 ans ménagère.
D
G
Ext
Nas
Pas de lésion du fond de l'œil.
Pas de dyschromatopsie.

J'ai peut-être examiné des milliers de fois le champ visuel des hystériques et je tiens à le proclamer une fois de plus puisque l'occasion s'en présente ; c'est toujours l'amblyopie double plus prononcée du côté hémianesthésié ou unilatérale, jamais l'hémi... que j'ai rencontrée ; j'aurai l'occasion un jour ou l'autre de faire ressortir l'importance de cette remarque.

Eh bien, voici la situation : Il n'est pas habituel de voir l'hémianesthésie, surtout une hémianesthésie aussi prononcée se montrer dans l'hémiplégie capsulaire. (Dans le temps, Briquet disait que quand on rencontre une hémianesthésie très prononcée chez un sujet, il s'agit à peu près toujours d'une hystérique, et en effet, l'hémianesthésie totale est un fait vraiment rare dans l'hémiplégie organique déterminée, par exemple, par un foyer hémorrhagique intéressant directement ou indirectement la capsule interne.

Il y a une certaine tendance, il me semble, parmi les membres de la jeune école, à rééditer l'opinion de Briquet ; il y a un temps où l'on disait, en présence d'une hémianesthésie sensorielle et sensitive : c'est peut-être du saturnisme ou c'est de l'alcoolisme parce que l'on pensait que l'alcoolisme et le saturnisme peuvent produire une hémianesthésie qui ressemble à l'hémianesthésie hystérique. Aujourd'hui, une étude plus attentive a démontré que lorsque l'hémianesthésie apparaît chez un alcoolique et chez un saturnin, c'est que ces malades sont, en outre, hystériques. Ce départ étant fait, on se demandait encore si l'hémianesthésie ne se rattachait pas à une lésion capsulaire. Les observations de L. Turck et les miennes propres nous paraissent avoir démontré en effet que certaines lésions capsulaires peuvent produire une hémianesthésie tout à fait semblable à celle des hystériques.

Eh bien ! C'est là ce qu'on tend à contester aujourd'hui ; on semble vouloir établir que l'hémianesthésie capsulaire n'existe point. De telle sorte que, conformément à l'opinion de Briquet, toutes les fois qu'on rencontre, en clinique, une hémianesthésie plus ou moins complète, celle-ci relève à peu près à coup sûr, pour ne pas dire plus, de l'hystérie et la révèle. Eh bien ! Contre cette assertion je proteste ; l'hémianesthésie saturnine et alcoolique n'existent plus. L'hémianesthésie capsulaire subsiste toujours ; elle est assez rare dans son développement complet, cela est vrai, mais elle se voit quelquefois, et justement le cas que vous avez sous les yeux est un exemple du genre.

Je vous rappellerai les conditions anatomiques dans lesquelles, suivant L. Turck et suivant moi, l'hémianesthésie sensitive et sensorielle se produisent et se combinent à l'hémiplégie capsulaire. C'est quand la lésion porte sur la partie la plus postérieure de la capsule interne, arrière de la région où passe la partie cortico-crurale du faisceau pyramidal ; dans le lieu enfin, que j'ai désigné sous le nom de carrefour-sensitif. Cela, je l'ai dit il y a plus de 20 ans, complétant à quelques égards, la formule de Ludwig Turck (Voir la fig. 1, page 290). Je l'ai dit bien des fois depuis, et je me crois autorisé à le répéter encore aujourd'hui. Et j'ajouterai que ce...

hémianesthésie capsulaire, quand elle est accentuée ne diffère en rien d'essentiel de l'hémianesthésie hystérique, et en particulier pour ce qui concerne le champ visuel, ce n'est pas l'hémiopie qu'on observe en pareil cas, c'est l'amblyopie croisée, unilatérale ou double, absolument comme s'il s'agissait de l'hystérie.

Ainsi, faisant abstraction de l'hémianesthésie saturnine et de l'hémianesthésie alcoolique qui n'ont plus guère d'existence autonome (bien qu'il y ait des anesthésies alcooliques et saturnines) nous voyez que dans la clinique, l'hémianesthésie capsulaire vient s'opposer à l'hémianesthésie hystérique et il y a là matière à diagnostic.

En d'autres termes, en présence d'une parésie avec hémianesthésie sensitive sensorielle, il y a lieu de se demander s'il s'agit d'hystérie ou au contraire d'une lésion capsulaire.

Aux observations anatomo cliniques déjà anciennes et pendant longtemps non renouvelées sur lesquelles se fonde cette assertion, on peut aujourd'hui ajouter plusieurs cas récemment communiqués par M. Ferrier à la Société de Médecine de Londres. Dans ces cas, au nombre de trois, si je ne me trompe, il s'agit d'hémianesthésie ressemblant, dit l'auteur, de tous points, à celle qu'on observe chez les hystériques, et à l'autopsie, cependant, on a trouvé des lésions occupant le carrefour sensitif à la partie postérieure de la capsule interne.

Tout récemment, dans le bulletin de la Société anatomique, M. Déjerine a raconté l'histoire d'un malade qui, dans le cours d'une hémiplégie à début brusque, avait présenté, du côté paralysé une hémianesthésie sensorielle et sensitive rappelant celle qu'on voit communément chez les hystériques. L'autopsie a fait reconnaître dans ce cas, l'existence d'un foyer hémorrhagique occupant la partie la plus postérieure de la capsule interne. Il s'agissait, à la vérité, dans ce cas, d'un foyer récemment formé, tandis que dans les cas relatés par M. Ferrier, la lésion était de date ancienne.

En réalité, si l'hémianesthésie sensorielle et sensitive n'est pas observée plus communément dans l'hémiplégie capsulaire, c'est que les foyers cérébraux d'hémorrhagie ou de ramollissement siègent très rarement sur les parties correspondant au carrefour sensitif.

Un des principaux arguments que je tiens à faire valoir pour établir que notre malade hémiplégique et hémianesthésique n'est pas une hystérique, c'est que chez elle, il existe, ainsi que j'ai eu le soin de le faire ressortir, du côté même de l'hémianesthésie et de l'hémiplégie motrice, une paralysie, bien et dûment établie par l'observation clinique, du facial inférieur.

C'est que, Messieurs, aujourd'hui encore, comme je l'ai fait déjà autrefois, je me crois préparé à soutenir cette thèse, que l'hémiplégie hystérique porte exclusivement sur les membres et qu'elle n'intéresse jamais, contrairement à ce qui a lieu si fréquemment dans le cas d'hémiplégie organique, le domaine du facial inférieur.

Voilà une proposition qui, sans doute, pourra paraître paradoxale, je ferai remarquer, cependant que je ne la soutiens pas isolément et que je puis invoquer à son appui l'expérience de Todd, de Hasse, d'Althaus, de Weir Mitchel enfin ; je puis bien invoquer aussi ma propre expérience, déjà longue en pareille matière.

L'affirmation appelle nécessairement la contradiction. Du moment où vous affirmez que dans l'hémiplégie hystérique il n'y a pas participation du facial inférieur, vous voyez paraître nombre d'observations destinées à montrer que le facial inférieur, contrairement à votre affirmation, peut être affecté dans l'hémiplégie hystérique. Nous allons voir ce que valent, quand on y regarde d'un peu près, ces observations contradictoires. Vous allez reconnaître, je pense, que la paralysie faciale des hémiplégiques organiques, avec déviation de la langue du côté paralysé, peut être, dans l'hystérie, imitée jusqu'à rendre la confusion facile, par une affection siégeant aussi dans le domaine du facial inférieur, produisant, elle aussi la déviation de langue et la déviation de la bouche, mais qui cependant n'est nullement paralytique. J'ai appelé l'attention sur cette espèce de pseudo-paralysie faciale, jusque-là, je crois, non remarquée, dans une leçon publiée dans la Semaine Médicale, le 2 Février 1887, sous ce nom : Spasme glosso-labié unilatéral des hystériques — diagnostic entre l'hémiplégie capsulaire et l'hémiplégie hystérique. C'est en effet dans ces cas-là d'un spasme portant sur les muscles animés par le facial inférieur et sur la langue qu'il s'agit et nullement d'une paralysie de ces mêmes parties.

J'ai fait placer à côté de votre malade hémianesthésique et hémiplégique avec participation du facial inférieur un homme que nous allons examiner comparativement.

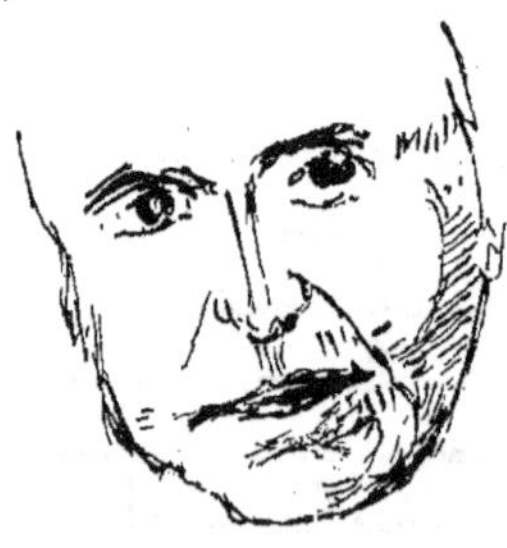

Hémianesthésie capsulaire
avec paralysie faciale droite   Spasme glosso-labié gauche (Fremond)
Croquis de M. Charcot.

Il résultera de cet examen un ensemble de faits qui, au premier abord paraîtra devoir ruiner la proposition que je viens d'émettre. Ce malade, bien qu'appartenant au sexe masculin, est bel et bien un hystérique avéré. Je le connais depuis 7 ou 8 ans. Il porte des stigmates très accentués et ses attaques, dans lesquelles l'arc de cercle est toujours mentionné, appartiennent au type caractéristique aujourd'hui classique, de l'hysteria major. Ce pauvre homme n'a jamais eu de chance. Il est né d'une mère morte aliénée à Ste Anne. Il a eu tous les malheurs possibles. Il s'est trouvé mêlé aux choses de la commune et il a été envoyé à la Nouvelle Calédonie; depuis lors, il a toujours mené une existence bien misérable. Malade, il a été à peu près toujours repoussé des hôpitaux comme simulateur. Il est vrai qu'il se contredit souvent dans ses récits et qu'il ment peut-être quelquefois. Mais il faut tenir compte d'un état mental encore insuffisamment étudié, fréquent surtout dans l'hystérie virile, et où l'amnésie temporaire tient une grande place. Il y a du vrai et du faux, sans doute, dans ce qu'il raconte; mais c'est au médecin, ainsi que je vous le disais l'autre jour, à savoir démêler ce qui est véridique et à ne pas condamner du premier coup, sans examen plus approfondi. Du reste, il existe chez lui une foule de symptômes qu'on ne peut simuler, tels que anesthésie pharyngée, le rétrécissement du champ visuel, etc. etc., et toute la série d'accidents que seul, un expert, fort au courant de la science, parviendrait peut-être, après de longues études à mettre en série régulière.

A mesure que l'hystérie virile est mieux connue, le sort des malheureux qui en sont atteints tend à s'améliorer progressivement. On les écoute, on les examine, et l'on commet beaucoup plus rarement l'injustice cruelle de les renvoyer presque sans les entendre. Il en est, d'ailleurs, de l'hystérie, qui doit être considérée pour une bonne part comme une affection psychique, comme de la folie proprement dite et je répéterais volontiers, à propos de celle-là, ce que disait récemment Mr P. Garnier, à propos de celle-ci : « la simulation de la folie, disait-il, n'est pas aussi fréquente qu'on pourrait le croire, car cette feinte d'une maladie mentale constitue un rôle écrasant, extrêmement difficile à soutenir... » Quel que soit le genre de folie auquel les simulateurs aient recours, il est facile de déceler la fraude en raison des exagérations dans lesquelles tombent ceux-ci... Tout, dans le délire simulé, détonne et produit la systématique recherche de l'extravagance; les effets sont grossis, etc., etc.; et c'est l'observation de l'exagération et du désaccord entre les divers phénomènes qui conduit le plus souvent au diagnostic de la simulation (Semaine Médicale - 7 Mars 1888) Tout cela peut s'appliquer parfaitement à l'hystérie, où, mais pour apprendre à démasquer la simulation, en pareil cas, il faut tout au moins avoir étudié la maladie réelle profondément, sérieusement, comme on le fait volontiers pour les maladies à substratum organique, et la bien connaître sous toutes les formes qu'elle peut revêtir.

Je me suis laissé entraîner à une digression. J'en reviens au brave homme qui est devant vous. J'ai eu l'occasion, autrefois, d'assister à ses attaques, je le répète, elles sont classiques. Actuellement, il a une hémianesthésie du côté gauche, avec rétrécissement du champ visuel et hémiope du même côté. L'hémiplégie motrice a été plus prononcée, elle s'est reproduite plusieurs fois.

Mais voici le point délicat : ce malade que vous considériez comme un hystérique et q présente une hémianesthésie avec hémiparésie du côté gauche semble, au premier abord, avoir une hémiparésie du facial inférieur du côté gauche et quand on ordonne au malade de tirer la l on voit que celle-ci est fortement déviée du côté gauche, c'est-à-dire du côté paralysé comme a lieu dans les hémiplégies organiques. Paralysie du facial inférieur, direz-vous, chez un hysté et voilà tout votre échaffaudage qui s'écroule.

Eh bien ! Ne vous prononcez pas sans autre examen, regardez-y de plus près. Veuillez r quer ce qui suit : La langue tirée hors de la bouche est, cela est vrai, déviée du côté gauche, ma vous noterez, en même temps, que l'axe lingual forme une courbe très accentuée dont la concavité de à gauche ; de telle sorte que la langue, loin de rester rectiligne, comme cela a lieu dans la paraly forme un crochet. J'ajouterai que la moitié gauche de la langue paraît plus épaisse et moins larg que ne l'est le côté droit. Tandis que, dans les cas de paralysie, les deux moitiés de la langue son même largeur ; ces diverses circonstances suffiraient pour établir qu'il s'agit, non pas d'une pa lysie, mais d'un spasme ou mieux, d'un hémiospasme.

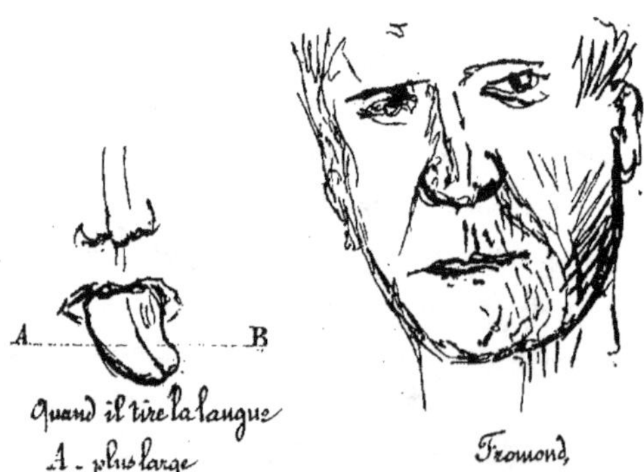

Croquis de M. Charcot.

Cette première impression est confirm par ce qu'on observe du côté des muscles d la partie inférieure de la face, à gauc lorsqu'on dit au malade de contracter ce muscles : alors les rides sont de ce côté, au menton, à la lèvre supérieure comme à l'inférieure, sur les joues mêmes, beauco plus accentuées qu'elles ne le sont du cô droit contrairement à ce qui devrait exi s'il s'agissait d'une paralysie et non d' hémiospasme.

Eh bien ! Je dis que les auteurs qui ont affirmé l'existence d'une paralys du facial inférieur dans l'hémiplégie hystérique, n'ont pas suffisamment ten compte de cet hémiospasme glosso-labi fréquent dans l'hémiplégie hystérique et n'a pas encore été rencontrée que je sache dans l'hémiplégie organique. Ainsi, tout récemment, un auteur hollandais citait un cas d'hystérie avec hémiplégie dans lequel, contrairement à mon assertion, une participation du facial inférieur aurait eu lieu. Eh bien ! Je vois, par les détails du cas, que le malade soupçonné de paralysie faciale est dans l'impossibilité de tirer sa langue hors de sa bouche. Cela ne se voit pas dans l'hémiplégie organique vulgaire et cela permet de penser qu'il pourrait bien s'agir ici encore d'un hémispasme.

On me dira : Mais pourquoi ne voulez-vous pas que dans l'hémiplégie hystérique qui se rapproche si étroitement quelquefois des hémiplégies organiques, il n'y ait pas de paralysie du facial inférieur ? Eh bien ! Messieurs, c'est justement ici le cas de vous montrer l'état d'esprit d'un observateur dégagé de tous préjugés et qui accorde aux faits, quelque contraires qu'ils puissent paraître aux théories reçues, leur légitime prééminence. Sans doute, au premier abord, il peut paraître singulier qu'il en soit ainsi. Mais telle n'est pas la question. Il s'agit de savoir si cela est ou si cela n'est pas. Car, tant qu'on ne m'aura pas démontré que les prétendues paralysies faciales des hystériques ne sont pas des hémispasmes, je persisterai dans ma négation, prêt à me rendre toutefois pour le cas où la paralysie faciale dont, pour le moment, je conteste l'existence dans l'hystérie deviendrait bien et dûment démontrée. Vous voyez par là comment, quant à présent, l'existence d'une hémiplégie bien constatée du facial inférieur peut contribuer au diagnostic quand on est conduit à rechercher s'il s'agit d'une hémiplégie organique capsulaire.

D'ailleurs, derrière cette apparente contradiction qui éloigne tant l'hémiplégie hystérique de l'hémiplégie organique, il y a peut-être une raison physiologique cachée. J'ai fait voir dans le temps que chez les hystériques hypnotisables où il est si facile de déterminer à volonté, par suggestion, toutes les formes de paralysie hystérique, on ne parvient pas à produire artificiellement l'hémiparalysie du facial inférieur, tandis qu'il est très facile au contraire d'obtenir l'hémispasme glosso-labié, en tout semblable à celui que nous observons chez nos malades.

L'hémispasme glosso-labié chez le brave homme que vous avez sous les yeux, est suffisamment accentué pour qu'on puisse le reconnaître pour ce qu'il est, mais il ne faut pas méconnaître qu'il ne répond pas, chez lui, au type de parfait développement. Il en est autrement, chez ce malade que je viens de faire entrer dans la salle et qui nous permettra de vous bien fixer dans votre esprit les caractères de cet hémispasme. Ce pauvre garçon, le nommé Lelog.... que plusieurs d'entre vous connaissent peut-être, car sur son compte j'ai déjà plusieurs fois disserté, ce pauvre homme, dis-je, a failli, il y a près de 2 ans, être écrasé par une grosse voiture, et c'est à la suite de cet accident qu'il est devenu hystérique. Il porte avec lui, depuis cette époque, l'hémispasme glosso-labié du côté gauche que nous avions pris, je dois l'avouer, pour une paralysie du facial inférieur. Mais un examen plus attentif nous a fait reconnaître le caractère spasmodique de l'affection qui, actuellement est on ne peut plus évident. La langue est dirigée vers la gauche, tellement contracturée, rigide, que le malade ne peut la tirer hors de la bouche; elle forme comme un crochet très recourbé dont la concavité regarde en arrière et à gauche. En même temps la face est déviée; mais la commissure labiale étant tirée à gauche et en bas, et la bouche de ce côté étant comme entr'ouverte, il est assez facile de reconnaître le spasme d'autant mieux que la lèvre supérieure, du même côté gauche, est presque incessamment agitée de petites secousses convulsives. C'est sur les cas de ce genre qui représente le type, qu'il faut d'abord étudier le spasme glosso-labié des hystériques; on est mieux préparé alors à reconnaître cette affection lorsqu'elle est moins accentuée et à la distinguer de l'hémiparalysie du facial inférieur.

Je vous ferai remarquer, en terminant, que l'hémispasme glosso-labié peut exister à l'état d'isolement, non combiné à l'hémiplégie. Notre dernier malade, Lelog... offre un exemple de ce genre.

6ᵉ Malade.

(On introduit une malade qui fait partie du service).

M. Charcot : Je maintiens, vous le savez, que les affections hystéro-traumatiques sont douées de caractères suffisamment originaux pour qu'on puisse les reconnaître dans la majorité des cas. Nous croyons même connaître, jusqu'à un certain point, la théorie qui préside à leur développement. Je vous ai déjà parlé plusieurs fois de cela dans ces leçons; je suis conduit à y revenir encore un instant aujourd'hui.

Voilà l'histoire de cette jeune personne : c'est une malade du service, la nommée L... qui est atteinte d'atrophie musculaire, d'amyotrophie non spinale, affection dont je compte vous entretenir dans le prochain semestre; il s'agit de la forme indiquée par Duchenne de Boulogne sous le nom d'atrophie musculaire héréditaire et dont tout récemment, MM. Landouzy et Déjerine ont renouvelé l'histoire de fond en comble dans un très remarquable travail. Mais ce n'est pas de cela qu'il s'agit pour le moment. Notre jeune malade, en outre de son amyotrophie, est atteinte d'hystérie classique; elle est hémianesthésique du côté droit.

Vous vous rappelez cette femme qui, il y a quelques semaines, s'est présentée devant nous au moment où nous y pensions le moins, et qui avait le poignet tombant.[1] Elle avait donné un soufflet à son enfant, et c'est à la suite de cet acte que la main était tombée. Il nous a été facile de vous montrer qu'il s'agissait là d'une paralysie hystéro-traumatique.

Eh bien! Voici ce qui est arrivé il y a quelques jours, à notre malade d'aujourd'hui. Il y a dans le service d'électrisation, pour animer les machines statiques des roues qui, à l'aide de courroies de

---

[1] Voir la policlinique du 17 Janvier 1888 (7ème) page 111, et celle du 24 Janvier 1888 (8ème) p. 135 sq.

transmission, sont mues par la vapeur. Notre malade était dans la salle attendant son tour, a elle avait, sans y prendre garde, placé sa main gauche entre la courroie et la roue, l'appareil étant au repos. Mais voilà que tout à coup la roue se met à tourner, très lentement tout d'abord fort heureusement. Cependant la roue, quelque faible que soit le mouvement, entraîne la main gauche, c'est à dire la main du côté non anesthésié, et celle-ci, avant de pouvoir se dégager, se trouve un instant comprimée entre la courroie et la roue. Aussitôt, la malade fort émue, ressent dans la main et dans l'avant-bras gauches comme une sorte d'engourdissement, et 4 ou 5 minutes après seulement, se manifeste la paralysie du poignet et des doigts dont nous pouvons aujourd'hui étudier les caractères.

Impossibilité absolue de remuer les doigts et le poignet qui est tombant, flasque sans trace de contracture ; anesthésie cutanée absolue remontant jusque vers la moitié supérieure de l'avant-bras et limitée par une ligne perpendiculaire à l'axe du membre, de manière à figurer un gantelet ; anesthésie profonde, musculaire et articulaire, absence totale de la notion de position des parties, etc. etc.

Jusqu'ici, rien que vous ne connaissiez par nos études antérieures. Mais voici ce qu'il y a de particulier dans ce cas : C'est que du côté droit où l'hémianesthésie était totale avant l'accident, l'insensibilité a complètement disparu à la main, au poignet et jusque vers la moitié inférieure de l'avant-bras, exactement, par conséquent, dans les mêmes parties qui, justement sont devenues anesthésiées du côté gauche (Voir la figure ci-après).

Hémianesthésie droite
complète avant l'accident.
Après l'accident :
Gain de sensibilité du côté hémianesthésique
correspondant à la zône d'insensibilité du
côté gauche.

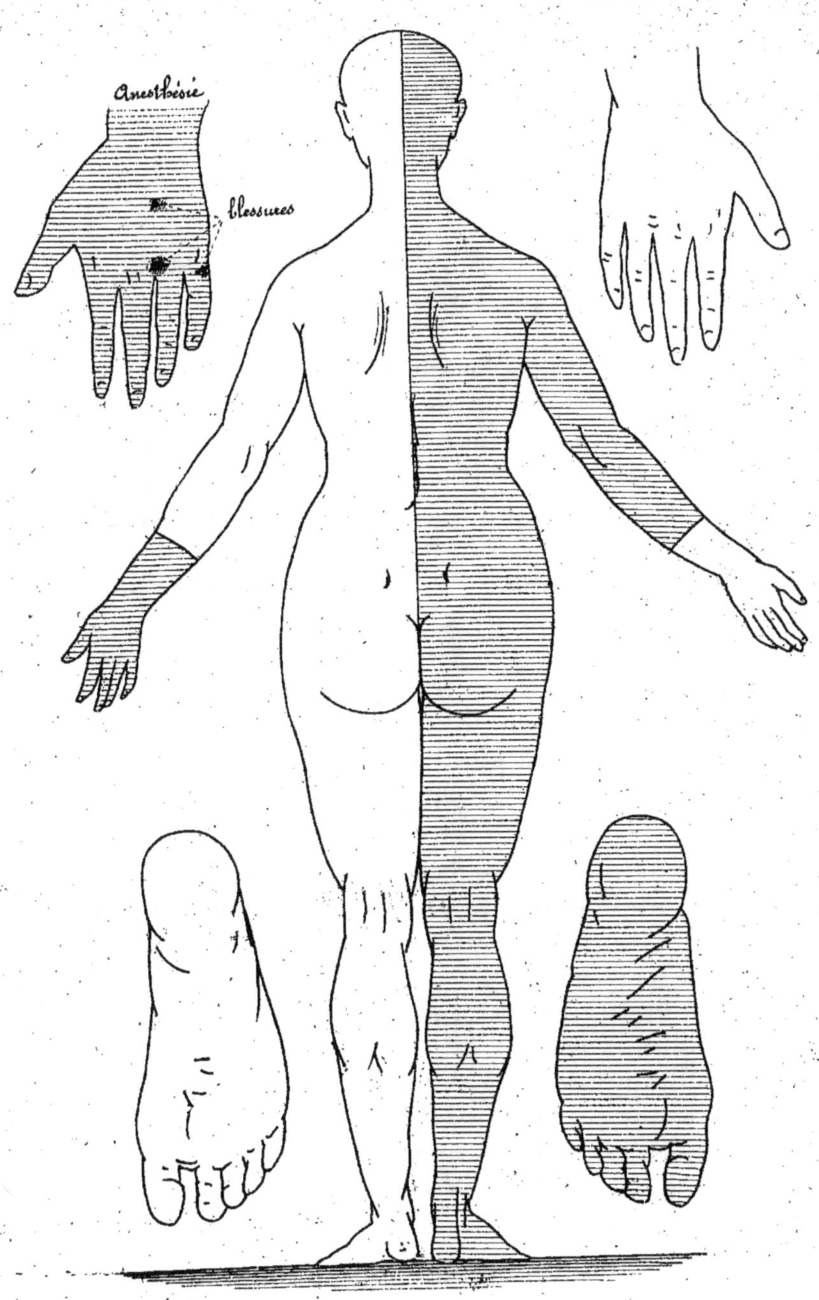
Anesthésie
blessures

Il y a donc eu là, vous le voyez, en ce qui concerne la sensibilité un véritable transfert sur les parties homologues ; transfert analogue à celui qu'on peut obtenir, quelquefois, non toujours, par l'application de plaques métalliques suivant la méthode de Burcq, ou de l'aimant. Ainsi le transfert de la sensibilité peut se produire, à la suite d'un traumatisme, tout comme il se produit sous l'influence de l'application des agents aesthésiogènes. Voilà ce qui est intéressant. Voilà ce que je n'avais pas remarqué jusqu'ici en semblable occurrence.

Dans ce cas, la guérison sera probablement très-facile à obtenir. Vous savez que notre principe est qu'il ne faut pas, autant que possible, laisser durer les paralysies ou les contractures hystériques. A l'état naissant, il est en général facile de les faire disparaître. Il n'en est plus de même quand elles ont duré. Eh bien ! notre malade est hypnotisable ; elle présente les trois états du grand hypnotisme si célèbres par les contradictions, et dont je maintiens toujours l'existence parfaitement légitime en dehors de toute suggestion venant de l'opérateur. Il est très probable que dans la période somnambulique il sera possible d'opérer une de ces guérisons par suggestion dont nous avons recueilli, nous aussi, quelques exemples ; pas aussi nombreux, toutefois, que nous le voudrions bien. Il paraît, à la vérité, à en croire quelques auteurs, que c'est surtout en dehors de l'hystérie, et même dans certaines affections organiques que l'hypnotisme réussit thérapeutiquement, c'est vraiment dommage pour les hystériques.

Il est naturel de penser que le transfert de sensibilité observé dans le cas précédent n'est pas une anomalie, une exception, et qu'on le rencontrera habituellement, si on le cherche, dans les circonstances analogues. Et justement, ces jours-ci, pareille chose s'est vue chez une autre hystéro-épileptique du service, que je n'ai pas eu l'occasion de vous montrer parce qu'elle a été, d'après nos principes, traitée et guérie de la paralysie hystéro-traumatique, presqu'aussitôt après son développement. Voici l'indication sommaire du cas : Il s'agit de la nommée R… âgée de 18 ans, que vous connaissez bien comme une de nos grandes hypnotisables, aux trois périodes bien nettes, bien séparées, admirablement caractérisées ; elle est grande hystérique et l'hémianesthésie siège chez elle, du côté droit. Or, le dimanche, 4 Mars dernier, la malade, dans un accès de colère, donne un grand coup de pied contre un poêle de la salle, sous prétexte qu'il ne chauffait pas ; c'était avec le pied gauche habituellement sensible, qu'elle avait frappé. Presque aussitôt se produisit dans le pied et la jambe gauches un sentiment de lourdeur et d'engourdissement, et quand la malade voulut remettre sa chaussure qu'elle avait abandonnée, elle s'aperçut que le pied était resté tombant et complètement insensible. En un mot, il s'est produit ici pour le pied et pour la jambe, ce qui s'est produit chez notre malade d'aujourd'hui, à l'égard de la main et du poignet. Et de même que chez celle-ci, il y avait dans le pied et le coude-pied, en outre de la paralysie flaccide, anesthésie cutanée et profonde, perte de la sensibilité musculaire, articulaire, etc. etc.

De plus, pour ajouter à la ressemblance, il s'était produit un transfert de la sensibilité. En effet, on constata que du côté droit où l'hémianesthésie était auparavant générale, totale, le pied et la partie inférieure de la jambe, c'est-à-dire les parties correspondantes exactement à celles devenues maintenant insensibles du côté gauche, avaient récupéré la sensibilité dans tous ses modes.

Cette fille a été guérie de sa paralysie par suggestion dans l'état somnambulique provoqué.

Vous voyez que les faits qui devront contribuer à établir l'histoire naturelle des paralysies hystéro-traumatiques se multiplient à mesure qu'on y regarde de plus près. Voyez comme tous ces faits, lorsqu'on les étudie méthodiquement viennent déposer dans le même sens. Qu'on nous parle après cela de l'hystérie protée insaisissable ! C'est le contraire qui a lieu, tout cela est régulier au possible, presque monotone ; c'est, à quelques variantes près, toujours la même chose ou peu s'en faut. C'est la même chose dès que l'hystérie est en cause, qu'il s'agisse d'une chute du haut d'un échafaudage, d'un accident de voiture ; d'une collision de chemin de fer, etc ; et l'hystéro-traumatisme se montre toujours le même dans tous ces cas. Oui, en pathologie le déterminisme règne partout, même dans le domaine de l'hystérie.

J'appelle particulièrement, sur cet ordre de faits, l'attention de nos collègues de la chirurgie. S'ils veulent bien s'y intéresser, ils trouveront, on ne saurait en douter, dans leur pratique spéciale l'occasion de recueillir une belle moisson de faits importants jusqu'ici encore trop peu connus, trop peu étudiés, bien que l'expertise médico-légale y soit largement intéressée.

7ᵉ Malade (Homme, 35 ans)

M. Charcot : Ce malade nous est adressé par mon excellent collègue des hôpitaux, M. le Docteur Labbé.

(au malade) : Vous avez été traité autrefois à l'hôpital Necker ; ainsi que me l'apprend M. Labbé. Combien de temps y êtes vous resté ?

Le malade : Pendant six mois, il y a 8 ans.

M. Charcot : Quelle est la maladie pour laquelle on vous a traité ?

Le malade : Pour des attaques qu'on appelait, je crois comitiales.

M. Charcot : Vous en êtes guéri ?

Le malade : Oui, complètement.

M. Charcot : Avez-vous un souvenir quelconque de ces attaques, les sentiez-vous venir ?

Le malade : Oui, cela me prenait, par une espèce de vertige. Petit à petit je finissais par perdre connaissance.

M. Charcot : Ainsi, vous ne perdiez pas connaissance tout d'un coup ?

Le malade : Non.

M. Charcot : Est-ce que vous vous rappelez qu'avant de perdre connaissance vous aviez des bourdonnements dans les oreilles, des battements dans les tempes, un serrement du cou ?

Le malade : J'avais, en effet, comme un sifflement dans les oreilles ; je ne me rappelle pas avoir eu le cou serré.

M. Charcot : Combien d'attaques aviez-vous par jour ?

Le malade : J'en ai eu jusqu'à sept par jour, cela durait quelquefois 2 ou 3 heures et j'en avais très souvent, presque tous les jours.

M. Charcot : Et vous voilà complètement guéri ?

Le malade : Je n'ai plus rien senti de ce genre après ma sortie de l'hôpital.

M. Charcot : Quand vous aviez vos attaques à Necker, vous faisiez beaucoup de bruit dans la salle ?

Le malade : Oui, je me roulais, je me tordais, je cassais tout ; il fallait 4 hommes pour me te

M. Charcot : Eh bien, je crois pouvoir affirmer, Messieurs, d'après ces quelques ren-seignements, qu'il ne s'est pas agi alors de mal comitial, d'épilepsie. L'épileptique, dans son attaque, fait son affaire plus ou moins silencieusement, dans un coin où il est tombé comme une masse, sans se démener beaucoup et il ne faut pas 4 hommes pour le tenir ; d'ailleurs l'évolution de la maladie, le nombre relativement considérable des attaques dans un espace de temps relativement court, l'existence d'une aura spéciale, la guérison enfin qui paraît définitive ; tout cela indique plutôt l'hystérie, la grande hystérie.

(Au malade) : Avez-vous jamais eu des attaques dans votre lit, la nuit ?

Le malade : Non, mais actuellement je me réveille souvent avec un sentiment de terreur.

M. Charcot : Immédiatement la recherche des stigmates vient à l'esprit ; le rétré-cissement du champ visuel, l'anesthésie, existent peut-être encore ; bien qu'il puisse se faire qu'actuellement la diathèse hystérique soit épuisée car ce qu'il raconte de ses attaqu date de 8 ans [1]

(au malade) : Eh bien ! vous êtes depuis longtemps guéri de vos crises. Pourquoi venez vous maintenant consulter ?

Le malade : Voici : Quand je dois traverser une place, la place du Carrousel, par exemple, ou celle de la Concorde, plus elle est grande, plus elle est vide, plus j'ai peur.

M. Charcot : Racontez tout ce que vous éprouvez lorsque vous êtes ainsi ému à la vue d'une grande place ?

Le malade : J'ai les jambes comme coupées, je ne puis les détacher du sol, elles sont en plomb. En même temps j'éprouve une émotion indicible.

M. Charcot : Et vous ne pouvez faire un pas. Vous efforcez-vous quelquefois de

[1] Un examen ultérieur a montré qu'il n'existait pas de stigmates.

vaincre votre malaise et de traverser tout de même la place ?

Le malade : Je ne peux pas, il me semble que je perdrais connaissance.

M. Charcot : Cependant, si vous vouliez absolument faire le chemin, comment vous y prendriez-vous ?

Le malade : Cela m'est arrivé l'autre jour, sur le pont des St Pères, car je n'ose pas non plus traverser les ponts. Je me suis décidé à suivre l'omnibus, en fixant l'intérieur de la voiture. Je me disais : si je sens que je vais me trouver mal, je sauterai dans l'intérieur de la voiture et je traverserai ainsi le pont sans m'en apercevoir.

M. Charcot : Voilà qui est bien raconté. Vous voyez, le malade se place derrière un omnibus pour traverser le pont des Saints Pères. Vous avez compris de quoi il s'agit : C'est ce qu'on appelle l'agoraphobie, état nerveux spécial dont nous devons la connaissance à M. le Professeur Westphall de Berlin (Platzangst, Platzfurcht.).

(Au malade) : Qu'éprouvez-vous encore ?

Le malade : En chemin de fer, la nuit surtout, j'ai peur parce que je me sens enfermé. Je n'aime pas rester dans un espace clos, étroit, j'y ressens du malaise.

M. Charcot : Il n'est pas seulement agoraphobe, vous le voyez, il est encore claustrophobe, comme dit M. le Professeur Ball.

Le malade : J'ai encore bien d'autres souffrances. L'autre jour, à Fontenay-sous-Bois, il m'est arrivé, au moment où le train se mettait en marche, d'avoir la sensation d'une descente perpendiculaire très rapide ; alors je me suis précipité hors du wagon, au risque de me casser le cou, tant le malaise était insupportable.

M. Charcot : Cette fois, il s'agit d'un vertige ou hallucination de translation que, dans la même circonstance, c'est-à-dire en wagon, pendant la marche du train, plusieurs personnes éprouvent à l'état rudimentaire, surtout la nuit. Tantôt il vous semble que vous êtes entraîné du côté opposé où le train marche réellement, tantôt il vous semble que vous descendez rapidement, perpendiculairement au sol, comme cela est arrivé à notre malade.

Le malade : Il m'est arrivé aussi, en traversant le viaduc d'Auteuil, de me sentir dans le vide, je suis tombé par terre dans le wagon ; je ne savais plus ce que je faisais, je ne voulais pas regarder autour de moi.

M. Charcot : Ici, le vertige paraît se rapprocher du vertige des hauteurs.

Avez-vous peur quand vous montez sur un clocher, à un étage élevé et que vous regardez dans la rue?

Le malade : Oui, Monsieur, j'éprouve alors une peur terrible; un grand malaise.

M. Charcot : Avez-vous toujours été ainsi?

Le malade : Non, c'est seulement depuis ma maladie convulsive; aujourd'hui je suis guéri de mes attaques, c'est vrai, mais je ne puis guère m'employer à cause de ma crainte des places et de mes vertiges.

M. Charcot : A quoi attribuez-vous votre malaise?

Le malade : Je ne sais pas si je me trompe, mais j'attribue cela à une peur que j'ai éprouvée un soir, en allant voir mon oncle à Vaugirard. Trois hommes se sont jetés sur moi; j'ai eu une grande frayeur et je me suis senti ensuite pris de tremblements.

M. Charcot : Ce n'est probablement là qu'une cause occasionnelle. Vous avez probablement toujours été peureux?

Le malade : Un peu.

M. Charcot : Rêvez-vous?

Le malade : Je me suis quelquefois jeté en bas de mon lit en rêvant que je tombais.

M. Charcot : S'agit-il ici du vertige hypnagogique décrit par M. Max. Simon, poussé au plus haut degré? S'il en est ainsi, notre malade serait un véritable sujet d'étude en ce qui concerne la question des vertiges nerveux.

Vous êtes né à Paris?

Le malade : A Tours.

M. Charcot : Est-ce que vous êtes marié?

Le malade : Non.

M. Charcot : Vous connaissez votre famille; s'y trouve-t-il des gens nerveux?

Le malade : J'ai eu un oncle qui est mort fou. Il est bien connu; c'était le commis. dans X... du 2e Conseil de Guerre.

Il avait eu une première attaque à Strasbourg quand les Prussiens y sont entrés. Il en avait été complètement guéri et a pu reprendre son poste; on l'a nommé commissaire du Gouvernement près du Conseil de Guerre; à la suite probablement du surcroît de travail qu'il a dû s'imposer, la maladie l'a repris. C'était mon oncle du côté paternel.

M. Charcot : Voilà le rôle de l'hérédité ; nous tenons ici la vraie cause de tout cela. Pour tirer de ce cas remarquable tout le parti possible il faut le livrer à une analyse très profonde. Ces attaques d'hystéro-épilepsie, ces vertiges, cette anxiété survenant au moment où il s'agit de traverser une place publique ; tout cela est fort intéressant, comme exemple de combinaison d'états névropathiques divers qui, en réalité, constituent des espèces morbides distinctes, autonomes. Nous espérons pouvoir étudier ce cas de plus près, et nous en reparlerons probablement un de ces jours. Aujourd'hui il se fait tard et nous devons nous séparer.

Policlinique du Mardi, 10 Avril 1888 [1]

Objet de la Leçon:

1.° Paralysie du membre supérieur à la suite de la morsure d'un chien enragé ;

2.° et 3.° Diarrhée liée à la maladie de Basedow.

4.° et 5.° Un cas de maladie de Friedreich ; un cas de sclérose en plaques fruste ;

6.° Paralysie infantile spinale ;

7.° Paralysie faciale.

1ère Malade. (Femme)

M. Charcot : Vous avez 27 ans - Vous êtes mariée ?

La malade : Oui, Monsieur, depuis 10 ans.

M. Charcot : C'est une ancienne connaissance. Elle est venue nous trouver de nouveau ces jours-ci. Nous l'avons vue il y a 1 an. Aujourd'hui, elle nous apporte le petit certificat que voici :

« Institut Pasteur », etc.

« Je certifie que Madame B. C., traitée à l'Institut Pasteur, du 27 Avril au 1.er Mai « 1887, a été mordue par un chien reconnu enragé par M. Frégis, vétérinaire, à Paris. Paris, « le 9 Avril 1888, etc, etc. »

L'accident a donc eu lieu il y a 1 an. Elle vient nous retrouver parce que l'état pathologique qu'a provoqué cet accident et qui, comme vous le pensez bien, n'est pas du tout du domaine de la rage.

---

[1] La Leçon du Mardi, 3 Avril, n'a pas eu lieu en raison des vacances de Pâques.

Charcot - 17 -

persiste encore aujourd'hui, après un an, à un certain degré.

Voici, en quelques mots, ce qui lui est arrivé :

Elle a été mordue à la main gauche et - remarquez bien ces détails, ils sont intéressants, comme vous allez le voir - entre le médius et l'avant - dernier - doigt.

Il y avait une plaie ?

La malade : Oui, Monsieur.

M. Charcot : Elle a été mordue aussi à la figure. A quel endroit avez-vous été mordue ?

La malade : Au menton.

M. Charcot : Il y avait des plaies ?

La malade : Oui, aussi grandes que celles des doigts de la main gauche.

M. Charcot : Est-ce un gros chien qui vous a mordue ?

La malade : C'est un petit chien d'appartement.

M. Charcot : Il serait bien intéressant de savoir ce qu'elle a éprouvé au juste au moment de l'accident ; mais il ne faut pas espérer d'être parfaitement renseigné à cet égard. Elle était, nous dit elle, et cela se comprend, tellement émue, tellement épouvantée même, qu'elle ne se rappelle pas grand' chose. Ainsi, elle ne saurait pas dire si ses blessures l'ont fait souffrir au moment même. Mais elle affirme cependant qu'elle a crié, au moment où l'on a appliqué de l'ammoniaque sur les plaies.

Combien de temps après la morsure l'ammoniaque a-t-elle été appliquée ?

La malade : Presque tout de suite.

M. Charcot : Elle a donc ressenti une douleur à ce moment-là, ce qui prouve qu'elle n'était pas anesthésique alors ; mais pour le reste elle ne sait plus rien dire, si ce n'est qu'elle a éprouvé un engourdissement singulier, et un peu de faiblesse dans le membre supérieur gauche où la morsure a eu lieu. C'est dans ces circonstances qu'elle s'est rendue à l'Institut Pasteur le jour même de l'accident et aussitôt on a commencé les inoculations qui ont été faites sur les côtés de la poitrine.

(A la malade) : On les a poursuivies pendant combien de temps ?

La malade : 25 jours.

M. Charcot : Avez-vous entendu dire que c'était la méthode intensive ?

La malade : Je ne sais pas.

M. Charcot : Le troisième ou le quatrième jour du traitement, ces Messieurs se sont aperçus qu'il y avait quelque chose de particulier chez la malade, surtout dans le membre supérieur gauche ; c'est pourquoi M. Roux nous l'a adressée en nous priant de l'examiner.

Nous avons constaté alors l'existence d'une paralysie motrice portant sur le poignet, l'avant-bras et le bras, assez prononcée pour que la malade fut dans l'impossibilité de se servir

main et de porter celle-ci à sa tête. Il s'agissait d'une paralysie flasque. Il existait en outre
des troubles particuliers de la sensibilité qui persistent encore aujourd'hui, comme la paralysie motrice,
à un certain degré, et sur lesquels je reviendrai dans un instant.

(À la malade) : Vous ne pouviez pas, à cette époque, vous servir de votre main, non plus que de votre
bras ; qu'est-ce que vous éprouviez ?

La malade : Ils étaient très lourds.

M. Charcot : Pour mouvoir sa main, la malade était forcée, ainsi qu'elle me l'a dit dans le
temps, de la prendre et de la porter avec l'autre main.

Vous n'aviez pas de douleurs ni d'engourdissement ?

La malade : Non, Monsieur.

M. Charcot : Tout ce qui précède est relatif à ce qui existait le lendemain ou le surlendemain
de l'accident.

La malade : Non, 25 jours après.

M. Charcot : Eh bien soit, 25 jours après. Le traitement était terminé quand vous êtes venue
nous voir la première fois ?

La malade : Oui, Monsieur.

M. Charcot : Soit. Toujours est-il qu'à cette époque, ainsi que cela a été noté
dans nos observations d'alors, il existait dans le membre où la morsure avait eu lieu, une paralysie motrice dont les caractères bien déterminés, nous ont conduit à affirmer qu'il s'agissait d'une
paralysie hystéro-traumatique ; ces caractères, quoique moins accentués qu'alors, c'est-à-dire il y a
un an, existent cependant encore aujourd'hui, et je pourrais, par conséquent, vous les faire reconnaître ;
je n'entrerai pas dans tous les détails après ce que je vous ai dit dans les précédentes leçons sur les paralysies de ce genre qui sont, je crois l'avoir démontré, des paralysies psychiques. Je me bornerai à relever
qu'il s'agissait et qu'il s'agit encore aujourd'hui d'une paralysie motrice flasque, sans exaltation des
réflexes, portant surtout sur les doigts, le poignet, le coude, moins prononcée à l'épaule, que la paralysie motrice de ces parties est accompagnée d'une anesthésie cutanée absolue, portant sur la main
l'avant-bras et le tiers inférieur du bras où elle se termine par une ligne d'amputation circulaire ;
que dans ces mêmes régions, il y a perte de la sensibilité profonde articulaire, musculaire, etc, perte de
la notion de position des parties et autres phénomènes relatifs à l'absence des renseignements fournis par
le sens musculaire, etc, etc.

Ce sont bien là, vous le reconnaîtrez, les caractères vraiment spécifiques des paralysies hystéro-
traumatiques lorsqu'elles se présentent dans leur type de parfait développement. Je vous ai déjà bien
souvent parlé de ces paralysies hystéro-traumatiques ; j'y reviens encore cependant parce qu'ici comme,
vous le voyez, elles sont vraiment vulgaires.

Voilà donc maintenant que la morsure d'un chien enragé devient le point de départ d'une paralysie de ce genre ; à cela, rien qui doive surprendre sans doute, quand on connaît le mécanisme physiologique du développement de ce genre de paralysie.

D'un côté, l'émotion ou le choc nerveux qui prédisposent aux suggestions ; de l'autre côté la morsure, traumatisme qui détermine le siège de la paralysie. Tout cela vous est bien connu par nos études antérieures. Mais, quoi qu'il en soit, il s'agit ici d'un cas intéressant et qui méritait bien d'être relevé.

Je tenais d'ailleurs à affirmer une fois de plus que ces paralysies hystéro-traumatiques, quand elles sont bien développées se présentent avec des caractères cliniques tellement frappants qu'on peut les reconnaître pour ce qu'elles sont, presque à coup sûr, alors même qu'on n'est pas en possession de l'histoire de la maladie et qu'on ne sait pas dans quelles conditions la paralysie s'est produite.

Il y a un autre enseignement dans ce cas, c'est que ces paralysies de nature hystérique, sans lésions matérielles appréciables, dynamiques, comme on dit encore, n'en sont pas moins des affections fort tenaces, durables, difficiles à guérir, du moins chez un certain nombre de sujets. Celle-ci date d'un an, remarquez le bien, et elle est loin d'être guérie, bien qu'elle se soit atténuée cependant.

Je vais vous faire reconnaître rapidement ces caractères cliniques que je viens de vous remettre en mémoire.

(A la malade) : Donnez-moi votre main gauche.

(M. Charcot pique à l'aide d'une épingle en différents points le bras et la main de la malade sans que celle-ci accuse la moindre douleur dans les régions désignées tout à l'heure, sur les deux tiers supérieurs du bras et sur l'épaule, il y a non pas anesthésie proprement dite, mais seulement analgésie.

Cette analgésie se limite du côté du cou et de la poitrine par une ligne circulaire bien tranchée en dessinant, c'est la règle en pareil cas, un moignon

— Il y a donc une partie du membre

Nota : Dans la région marquée de pointillé il existe de l'hypoanesthésie.

l'anesthésie tactile et absolue. Elle comprend les régions des articulations des doigts, du poignet et du coude. Dans la région de l'épaule il y a seulement analgésie.

Je répéterai encore que la limite des parties profondément anesthésiées est une ligne qui circonscrit un plan circulaire perpendiculaire à l'axe du membre et passant au niveau du tiers inférieur du bras. Cette division du membre par segments ainsi délimités est, vous le savez, ainsi que je l'ai démontré cliniquement et expérimentalement, un des caractères de ces paralysies psychiques.

Il n'y a dans cette répartition et la délimitation des zones d'anesthésie, je le rappelle encore une fois, rien qui rappelle la distribution des nerfs. C'est quelque chose de vraiment spécial, de particulier, que je crois avoir découvert et qui pourrait bien être la caractéristique de l'anesthésie corticale. Il est plus que probable, en effet, que ces caractères n'appartiennent pas en propre aux paralysies hystériques et qu'on les rencontre dans les affections organiques corticales, du moins à un certain degré. Mais ce que je crois pouvoir affirmer, c'est que dans ces cas de lésions matérielles, de lésions en foyer corticales, ils ne sont jamais aussi développés, aussi typiques, aussi systématiques qu'ils le sont habituellement dans le cas de l'hystérie, où il s'agit, à mon avis, de lésions corticales dynamiques.

Je vous rappellerai qu'ainsi que je l'ai fait remarquer, dans les lésions les plus profondes portant sur le plexus brachial, dans le cas, par exemple de la section ou de l'arrachement des branches de ce plexus, l'anesthésie n'est jamais aussi étendue qu'elle l'est dans les cas de monoplégie brachiale hystéro-traumatique. Elle épargne en effet dans ces lésions graves tout le moignon de l'épaule et une partie de l'avant-bras (Voir les leçons de M. Charcot, tome III)

Le deuxième point que je veux relever, c'est l'anesthésie profonde; tout est insensible dans la profondeur du membre, du moins, dans les points où l'anesthésie cutanée est complète. On constate l'absence de la notion de position du membre. Il n'y a plus de sensibilité articulaire ou musculaire, etc, etc. Vous voyez que je tords les doigts de la malade, même un peu brutalement peutêtre, sans qu'elle éprouve rien; elle ne sait même pas que je déplace ses doigts. Il en est de même pour l'articulation du poignet, pour celle du coude. Je le répète, la sensibilité profonde est là absolument éteinte. Sans doute, ces mêmes troubles de la sensibilité profonde peuvent se rencontrer, dans les cas de lésions graves du plexus brachial. Mais alors, pour peu que les paralysies ainsi produites datent de quelques semaines, il s'ensuit nécessairement un amaigrissement considérable du membre, avec modification des propriétés électriques marquées par la réaction de dégénération, ce qui n'a jamais lieu, même au bout d'un an, ainsi que je puis vous le faire constater chez notre malade, dans la paralysie hystérique. Cette combinaison des deux faits, absence de réaction de dégénération et anesthésie profonde, lorsque la paralysie a duré, est donc, vous le voyez, dans l'espèce, c'est-à-dire par opposition à ce que l'on voit dans les lésions graves du plexus brachial, absolument caractéristique.

Mais je m'aperçois que je me répète, et que j'insiste trop sur des faits dont je vous ai maintes

fois antérieures déjà; on n'excusa cela que ces faits, comme vous le voyez, très vulgaires, avaient
passé cependant à peu près inaperçus jusqu'à l'époque où nous en avons, dans notre enseignement,
tracé l'histoire psychologique et clinique.

(M. Charcot prend encore une fois la main de la malade et fait subir aux doigts des mouvements d'extension forcée.) Je vous fais reconnaître encore une fois quelques uns des caractères de l'af-
tion. Je ne veux cependant pas lui luxer le pouce, mais vous voyez que j'y vais vigoureusement.

(À la malade dont un aide tient les yeux fermés) Qu'est-ce que je vous fais?

La malade : Je ne sens rien.

(M. Charcot lui tord le poignet) : Sentez-vous quelque chose?

La malade : Non, Monsieur, rien.

(Le bras est porté dans l'élévation).

M. Charcot : Qu'est-ce que je vous fais?

La malade : Je sens que vous soulevez le bras.

M. Charcot : Vous savez, Messieurs, que l'épaule n'est pas prise au même degré que
le coude et le poignet. La malade a une légère notion du mouvement imprimé, mais je vous
fais remarquer tout à l'heure, je le répète, qu'à la région de l'épaule, il s'agissait uniquement
par contraste avec ce qui a lieu pour les doigts, le poignet et le coude, d'une abolition de la
sensibilité cutanée et profonde, ce sont donc les mouvements imprimés à l'articulation des épaules
qui ont fait reconnaître à la malade que son membre supérieur avait été déplacé.

(La malade ayant encore les yeux tenus fermés par un aide, on déplace la main gauche et on
lui enjoint de l'aller chercher à l'aide de la main droite. À plusieurs reprises, l'expérience est variée et
chaque fois la malade se trompe de direction; on a grand soin dans toutes les expériences de ne pas
mouvoir l'épaule, parce que les mouvements de cette articulation seraient de nature à diriger la
malade dans ses recherches.)

M. Charcot : Si maintenant, nous considérons le mouvement volontaire, nous voyons
que la paralysie n'est pas complète; il s'agit d'une simple parésie des mouvements des doigts
du poignet et du coude, mais cette parésie est assez prononcée pour que la malade soit incapable de résister aux mouvements que l'on imprime aux articulations affectées. J'ajouterai
que malgré tous ses efforts, elle est incapable de mouvoir l'aiguille du dynamomètre. De la main
droite elle donne 15 seulement; c'est fort peu sans doute, mais enfin c'est quelque chose.

Faut-il insister après tout cela pour démontrer encore que c'est bien d'une paralysie hystérique qu'il s'agit ici; cela est sans doute à peine utile. Je veux cependant, pour compléter l'observation de cette jeune malade en quelques mots, vous indiquer sommairement le reste de son histoire. Ce n'est pas la terreur éprouvée au moment où elle s'est sentie mordue par le chien

qui l'a rendue hystérique ; c'est bien cet accident sans doute qui a provoqué les phénomènes d'aujourd'hui, et déterminé le siège de la paralysie, mais il faut relever qu'autrefois la malade avait été maintes et maintes fois placée sous le coup de manifestations hystériques diverses. C'est, en d'autres termes une hystérique de longue date.

Elle est âgée de 27 ans. Elle s'est mariée il y a 10 ans. Elle a eu une première attaque hystérique à l'âge de 14 ans. Elle est d'une famille névropathique. Le grand-père maternel avait des attaques ; on ignore de quelle nature elles étaient et quelle a été la cause de sa mort. Deux de ses sœurs ont eu des attaques hystériques. Depuis l'âge de 14 ans, ses attaques se sont répétées fréquemment. A partir de l'époque de son mariage, sa situation à cet égard s'est amendée notablement. Les attaques ont momentanément à peu près complètement disparu. N'aller pas conclure, d'après cela, sans plus ample informé, que le mariage est à conseiller chez les hystériques. Je dirai même, qu'à mon avis, les médecins qui conseillent de pareilles choses prennent là une responsabilité quelquefois bien grave. Il paraît qu'en 1883, notre malade aurait déjà eu une légère parésie du côté gauche ; le bras serait devenu faible, douloureux pendant un certain temps. Mais tout avait disparu longtemps avant la morsure, et je vous ai fait remarquer qu'à ce moment-là, il n'existait point d'anesthésie dans ce membre puisque l'application du caustique a été douloureuse.

(A la malade) : Depuis la morsure les attaques de nerfs ont-elles reparu ?

La malade : Oui, Monsieur.

M. Charcot : Comment sont-elles ?

La malade : Je sens une boule qui me remonte dans le cou.

M. Charcot : D'où part-elle, cette boule ?

La malade (montrant le creux épigastrique) : D'ici.

M. Charcot : Ce n'est pas d'un côté ou de l'autre de la poitrine ?

La malade : C'est au milieu.

M. Charcot : Cela remonte de l'estomac dans le cou ?

La malade : Oui, et cela me bat dans les tempes.

M. Charcot : Avez-vous des bruits dans les oreilles ?

La malade : Oui, j'entends comme des cloches, mais cela ne dure pas longtemps, cela disparaît tout de suite.

M. Charcot : Elle vient de décrire les phénomènes de l'aura céphalique. Perdez-vous connaissance ?

La malade : Oui, depuis que j'ai été mordue, dans mes anciennes crises je ne perdais pas connaissance.

M. Charcot : Faites-vous, dans vos attaques, des rêves dont, au réveil, vous gardiez le souvenir ; revez-vous quelquefois de la scène du chien enragé ?

La malade : Non.

M. Charcot : Faut-il beaucoup de monde pour vous maintenir quand vous avez vos crises

La malade : Cela dépend. On me met toujours par-terre.

M. Charcot : Inutile d'insister. Il ne me reste plus à relever, que l'examen du cha
visuel a fait reconnaître l'existence d'un certain degré de rétrécissement concentrique du côté gauch
C'en est bien assez pour permettre d'affirmer notre diagnostic.

Voilà donc un cas très simple d'hystérie traumatique.

Mais il y a dans cette observation encore un enseignement que je ne veux pas manquer d
mettre en relief. Je rappelle que la malade a été mordue aux doigts de la main gauche.

(À la malade) : Combien de temps les plaies ont-elles mis à se cicatriser ?

La malade : 15 jours ou trois semaines au moins pour la main.

M. Charcot : Et à la figure ?

La malade : Cela s'est passé un peu plus vite.

M. Charcot : Est-ce que les plaies étaient grandes à la figure ?

La malade : Oui, Monsieur, presqu'aussi grandes qu'à la main.

M. Charcot : Eh bien, voici précisément ce sur quoi j'appelle votre attention. Je vou
disais la dernière fois que l'existence d'une paralysie faciale hystérique n'était pas encore démon
J'attends encore cette démonstration : Mon opinion, je vous le rappelle, est que jusqu'ici, les cas
paralysie faciale signalés dans l'hystérie appartiennent au groupe des déformations de la face pr
duites par le spasme glosso-labié des hystériques. Il ne s'agit donc pas, dans ces cas, de paralysi
mais de spasmes ; cela peut paraître singulier ; mais il faut bien l'admettre si cela est — et cela
paraît être.

N'oubliez pas que le clinicien, dans son rôle d'observateur, s'il veut voir les choses véri
tablement telles qu'elles sont, doit faire table rase, éloigner toute idée préconçue de quelque origi
qu'elle soit. On assure que Magendie disait qu'il fallait, dans le laboratoire, expérimenter comme
une bête. Je dirais presque que l'observateur-clinicien doit se conformer à ce précepte, du moins dan
la première opération qui doit le conduire à la constatation des faits pathologiques. La récolte étan
faite, il peut alors raisonner autant qu'il veut, en s'appuyant sur les faits librement constatés. Mais
il doit, autant que faire se peut, se dégager de toute préoccupation, de tout préjugé, avoir, en m
me, toute sa liberté d'esprit.

Eh bien, ceci étant posé, si mon opinion se confirme, que le facial ne se paralyse point dans
l'hystérie, peut-être sera-t-on conduit à reconnaître la raison physiologique cachée de cette
tion qui, provisoirement, tend à établir que les muscles de la face ne sont pas tout à fait sous l

même régime que les membres.

Déjà j'ai eu l'occasion de vous dire, je crois, que chez les sujets hystériques hypnotisés (grand hypnotisme), il est impossible, autant que je sache, de suggérer la paralysie faciale, tandis que rien n'est plus simple que de produire par suggestion le spasme glosso-labié en tout semblable à celui qui se présente chez nos malades. J'ajouterai que dans cette même condition d'hypnotisme, mais cette fois dans la période léthargique, la pression exercée sur le trajet du nerf facial, détermine une contraction très manifeste des divers muscles de la face mis en jeu, mais cette contracture n'est pas durable, elle ne survit pas à la pression et elle s'efface presque aussitôt que celle-ci cesse de s'exercer. Au contraire, vous le savez, cela n'a pas lieu pour les membres ; ceux-ci entrent en contracture aussi dès que la pression est produite sur les nerfs correspondants, mais elle persiste après que la compression a cessé, d'une façon permanente et jusqu'au moment où on s'occupe à la faire disparaître à l'aide de manœuvres appropriées. Eh bien, voilà déjà quelques arguments en faveur de l'idée que les muscles de la face ne sont pas exactement sous le même régime que les muscles des membres.

Peut-être, après cela, n'y aura-t-il pas lieu de s'étonner lorsque nous voyons que chez notre malade, les morsures de la main ont produit la paralysie du membre correspondant, tandis que les morsures de la face, presque aussi étendues et profondes que celles de la main, n'ont produit absolument rien de semblable.

La malade, interrogée à plusieurs reprises sur la question de savoir si jamais, chez elle, la face a été déviée, répond invariablement chaque fois par la négative. Jamais cette déviation n'a eu lieu, bien que la malade, au moment de sa toilette, n'ait à aucun moment négligé de se regarder dans la glace. En somme, il y a là un fait que je livre à vos méditations physiologiques.

Puisque j'en suis à vous présenter l'histoire d'accidents nerveux déterminés par la morsure d'un chien enragé, je crois intéressant de relever que ce n'est pas uniquement la paralysie hystéro-traumatique qui se produit dans les circonstances analogues.

Quelquefois, on voit autre chose : à côté des suggestions de paralysie, il y a lieu de placer les suggestions de douleur. Cela est rendu bien manifeste par les expériences chez les sujets hypnotisés ; ainsi une hystérique étant mise en état de somnambulisme, vous lui affirmez qu'elle souffre, je suppose sur un des côtés de la poitrine ; d'abord le sujet répond négativement, mais si vous insistez la douleur survient, elle s'élève, si je puis ainsi dire, au taux que vous désirez obtenir, et vous êtes obligé de vous arrêter dans vos affirmations pour que l'expérience ne devienne pas cruelle. Eh bien, ce qui peut se faire artificiellement chez le sujet hypnotisé, peut se montrer spontanément dans des conditions mentales analogues à celles que produit l'hypnotisme. Telles sont, par exemple, une émotion vive, la peur, un choc nerveux pour tout dire en un mot.

Vous comprenez par là que la morsure d'un chien enragé ou supposé enragé pourra, suivant les cas, produire tantôt une paralysie psychique, tantôt ce que j'appellerai, si vous le voulez, une _algie psychique_. Pour ne parler que de ce dernier cas, c'est-à-dire d'une algie psychique suggérée il n'est pas nécessaire que le sujet soit véritablement un hystérique pour que le phénomène se produise. Des résultats du même ordre peuvent se produire chez des névropathes appartenant à une autre catégorie que l'hystérie; chez certains hypocondriaques par exemple.

Voici l'indication sommaire d'un cas de ce genre: Il s'agit d'un homme de 40 ans non hystérique mais certainement hypocondriaque, qui, il y a 5 ans, fut mordu par un chien qu'il pouvait, au moment, croire enragé, mais qui ne l'était nullement, ainsi qu'il l'a appris quelques jours après. Ce chien, il le sait parfaitement, a vécu plus de 2 ans après l'accident. La morsure, d'ailleurs légère, a été faite sur l'éminence hypothénor de la main gauche.

Sur ce point, le malade éprouve une douleur quelquefois assez vive pour empêcher le sommeil et qui, alors se répand sur toute l'étendue du membre, principalement dans l'avant-bras; par moments la douleur s'apaise et il y a des périodes assez longues pendant lesquelles le malade n'y pense plus. Mais elle se réveille à coup sûr toutes les fois qu'il est question de rage et de chiens enragés. Il y a 2 ans, un accès de ce genre s'est produit et c'est à ce propos que le malade est venu nous consulter. C'était à l'époque où a eu lieu la souscription pour l'Institut Pasteur. Nous avons constaté alors que la douleur n'était nullement exagérée par la pression exercée sur la région désignée par le malade; c'était une douleur profonde mais qui paraissait très vivement ressentie; aucune des médications rationnelles n'avait pu la calmer. Depuis un mois notre pauvre homme ne vivait plus à cause de l'intensité de cette douleur qui, je le répète, avait pour foyer l'éminence hypothénar, remontait dans le bras et empêchait tout sommeil.

Voilà un exemple de ce que j'appelle _algie psychique_. L'imagination, c'est clair, a joué là un rôle prédominant, mais n'allez pas dire qu'il s'agit, dans ce cas, d'une douleur _imaginaire_ si par là vous entendiez dire qu'elle n'existe pas. Rien n'est plus réel que cette douleur; seulement, au lieu de relever d'une modification organique survenue dans les nerfs périphériques, par exemple, elle a son point de départ dans le lieu même où la douleur est perçue et sentie; c'est-à-dire dans le substratum des phénomènes psychiques ou autrement dit l'écorce cérébrale.

Je pourrais aisément multiplier les exemples de ce genre. Il me suffira de vous rappeler la _glossodynie_ sur laquelle mon ami, le professeur Verneuil, appelait l'attention il y a quelques mois.

Un individu arrive et vous dit: « J'ai une douleur dans la langue, je dois avoir un cancer » Vous regardez: Rien, et ici je parle d'un cas concret, d'une chose arrivée dont j'ai le souvenir dans l'esprit. Un mois après l'individu revient à la charge et vous répète ce qu'il vous a dit déjà la première fois que vous l'avez vu. Toujours pas de cancer. Cependant la douleur persiste et gagne en intensité. Pendant plus d'un an peut-être, vous serez poursuivi par ce malade "imaginaire" ou mieux "par imagination". Un beau jour votre homme a de l'embarras de la parole, du tremblement de la langue et des mains, de l'amnésie, de l'inégalité des pupilles, etc. etc. C'est un paralytique général. Cette fois, il n'est plus question de cancer de la langue ; tout est pour le mieux dans le meilleur des mondes possible. La glossodynie a fait partie dans ce cas de l'ensemble des symptômes hypocondriaques qui souvent précèdent l'apparition de la paralysie générale progressive. Sans doute la glossodynie n'a pas, tant s'en faut, toujours cette signification ; mais je n'étais pas fâché de vous dire en passant, parce que c'est là une notion importante pour la pratique, qu'elle l'a quelquefois.

Vous voyez qu'à côté des paralysies psychiques traumatiques pourront venir se placer les algies psychiques de même origine, et c'est là un point que j'ai tenu à vous signaler.

(À la malade) : Vous pouvez vous retirer.

2ᵉ et 3ᵉ Malades (2 jeunes filles)

M. Charcot : La consultation d'aujourd'hui n'a pas été riche en cas intéressants et je suis obligé de prendre pour la leçon quelques malades du service. Il y en a une qui va bientôt nous quitter et qui présente certains phénomènes dignes d'intérêt. Il s'agit d'un sujet atteint de la maladie de Basedow. Ce n'est pas sur les phénomènes vulgaires de la maladie que je veux appeler votre attention ; si vous constatez l'existence à la fois du goître, de l'exophthalmie, de la tachycardie et du tremblement, il n'est pas difficile de poser le diagnostic. Mais, j'ai eu l'occasion de vous le dire plusieurs fois déjà, quand il s'agit de formes frustes, imparfaitement développées, quand un ou plusieurs des symptômes cardinaux font défaut, c'est tout autre chose. Il ne faut pas méconnaître surtout qu'à côté des symptômes cardinaux, il y a à considérer dans l'histoire de la maladie de Basedow des symptômes de second ordre qui ne figurent point dans la caractéristique mais qui, néanmoins, à un moment donné, peuvent acquérir une importance clinique capitale.

La nommée M. que je vous présente est âgée de 17 ans. Elle est atteinte de goître exophthalmique depuis treize mois. Elle est ici depuis quand ?

La malade : Depuis 2 mois et demi.

M. Charcot : Sous l'influence du traitement électrothérapique dirigé par M. Vigouroux les choses se sont, chez elles, remarquablement améliorées. Elle avait été, pendant longtemps, soignée dans un hôpital où les ressources qui sont entre nos mains n'existent pas. Aussi est-elle restée fort longtemps sans modification sérieuse dans son état.

Le diagnostic était là facile, tous les symptômes cardinaux étaient présents ; tachycardie, goître, exophthalmie, tremblement ; tout cela s'est effacé mais est encore reconnaissable à l'exception de la tachycardie qui n'existe plus, c'est là un signe excellent car on peut dire qu'elle est le grand régulateur de la maladie. On ne peut affirmer qu'il y a apaisement ou guérison tant que la tachycardie persiste ; au contraire, l'absence bien constatée de la tachycardie pendant plusieurs semaines peut faire présager la guérison, alors même que persistent à un certain degré l'exophthalmie et le goître.

À ce propos, je tiens à vous faire remarquer que quelquefois la tachycardie n'est pas permanente, qu'elle se montre par accès, et qu'une rechute est à craindre tant que ces accès n'ont pas disparu.

Par un côté, le cas que je vous présente est donc en somme un cas classique, vulgaire, mais il est marqué cependant par la prédominance d'un symptôme de second ordre sur lequel je veux appeler toute votre attention. Et ceci me conduit à vous rappeler, tout d'abord, ce que sont ces symptômes de deuxième ordre qui, surtout quand les symptômes cardinaux, tels par exemple que le goître ou l'exophthalmie, font défaut, peuvent paraître placés au premier plan. Vous trouverez l'histoire de ces symptômes-là dans la thèse fort remarquable qu'a soutenue, il y a cinq ans, mon interne d'alors, depuis mon Chef de Clinique, le Docteur Marie. Dans ce travail, M. Marie étudie la maladie de Basedow non plus considérée dans son type de parfait développement, qui est aujourd'hui des connaissances vulgaires, mais il l'étudie en tant qu'elle se présente dans ses formes frustes, anomales.

Il y a fait connaître en outre et y a mis en valeur, toute une série de symptômes jusque-là restés dans l'ombre, qui appartiennent bien et dûment cependant à l'histoire de la maladie. Tel est, par exemple, le tremblement spécial qui aujourd'hui figure, en raison de sa constance, parmi les symptômes cardinaux. Tels sont aussi d'autres symptômes moins constants, moins fréquents, mais dont l'existence possible doit être prévue par le clinicien, s'il ne veut pas être exposé à s'égarer dans le diagnostic, principalement s'il s'agit d'un cas fruste. De ce nombre est la diarrhée d'un caractère spécial qu'on pourrait appeler <u>diarrhée de la maladie de Basedow</u> ; cette diarrhée, vous allez le voir, a joué un rôle important chez notre sujet.

Avant d'insister sur ce point, je vous engagerai, d'ailleurs, à jeter les yeux sur ce tableau dans lequel sont résumés tous les symptômes de l'affection qui nous occupe.

Tableau

Symptômes de la Série de Basedow.

**1er ordre
Cardinaux**
- Tachycardie (asystolie).
- Goître.
- Exophthalmie.
- Tremblement.

**2e ordre
Secondaires**

Digestion
- Vomissements, diarrhée spéciale.
- Boulimie, fringale.
- Ictère.

Respiration
- Toux.
- Respiration fréquente.

Système nerveux
- Symptômes d'angine de poitrine, névralgies.
- Paralysie, signe de de Graefe.
- Difficulté de la convergence (Möbius).
- Convulsions, crises épileptiformes.
- Modifications de l'état psychique (émotivité).

Peau
- Vitiligo, urticaire, taches pigmentaires.
- Sueurs, sensations de chaleur.
- Diminution de la résistance électrique.

Sécrétion urinaire
- Polyurie, albuminurie.
- Glycosurie.

Fonction génitale
- Troubles menstruels.
- Impuissance.

Anémie plus ou moins profonde. Cachexie - Œdème des membres inférieurs par asystolie.

Revenons à notre sujet. Vous savez qu'il y a dans l'histoire de l'ataxie locomotrice progressive qui est une maladie organique, avec lésions matérielles et qui, par conséquent, est assez loin de la maladie de Basedow ; il a, dis-je, ce qu'on appelle les <u>crises gastriques</u>. Ces crises ne sont pas sans présenter quelques analogies avec la diarrhée de la maladie de Basedow ; elles en diffèrent cependant par deux points fondamentaux ; d'abord, en effet, les crises gastriques sont des crises de vomissements et c'est de diarrhée qu'il s'agit dans la maladie de Basedow. De plus les crises gastriques tabétiques sont presque toujours accompagnées de vives douleurs dans le dos, dans l'abdomen, tandis que la susdite diarrhée est, au contraire, remarquablement indolente, mais ce qui rapproche les 2 affections c'est leur apparition sous forme de crises, dont le début s'accuse tout à coup, inopinément et dont la terminaison également soudaine est suivie sans transition, du retour à l'état normal. C'est l'existence de ces crises diarrhéïques spéciales que je voudrais faire ressortir dans l'histoire de notre petite malade.

Quelques mots d'abord relativement aux conditions dans lesquelles la maladie s'est développée chez elle. Son père est atteint de tuberculose laryngée et, malheureusement pour lui et pour elle, c'est un ivrogne. Il était un jour sous le coup d'un accès de <u>delirium tremens</u> ; dans son délire il a brutalement frappé l'enfant, celle-ci fut naturellement fort émue, fort épouvantée même. Elle avait ses époques qui furent, paraît-il, immédiatement supprimées. Elles n'ont pas reparu depuis. Quelques jours après cette scène, deux ou trois jours au plus, elle s'est aperçue qu'elle était vibrante, tremblante et qu'elle avait des battements de cœur. A propos de ce mot <u>vibrante</u> que je viens d'employer je ferai remarquer que le tremblement dans la maladie de Basedow est souvent généralisé, qu'il occupe non seulement les mains, mais le corps tout entier, de telle sorte que le malade étant debout est le siège d'une vibration que l'on perçoit fort bien lorsqu'on applique une main sur sa tête. Au bout de quelques semaines, on lui a fait remarquer que son cou était gonflé, et que ses yeux lui sortaient de l'orbite. La maladie était constituée.

Jusque-là, tout est parfaitement classique, c'est très simple. S'il n'y avait que cela, je ne vous parlerais pas de la malade, mais il y a eu autre chose. Quelques jours seulement après l'accès délirant de son père, elle a été prise tout à coup d'une diarrhée qui l'obligeait d'aller à la garde-robe un grand nombre de fois nuit et jour. Les selles étaient liquides, et par leur répétition fréquente, au bout de quelque temps, la malade s'en trouva très affaiblie ; mais, chose remarquable, elle n'avait pas perdu l'appétit ; elle continuait à manger et même quelquefois avec une sorte de voracité. Remarquez cette conservation de l'appétit et même cet appétit exagéré ; ce sont des faits qu'on trouve signalés dans la plupart des cas du même genre. Au bout de 17 jours, la diarrhée qui avait résisté à l'emploi des moyens habituellement efficaces, cessa tout à coup spontanément, brusquement. La malade affirme qu'elle n'était point accompagnée de coliques, de douleurs ; je vous ai prévenu que c'était là encore un des caractères de l'affection.

Ainsi, tout à coup, et dès le lendemain, la diarrhée ayant cessé, les choses reprennent leur cours ordinaire, les garde-robes redeviennent normales. Mais, au bout d'une quinzaine de jours, nouvel accès diarrhéique présentant exactement les mêmes caractères ; mais cette fois, également après avoir résisté à l'emploi du laudanum, du sous-nitrate de bismuth, etc., etc. elle cessa tout à coup, au bout de huit jours. A partir de cette époque, votre jeune malade a continué à avoir ses crises diarrhéiques environ tous les 8 ou 10 jours et chaque fois elles ont duré environ une huitaine de jours ; c'est depuis 25 jours seulement, c'est-à-dire depuis l'époque où l'amélioration s'est fait sentir d'une façon marquée dans l'ensemble des symptômes, que les accès diarrhéiques ont cessé de paraître.

Dans le cas actuel, la diarrhée spéciale a tenu une grande place dans l'histoire de la maladie puisqu'elle n'a pas cessé de se montrer par intervalles depuis le commencement jusqu'à la fin. Cela est exceptionnel certainement et ces cas-là sont sans doute rares ; mais il importe que vous sachiez que, à un degré modéré, les crises diarrhéiques sont véritablement assez fréquentes, dans la maladie de Basedow. C'est ainsi que sur 15 cas, M. Marie les a vues exister dans 12 cas. Mais, je le répète, habituellement, les crises sont relativement peu intenses ; il est vrai que toujours elles se montrent avec ces caractères très spéciaux que nous nous sommes attachés à faire ressortir, dans notre cas, qui à cet égard peut-être considéré comme un type et représente vraiment un cas d'étude.

Je crois que ces caractères des crises diarrhéiques sont assez spéciaux pour que, en l'absence même des signes cardinaux vulgaires, tels que l'exophthalmie et le goître, la véritable nature de la maladie puisse être reconnue. Il pourrait arriver, par exemple, que la diarrhée paroxystique appelât la première l'attention du médecin qui, ensuite, procéderait à la recherche de la tachycardie et du tremblement et ainsi pourrait être conduit à établir le diagnostic de la maladie de Basedow en l'absence du goître et de l'exophthalmie. Je n'ai pas encore rencontré de cas de ce genre, mais ils ne manqueront pas certainement de se présenter quelque jour dans la clinique.

Je vous rappellerai, à ce propos, que plusieurs fois les crises gastriques tabétiques, prises peut-être pendant longtemps pour des accès de gastralgie vulgaire, ont conduit le praticien éclairé à relever, chez le sujet en cause, l'existence des douleurs fulgurantes, de l'absence des réflexes, du signe d'Argyll Robertson et autres symptômes qui jusque-là avaient passé inaperçus.

Je ne veux pas en finir avec cette petite malade sans relever que chez elle les antécédents héréditaires méritent d'être mis en relief. La maladie de Basedow est un membre de la grande famille neuropathologique, c'est-à-dire que l'hérédité y joue un rôle important ; quelquefois, il s'agit de l'hérédité homologue et la maladie de Basedow est quelquefois la maladie d'une génération (maladie de famille) mais le plus souvent, c'est l'hérédité de transformation qui est en jeu. Il en est ainsi chez notre malade ; je vous ai déjà dit que son père est alcoolique. Elle a une tante dont les membres sont déformés par le rhumatisme articulaire chronique (alliance de la famille arthritique et de la famille neuropathologique). Le rhumatisme articulaire aigu se voit, soit dit en passant, assez fréquemment combiné, chez un même sujet, avec la maladie de Basedow. Je reviens à notre malade : elle a plusieurs cousins germains qui sont morts de convulsions ; sur onze frères qu'elle a eus, quatre sont morts également de convulsions ; une de ses sœurs a des crises hystériques. Vous voyez que son arbre généalogique, son <u>Pedigree</u>, comme disent les Anglais, est assez significatif.

Puisque j'en suis à vous parler de la maladie de Basedow fruste et de l'hérédité dans cette maladie, je ne puis résister au désir de vous signaler, en quelques mots, le cas suivant que j'ai observé récemment. Vous y verrez un beau cas d'hérédité de transformation et un nouvel exemple du développement de la maladie par émotion :

Madame X., habitant l'Égypte, quelques jours après le bombardement d'Alexandrie où elle résidait alors, a été prise de tremblement et de tachycardie. La terreur, une grande émotion sont vraiment la cause occasionnelle du développement de la maladie de Basedow. Ni goître, ni exophtalmie ; la maladie a continué telle qu'elle jusqu'ici sans se compléter. Le diagnostic était resté flottant parmi quelques uns des médecins d'Alexandrie, mais notre connaissance des formes frustes de la maladie de Basedow ne nous permettait pas d'hésiter dans le diagnostic. Voici maintenant les faits relatifs à l'hérédité : la mère de Madame X. a eu des idées fixes, elle a des scrupules, etc., (maladie du doute), son frère, auquel j'ai donné des soins, est atteint d'ataxie locomotrice ; voilà une observation qui n'a pas besoin de commentaires.

<h2 style="text-align:center">4e et 5e Malades (jeunes gens)
N°s 1 et 2.</h2>

M. Charcot (montrant le malade N° 1) : Voilà un malade que vous connaissez déjà. Je vous l'ai présenté il y a 15 jours ou 3 semaines ; c'est un exemple de la maladie de Friedreich. Celui-ci (N° 2) est âgé d'une vingtaine d'années ; nous allons rechercher ce qu'il a. Je vais les faire marcher tous les deux simultanément.

(Aux malades) : Levez-vous.

(Les malades se lèvent et marchent) C'est à peu près, vous le reconnaissez, chez l'un chez l'autre, la même démarche titubante. Tous les deux vacillent en progressant, dépassant tantôt sur la droite, tantôt sur la gauche, la ligne de marche. L'oscillation est, par moments, telle chez l'un et chez l'autre qu'ils sont, pour ainsi dire, à chaque instant, menacés de tomber à terre. Malgré ces analogies étroites, il y a cependant, entre les deux sujets en marche ne différence capitale que vous remarquerez si vous y prêtez attention, c'est que le N° 1, celui qui est atteint de la maladie de Friedreich, marche avec les jambes raides, fléchissant à peine les genoux, à la manière des ataxiques, tandis que l'autre, le N° 2 les fléchit très notablement, au contraire, en même temps que ses pieds frottent sur le sol dont ils se détachent avec peine, rappelant ainsi ce qu'on observe dans la paraplégie spasmodique. On pourrait dire que chez le premier la démarche est cérébello-ataxique, tandis que chez le second, elle est cérébello-spasmodique.

Je dirai tout à l'heure ce qui se cache derrière ces différences dans la marche. Pour le moment, je tiens à faire ressortir qu'entre nos deux malades présents, il existe des traits de ressemblance assez frappants pour que le diagnostic soit chose assez délicate.

Vous savez que la maladie de Friedreich se développe dans l'enfance. Notre malade N° 1 avait 14 ans lorsque se sont accusés les premiers symptômes. Il a maintenant 17 ans. L'autre malade N° 2, est âgé de 20 ans, et chez lui les accidents ont débuté, il y a plus de trois ans. Sous ce rapport, vous le voyez, il y a encore un point de contact, puisque dans les deux cas la maladie s'est développée dans la période juvénile.

C'est donc ailleurs que dans l'âge où se sont produites les premières manifestations qu'il faut chercher les éléments d'un contraste.

Déjà j'ai relevé quelques caractères différentiels dans la marche, d'autres vont s'accuser si nous y regardons d'un peu près. Ainsi, chez le premier, celui qui est atteint de la maladie de Friedreich, les réflexes rotuliens font absolument défaut, tandis que, chez l'autre, le N° 2, ils sont au contraire très manifestement excités, ainsi que vous pouvez le reconnaître, en même temps que la trépidation produite par le relèvement de la pointe du pied (phénomène du pied) est, elle aussi, très manifeste.

Voilà un premier caractère différentiel, qui rapproche le 1er cas du tabès, et qui rattache au contraire le 2e cas, au groupe des paraplégies spasmodiques.

Cela peut conduire déjà à supposer que ce dernier malade appartient à la <u>sclérose en plaques</u>, affection cérébro-spinale qui, cliniquement, ressemble beaucoup, quelquefois, ainsi que je vous ai fait remarquer dans une précédente leçon, à la maladie de Friedreich. Vous allez voir que tout ce qui va suivre viendra confirmer cette opinion. Je vous préviens seulement à l'avance que ce n'est pas de la forme typique de la sclérose multiloculaire qu'il s'agit, dans ce dernier cas, mais bien d'une forme fruste, circonstance qui rendra l'appréciation plus difficile.

Donc, vous ne devrez pas vous attendre à rencontrer, chez le sujet N° 2, la réunion de tous les symptômes classiques qui rendent si facile le diagnostic dans la forme vulgaire. Il en est un en particulier qui manque absolument aujourd'hui, après avoir existé autrefois d'une façon très manifeste : c'est le tremblement intentionnel des membres supérieurs. Vous savez en quoi consiste ce genre de tremblement. Il n'existe pas quand le membre est au repos ; il s'accuse seulement au moment qu'on prend, par exemple, un verre et qu'on veut le porter à la bouche. L'étendue des oscillations devient de plus en plus grande à mesure qu'on s'approche du but, et le résultat final, dans les cas accentués, est que l'eau du verre est projetée au loin au moment même où celui-ci allait toucher les lèvres, véritable supplice de Tantale. Notre malade, je le répète, a présenté ce symptôme à un moment donné, mais aujourd'hui il a disparu sans laisser de traces. Mais l'existence passée de ce symptôme n'en doit pas moins compter, vous le comprenez bien, pour le diagnostic.

Il ne faut pas oublier, car c'est là un de ses caractères, que dans la sclérose en plaques, il y a des hauts et des bas, des fluctuations ; quoi qu'il s'agisse là d'une maladie organique au premier chef, c'est cependant fort souvent au moins, une maladie changeante et mobile. Il n'est pas rare que dans l'histoire d'un cas de sclérose en plaques un peu ancien, on voie figurer parmi les premiers symptômes l'existence d'une paraplégie qui a disparu et reparu successivement à trois ou quatre reprises. Ces fluctuations n'existent pas dans la maladie de Friedreich, qui est une maladie éminemment et fatalement progressive, et c'est un fait que le clinicien ne manquera pas d'utiliser.

Vous vous rappelez que, pour ce qui est des symptômes bulbaires, il y a un rapprochement clinique à faire entre la sclérose en plaques et la maladie de Friedreich. Dans celle-ci comme dans celle-là on rencontre assez habituellement l'embarras de la parole et le nystagmus. Or, chez notre malade (N° 2) qui représente la sclérose en plaques fruste, l'embarras de la parole, comme je vous le fais remarquer est moins prononcé qu'il ne l'est chez le sujet atteint de la maladie de Friedreich. D'un autre côté, le nystagmus est à peu près le même chez les deux sujets. Ce n'est donc pas du côté des symptômes bulbaires qu'il faut aller chercher les traits différentiels ; mais plutôt du côté des symptômes spinaux ; relevons encore une fois chez le sujet N° 1 l'absence des réflexes et la démarche rappelant celle des ataxiques et chez le sujet N° 2 l'excaltation des réflexes tendineux et la démarche spasmodique.

En somme, vous comprenez d'après tout ce qui précède qu'entre la sclérose en plaques fruste et la maladie de Friedreich, le diagnostic pourra présenter, parfois, des difficultés presque insurmontables. C'est probablement une des raisons qui font que la description de la maladie de Friedreich n'est pas toujours exactement la même chez tous les auteurs qui en ont traité. Il me semble bien, d'après l'étude que j'ai faite des observations dans quelques uns de ces travaux, que la séparation entre les cas qui appartiennent à l'ataxie infantile et les cas de sclérose en plaques développée dans un âge peu avancé, n'a pas été toujours suffisamment sévère, et qu'il y eût eu tout avantage à éliminer les cas douteux provisoirement. La description y eût gagné en clarté et en précision.

Difficile à séparer de la maladie de Friedreich, comme vous le voyez, la sclérose en plaques fruste se détache assez facilement de toutes les autres affections qui peuvent donner lieu à une paralysie spasmodique. Dans celles-ci, en effet, la démarche est spasmodique, mais elle n'est pas titubante, tandis que dans la sclérose

…plaques la démarche présente un double caractère. Ajoutons que la présence de symptômes bulbaires tels que nystagmus et embarras de la parole permet dans ces conditions de décider la situation et d'affirmer le diagnostic sclérose en plaques.

Mais je m'aperçois que dans la comparaison entre la maladie de Friedreich et la sclérose en plaques fruste sous la forme qu'elle revêt chez notre malade N° 2, j'ai oublié un point important. Je veux parler du signe de Romberg. Je vous ferai remarquer immédiatement que le malade N° 1 (maladie de Friedreich) oscille et est menacé de choir lorsque ses yeux sont fermés, ainsi que cela est la règle en pareil cas, tandis que chez le malade N° 2, sclérose en plaques à forme de paraplégie spasmodique, la station debout n'est nullement affectée par l'occlusion des yeux. L'absence de troubles de la vessie et du rectum, de troubles marqués de la sensibilité appartient également à la maladie de Friedreich et à la sclérose en plaques ; mais l'on pourrait différencier celle-ci des paralysies spasmodiques symptomatiques d'une lésion spinale transverse où, au contraire les anesthésies, paresthésies, troubles de la miction, etc., sont choses habituelles.

Je n'ai pas le temps d'entrer aujourd'hui dans de plus longs développements concernant la question de diagnostic que j'ai soulevée. J'y reviendrai certainement un jour prochain. Aujourd'hui il me suffira de vous avoir fait pressentir les difficultés que vous pourriez rencontrer en présence d'un cas de maladie de Friedreich, ou au contraire d'un cas de sclérose en plaques fruste, de forme spasmodique développée dans l'enfance. Il serait cependant fort important de s'exercer à faire la séparation de ces deux ordres de faits, car si la maladie de Friedreich progresse inévitablement vers la terminaison fatale, la sclérose en plaques, au contraire, reconnaît les temps d'arrêt, les atermoiements et quelquefois même, trop rarement sans doute, des amendements définitifs qui équivalent presque à la guérison.

6ᵉ Malade (Un enfant de 3 ans ½ porté par sa mère)

M. Charcot : Qu'est-ce qu'il a, cet enfant ?

La mère : Une paralysie de la jambe gauche.

M. Charcot : Quand est-ce arrivé ?

La mère : Il y a 7 mois.

M. Charcot : Où l'avez-vous placé tout d'abord ?

La mère : A l'Enfant Jésus.

M. Charcot : Comment est-ce survenu ?

La mère : A la suite d'une fièvre qui a duré deux jours, quand j'ai voulu le lever je me suis aperçue qu'il ne pouvait plus remuer la jambe ; au bout de trois ou quatre pas, il s'est montré incapable de se tenir debout.

M. Charcot : A-t-il paru souffrir quand il avait la fièvre ?

La mère : Beaucoup.

M. Charcot : De quoi ?

La mère : De la fièvre.

M. Charcot : Je crois que nous n'en apprendrons pas plus long.

Vous avez probablement, Messieurs, reconnu au peu qui vient d'être dit, la nature du cas en que[stion]. Il s'agit d'un exemple de paralysie infantile spinale atrophique. Début brusque, 2 ou 3 jours de fièvre, 4[quelquefois et, dès le premier jour, le mal était fait, c'est-à-dire que l'enfant était paralysé. Cette paraly[sie] dont vous reconnaissez les reliquats, a été certainement plus prononcée qu'elle ne l'est aujourd'hui. El[le a] persisté cependant depuis cette époque à un certain degré.

Le membre du petit malade, vous le voyez, est plus maigre que l'autre, le genou se fléchit un peu volon[tai]rement, mais le pied reste inerte et tombant ; le membre paralysé est flasque, froid, violacé, de temps en te[mps] couvert d'une sueur froide. Le réflexe rotulien est absent ; pas de trouble de la sensibilité, pas de paralysie [de la] vessie ou du rectum. Très certainement l'exploration électrique décèlerait ici dans un bon nombre de mus[cles] l'existence de la réaction de dégénération parvenue au dernier terme chez plusieurs d'entre eux.

Je n'insisterai pas plus longuement ; il s'agit là en somme d'un cas fort vulgaire, j'aurai [ai]lleurs l'occasion de revenir bientôt sur cette forme de paralysie, à propos d'un cas où, chose rare dan[s] l'espèce, elle s'est développée à l'âge de 17 ans.

Voilà 7 mois que l'enfant a été frappé de sa paralysie. Depuis quelque temps il commence à p[eu à peu ?] marcher un peu mieux, en se tenant aux meubles. Y a-t-il, après 7 mois, encore quelque chose à espér[er ?] Je crois, il ne faut pas désespérer, même à cette époque. L'électrisation méthodique pourra, sans doute, ren[dre] encore quelques services. C'est un point sur lequel je me réserve d'appeler votre attention à la première occ[asion] qui se présentera.

7ᵉ Malade (Femme).

Le dernier cas qui doive nous occuper est celui d'une femme d'une femme d'une trentaine d'années, at[teinte] de paralysie faciale périphérique (maladie de Charles Bell). L'intérêt du cas est que cette femme prét[end] que sa mère a présenté exactement la même maladie dont elle a guéri au bout de quelques mois. Si c'[en] est, vraiment, il s'agirait d'un cas d'hérédité homologue de la paralysie faciale périphérique et ce cas vie[ndrait] à l'appui de la thèse récemment soutenue par M. Neumann. Chez notre malade, la paralysie date d[e] mois et elle ne s'est pas notablement amendée ; peut-être s'agit-il ici de la forme grave.

Policlinique du Mardi, 17 Avril 1888.

Objet de la Leçon :

1° Paralysie spasmodique amyotrophique de cause articulaire;

2° et 3° Hémiplégie hystérique chez l'homme et hémiplégie organique (2 malades);

4° Paralysie hystéro-traumatique de la main et du poignet gauches chez l'homme;

5° Mutisme, aphasie motrice, bégaiement hystérique chez l'homme;

6° Anorexie hystérique.

1er Malade (Homme)

(Un malade est introduit dans la salle du cours).

M. Charcot : Voici un malade qui est venu nous consulter mardi dernier et que nous n'avons pas eu le temps, ce jour-là, d'examiner suffisamment. Nous allons l'étudier ensemble aujourd'hui.

Ce malade ne m'est pas absolument inconnu. J'ai causé avec lui un instant hier et avant-hier. L'affection dont il est atteint présente un certain intérêt, non pas que le cas représente un type très accentué; mais certainement les caractères en sont suffisamment déterminés pour qu'il soit possible d'en affirmer la nature.

Voilà en deux mots de quoi il s'agit :

Cet homme, âgé de 45 ans, exerçant la profession de mégissier, a été atteint, il y a 4 ou 5 mois, de rhumatisme articulaire sous forme subaiguë; douleurs peu intenses occupant les articulations des cou-de-pieds, des genoux, des épaules. Dans le commencement elles ont été assez bénignes pour qu'il ait pu continuer à demeurer chez lui et, tant bien que mal, à faire son travail. Mais un mois après, il a dû se résoudre à entrer à l'hôpital où il est resté couché un mois; les douleurs étaient plus vives, plus continues, les articulations tuméfiées; il y a eu de la fièvre. Après cela s'est produit un temps d'arrêt, puis une rechute; une fois de plus il a fallu entrer à l'hôpital et y séjourner un mois encore. C'est en Octobre, Novembre et Décembre que cela s'est passé. Le voilà convalescent; il s'agit pour lui de se lever: tout va bien en ce qui concerne les jointures; elles ne sont plus tuméfiées, plus ou point douloureuses, même

Charcot - 18 -

les genoux qui ont été le siège principal du mal. Cependant impossibilité de marcher longtemps, de reprendre le travail parce que les membres inférieurs et les membres supérieurs eux-mêmes sont très faibles, surtout le membre supérieur droit. Il y a véritablement un certain degré de paralysie qui, pour les membres inférieurs surtout, se manifeste lorsqu'il s'agit de descendre un escalier. Pourquoi cette faiblesse énorme, cette impuissance motrice? évidemment, cela ne s'explique pas par les douleurs articulaires qui sont nulles ou peu s'en faut. Cela s'explique-t-il par le long séjour au lit? Nullement, le malade se lève depuis plusieurs semaines déjà. Cela dépend-il de l'état général? Nullement, celui-ci est satisfaisant. Une des causes de cette impuissance se manifeste aussitôt que vous examinez à nu les membres qui en sont affectés. Cet examen, j'y insiste, nous donne la révélation de faits assez vulgaires dans la clinique usuelle, mais dont la connaissance n'est peut-être pas encore aussi répandue qu'elle le mérite. Pourquoi notre homme ne marche-t-il qu'avec peine? Pourquoi lui est-il presqu'impossible de descendre un escalier? Pourquoi, à une certaine époque, quand il montait dans son lit, était-il obligé de prendre sa jambe gauche et de la soulever avec les mains, comme si, de ce côté, c'était surtout l'extenseur du genou qui fût en cause?

Je vais essayer de vous montrer, Messieurs, qu'il s'agit ici d'une affection particulière centes nerveux, consécutive aux affections articulaires rhumatismales, laquelle se traduit cliniquement par deux éléments : 1° un élément amyotrophique, manifeste surtout dans les extenseurs des articulations principalement lésées; 2° un élément parético-spasmodique. En d'autres termes, à la suite des arthropathies rhumatismales, il s'est produit, à titre de conséquence logique, si je puis ainsi dire, et nullement par le fait d'une complication fortuite, une parésie à la fois spasmodique et amyotrophique. Voilà une combinaison qui, au premier abord, pourra paraître singulière, il semble qu'il y ait une sorte d'opposition, de contradiction entre l'amyotrophie et le spasme, et cependant nous connaissons des faits parfaitement nets de cette combinaison; il me suffira de citer, à titre d'exemple, ce qui se passe dans la sclérose amyotrophique où les deux éléments se trouvent intimement combinés. Vous allez voir que la même chose se voit, bien qu'à un degré moins accentué dans notre cas.

(M. Charcot invite le malade à ôter son pantalon.)

Vous allez reconnaître, maintenant que les membres inférieurs sont à nu, l'amyotrophie qui porte surtout sur le membre inférieur gauche, et que, dans ce membre, le triceps est affecté de façon prédominante. Au membre supérieur droit où le coude a particulièrement souffert, l'atrophie et la parésie portent également sur l'extenseur, c'est-à-dire sur le triceps.

Pareille atrophie existe, remarquez-le bien, à peu près nécessairement chez la plupart des malades atteints de rhumatisme articulaire aigu ou chronique, dans la goutte, à la suite des arthropathies, suites de traumatisme, etc. Mais cela passe inaperçu fort souvent, et cela n'app ère l'attention que si le cas est très prononcé. Or, il semble que pour que l'affection spinale d'où dérive

parésie amyotrophique prenne un grand développement, il faut de la part du malade une sorte de pré-

position.

C'est un fait vraiment remarquable que, dans ces circonstances l'atrophie musculaire se

anifeste surtout, ainsi que je le relevais tout à l'heure, je ne dis pas exclusivement, sur les extenseurs

s articulations affectées.

Quand il s'agit du genou, c'est le triceps fémoral; quand il s'agit de l'épaule, c'est le deltoïde; quand

s'agit du coude, c'est le triceps brachial, et ainsi de suite. Telle est la loi — Mais n'oubliez pas, toute-

is qu'il est presque de règle que le membre tout entier auquel appartient l'articulation malade soit amai-

i à un certain degré, ainsi que vous l'avez remarqué. L'atrophie est, chez notre malade, très prononcée, sur-

out du côté gauche; moins du côté droit. Cette atrophie, tout naturellement, rend compte, pour une part,

la faiblesse motrice. Lorsque, le genou étant étendu, on cherche à le fléchir, le malade ne résiste pas.

vous savez qu'un homme vigoureux comme l'est celui-ci résiste généralement de telle façon qu'il est

impossible au plus énergique de produire le moindre degré de flexion. La faible résistance est moins accu-

ée à droite, mais elle existe cependant aussi jusqu'à un certain point. J'ajouterai que sur les parties

du membre où l'atrophie des muscles ne paraît pas évidente, il existe cependant de la faiblesse. Il s'agit

donc bien là d'une parésie dont un des caractères est de s'accompagner d'amyotrophie; évidemment l'amyo-

trophie n'explique pas tout; mais je dois vous montrer maintenant que la paralysie en question est

en, comme je l'ai avancé, une paralysie de caractère spasmodique. Il me suffira, pour l'établir,

vous faire voir que le réflexe rotulien est manifestement exagéré, surtout du côté gauche où il

accompagne d'un certain degré de trépidation par redressement de la pointe du pied; ainsi se trouve

ustifié le rapprochement que je faisais tout à l'heure entre l'affection spinale de cause articulaire

ont notre malade offre un exemple, et celle qui caractérise l'affection désignée sous le nom de sclérose laté-

ale amyotrophique, exagération des réflexes tendineux et souvent aussi rigidité spasmodique des membres

ffectés.

Au membre supérieur droit où l'amyotrophie porte principalement sur l'extenseur du coude

et où il y a faiblesse motrice du membre tout entier, le réflexe produit par la percussion du tendon

u triceps au coude et par celle des tendons fléchisseurs du poignet, sont également exagérés.

Nous voilà donc en face d'une affection spinale, consécutive à l'affection articulaire, et qu'il

nous faudra traiter maintenant que la maladie articulaire qui en a été le point de départ a

isparu.

Ce sont nos collègues de la chirurgie qui ont fait connaître les premiers cette espèce de paralysie

amyotrophique et, de fait, c'est principalement dans les cas d'arthrite traumatique qui se rencontrent,

n ce qui la concerne, les meilleures conditions d'études. C'est à M. le Professeur Léfort qu'on doit les premiers travaux importants relatifs à ce sujet, et la thèse de son élève. M. Valtat (1877) est riche en documents de première valeur, tant dans l'ordre clinique que dans l'ordre expérimental. Les très importantes expériences de M. Valtat ont été faites dans le laboratoire et sous l'inspiration de M. Vulpian. Je ne saurais trop vous engager à prendre connaissance de cet important document. Peut-être après cela prendrez-vous encore quelque intérêt à la lecture des leçons que j'ai faites relativement à cette même question dans le 3ᵉ volume des maladies du système nerveux. En outre de l'exposé d'un cas intéressant de paralysie amyotrophique de longue durée consécutive à un léger traumatisme du genou, vous trouverez là l'histoire d'un sujet atteint de rhumatisme articulaire chronique, chez lequel l'amyotrophie et les symptômes de paralysie spasmodique et amyotrophique étaient si prononcés, si prédominants qu'on s'était demandé si la maladie spinale n'était pas la maladie principale, les arthropathies n'étant qu'un fait secondaire; hypothèse que l'étude attentive de l'évolution de la maladie est venue, du reste, contredire absolument.

J'en reviens à ce que je disais tout à l'heure. C'est surtout l'arthrite traumatique qu'il convient de considérer lorsqu'on veut bien étudier l'évolution de la paralysie amyotrophique secondaire et chercher à reconnaître le mécanisme physiologique de son développement. L'an passé, je vous ai présenté un sergent de ville qui était tombé sur le genou gauche en cherchant à arrêter un voleur ; une arthrite, légère d'ailleurs, et qui n'a pas retenu le malade au lit plus de 8 jours, avant été la conséquence du traumatisme ; 15 jours après l'accident il ne restait plus trace de douleur ni de gonflement ; cependant le membre correspondant était devenu d'une faiblesse extrême, rendant la marche très difficile. Déjà à cette époque l'atrophie du muscle triceps, était très évidente ; quelques semaines après, elle devait s'y exagérer encore et affecter aussi, à un degré infiniment moins prononcé sans doute, mais très facile à apprécier, tous les muscles de la cuisse, de la jambe et même de la région fessière. Le réflexe rotulien était exagéré de ce côté et il y avait trépidation épileptique du pied (phénomène du pied). Voilà donc notre homme, en conséquence de l'affection articulaire provoquée par le traumatisme. atteint d'une paralysie spasmodique amyotrophique du membre inférieur gauche, laquelle a survécu pendant plusieurs mois à l'arthrite, cependant légère, cause de tout le mal.

Il est clair que la théorie qui pourra s'appliquer à ces cas d'ordre traumatique où l'interprétation peut se faire dans des conditions relativement simples, pourra s'appliquer également _mutatis mutandis_, aux cas plus complexes, plus difficiles à débrouiller qui se présentent dans la clinique médicale (Rhumatisme articulaire, goutte, arthrite blennorragique, etc. etc.)

Plusieurs théories sont en présence avec la prétention d'expliquer pourquoi et comment, l'amyotrophie qui, seule, paraît avoir frappé l'esprit des observateurs, se développe. En conséquence de l'affection de la jointure à titre de phénomène deutéropathique, on devra, dans une théorie définitive, tenir compte de la paralysie motrice antérieure, de l'amyotrophie et de l'exagération des réflexes tendineux qui se voit dans la majeure partie des cas et sur laquelle j'ai appelé l'attention.

Quelques uns invoquent encore aujourd'hui l'influence, de tout temps un peu exagérée, du repos prolongé; mais où trouver-vous le repos prolongé dans des cas où, au bout de 4 jours la parésie du muscle extenseur du genou étant déjà parfaitement établie, l'atrophie ne tarde pas plus de 10 à 12 jours à devenir évidente. Oui, au bout de 4 ou 5 jours, dans quelques observations de M^r. Valtat, le malade est impuissant, malgré tous ses efforts, à dessiner une contraction du muscle triceps sur la cuisse qui correspond au genou affecté, et 10 ou 12 jours après, je le répète, l'atrophie de ce même muscle qui s'accentuera encore par la suite, est déjà très prononcée. Dans les conditions expérimentales, chez les animaux, après l'injection de liquides excitants dans les jointures, M. Valtat a trouvé que déjà 8 jours après l'opération, le muscle extenseur correspondant à l'articulation lésée a perdu $1/5$ de son poids et 44% au bout de 15 jours. Ici l'expérimentation et la clinique, on peut le dire, marchent parallèlement et se donnent la main; certes, il ne saurait être question ici d'atrophie par inertie fonctionnelle longtemps prolongée.

Une autre théorie prétend que l'atrophie musculaire résulte purement et simplement de la propagation au muscle, de proche en proche, du processus inflammatoire dont la jointure affectée est le siège primitif. Évidemment cette vue n'est pas plus soutenable que la précédente et pour ne pas la discuter dans la règle, nous nous bornerons à relever: 1º que l'affection musculaire qui se produit en conséquence de l'affection articulaire ne présente pas les caractères d'une myosite; 2º que le muscle en voie d'atrophie est pris d'emblée dans toutes ses parties; aussi bien dans les parties qui confinent à la jointure, que dans celles qui en sont le plus éloignées; 3º qu'enfin la théorie de la propagation inflammatoire n'explique pas ce fait habituel; que presque toujours l'amyotrophie ne reste pas limitée à l'extenseur, mais s'étend au membre tout entier. La théorie à laquelle je m'arrête est celle qu'a imaginée Vulpian; je proposerai seulement de lui faire subir quelques modifications rendues nécessaires par la connaissance de faits ignorés à l'époque où elle a été émise.

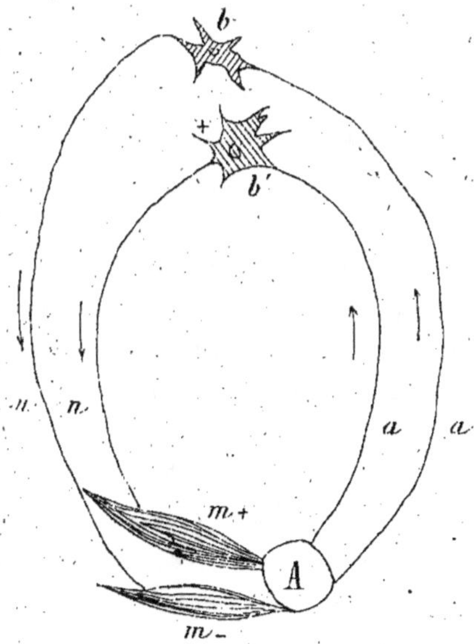

$b \atop b'$ } Cellules des cornes antérieures.
b- Cellule épuisée.
b'+ Cellule irritée.
a a. Nerfs articulaires.
n n'. Nerfs musculaires.
A. Articulation.
m m. Muscles.
m + Muscle excité.
m - Muscle amyotrophié.

Il s'agit d'admettre que les nerfs articulaires irrités transmettent suivant le mécanisme des actes réflexes l'irritation dont ils sont le siège par la voie des nerfs centripètes jusqu'à la substance grise spinale, où elle affecte les cellules nerveuses des cornes antérieures. Ces cellules deviennent en conséquence le siège d'un travail irritatif qui, dans une première période, produira l'excitabilité réflexe exagérée du système neuro-musculaire, tandis que dans une période ultérieure qui correspond à une phase d'épuisement de l'organité à cellule ganglionnaire, ce sont la parésie et l'amyotrophie qui s'accusent surtout. On peut comprendre d'ailleurs que dans certains cas l'épuisement ou peut-être l'inhibition prédominent d'emblée et dans ces cas, ce sont les phénomènes parétiques et amyotrophiques qui, dès l'origine, tiendront la première place; on peut comprendre également que simultanément dans certaines cellules nerveuses l'excitation sera particulièrement accentuée, tandis que dans d'autres, l'épuisement se sera produit de très bonne heure et ainsi on expliquera qu'à un moment donné les phénomènes amyotrophiques et parético-spasmodiques pourront co-exister sur un même membre, ainsi que cela a lieu d'ailleurs, en conséquence d'un mécanisme analogue, dans la sclérose latérale amyotrophique.

Quoi qu'il en soit de la théorie proposée, le retentissement imaginé par Vulpian sur les centres nerveux, de l'affection articulaire ne paraît pas douteux et a été admis d'ailleurs à peu près généralement par les médecins qui se sont occupés de la question. Il était naturel, après cela, de rechercher si l'affection spinale supposée se traduit microscopiquement par des lésions organiques appréciables ou si, au contraire les lésions sont d'ordre purement fonctionnel ou dynamique, comme on dit encore.

Les premières études de ce genre qui, si je ne me trompe, appartiennent à M. Debove ont donné microscopiquement des résultats négatifs; il s'agissait, je crois d'un cas de rhumatisme articulaire chronique où l'amyotrophie était très prononcée; M. Debove, dont la compétence dans ce genre de recherches est bien connue, n'a trouvé, en examinant les diverses parties de la moelle, aucune altération appréciable; les cellules nerveuses des cornes antérieures ainsi que les nerfs périphériques avaient toutes les apparences de l'état normal.

Tout récemment, les choses ont changé de face et aujourd'hui nous possédons dans la science au moins un fait où la nécroscopie a fait reconnaître, dans ces mêmes conditions, de paralysie amyotrophique articulaire, l'existence de lésions matérielles parfaitement distinctes et consistant particulièrement dans l'atrophie d'un grand nombre de grandes cellules nerveuses des cornes antérieures.

Mais avant d'en dire plus long sur ce cas intéressant, je dois vous faire remarquer que le plus souvent l'amyotrophie de cause articulaire est, au point de vue de l'électro-diagnostic une atrophie simple c'est-à-dire que l'exploration électrique n'y fait pas reconnaître la réaction de dégénération. L'examen microscopique des muscles fournit, d'ailleurs, des données conformes à ce résultat en faisant reconnaître l'existence d'une simple émaciation des faisceaux musculaires. Voilà certainement le cas le plus commun mais il n'est pas absolument général ; quelques auteurs, en effet, ont reconnu, en pareille occurrence, sur certains points des muscles atrophiés une réaction de dégénérescence plus ou moins accentuée. Il est donc vraisemblable qu'il existe deux formes ou plutôt deux degrés de l'amyotrophie articulaire : l'une dans laquelle il n'y a pas de réaction de dégénération ; l'autre dans laquelle cette dégénération existe. Ceci pouvait conduire à penser que, en ce qui concerne l'affection spinale de cause articulaire d'où dérive l'amyotrophie, il y a également deux formes ou mieux deux degrés : l'une dans laquelle l'affection spinale est purement dynamique ; l'autre dans laquelle elle se traduit par des lésions organiques appréciables. C'est dans ce sens que dépose l'observation à laquelle je faisais allusion tout à l'heure. Elle appartient à un interne distingué des hôpitaux, M. Klippel, expert dans les études de nécroscopie délicate. Elle a été présentée à la Société anatomique et vous en trouverez les détails dans les bulletins de cette Société (Novembre 1887, 23ᵉ fascicule, p. 720 - Janvier 1888, 2ᵉ fascicule, p. 37.). Ce fait est relatif à une arthrite du genou datant d'un an et survenue chez une malade atteinte de tuberculisation pulmonaire. Il importe de remarquer que dans ce cas où les lésions des cellules motrices spinales étaient si prononcées, les muscles extenseurs de la jointure présentaient sur certains points des altérations analogues à celles qui se produisent à la suite de la section expérimentale des nerfs. J'ajouterai que pendant la vie on avait noté que sur ces points la faradisation ne produisait pas de réaction.

Il devient, d'après tout cela, absolument vraisemblable que l'affection spinale de cause articulaire reconnaît, comme je l'insinuais tout à l'heure, deux formes ou mieux deux degrés. Dans le 1ᵉʳ degré la lésion spinale est dynamique et l'amyotrophie consécutive est marquée par une atrophie simple ; dans l'autre, la lésion musculaire est dégénérative et l'affection spinale se traduit en particulier par une atrophie des cellules nerveuses des cornes antérieures.

N'oubliez pas, Messieurs, cette complication spinale des affections articulaires ; vous la retrouverez à chaque pas dans la clinique nouvelle. Je tiens à le répéter, sans compter l'arthrite traumatique, elle fait presque partie intégrante de l'histoire du rhumatisme articulaire subaigu ou chronique, de l'arthrite blennorragique, de l'arthrite sèche, de la goutte, enfin, où elle explique le fait depuis si longtemps remarqué "des jambes cotonneuses" comme disent les goutteux, qui survit aux accès.

Déjà je vous ai parlé des cas dans lesquels la paralysie spasmodique de cause articulaire se présente avec des caractères tellement accusés qu'on pourrait être conduit à y voir l'affection protopathique tandis qu'en réalité, il s'agit seulement d'une complication ; à la vérité plus intense et plus persistante que la maladie initiale. Vous voyez, par ces exemples, que je vous ai conduits sur un champ d'études très vaste, et où vous trouverez à recueillir, si vous vous y engagez plus avant que nous ne le pouvons faire aujourd'hui, une ample moisson de faits intéressants.

Un mot relativement au pronostic et au traitement. Le pronostic est assez sérieux en somme en raison de la longue durée de ce genre de paralysie amyotrophique. J'ai été amené cependant à penser, d'après ce que j'ai vu, que lorsque l'amyotrophie peut être traitée de bonne heure par l'électrisation, ainsi que cela peut se faire quelquefois à la suite d'arthrites légères et peu durables, le retour de la puissance motrice ne se fait pas trop longtemps attendre ; si le cas est ancien, au contraire, si le membre est resté trop longtemps dans un appareil d'immobilisation et de compression le pronostic est beaucoup plus défavorable. J'ajouterai que quelques observations recueillies dans le service semblent donner, pour ces cas d'amyotrophie au moins, la prééminence aux excitations produites à l'aide de l'étincelle électrique, principalement dans les cas qui datent de loin.

Du moment où il est bien établi que dans ces cas d'amyotrophie articulaire, la moëlle est en jeu il est rationnel de ne point borner la médication aux muscles affectés et d'essayer d'agir sur la moëlle à l'aide, par exemple, de pointes de feu légères, mais nombreuses et souvent répétées, appliquées sur la région spinale. Le bromure de potassium, la belladone, etc, seraient utiles dans les cas où les phénomènes spasmodiques s'accuseraient à un haut degré.

Mais c'en est assez sur ce sujet et je ne dois pas oublier que j'ai à vous présenter aujourd'hui même plusieurs autres cas dignes d'intérêt.

2ème et 3ème Malades.

Deux malades, deux hommes, sont introduits, tous deux atteints d'hémiplégie gauche.

M. Charcot: L'un de ces malades que j'appellerai, si vous voulez, le N°1 m'est inconnu l'ai vu marcher dans la cour de l'hospice et j'ai reconnu chez lui la démarche propre aux sujets affectés d'hémiplégie permanente de cause cérébrale. L'autre, le N°2, a été examiné plusieurs fois il est atteint d'hémiplégie depuis 6 mois ; sa démarche présente, avec celle du précédent, un contraste frappant. Je me propose d'étudier ces deux malades comparativement.

(S'adressant au N°1): Quel âge avez-vous ?

Le malade (sans embarras de la parole): 26 ans.

M. Charcot: Depuis quand êtes-vous paralysé ?

Le malade: Depuis 6 mois.

M. Charcot: Est-ce tout d'un coup que vous avez été pris ?

Le malade: Cela m'a pris, en mettant une bride à un cheval, par des engourdissements dans les doigts de la main gauche.

M. Charcot: Êtes-vous tombé ? Avez-vous perdu connaissance ?

Le malade: Non Monsieur ; mais mon bras, presqu'aussitôt, est tombé ballant et inerte.

M. Charcot: Et la jambe gauche ?

Le malade: Ma jambe a été prise peu à peu, environ 2 mois après, elle ne l'a jamais été autant que le bras.

M. Charcot : Vous n'avez pas eu d'autres attaques ? Pas de convulsions ?

Le malade : Non, Monsieur, mais j'ai eu et j'ai encore souvent de grands maux de tête et des vomissements.

M. Charcot : Il s'agit peut-être d'une néoplasie intracrânienne ; vous devrons l'étudier de plus près, et examiner en particulier le fond de l'œil à l'aide de l'ophthalmoscope[1]. Pour le moment, je veux faire remarquer seulement l'hémiplégie, portant surtout sur le membre supérieur qui est rigide dans la demi-flexion, avec réflexes tendineux très forts ; le membre inférieur est raide lui aussi ; le réflexe rotulien y est exagéré et on y constate le phénomène du pied. L'épaule gauche est abaissée, tombante, le malade marche en fauchant, comme on dit, c'est-à-dire en imprimant à son pied un mouvement de circumduction. On trouve là, je le répète, tous les caractères de l'hémiplégie ancienne vulgaire.

Considérons maintenant le malade N° 2. Il exerce la profession d'ajusteur mécanicien et il est âgé de 34 ans. Son hémiplégie date de plus d'un mois et cependant les membres sont flasques, mous, absolument inertes ; les réflexes tendineux n'y sont pas exagérés notablement. Le membre inférieur est pour le moins aussi inerte, aussi flasque que le membre supérieur. Aussi le malade, pour se tenir debout et marcher, a-t-il besoin d'être aidé par une autre personne qui le soutient en passant un bras sous son aisselle droite.

Le voilà debout. Je vous prie de bien remarquer, parce qu'il y a à relever là un caractère clinique, la façon dont, pendant la marche, se comporte le membre inférieur du côté paralysé ; seul, le pied droit se détache du sol à chaque pas, en sautant, le pied du membre paralysé, au contraire, reste en arrière de l'autre, pendant, traîné à la manière d'un corps inerte, frottant, ou mieux, balayant le sol. Gardez soigneusement dans l'esprit l'impression que vous fait, en ce moment, cette démarche, comparée à celle que nous observerons comparativement chez le malade N° 1 et vous aurai fait là, je vous assure, une acquisition importante.

Voilà un premier caractère distinct qui sépare nos deux malades. Il y a entre eux bien d'autres différences à relever ; mais je tiens à faire ressortir dès à présent que déjà l'existence de la démarche si particulière que nous venons de mettre en relief chez le 2ᵉ malade, peut nous mettre sur la voie du diagnostic. Quand vous rencontrerez pareille démarche chez un sujet atteint d'hémiplégie déjà ancienne vous pourrez soupçonner qu'il s'agit d'un hystérique. Notre sujet, en effet, est un hystérique et l'hémiplégie chez lui, est une hémiplégie hystérique. C'est ce que je vais entreprendre de vous démontrer.

Je vous ferai remarquer, en premier lieu, que chez ce malade, il n'existe pas de paralysie du

<hr>

[1] L'examen ophthalmoscopique pratiqué ultérieurement a fait reconnaître chez ce malade l'existence d'une névrite optique double.

facial inférieur, tandis que chez l'autre, l'hémiplégique organique, la déviation de la bouche est, au contraire très accusée quand il parle. Alors que chez ce dernier les troubles de la sensibilité sont déf[...] sur les membres paralysés, ces troubles sont au contraire portés au plus haut point chez le M[...] non seulement, il y a chez lui perte absolue de la sensibilité cutanée; mais encore la sensibilité [...] fonde est profondément lésée, au point que toutes les notions relatives au sens musculaire sont abs[...] Ce qui précède est relatif aussi bien au membre supérieur qu'à l'inférieur.

Vous savez que, portés à ce point, ces troubles de la sensibilité sont vraiment caractéristiques d[e la] paralysie hystérique; jamais cette anesthésie superficielle et profonde qu'on peut dire absolue, dans la rigueur du mot, ne se rencontre dans les hémiplégies cérébrales organiques. J'ajouterai que l'anes[the]sie cutanée n'est pas bornée aux membres, mais qu'elle s'étend sur tout le côté gauche du co[rps] tête et tronc. J'ajouterai encore que l'hémianesthésie n'est pas seulement sensitive, mais qu'elle po[rte] aussi sur tous les sens spéciaux. Ainsi le goût, l'ouïe, l'odorat, sont profondément affectés du côt[é] paralysé; il y a un rétrécissement concentrique du champ visuel du côté droit, et du côté gauch[e] côté paralysé, une amaurose. Le réflexe du pharynx est perdu du côté gauche. Il y a une pla[que] hyperesthésique du sinciput, une autre sur la région dorsolombaire. En voilà bien assez pr permettre d'affirmer, même en l'absence d'attaques, le caractère hystérique de toutes les affections dont souffre présentement ce malade; d'ailleurs, dans l'histoire de ses antécédents personnels e[t] héréditaires, nous trouverons encore de puissants arguments en faveur de cette thèse.

Mais avant d'en venir là, je ne puis résister au désir que j'éprouve en ce moment, de vous [lire] un passage que j'emprunte aux "leçons cliniques sur les paralysies et sur certaines malad[ies] du cerveau, etc." par Robert Bentley Todd, médecin à l'hôpital de "King's college" (2e édition L[on]dres 1856) p. 21. A mon avis, ce petit livre n'est pas suffisamment connu et apprécié, même en Angleterre. Il contient une foule de choses originales et qui font le plus grand honneur à la saga[cité] de ce clinicien que nous ne connaissons guère en France que par ses opinions relatives aux effet[s des] boissons alcooliques dans le traitement des fièvres. Ce n'est pas assez et je ne saurais trop vous rec[om]mander la lecture de l'œuvre neuropathologique de R. B. Todd.

Le passage que je viens vous lire appartient à la première leçon. Il s'agit en particulier du di[ag]nostic de l'hémiplégie hystérique. La malade sur laquelle le professeur argumente est une nommée M[rs] Leigh, âgée de 42 ans. « Les points les plus importants à relever dans cette observation, dit-il, sont l[es] suivants: En premier lieu, l'invasion a été soudaine, elle s'est faite à la suite d'un travail fatigant; i[l n'y] a pas eu un instant perte de conscience ou obnubilation de l'intelligence. Il n'y a pas trace de paralys[ie] faciale: et ce fait, considérant le degré très élevé de la paralysie des membres est déjà une circonstanc[e] bien remarquable (p. 18) .... Car bien que la paralysie hystérique (p. 20) puisse occuper toutes les pa[rties] du tronc et des membres, elle se montre rarement à la face, si même elle s'y montre jamais. « Main[tenant]

« voudrais relever encore le caractère spécial du mouvement de la jambe paralysée lorsque la malade
« marche, lequel, dans mon opinion, est caractéristique de l'affection hystérique. Si vous considérez une
« personne souffrant d'une hémiplégie vulgaire sous la dépendance de quelque affection organique du
« cerveau, vous vous apercevrez qu'en marchant, elle a une allure particulière pour porter en avant
« la jambe paralysée et appuie tout le poids du corps sur le membre sain ; alors par un mouvement de
« circumduction, elle porte en avant la jambe paralysée, faisant décrire au pied un arc de cercle. Notre
« malade, au contraire, ne marche pas de cette façon, elle traîne après elle (drags) le membre paralysé
« comme s'il s'agissait d'un corps sans vie et ne produit aucun acte de circumduction, ne fait aucun
« effort d'aucune sorte pour le détacher du sol ; pendant qu'elle marche le pied balaye (sweeps) le sol.
« Cela, je pense, est caractéristique de l'hémiplégie hystérique. »

Il faudrait ajouter de l'hémiplégie hystérique <u>avec flaccidité</u>, car il existe une variété de celle-
ci où les membres sont rigides, contracturés, plus encore généralement qu'ils ne le sont dans les
hémiplégies organiques. Quoi qu'il en soit, je viens de relever une description clinique d'une vérité
et d'un pittoresque achevés : c'est vraiment un dessin de maître. Vous ne sauriez l'avoir trop longtemps sous les yeux, car il vous montre bien la puissance des descriptions faites ingénûment, sincère-
ment, d'après nature. Je voudrais compléter maintenant, par quelques détails, cette observation intéressante de
façon à la mettre en valeur et à en tirer tout le parti possible.

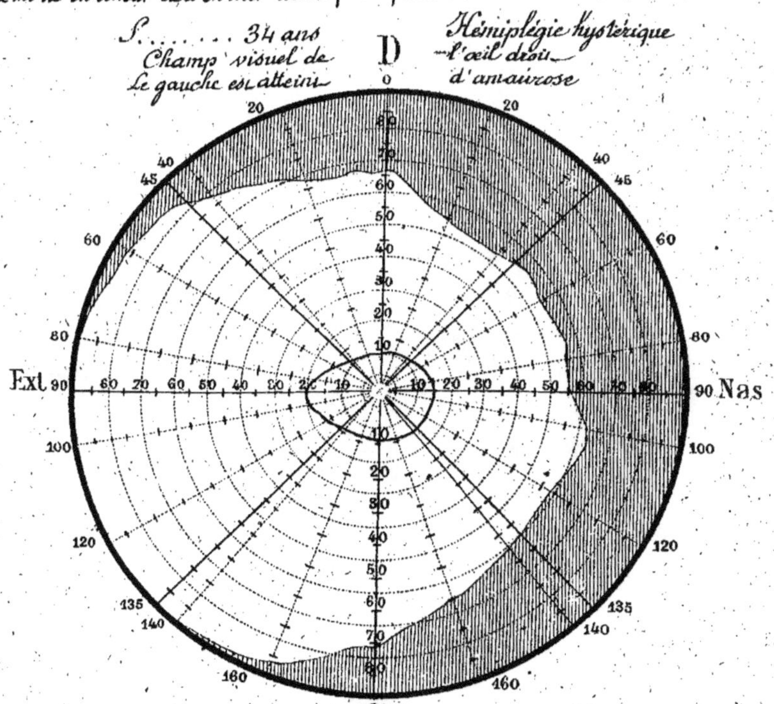

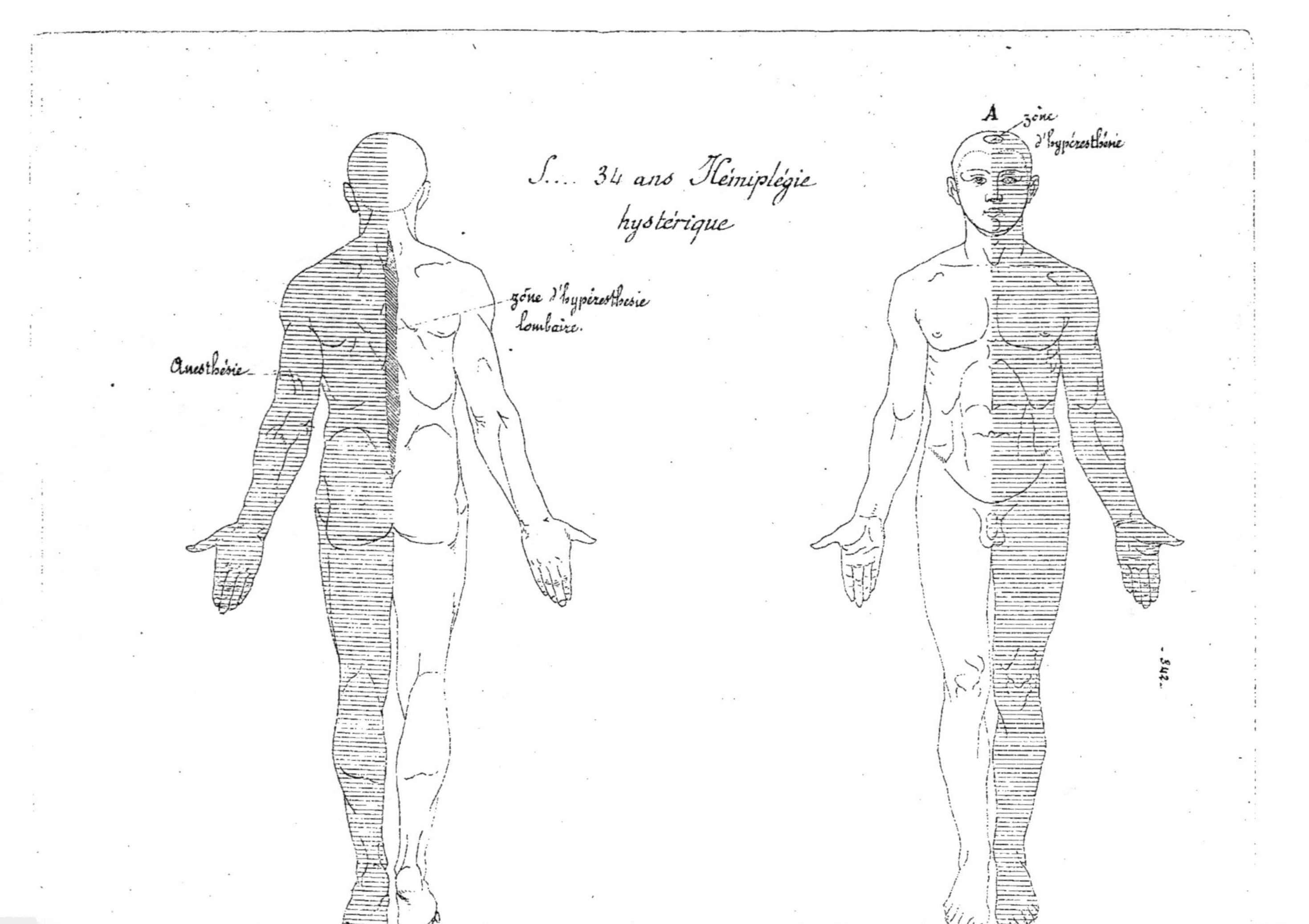

S.... 34 ans Hémiplégie
hystérique
A zone d'hypérésthésie
zone d'hypérésthésie lombaire.
Anesthésie
- 342 -

Les antécédents du malade sont intéressants à noter : il a eu dans l'enfance une maladie qu'il appelle fièvre typhoïde et à la suite de laquelle serait survenue une sorte de paralysie de la langue qui aurait persisté pendant 7 mois. Il est ajusteur mécanicien et a servi dans la marine de guerre où il a pris la malheureuse habitude de boire qui ne l'a jamais abandonné depuis. Chez lui les antécédents héréditaires sont remarquables : Un de ses oncles du côté paternel serait mort de méningite ; son grand-père est mort pensionnaire de l'asile d'aliénés de Lafon (Charente) après y avoir vécu onze ans.

Voici dans quelles circonstances s'est produite l'hémiplégie que nous observons aujourd'hui. C'était le 22 Mars dernier — rien à noter dans la période qui avait précédé l'accident si ce n'est que depuis quelque temps déjà il avait remarqué qu'il ne connaissait plus la saveur des aliments. Donc, le 22 Mars, il était descendu dans un puits pour y ajuster une pompe ; c'était un lundi, il s'était grisé la veille, et une fois parvenu au fond du puits, au lieu de se livrer au travail, il se coucha et s'endormit lourdement.

Il paraît certain que pendant son sommeil qui n'a pas duré moins de quatre heures, c'est le côté gauche du corps qui a porté sur le sol. Seule, en effet, la partie gauche de ses vêtements a été salie par le sol boueux, et l'on peut se demander si la pression prolongée intense exercée par le corps sur les membres gauches, en y produisant un engourdissement et une parésie comparables à ce qui se voit dans le choc local, n'a pas été le point de départ de l'hémiplégie suivant le mécanisme psychique qui préside au développement des paralysies hystéro-traumatiques. Ne le voyant pas sortir à l'heure habituelle, ses camarades ont été le chercher et l'on a trouvé gisant, inerte. Le malade ne se rappelle pas très bien ce qui s'est passé en ce moment ; il croit pouvoir affirmer cependant que l'hémiplégie gauche existait déjà au sortir du puits. La période d'amnésie s'est étendue sur une période d'environ trois jours, pendant lesquels le malade est resté au lit ; après cela il a appelé un médecin qui, paraît-il, lui aurait déclaré que la maladie dont il souffre est incurable et c'est pour cela qu'il s'est décidé à entrer à l'hôpital St. Antoine, dans le service de M. Hanot qui a bien voulu nous l'adresser.

Vous voyez que les circonstances héréditaires, l'alcoolisme sont venus jouer ici le rôle de causes prédisposantes ; la pression exercée sur les membres gauches, le sujet étant en état d'ivresse, a fait le reste et déterminé le siège de la paralysie.

Quel est l'avenir de ce cas : la guérison, je l'espère, ne se fera pas trop attendre malgré l'intensité de la paralysie, parceque celle-ci n'est pas encore de date très ancienne. J'espère, dans une prochaine leçon, pouvoir vous montrer les premiers résultats du traitement que je propose de mettre en œuvre et de vous faire connaître en quoi consiste ce traitement

4.ᵉ Malade.

Voici maintenant encore un ouvrier. C'est un monteur en bronze âgé de 46 ans qui, lui aussi, présente des accidents hystériques. Voyez comme ces cas d'hystérie traumatique observés chez des ouvriers vigoureux en apparence, se multiplient à mesure qu'on apprend à les mieux connaître. Décidément, on ne voit que ce que l'on a appris à voir ; ces cas-là m'étaient inconnus il y a 3 ans, comme aux autres, et cependant ils existaient car il n'est pas du tout vraisemblable qu'il s'agisse là d'une maladie nouvelle.

Il y a 3 semaines aujourd'hui, cet homme était occupé à frapper, à l'aide d'un gros maillet de bois, manié de la main droite, sur une plaque de bronze fixée par un étau et qu'il maintenait à l'aide de la main gauche. Il frappait à coups redoublés lorsqu'à un moment la plaque de bronze se déplace et le maillet tombe lourdement sur la main gauche.

Nous avons quelque raison de croire que le malade était un peu gris au moment de l'accident. Les conséquences immédiates ont été une douleur assez vive, un engourdissement de la main et de l'avant-bras, un certain degré de gonflement du poignet et des doigts et sur les mêmes parties des ecchymoses. Ecchymoses et gonflement avaient disparu au bout de 4 jours. Mais lorsqu'après ce temps, le malade voulut se servir de sa main, il s'aperçut que la main était tombante et qu'il ne pouvait mouvoir les doigts. Lorsque nous nous sommes livrés à l'examen méthodique du membre affecté, il nous a été facile de reconnaître qu'il s'agissait là d'une paralysie hystéro-traumatique : il avait récupéré depuis quelques jours quelques mouvements volontaires, il donnait même 18 au dynamomètre, mais il y avait insensibilité cutanée à peu près absolue de la main, du poignet et de l'avant bras remontant jusqu'à 10 centimètres environ de l'articulation du coude et se terminant de ce côté par une limite circulaire perpendiculaire à l'axe du membre.

Ce mode de distribution de l'anesthésie cutanée est, vous le savez, un renseignement précieux ; mais procédons :

Je fais fermer les yeux au malade et j'imprime à ses doigts de la main gauche, à son poignet, divers mouvements ; le malade n'a pas de ces mouvements la moindre notion. Il ignore absolument l'attitude que j'imprime à sa main et à ses doigts. Je lui tords les doigts, le poignet, je leur fais subir des mouvements de flexion ou d'extension excessifs ; toujours pas de douleur ; il ignore absolument de quoi il s'agit. — Messieurs, bien que la paralysie motrice et sensitive ne soit plus ici absolument complète, c'en est déjà assez pour affirmer le diagnostic, car il n'est pas, je pense, d'autres paralysies que les paralysies hystériques où les caractères que je viens de relever se montrent aussi fortement accentués.

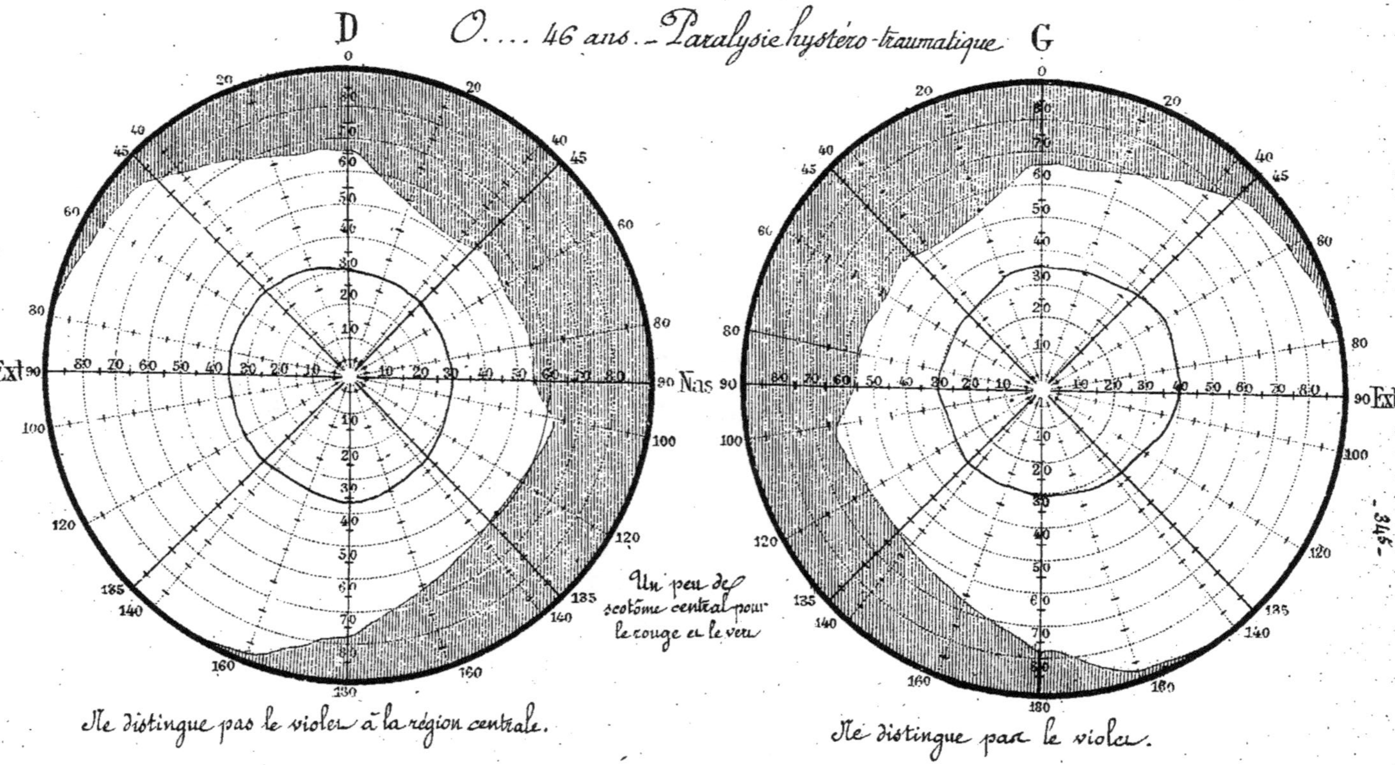

D
O.... 46 ans. - Paralysie hystéro-traumatique G
Ext
Nas
Ext
Un peu de
scotôme central pour
le rouge et le vert
Ne distingue pas le violet à la région centrale.
Ne distingue pas le violet.

O..46ans. Paralysie
hystéro traumatique.

Certaines lésions organiques de l'écorce reproduisent sans doute partiellement ces caractères, mais il n'y a jamais, en pareil cas, qu'une esquisse ; jamais le tableau n'est aussi complet. C'est que dans les lésions organiques corticales, les foyers toujours assez limités, se distribuent nécessairement, même un peu au hasard sur les régions motrices&sensitives de l'écorce qui sont distinctes et distantes les unes des autres, tandis que les lésions dynamiques hystériques, c'est du moins ce que je crois devoir vous proposer d'admettre, sont diffuses et affectent simultanément, d'une façon systématique en quelque sorte les régions motrices et sensitives qui sont physiologiquement intéressées dans l'accomplissement du mouvement de telle ou telle jointure. C'est ainsi que la clinique le démontre, les anesthésies dans les paralysies hystéro-traumatiques sont comme l'impuissance motrice, disposées par segments, par régions articulaires et nullement suivant la distribution des nerfs périphériques.

Nous avons naturellement cherché les stigmates et dans cette recherche nous avons trouvé quelque chose d'intéressant. Il existe un rétrécissement concentrique double du champ visuel et c'est le seul indice de ce genre que nous ayons pu recueillir ; et certes, c'est bien là un phénomène hystérique, mais dans l'examen de la vision, il nous est arrivé de reconnaître, en outre, des deux côtés un scotôme central pour les couleurs : ceci n'est pas hystérique, c'est alcoolique. Nous trouvons donc chez notre malade de par l'examen de la fonction visuelle, la révélation de l'hystérie et celle de l'alcoolisme.

Vous savez déjà, par nos études antérieures, que chez l'homme hystérie et alcoolisme s'associent souvent, celui-ci pouvant être considéré comme l'agent provocateur qui détermine l'apparition de celle-là. Un certain tremblement rapide des mains, une sorte de bredouillement, de tremblement de la lèvre inférieure, que nous avons constatés chez notre malade, lors de son admission, qui ont disparu depuis qu'il est à l'hôpital, privé d'excitants, viennent confirmer, d'ailleurs l'indication fournie par l'existence du scotôme central.

Inutile d'insister, étant établi que notre malade est alcoolique, pour montrer que la paralysie dont il en atteint n'est pas une paralysie alcoolique. Je me bornerai à signaler, comme absolument contraires à cette hypothèse, les faits suivants : origine traumatique, asymétrie, siège à l'un des membres supérieurs, (les muscles inférieurs n'étant pas affectés), absence de douleur spontanée ou à la pression, limitation segmentaire ou par régions articulaires de l'anesthésie etc.

Je n'ai plus qu'à relever chez notre malade l'absence de maladies antérieures. Il n'a guère connu ses parents et ne peut dire s'ils ont été atteints de maladies nerveuses. Je vous parlerai du traitement une autre fois.

5ᵉ Malade.

On introduit dans la salle un homme de 51 ans.

M. Charcot : Voici encore un cas intéressant. Mais l'heure nous presse et je dois me borner pour aujourd'hui à vous en dire seulement quelques mots. L'occasion est pressante cependant, car il se pourrait faire que l'affection dont il est atteint disparaisse d'un moment à l'autre ; il s'agit, en effet, une fois de plus, d'une affection hystérique.

Oui, ce brave homme âgé de 51 ans que vous avez devant vous, est atteint de mutisme hystérique et l'on pourrait dire que l'affection en question est devenue, chez lui une habitude. C'est la 6ᵐᵉ ou 7ᵐᵉ fois, en effet, qu'il en est atteint et c'est pour ainsi dire la seule forme d'accidents hystériques qu'il présente en dehors de certains stigmates dont je vous parlerai tout à l'heure.

On peut faire remarquer, d'ailleurs que quand les malades entrent dans cette catégorie du mutisme hystérique, cette affection tend à se reproduire tandis que les autres accidents de la diathèse tendent à s'effacer.

Notre malade n'a pas d'attaques convulsives proprement dites ; il est vrai qu'au moment où il va entrer dans son mutisme, il présente certains prodrômes assez significatifs :

Ainsi, il éprouve des étourdissements, un serrement du cou, des bruits dans les oreilles, des battements dans les tempes et tombe alors à terre sans connaissance, ayant les apparences d'un homme qui dort profondément. L'attaque est donc inaugurée par les symptômes de l'aura hystérique et elle revêt la forme de l'apoplexie hystérique avant de conduire au mutisme. C'est dans ces conditions qu'on l'a ramassé l'autre jour dans les cours de l'asile de Ste Anne où il avait été admis dans les circonstances que je rappellerai bientôt ; mais je crois intéressant de vous indiquer dans un tableau la série des attaques de mutisme qu'il a déjà subies :

1ʳᵉ attaque en 1880, peu après la disparition de sa femme qui emportait une somme de 22.000 francs provenant d'un héritage. Durée du mutisme : 7 mois.

2ᵉ   "   en 1884, deuxième disparition de sa femme qui emportait un semestre de rente. Durée 3 mois.

3ᵉ   "   en 1885, à la suite de la perte d'un emploi. Durée 5 mois.

4ᵉ   "   en 1887, 3ᵉ fugue de sa femme qui emportait de nouveau avec elle un semestre de rente. Durée 4 mois

5ᵉ   "   en 1888, à la suite d'une querelle. Durée 3 mois.

Vous savez, par nos études antérieures ce qu'est le mutisme hystérique, mutisme le plus souvent absolu et compliqué d'aphonie ; il ne paraît pas que les caractères de cette affection soient encore bien connus, car le pauvre diable, deux fois, pendant ses accès de mutisme a été envoyé à

Ste Anne et une fois au moins de Ste Anne à Villejuif. C'est à Ste Anne pendant le dernier accès que nous l'avons repêché. Ce qui justifie peut-être ce séjour dans les asiles, c'est que, agité, en raison de son mutisme, et se livrant à une pantomime bizarre dans l'espoir de se faire comprendre plus rapidement que par l'écriture, il présente en ces moments-là une apparence vraiment étrange qui peut faire naître l'idée qu'il s'agit d'un aliéné.

C'est un des caractères du mutisme hystérique sur lesquels j'ai insisté, que le malade privé complètement de la parole et de la voix écrit avec une grande facilité et semble acquérir pour manier la plume une dextérité qu'il n'a pas dans les conditions ordinaires.

C'est ce que vous pourrez constater chez notre homme : Il est aphasique, aphasique moteur et aphasique absolu, mais il n'est pas, tant s'en faut, vous le voyez, agraphique, car en écrivant, au contraire, il s'explique facilement et avec une grande rapidité. Je vous ferai remarquer du même coup, qu'il n'est pas du tout atteint de cécité verbale, car il peut lire et rendre compte, par écrit, de ce qu'il a lu. Également, il n'est pas atteint de surdité verbale car il désigne du premier coup les divers objets placés devant lui et qu'on lui nomme à haute voix. Il ne lui manque qu'une chose, c'est de savoir accomplir les mouvements coordonnés des lèvres et de la langue nécessaires pour articuler les mots. Quelque chose lui manque encore, c'est la voix. Il est donc muet, mais de plus aphone. A mon avis, dans ces cas nous trouvons la réalisation la plus systématique, la plus correcte de l'aphasie motrice, aphasie de Broca ; compliquée seulement de l'aphonie dont l'existence concomitante n'est nullement nécessaire quand il s'agit d'une aphasie motrice par lésion organique.

J'ai déjà eu l'occasion de faire remarquer que le mutisme absolu chez les muets hystériques est souvent précédé ou suivi par un état intermédiaire où le malade plus ou moins aphone balbutie, ou bégaye. Je crois devoir vous faire observer que notre malade est dans un de ces moments-là et je dois relever que chez lui il ne s'agit pas seulement de bégaiement, car la fin de certains mots, principalement lorsque ceux-ci sont un peu longs, est supprimée. Sous ce rapport, le malade se comporte alors à peu près comme dans l'aphasie organique monosyllabique, mais il est remarquable qu'il n'y a pas cette substitution de mots qui se voit dans la paraphasie.

(Au malade.) : Savez-vous le nom de votre femme aujourd'hui ?

Le malade : Lou......Lou..........ise.

M. Charcot : Elle s'appelle Louise, il ne peut prononcer le nom tout entier.

Et son nom de famille ?

Le malade : Du.... Du-Du....

M. Charcot : Écrivez le nom puisque vous ne pouvez pas le prononcer.

Le malade : écrit rapidement Louise Dutour.

M. Charcot : C'est bien le nom de sa femme ; au malade : Prononcez tour.

Le malade : t..t...t...

M. Charcot : Il lui est impossible de prononcer _toui_ — c'était déjà la même chose dans l'interrogatoire que je lui ai fait subir hier. Remarquez que les quelques syllabes qu'il profère sont dites à voix basse.

Je le répète encore une fois, il est aphone et vous voyez que lorsque je l'engage à crier de toutes ses forces, il ne peut émettre qu'un grognement d'un ton peu élevé.

Ce brave homme qui a l'air si empêché, si embarrassé, si gauche quand il n'a pas la plume à la main, n'est pas, tant s'en faut, sans intelligence et sans culture ; il le montre bien dans ses réponses écrites qu'il fait couramment et très intelligiblement ; avec une orthographe très suffisante.

C'est un original, et il a donné maintes et maintes fois des preuves d'originalité ; il a d'ailleurs de qui tenir et je place ici un tableau figurant son arbre généalogique qui en dit bien long.

Arbre généalogique du nommé Pasq....
Mutisme hystérique.

	Côté paternel		Côté maternel	
	Grand-père inconnu	Grand'-mère morte à 81 ans attaque d'apoplexie.	Grand-père mort à 75 ans d'un ramollissement du cerveau qui a duré 6 mois sans paralysie	
	Père Mort dans un acte de dévouement (1)	Oncle Suicidé	Oncle hémiplégique	Mère Morte de maladie aiguë
	Frère Tué au Sénégal	Frère Paralysie générale progressive	Notre malade Mutisme hystérique	

(1) Acte de dévouement admirable, mais touchant presque à la folie. — Lors du fameux accident du pont d'Angers X... a sauvé de la mort en se précipitant dans le fleuve, 10 soldats emportés par le courant : il a été entraîné par le 11e et a succombé.

Ainsi que cela arrive souvent aux déséquilibrés, P... a épousé malgré toutes les représentations, une fille d'aliénés, fort mal équilibrée elle-même, qui lui a causé tous les chagrins possibles, et c'est à la suite des avanies qu'elle a coutume de lui faire que sont survenus pour la plupart ses attaques de mutisme. Il s'est montré jusqu'ici d'une faiblesse extrême à l'égard de cette créature, cause principale de ses malheurs, et bien que plusieurs fois elle l'ait volé et indignement trompé, toujours il lui pardonne.

(Au malade): Combien de fois cela vous est-il arrivé?

Le malade fait signe avec ses doigts que cela lui est arrivé 5 fois.

M. Charcot: Et vous ne songez pas à demander le divorce? (On rit).

L'interne: Il paraît qu'il l'a demandé.

M. Charcot: Eh bien, vraiment, il n'est pas trop tôt; vous avez eu de la patience.

Autre trait significatif: Le pauvre garçon a une mobilité d'esprit singulière. Il a fait une vingtaine de métiers. Il est surtout mégissier; il a été ajusteur à la fabrique d'armes de Châtellerault; il a été zouave, il a servi dans les hôpitaux comme infirmier; il a fait l'homme de peine; il a été balayeur etc. Il a eu, en 1871, ce qu'il appelle une insolation à la suite de laquelle il est resté mélancolique pendant 6 mois.

Je ne vous en dirai pas plus long sur ce malade aujourd'hui, j'y reviendrai prochainement. Pour le moment, je me bornerai à vous dire qu'il porte un certain nombre de stigmates hystériques à savoir: le rétrécissement double du champ visuel (très prononcé) une hémianalgésie gauche; il a perdu le goût et le réflexe du pharynx.

Croquis.

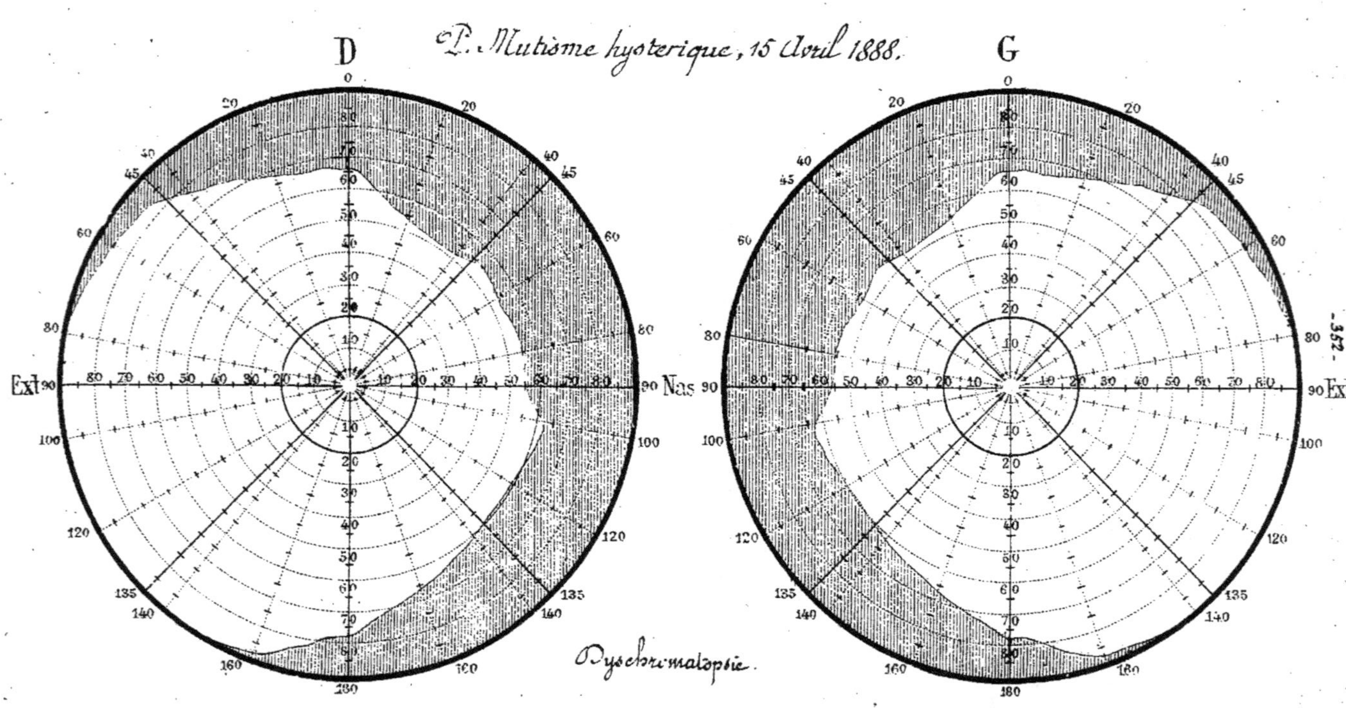
P. Mutisme hysterique, 15 Avril 1888.
D
G
Ext
Nas
Ext
Dyschromatopsie.

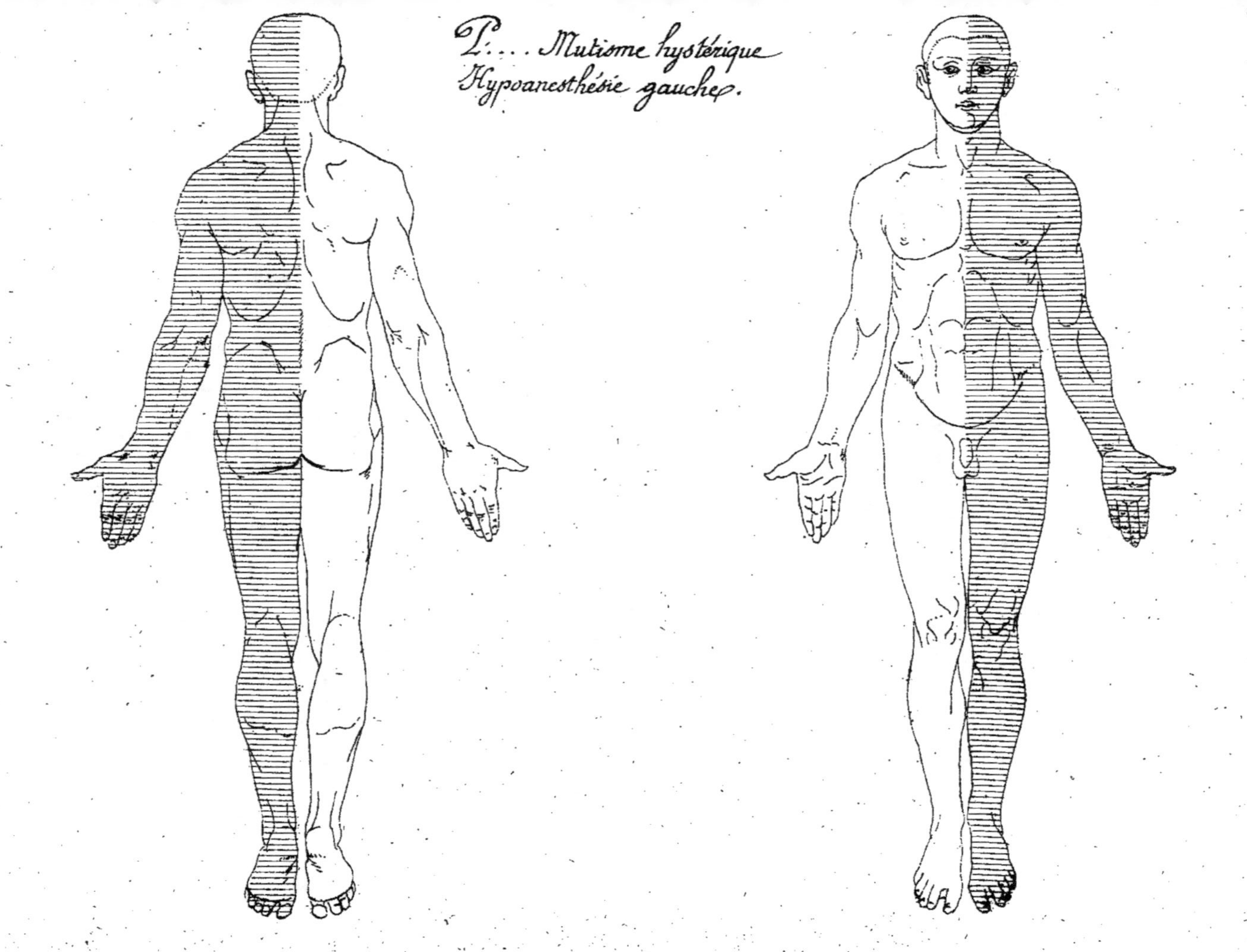

P.... Mutisme hystérique
Hypoanesthésie gauche.

6ᵉ Malade (Jeune fille de 18 ans)

(Une jeune fille accompagnée de sa mère est introduite.)

M. Charcot : Quel âge a-t-elle ?

La mère : 18 ans.

M. Charcot : Où est-elle née ?

La mère : En Russie.

M. Charcot : Est-elle française cependant ?

La mère : Mon mari ayant trouvé du travail dans une maison de confection en Russie, suis allée avec lui, et c'est là qu'elle est née.

M. Charcot : A quel âge est-elle venue en France ?

La mère : Elle avait 11 mois quand elle est revenue.

M. Charcot : Depuis quand est-elle malade ?

La mère : Depuis deux mois.

M. Charcot : Comment sa maladie lui est-elle venue ?

La mère : Elle a vu écraser un enfant. Elle a vu la tête de cet enfant prise entre une porte et un camion de chemin de fer.

M. Charcot : Il est mort, cet enfant ?

La mère : Tout de suite.

M. Charcot : Quelle heure était-il ?

La mère : 6 heures du soir.

M. Charcot : Elle n'avait rien avant ? Elle n'était pas à l'époque de ses règles ?

La mère : Non.

M. Charcot : Qu'est-ce qu'elle a dit sur le moment ?

La mère : Elle a dit : Oh ! comme j'ai eu peur !! Le lendemain elle a dit : je ne sens plus ni bras ni jambes.

M. Charcot : A-t-elle dormi cette nuit-là ?

La mère : Non, et elle n'a jamais bien dormi depuis.

M. Charcot (à la jeune fille) : Est-ce que vous ne voyez pas la scène de l'enfant écrasé quand vous rêvez ?

La malade : Je l'ai vue plusieurs fois, mais pas toutes les nuits.

M. Charcot : En somme, de quoi souffrez-vous surtout actuellement ?

La malade : Je ne puis plus manger.

M. Charcot : Depuis le moment de l'accident ?

La malade : Depuis le 18 Mars seulement.

M. Charcot : Quand l'accident a-t-il eu lieu ?

La mère : Le 7 ou 8 Janvier.

M. Charcot : Pendant les mois de Janvier et Février, qu'a-t-elle éprouvé ?

La mère : Elle était triste, très triste, il y avait en elle un changement de caractère.

M. Charcot : Mais elle mangeait encore ?

La mère : Pas beaucoup, mais enfin elle mangeait.

M. Charcot : Elle n'avait pas de crises de nerfs ?

La mère : Non.

M. Charcot : Que lui est-il arrivé le 18 Mars ?

La mère : Le 18 Mars, après avoir mangé, elle s'est écriée : J'étouffe. J'envoie chercher le médecin, il m'a dit que ce n'était rien et depuis, aussitôt qu'elle prend des aliments, du bouillon même, elle sent qu'elle étouffe ; ni les aliments ni le bouillon ne passent plus, et c'est pour cela qu'elle ne veut plus manger.

M. Charcot : Est-ce que vous n'avez pas faim ? Est-ce que vous avez de la répugnance pour les aliments ?

La malade : Rien ne me paraît bon, je n'ai pas faim.

M. Charcot : Vous ne souffrez pas de l'estomac. En dehors de ce sentiment d'étouffement qui survient lorsque vous vous êtes forcée à avaler quelque chose ?

La malade : Non Monsieur.

M. Charcot : Il s'agit bien là d'un cas d'anorexie hystérique. Mais il semble qu'il ne s'agisse pas de la forme typique sur laquelle Lasègue a écrit un si beau chapitre. En effet, la malade paraît refuser les aliments surtout parce qu'après avoir avalé, elle en prise un sentiment d'étouffement.

Qu'a-t-elle mangé ce matin ?

La mère : Une tasse de lait. Le lait passe très bien.

M. Charcot : C'est déjà quelque chose et hier ?

La mère : Du lait. Elle n'a pris que du lait depuis Samedi.

M. Charcot : Pas autre chose ?

La mère : Non

M. Charcot : En somme, vous le voyez, l'anorexie n'est pas absolument constituée encore mais cela pourrait arriver à la longue et il faut combattre ces tendances-là dès l'origine.

Est-ce que quand la malade vient de manger, il lui arrive d'avoir des crises de nerfs ?

La malade : Quand j'ai mangé souvent je sens une boule qui remonte au cou j'ai le cou enflé.

M. Charcot : Il semble que dans l'estomac il se soit formé comme une plaque hys-térogène. Vous voyez assez souvent les attaques de nerfs survenir justement au moment où les aliments sont introduits dans l'estomac.

En résumé, nous nous trouvons, je crois, en présence d'un cas d'anorexie hystérique au petit pied. Ce n'est pas la grande forme. La non alimentation, ici, n'est pas absolument systé-matique le refus de manger est plutôt la conséquence de la crainte de voir survenir après l'ingesti des aliments des accidents nerveux sensibles. Je suis porté à croire que le traitement général aura assez facilement raison de tout cela. Il n'en serait pas de même dans l'anorexie nerveuse-primitive dont je serais heureux de trouver l'occasion prochaine de vous parler, car c'est dans la clinique neuropathologique une des affections qui, en raison du danger qu'elle fait courir au malade, réclame de la part du médecin, la plus de décision le plus de fermeté et de savoir-faire.

Policlinique du Mardi, 24 Avril 1888.

Objet de la Leçon:

1° 2° 3° _ Trois cas de mutisme hystérique : a_ Cas typique ; b_ Cas anomal par l'existence d'un certain degré d'agraphie ; c_ Cas anomal par l'existence d'aphasie polysyllabique.

4° et 5° Un cas de paralysie générale avec tremblement unilatéral du côté droit et épilepsie sensitive du même côté_ Un cas de paralysie agitante limitée également au côté droit.

1er Malade (Homme de 21 ans)

M. Charcot : Voici un malade que vous connaissez. C'est un jeune homme de 21 ans, du nom de Gram...., maçon, qui dans l'exercice de son métier, étant sur un échaffaudage, est tombé de la hauteur d'un 3e étage. A la suite de cet accident, il est devenu le héros de toute une Iliade de phénomènes hystériques que j'ai racontée dans une leçon publiée par la Semaine Médicale du 7 Décembre 1887. Mon collègue, M. Kirmisson, a présenté le sujet à la Société de Chirurgie dans une de ses dernières séances. On l'avait cru pendant quelque temps atteint de mal de Pott, avec paralysie des membres inférieurs, et en conséquence il avait été placé dans un appareil silicaté où il est resté immobilisé pendant près de 3 mois. Au bout de ce temps on s'est aperçu qu'il s'agissait tout simplement de symptômes hystériques et c'est alors que le malade nous a été adressé par M. Kirmisson.

Si je vous le présente de nouveau aujourd'hui, c'est parce qu'il lui est survenu ces jours-ci un accident qui ne nous a pas, d'ailleurs, grandement surpris, parce que nous en avions dans le service été plusieurs fois déjà témoins. Nous l'avions vu, en effet, déjà plusieurs fois, à la suite d'attaques convulsives, être pris, pendant une période de 8 ou 10 jours d'une espèce de bégaiement

Charcot - 19 -

(bégaiement hystérique) que nous considérons comme étant un prodrôme fréquent et aussi une conséquence fréquente du syndrôme mutisme hystérique. En d'autres termes, le mutisme hystérique est souvent précédé et suivi par le bégaiement hystérique.

Ainsi, quand un malade, à la suite d'une attaque, se met à bégayer de la façon dont celui-ci bégayait, on peut prévoir qu'à un moment donné il pourra bien devenir un muet hystérique. L'accès de mutisme hystérique est souvent précédé par une période de bégaiement et suivi d'une autre période de bégaiement.

Chez notre malade, le bégaiement n'avait pas, jusqu'ici, abouti au mutisme et il y avait long temps que ce dernier ne s'était présenté lorsqu'une permission de sortir de l'hospice pour deux jours fut accordée. Or, pendant cette absence, voici ce qui s'est passé.

La sortie a eu lieu le Jeudi, 19 Avril à 1 heure. Vers les 4 ou 5 heures du soir, G. est tombé tout à coup dans la rue et a perdu connaissance. Il ne sait dire les circonstances qui ont précédé cette attaque (car c'est bien d'une attaque de sommeil et attaque apoplectiforme qu'il s'agit). Ces circonstances, nous les connaissons par le récit d'un ami qui l'accompagnait ce jour-là. Au moment de sa chute, il n'était pas loin de l'Hôtel-Dieu, et c'est dans cet hôpital qu'on l'a transporté et là, il est resté une heure à peine. Lorsque dans l'hôpital il eut repris connaissance il n'était pas encore complètement muet ; mais il s'expliquait, en bégayant, très difficilement. Il ne voulut pas rester à l'hôpital et accompagné de son ami, il alla ce soir-là coucher chez celui-ci, aux Batignolles.

Le vendredi il passa toute sa journée avec cet ami qui, le soir, le reconduisit à la Salpêtrière où il rentra vers 9 heures du soir. A ce moment, il parlait encore en bégayant, et c'est seulement le matin, au réveil, qu'il se trouva complètement muet et aphone et absolument incapable de se faire comprendre autrement que par la mimique et par l'écriture.

(Jusqu'ici, tout ce qui vient d'être dit rentre dans l'histoire, que je considère comme classique du mutisme hystérique, histoire que j'ai racontée dans le 3e volume de mes leçons sur les maladies du système nerveux.)

Je tiens un peu à la description que j'ai donnée du mutisme hystérique dans cette leçon, parce que je crois que les caractères fondamentaux de ce genre de mutisme y ont été pour la première fois convenablement mis en relief. Mais ainsi que cela arrive à peu près nécessairement toujours lorsque l'on s'efforce de déterminer et de limiter le caractère d'un type, il y a, dans ma description, quelque chose de trop absolu et en particulier un certain nombre de traits trop fortement accusés pour s'appliquer généralement à tous les cas ; ces traits trop accentués, il nous faudra les atténuer ainsi que vous allez le voir tout à l'heure quand je vous aurai mis en présence de deux autres muets hystériques que je tiens à vous présenter aujourd'hui même. Il semble, en effet, que nous assistons en ce moment, dans le service, à une véritable épidémie de mutisme hystérique, puisque je suis à même de faire passer sous vos yeux dans cette leçon 3 cas de ce genre. Mais, j'en reviens au cas de Gram.... Il est resté absolument muet et aphone pendant toute la journée du Samedi. Le Dimanche, à la visite, il se présentait à moi l'air tout effaré, faisant des gestes très animés, et armé d'un papier où il m'avait fait de sa propre main. la demande écrite d'une permission de sortir. Il voulait, disait-il, faire chez le Commissaire de Police du quartier de l'Hotel-Dieu, la réclamation d'une somme de 20 francs qu'il avait perdue au moment de sa chûte dans la rue.

M. Charcot s'adressant au malade : Vous êtes donc sorti Dimanche, vous avez vu le Commissaire. Que vous a-t-il dit ?

M. Charcot : Vous voyez, le malade reste absolument muet et aphone. Il fait quelques gestes intelligents et écrit rapidement sa réponse, sans hésitation, sans la moindre trace d'agraphie, aussi correctement que le lui permet l'éducation naturellement imparfaite qu'il a reçue. L'absence totale d'agraphie est un des caractères que j'ai le plus accentués dans ma description du type mutisme hystérique et c'est ici que je devrais faire une correction, non pas à propos du type actuel qui rentre parfaitement sous la règle que j'ai établie, mais à propos de l'un des deux cas que je vous montrerai dans un instant.

Un autre caractère que j'ai relevé dans le mutisme hystérique typique, c'est l'aphonie. Ici je n'ai rien à changer à ma description ; je crois que le muet hystérique est toujours aphone ; non seulement il est incapable en général d'articuler un mot, mais de plus il est dans l'impossibilité de proférer un cri, un bruit aigu quelconque. Mais ce qu'il peut faire, c'est d'émettre une espèce de grognement d'un ton peu élevé ; quels que soient ses efforts.

Vous avez donc sous les yeux le muet hystérique idéal, typique, classique ; celui de ma description, c'est à dire non agraphique, mais privé de la faculté d'articuler des mots (aphasie motrice absolue) et en outre aphone... Oui, l'aphonie, l'aphasie motrice absolue, sans qu'il y ait atteinte de la faculté d'écrire, sont les grands caractères qui appartiennent au type. Il ne me sera pas difficile de vous montrer, d'un autre côté que ce brave garçon tout muet, tout aphasique moteur qu'il soit, n'est pas atteint de surdité verbale ; non plus que de cécité verbale et ce sont là encore des caractères du type.

A ce propos, je vous rappellerai en deux mots ce que nous savons aujourd'hui sur les troubles de la faculté du langage.- Vous savez que dans la physiologie ou mieux la psychologie pathologique du mot il y a à distinguer actuellement quatre éléments.

Lorsqu'il y a suppression de la mémoire de l'articulation des mots, c'est l'aphasie motrice d'articulation ou aphasie de Broca qui se présente. Lorsqu'il y a suppression de la mémoire qui permet de représenter les mots par l'écriture, on dit qu'il y a agraphie et j'ai pu dire ailleurs que l'agraphie c'était l'aphasie motrice de la main. Il y a cécité verbale quand le sujet, non privé de la la vision des caractères écrits, est cependant devenu incapable de comprendre la signification des mots qu'i voit écrits ou imprimés. Enfin quand un sujet qui n'est pas sourd entend qu'on lui parle, et ne comprend p cependant la signification des mots qui viennent frapper son oreille, c'est qu'il est privé de la mémoire au tive du mot et on le dit alors atteint de surdité verbale.[1]

Notre malade, dis-je, n'est pas atteint de surdité verbale.

(S'adressant au malade) : Montrez-moi la plume, l'encrier, la pelote qui sont sur la table !

(Le malade désigne immédiatement du doigt ces divers objets.)

M. Charcot : Y a-t-il une épingle sur la pelote ?

(Le malade hésite à désigner du doigt l'épingle qui y existe en effet.)

M. Charcot : Remarquez que notre malade a un rétrécissement considérable du champ visuel des deux côtés. Cela peut expliquer son hésitation.

(S'adressant au malade) : Il y a, te dis-je, une épingle sur la pelote, montre-la.

(Le malade montre enfin l'épingle.)

Vous voyez que malgré le rétrécissement du champ visuel dont il est atteint, il désigne les objets qui lui sont présentés et nommés, presque toujours du premier coup.

Je vais vous montrer maintenant que notre malade n'est pas atteint de cécité verbale. Il lit très bien les mots imprimés et écrits ; mentalement, il comprend très bien ce qu'il lit.

(M. Charcot lui présente un imprimé où on lit « consultation gratuite », le malade lui saisit la plume et donne par écrit une petite explication qui montre qu'il comprend parfaitement de quoi il s'agit « c'est des médecins, écrit-il, qu'on ne paye pas. »)

Veuillez remarquer encore une fois avec quelle rapidité sont faites ces rédactions qui formulent ces réponses. Remarquez aussi combien son langage par les gestes est intelligent et significatif.

Vous ne trouverez que bien rarement tout cela chez les sujets où l'aphasie est la conséquence d'un lésion organique du cerveau (foyer d'hémorragie ou de ramollissement) ; presque toujours, ces malades sont agraphiques en même temps qu'ils sont aphasiques ; ou si l'aphasique organique, ce qui est très rare, est resté capable d'écrire, ce n'est, j'ose le dire, jamais avec cette décision, cette rapidité d'exé cution dont vous êtes témoins chez notre malade : et il y a là vraiment un caractère distinctif entre l'aphasie organique et le mutisme hystérique.

Ce que je viens de dire de l'agraphie s'étend au langage mimique. Celui-ci, ainsi que je le rele est resté parfait chez le mut. hystérique, il est au contraire plus ou moins troublé chez l'aphasique pa

---

[1] Voir à ce sujet : De l'aphasie en général et de l'agraphie en particulier d'après l'enseignement de M. le Pr Charcot : par P. Marie (Progrès médical - 4 Février 1888).

au foyer. Essayez d'établir avec un malade de ce genre un langage de convention par gestes;
demandez-lui de fléchir la tête si la réponse doit être affirmative, de la mouvoir latéralement si elle
est négative, et vous verrez combien il vous sera difficile de vous entendre avec lui; presque toujours, au
moment de répondre, il se perdra dans la manifestation de gestes compliqués, intempestifs, auxquels
vous devrez renoncer bientôt à rien comprendre. C'est tout le contraire chez le muet hystérique; je
le répète encore une fois, chez lui la mimique est parfaite, intelligente et d'une interprétation facile. Il y
a donc là encore un contraste.

Autre caractère. L'aphasique vulgaire, organique, n'est très généralement ni muet ni aphone.
Il a habituellement conservé la faculté de prononcer distinctement, à haute voix, quelques monosyllabes : "tan" "tan" "ta-ta" quelques mots à la vérité cités mal à propos : "Madame" au lieu de "Monsieur"
ou inversement, ou encore de proférer quelques phrases, quelques jurons, tels que N.... de D....
qui, tout d'un coup, sortent de sa bouche en manière d'exclamation. Eh bien, ces monosyllabes, ces
phrases sont, je le répète, proférés à haute voix et distinctement articulées, tandis que, dans la
généralité, aucun mot, aucun bruit ne sort de la bouche du muet hystérique; aucun, dis-je, si ce
n'est cette espèce de grognement sourd que nous a fait entendre notre malade. Ainsi mutisme, mutisme
absolu et en même temps aphonie sans accompagnement d'aucun trouble des autres éléments
de la faculté du langage ou de la mimique, voilà ce qui caractérise le type. J'aurai à faire connaître
plus tard à propos de nos deux autres malades, quelques déviations que ce type subit quelquefois, à la vérité
à titre d'exception.

Je fais passer sous vos yeux quelques pages écrites par notre malade en réponse aux diverses
questions que nous lui avons adressées. Je lui ai demandé tout-à-l'heure pourquoi, à l'Hôtel-Dieu,
quand il y a été porté l'autre jour, il n'avait pas déclaré appartenir au service de la Salpêtrière.
Il a répondu par écrit : « J'avais peur qu'il m'arrive des désagréments » (sic).

M. Charcot : Autre question : Tu as vu le commissaire hier, qu'est-ce qu'il t'a dit à propos
de ton argent ?

Réponse écrite du malade : « Il m'a dit que ceux qui avaient trouvé mon argent ne me
le rendraient pas puisqu'il n'y avait personne autour de moi qui ait remarqué qu'on avait ramassé
de l'argent; que c'était malheureux, mais que c'était de l'argent perdu pour moi. »

M. Charcot : C'est bien ce que j'avais pensé qu'il te répondrait.

(Le malade rit, sans bruit.)

M. Charcot : Troisième question : Que dirais-tu si on t'appelait simulateur ?

Le malade, après avoir menacé du poing d'une façon très expressive, écrit : « Je voudrais
que ceux-là qui disent que c'est de la simulation, qu'il ait ce que j'ai, dans ce moment, pendant 24
heures, il pourrait trouver le temps long » (sic) »

En résumé, je vous présente mon malade d'aujourd'hui comme représentant le type du mutisme hystérique dans toute sa pureté. Chez lui, le seul trouble du langage qui existe, c'est l'aphasie motrice, l'aphasie de Broca sans accompagnement d'agraphie ou de tout autres troubles du langage, tandis que l'aphasique organique est toujours plus ou moins agraphique et atteint en même temps à un certain degré de surdité ou de cécité verbales.

En d'autres termes, dans ce genre d'aphasie, le cas, au point de vue des troubles de la faculté du langage, est presque toujours très complexe, alors que, au contraire, l'aphasie hystérique est une affection systématisée, étroitement localisée dans certaines régions relatives à l'exercice physiologique du langage, respectant les autres régions intéressées dans ce même fonctionnement. La lésion organique n'est point répartie de la même façon; elle s'étend de côté et d'autre, un peu au hasard, affectant simultanément des régions limitrophes, mais physiologiquement distinctes. Si vous vous rappeler la distribution des branches de l'artère sylvienne, il vous sera facile de comprendre que l'oblitération d'une des branches principales de ce vaisseau, aura presque nécessairement pour effet, s'il s'agit du côté gauche, de compromettre à un moment donné, du même coup, tous les éléments de la faculté du langage, sans distinction; ce n'est que consécutivement par suite d'un rétablissement partiel par la voie de collatérales, que tel ou tel des centres relatifs au langage pourra se dégager peut-être, et reprendre son fonctionnement normal.

Dans l'hystérie, la sélection est primitive, toujours la même et c'est pour cela qu'au point de vue physiologique, ces cas sont si particulièrement intéressants, à cause des dissociations parfaites qu'on y observe d'éléments autrement presque toujours confondus.

Je saisis l'occasion de répéter une fois de plus que nous savons, chez les sujets hystériques somnambuliques (grand hypnotisme) reproduire avec une exactitude parfaite, en suggérant à la malade « qu'elle ne sait plus parler ou qu'elle ne peut plus parler » toute la série si originale des phénomènes du mutisme hystérique tels que nous venons de les étudier chez notre malade. Le mutisme artificiel ainsi produit ressemble absolument au mutisme hystérique naturel : même aphasie motrice absolue et silencieuse, même aphonie, même absence d'agraphie, de cécité ou de surdité verbales, même conservation parfaite de la mimique, etc, etc, etc. (c'est, je le répète, une reproduction servile). J'aurai vraisemblablement l'occasion prochaine de vous rendre témoins une fois de plus, de la production expérimentale du mutisme hystérique. Consultez, en attendant, sur ce sujet, la 16e leçon du tome II des maladies du système nerveux.

Pour en finir avec notre mue d'aujourd'hui, je vous rappellerai qu'il existe chez lui des stigmates très prononcés, un rétrécissement considérable du champ visuel des deux côtés; dans le dos une plaque hystérogène d'une sensibilité exquise, une parésie du côté droit avec atrophie portant spécialement sur le membre supérieur, etc. Il a des attaques spasmodiques de temps à aut la suite desquelles il a été plusieurs fois atteint de bégaiement hystérique ou qui, au contraire, ont plusieurs fois fait cesser ce bégaiement. Si je rappelle actuellement tous ces faits, c'est qu'ils nous aideront peut-être à résoudre la question qui se présente actuellement. Comment cet épisode de mutisme va-t-il se terminer ? La solution, je pense, ne se fera pas longtemps attendre. Notre malade paraît excité, en imminence d'attaque ; il est on ne peut plus probable que lorsque celle-ci se sera produite, le mutisme disparaîtra laissant après lui peut-être un certain degré d'aphonie et de bégaiement puis tout rentrera dans l'ordre.[1]

Je vous ai présenté Gram... comme un type de mutisme hystérique et je maintiens mon dire ; je dois vous faire remarquer toutefois que le cas présente quelques anomalies bonnes à signaler.

Habituellement, les muets hystériques peuvent faire mouvoir leur langue dans toutes les directions, très mobilement même le plus souvent et s'ils ne peuvent articuler les mots ce n'est pas parce que, chez eux, les mouvements vulgaires de la langue et des lèvres sont paralysés ; la paralysie porte exclusivement sur les mouvements spéciaux, coordonnés, relatifs à l'articulation des mots. Eh bien, voici l'anomalie qui existe chez notre malade : Il lui est impossible de tirer la langue hors de la bouche et cette difficulté paraît tenir à une contraction de l'organe. De plus vous entendez, chez le malade, à chaque inspiration, une sorte de cornage qui indique certainement l'existence d'un état spasmodique de la glotte. Aussi dans ce cas, contrairement à la règle qui gouverne la symptomatologie du mutisme hystérique typique, des symptômes spasmodiques se trouvent combinés aux phénomènes paralytiques. Cette combinaison que j'ai rencontrée dans un certain nombre de cas, mais que je crois rare, méritait, en tous cas d'être relevée.

2e Malade (Femme de 33 ans)

Je veux actuellement mettre à profit la circonstance singulière qui me permet, ainsi que je vous l'ai annoncé, de vous présenter, aujourd'hui même, deux autres exemples de mutisme hystérique.

Voici une malade qui nous a été bienveillamment adressée par mon collègue et ami, M. Millard, et dont le cas est un peu plus difficile à interpréter que celui de notre jeune maçon, parce que, à quelques égards, il s'éloigne notablement du type régulier, classique, dont je viens de vous rappeler les traits fondamentaux.

C'est bien cependant très certainement de mutisme hystérique qu'il s'agit, cela est incontestable, mais je le répète, nous allons rencontrer dans la démonstration du fait quelques difficultés que nous devrons résoudre chemin faisant.

---

[1] Cela est arrivé en effet, deux jours après la leçon, à la suite d'une attaque hystéro-épileptique.

Voilà, en deux mots, l'histoire de cette malade, telle que nous avons pu la reconstituer, grâce aux renseignements qui nous ont été fournis par M. Lara qui l'a électrisée dans le service de M. Millard, pendant quelque temps, et grâce aussi à ceux qu'elle nous a fournis elle-même par écrit.

Elle est âgée de 33 ans. C'est le 12 Mars dernier qu'elle a été frappée du mutisme dont nous constatons l'existence encore aujourd'hui.

Je ne vous parlerai pas de ses antécédents de famille; ils ne présentent rien de bien remarquable. Elle a encore sa mère bien portante. Elle a une sœur vaguement nerveuse âgée de 55 ans. La malade elle-même n'aurait jamais eu d'attaques de nerfs, mais lorsqu'on la contrarie, elle se met à trembler. Elle est femme de chambre et dans la maison où elle sert à ce titre, il paraît qu'elle avait souvent des difficultés avec la cuisinière. Que s'est-il passé entre elle et sa collègue de la cuisine? Je ne suis pas parvenu à l'éclaircir nettement, mais je sais que les discussions survenues à ce propos sont invoquées par la malade comme étant la cause principale de sa situation actuelle.

Donc, vers midi, le 12 Mai, sa maîtresse l'appelle; elle se lève brusquement, marche précipitamment, renverse une chaise placée devant elle et au moment où elle va atteindre le but, elle tombe à terre, comme une masse, frappée de cette apoplexie hystérique que vous connaissez bien pour en avoir entendu parler plusieurs fois et qui n'est en somme qu'une variante du sommeil hystérique.

Elle reste sans connaissance pendant 5 ou 6 heures et la question est de savoir si elle se rappelle les faits qui se sont passés au bout de ce temps, lorsqu'elle s'est réveillée. Se souvient-elle qu'alors on l'a transportée à l'hôpital Beaujon dans une voiture?

(A la malade): Vous rappelez-vous cela?

La malade par signes et en écrivant répond: «oui».

M. Charcot: Elle croit se le rappeler; toujours est-il qu'au moment de son entrée à l'hôpital elle était paralysée du membre supérieur droit et même du membre inférieur droit, mais très-peu de celui-ci.

En outre, remarquez bien ceci qui ajoute à la difficulté: elle présentait en même temps cette fameuse apparence de la paralysie du facial inférieur qui se produit quelquefois dans les hémiplégies hystériques.

Ainsi, bouche tombante à droite, relevée à gauche; hémiplégie droite, début apoplectiforme, perte de connaissance pendant 5 ou 6 heures, voilà bien toutes les apparences d'une hémiplégie vulgaire de cause organique. Au réveil elle est muette et aphone comme nous la voyons aujourd'hui; mais à l'origine on pouvait très légitimement considérer ce mutisme comme dépendant de la lésion organique en foyer dont on supposait l'existence; d'autant mieux que trois jours après l'attaque, alors que l'hémiplégie avait disparu déjà et que la malade pouvait tenir entre les mains une plume, il lui était impossible de tracer autre chose que des traits sans signification. Elle avait en ce moment, comme elle l'a expliqué plus tard « perdu la notion de l'orthographe des mots » en d'autres termes elle était agraphique. Tous ces phénomènes paraissent généralement logiques et régulièrement enchaînés dans l'hypothèse d'une lésion organique. Cependant l'étude plus approfondie du cas a fait penser à mon collègue, Mr. le Dr. Millard qu'il s'agissait là d'un syndrôme hystérique et j'ai été amené à mon tour à embrasser sans réserve cette opinion. Maintenant je dis : C'est une hystérique et je vais essayer de le prouver et de vous démontrer du même coup que tous les accidents qu'elle présente, mutisme, paralysie et le reste, sont de nature hystérique. Mais dès l'abord, il semble que tout proteste contre cette assertion. Voilà une hémiplégie droite avec apparence de paralysie du facial inférieur du côté droit. Or, me direz-vous, la paralysie du facial inférieur n'appartient pas, vous l'affirmiez il y a 8 jours à peine, à l'hémiplégie hystérique.

D'un autre côté, la malade a été agraphique - j'ajouterai qu'elle l'est encore à un certain degré or, vous nous avez affirmé également naguère que l'absence d'agraphie est un des caractères de l'aphasie hystérique.

Ces difficultés ne sont-elles pas insurmontables ? N'est-ce pas une sorte de gageure que de vouloir rapporter à l'hystérie un ensemble symptômatique qui paraît si éloquemment plaider en faveur du diagnostic : Lésion en foyer.

Eh bien, Messieurs, voici les observations que je crois devoir vous présenter à ce sujet.

En premier lieu, j'affirme que la paralysie faciale n'est qu'apparente et que, cette fois encore, il s'agit ici du spasme glosso-labié des hystériques occupant le côté gauche de la face et donnant ainsi l'apparence d'une hémiplégie faciale droite.

Considérons les choses d'un peu près et examinons d'abord le côté gauche de la face, là nous voyons que la commissure labiale est élevée ; tandis que du côté droit, elle est abaissée, cela est vrai. Mais cette élévation de la commissure labiale gauche tient-elle véritablement à la prédominance d'action des muscles de ce côté, conséquence de l'inertie paralytique des muscles correspondants du côté gauche. Cela n'est pas, Messieurs ; en réalité, les muscles du côté gauche sont le siège, dans le domaine du facial inférieur, d'une véritable contracture avec mouvements spasmodiques marqués par de petites secousses surtout sur le côté gauche de la lèvre supérieure, sur le triangulaire du menton et le sourcil du même côté.

Tout cela se voit parfaitement lorsque la malade est calme ; mais cela s'exagère et devient par conséquent plus évident encore lorsqu'elle est émue, lorsqu'elle rit et lorsqu'elle pleure. Les secousses deviennent alors plus évidentes et il est à remarquer particulièrement que lorsque la malade se met à pleurer, la commissure labiale gauche ; au lieu de s'abaisser comme cela

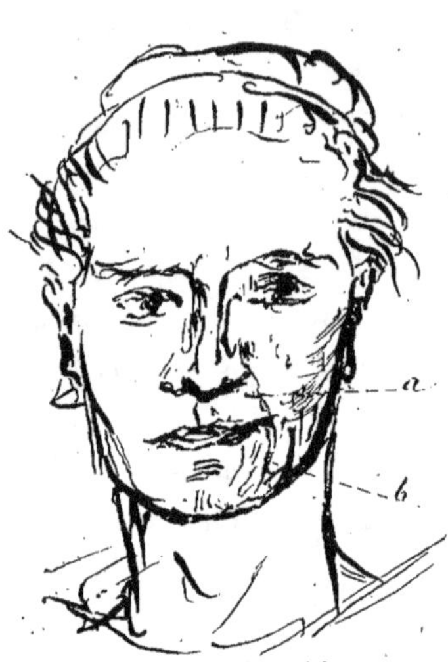

Croquis de Mr Charcot

devrait être, s'élève plus encore tout aussi bien que dans le rire.

Cela contraste remarquablement avec ce qui se voit dans le domaine du facial inférieur du côté droit, côté de l'hémiplégie des membres - ici, cela est vrai, la commissure labiale paraît tombante, la peau plus lisse, moins ridée que du côté opposé, et vraiment, à l'état de repos on pourrait croire qu'il s'agit d'une paralysie faciale - mais aussitôt que survient l'émotion, l'illusion se dissipe. En effet, si la malade rit, la commissure labiale du côté droit s'élève, tandis que si elle pleure, elle s'abaisse; ainsi que cela a lieu dans les conditions normales; elle peut volontairement faire de ce côté toutes les grimaces possibles, contracter comme elle le veut les traits de son visage, de façon à mettre en évidence qu'ici la paralysie des muscles du côté droit de la face n'est qu'une vaine apparence. La façon de tirer la langue ne fournit ici aucune indication. La langue est tirée droite et ne dévie ni d'un côté ni de l'autre. Il ne s'agit donc ici, non pas comme dans les cas du même genre, d'un spasme glosso-labié, mais simplement d'un spasme labié.

Étant établi qu'il n'a pas existé et qu'il n'existe pas, chez notre malade, une paralysie faciale droite, mais bien un spasme du côté opposé, l'hypothèse qu'il s'agit purement ici de phénomènes hystériques devient déjà plus facile à soutenir, principalement si l'on considère que l'hémiplégie des membres n'a duré que deux ou trois jours, que le sujet est atteint d'hémianalgésie droite, que chez lui le pharynx est insensible et si après cela nous examinons les troubles du langage, nous trouvons qu'ils se rapportent à la description du mutisme hystérique, et non à celle de l'aphasie organique, excepté seulement sur un point qui sera discuté plus tard.

En effet, il y a mutisme absolu et aphonie comme dans le cas précédent; à peine, malgré ses efforts, la malade peut-elle prononcer un grognement: hein! hein! Pas de cécité verbale; elle fait comprendre par écrit qu'elle a parfaitement saisi la signification de ce qu'elle lit - pas de surdité verbale; elle désigne rapidement du doigt les divers objets placés devant elle et qui lui sont signalés à haute voix. Jusqu'ici tout est parfaitement correct et bien en rapport avec ce que l'on sait de l'aphasie organique. Mais voici l'anomalie: Il est certain que la malade a été agraphique pendant un certain temps à l'origine; bien qu'elle pût manier la plume de la main droite, tracer quelques lignes, quelques bâtons, quelques lettres, elle ne pouvait traduire sa pensée par l'écriture parce qu'elle avait oublié, comme elle le dit, elle même l'orthographe des mots"; cette agraphie absolue a cessé rapidement, mais aujourd'hui encore il en reste quelques traces et ce n'est pas sans quelques difficultés que se fait actuellement la traduction de la pensée par l'écriture.

Ainsi, nous lui demandons ce que c'est que la Salpêtrière; elle écrit "ho... pice où l'on guérit des malades". Il y a donc omission et transformation de lettres. On lui demande d'écrire son nom, à plusieurs reprises elle écrit "Victixone" au lieu de Victorine; au lieu d'urgence, elle écrit "ugence" et reproduit plusieurs fois la même omission — On lui demande où elle demeure; elle répond: " J'habite 24, rue de Ravignan, Mantmotre" (au lieu de Montmartre). Tout cela évidemment c'est de l'agraphie. Nous ne sommes pas dans le type du parfait développement du mutisme hystérique où la facilité qu'ont les malades à traduire leur pensée par écrit contraste avec l'absolue incapacité de prononcer un mot. Mais que conclure de tout cela? C'est qu'à côté du type parfait il y a des dérivés qui s'éloignent quelque peu de la règle, que la caractéristique que j'ai donnée dans mes leçons (3ᵉ volume) du mutisme hystérique est trop absolue en qu'il y a des cas où ce genre de mutisme, contrairement à ce que j'avais pensé jusqu'ici, peut se compliquer d'un certain degré d'agraphie sans cesser, pour cela d'être lui-même.

3ᵉ Malade (Homme de 51 ans)

C'en est assez pour le moment avec cette malade dont j'aurai l'occasion prochaine de vous reparler, et j'en viens à notre 3ᵐᵉ hystérique muet. Ce dernier, vous le connaissez déjà. Je vous l'ai présenté dans la dernière leçon; c'est ce pauvre homme qui a été si fort malmené par sa femme; et qui déjà a éprouvé cinq ou six accès de mutisme. Je vous le présente de nouveau aujourd'hui pour le mettre en parallèle avec les deux précédents.

Il y a toujours intérêt, quand cela se peut, à placer l'un à côté de l'autre les malades d'un même groupe. Les analogies et les contrastes sont ainsi mis en relief et les résultats de cette étude comparative sont généralement des plus instructifs. La possibilité où nous sommes, dans cet hospice, d'établir fréquemment de pareils rapprochements, en raison de la richesse du matériel dont nous disposons, suffirait déjà à elle seule, si cela était nécessaire; pour justifier la création de notre enseignement clinique. Mais je ne vois pas de nécessité à entreprendre une apologie et j'en reviens à notre muet. Il est, comme les précédents un exemple du type classique avec une variante, toutefois, que je veux vous signaler et qui m'oblige à modifier encore sur un point ma description première.

Je vous ai parlé du bégaiement qui, chez les hystériques, précède et suit les crises de mutisme. Eh bien chez notre malade qui, il y a 8 jours, était absolument muet, conformément au type classique, ce n'est pas seulement du bégaiement qu'on observe aujourd'hui, c'est une véritable aphasie marquée par l'oubli de certains mots et de fragments de mots, surtout lorsque ceux-ci sont longs. Cela rappelle donc ce qui se voit fréquemment dans les aphasies organiques; seulement nous n'observons pas chez notre malade qu'un mot soit prononcé jamais au lieu d'un autre, contrairement à ce qui s'observe assez vulgairement quand l'aphasie reconnaît pour point de départ une lésion en foyer (paraphrasie).

L'autre jour, j'ai demandé au malade le nom de sa femme. Il m'a répondu Du… Du… et n'a pu dire le reste; immédiatement, cependant, prenant la plume, il a écrit Dutour. Il ne peut prononcer isolément le mot tour. Tout cela se reproduit aujourd'hui devant vous, exactement de la même façon. Il n'est donc pas sous ce rapport plus avancé que l'autre jour.

M. Charcot au malade : Dites le petit nom de votre femme ?

Le malade : Lou… Lou… Lou……

M. Charcot : Elle s'appelle Louise.

Il y a donc dans ce cas non pas simple bégaiement ; mais véritable aphasie motrice polysyllabique et c'est justement là ce que j'ai voulu faire ressortir. Au contraire, absence complète d'agraphie ainsi que je vous l'ai fait constater l'autre jour.

La conclusion de tout cela c'est que le mutisme hystérique peut, dans quelques cas, s'accompagner d'un certain degré d'agraphie et dans d'autres cas, d'un certain degré d'aphasie monosyllabique. Après cela, faut-il s'attendre à voir le mutisme hystérique se combiner avec la cécité ou la surdité verbale. Cela ne s'est pas vu encore que je sache ; mais cela se verra-t-il jamais ? C'est là une question que les observations ultérieures permettront seules de résoudre.

4ᵉ et 5ᵉ Malades (A. un homme, B. une femme)

M. Charcot (au malade homme) : Relevez votre main droite et tenez-la tendue en écartant les doigts. Vous voyez que cette main est affectée d'un tremblement rapide, vibratoire, qui existe dans ce côté seulement, ainsi que vous le constater lorsque je lui fais lever la main gauche.

Ce tremblement, je le répète, appartient à la catégorie des oscillations rapides, 8 à 10 secousses par seconde comme cela se voit par exemple dans la paralysie générale, l'alcoolisme, la maladie de Basedow, etc. Cela diffère beaucoup du tremblement de la paralysie agitante qui ne donne guère, par seconde, que 5, 6 et 7 oscillations au plus… Le tremblement hystérique vient, sous le rapport du nombre des oscillations, se placer entre les 2 groupes précédents.

Chez notre malade, le même tremblement occupe le membre inférieur droit, le pied du côté gauche au contraire ne tremble pas.

Le malade ajoute qu'il sent trembler sa langue "du côté droit", ce qui me paraît bien difficile à constater, mais il est certain, en tous cas, qu'il existe chez lui un tremblement très accentué des lèvres

...de la langue, en général, surtout prononcé lorsque le malade veut parler. En résumé, la parole est embarrassée, trépidante, et ceux de vous qui ont un peu d'habitude reconnaîtront facilement qu'il s'agit ici du genre d'embarras de la parole qu'on observe dans la paralysie générale progressive.

J'aurai à vous démontrer tout à l'heure que c'est bien de la paralysie générale qu'il s'agit chez ce malade atteint de tremblement hémilatéral. J'ai fait placer à côté de lui une malade qui tremble aussi, seulement du côté droit, membres supérieur et inférieur.

(À la malade): Levez les mains en l'air.

Voyez-vous la différence entre le tremblement rapide qui s'observe chez notre homme et le tremblement lent que présente cette femme. Chez elle, c'est la paralysie agitante qui est en jeu; cela est facile à reconnaître du premier coup, non seulement en raison de la lenteur relative du tremblement, mais aussi à cause de la déformation spéciale, caractéristique, que présente celle de ses mains qui tremble.

Le diagnostic, ici, est fait. Regardez les deux malades alternativement. Notre femme a le regard étrangement fixe. Jamais un mouvement de sa face; elle présente en permanence un faciès immobile qui rappelle l'étonnement, l'attention concentrée. Le corps, lui aussi, tout entier, est immobile, les articulations comme soudées. Seuls, la main droite et le membre inférieur droit présentent les oscillations à rhythme lent de la maladie de Parkinson.

(En ce moment la malade porte la main à sa poche pour y prendre son mouchoir.)

M. Charcot: Tenez, faites attention à la lenteur du mouvement qu'elle fait pour chercher son mouchoir; elle se meut lentement comme aussi elle parle lentement, sans bredouillement toutefois.

Notre homme, par contre, a une physionomie beaucoup plus mobile, les traits de sa face se modifient de temps à autre et expriment ses émotions non toutefois sans une empreinte d'hébétude. Il tremble, lui aussi, du côté droit, mais son tremblement, je l'ai déjà fait remarquer, diffère essentiellement par le rhythme de celui qu'on observe chez cette femme.

Il se rapproche beaucoup, par contre, ce tremblement, de celui qui s'observe dans l'alcoolisme, l'hystérie etc. Mais ici, je vous dirai, sans entrer dans une discussion que le temps ne nous permet pas d'aborder, que c'est à la paralysie générale qu'il doit être rapporté. L'intérêt spécial du cas est qu'ici, contrairement à la règle, en pareille occasion, le tremblement est resté unilatéral bien que la maladie date déjà d'assez loin. Ce qui est remarquable encore, c'est que ce tremblement est très prononcé comme l'est aussi l'embarras de la parole et que ces phénomènes somatiques prédominent ici considérablement, à l'inverse de ce qui s'observe communément, sur les symptômes psychiques. Ainsi, l'amnésie n'est pas très prononcée relativement et la dépression mentale ne saute pas aux yeux du premier coup. Par contre le malade est sujet à ces accès d'épilepsie partielle qu'enfin...

qui est un des apanages de certaines formes de paralysie générale progressive.

Ainsi, dans cette même main droite qui est le siège du tremblement que vous lui voyez, il se produit de temps en temps des engourdissements qui commencent par l'extrémité des doigts, qui remontent le long du bras, de l'épaule, du cou, et envahissent finalement la moitié droite de la bouche et de la langue.

(Au malade) : Vous avez eu souvent de ces accès dont je parle ?

Le malade : Dans le commencement, il y a 3 ans, j'en ai eu une fois par semaine et il [m']est arrivé d'en avoir jusqu'à trois fois, mais il y a 6 semaines que je n'en ai pas éprouvé.

M. Charcot : Dites-nous ce que vous ressentez ?

Le malade : J'ai commencé à les avoir au commencement de Septembre 1885... Maintenant je vais vous dire ce qui les a amenés.

M. Charcot : Je vous en prie, ne nous faites pas de théorie et dites-nous simplement qui s'est passé.

Le malade : J'étais chez un blanchisseur. Un matin je posais des serviettes sur une [table] et je les y fixais au moyen d'épingles en bois. En voulant reprendre une épingle, j'ai senti un [engour]dissement dans la main droite et il me fut impossible de le faire ; mes doigts se sont crispés et ma [main] est tombé inerte.

M. Charcot : Remarquez bien cela, en même temps des troubles du mouvement et [des] troubles de la sensibilité. Il s'est donc agi-là d'une épilepsie partielle sensitivo motrice.

Le malade : Alors, mon patron qui était à côté de moi me demande ce que j'avais. Je [lui] dis : un engourdissement et seulement au moment où je lui disais cela, ma langue cessa de pou[voir] tourner. Je ne pouvais plus parler.

M. Charcot : Avez-vous senti un engourdissement dans la langue et dans la figure ?

Le malade : J'ai ressenti seulement un petit fourmillement à l'intérieur de la bouche et [ça] a passé par le nez.

M. Charcot : Qu'est-ce qui a passé par le nez ?

Le malade : L'engourdissement. Il m'est devenu impossible de parler et ma mémoire [a] disparu un instant. Mon patron m'a parlé et je n'ai pu lui répondre.

M. Charcot : Je cherche à le fatiguer de questions pour que son embarras de parol[e] devienne pour vous plus manifeste.

(Au malade) : Combien avez-vous eu d'accès ?

Le malade : Je suis resté 25 jours sans rien avoir. J'ai continué à travailler, mais [le] tremblement m'est toujours resté.

M. Charcot : Combien de fois avez-vous eu ces accès ? Une quinzaine de fois ?

Le malade : Oui, au moins. J'ai perdu l'usage de la mémoire, de la parole, je n'ai jamais perdu ni la raison ni la connaissance, excepté celle-ci quelques instants

M. Charcot : Racontez-nous donc votre histoire. Qu'est-ce que vous avez fait dans votre vie. Vous avez été à l'école ?

Le malade dont l'embarras de la parole se prononce de plus en plus : Oui, à l'école de M.... un homme très instruit, très capable, jusqu'à 14 ans ½.

M. Charcot : Quels métiers avez-vous fait ?

Le malade : J'ai débuté par être commis de recette à l'octroi de Paris.

M. Charcot : Et après ?

Le malade : Je suis resté 3 mois surnuméraire, je suis entré en pied dans l'Administration, j'y suis resté 11 mois. C'est un mal aux yeux qui m'en a fait partir. Comme j'avais de bons certificats, je suis entré dans un magasin du Palais Royal. Mais là, mes yeux n'ont pas pu supporter la lumière du gaz se réflétant dans les glaces et sous l'action de laquelle je me trouvais placé en quelque sorte nuit et jour. Je fus obligé de renoncer à rester dans cette maison.

Je ne pouvais plus faire mon métier. Je suis entré dans une maison où je suis resté cinq ans comme garde-magasin.

M. Charcot : Après ?

Le malade : Je m'étais engagé à 18 ans dans le 12e chasseurs à pied.

M. Charcot : Prononcez donc le mot : artillerie ?

Le malade : Ar...t.ll...rrerie

M. Charcot : Pour les malades de ce genre, ce mot est souvent une pierre d'achoppement. (Au malade) : Après ?

Le malade : Je suis parti pour A..... Arrivé à la caserne, on m'a pris comme écrivain. Il arrivait 30 ou 40 volontaires par jour qui s'engageaient pour la guerre. Il fallait les inscrire.

M. Charcot : N'avez-vous pas été musicien ?

Le malade : Au sortir de l'école, j'avais une voix de ténor, je donnais l'ut de poitrine ; j'ai chanté dans les chœurs puis j'ai chanté à l'église.

M. Charcot : Avez-vous joué d'un instrument ?

Le malade : J'ai étudié le violon. J'ai fait partie des concerts Pasdeloup et Colonne, j'ai joué dans la Damnation de Faust.

M. Charcot : Vous pouvez vous retirer, mon ami.

J'ai tenu à faire parler ce malade devant vous afin que vous puissiez, par vous-même, vous rendre compte de son état mental. Vous voyez que ses réponses, passablement prétentieuses à la fois et enfantines ne contredisent pas, tant s'en faut, mon diagnostic.

En somme, l'intérêt du cas est surtout dans ce fait que les phénomènes somatiques sont, de les membres, unilatéraux, de telle sorte qu'on pourrait affirmer que l'un des deux hémisphères est affecté beaucoup plus profondément que l'autre et c'est peut-être à cette circonstance, en partie du moins, qu'est due la persistance relative de l'intégrité de la mémoire et des facultés psychiques.

Policlinique du Mardi 1er Mai 1888.

Objet de la Leçon:

1° Production artificielle de paralysies dans l'état hypnotique; procédés de guérison de ces paralysies expérimentales (chez une hystéro-épileptique hypnotisable — Grand hypnotisme — 1re Malade)

2° Traitement psychique de l'hémiplégie hystérique (a propos d'un cas d'hystérie virile avec hémiplégie 2e malade) et d'un second cas de paralysie hystéro-traumatique également chez l'homme (3e Malade).

3° Guérison brusque du mutisme hystérique à la suite d'une attaque spasmodique chez l'homme (4e Malade).

4° Cas de chorée rhythmée du membre supérieur gauche, stigmates hystériques chez une jeune fille de 19 ans. (5e Malade)

5° Idées impulsives, peur des épingles et du verre pilé, &c &c chez une jeune fille de 15 ans. (6e Malade)

(Une malade appartenant au service est introduite dans la salle du cours)

M. Charcot: La malade que vous avez devant vous n'est pas dans son état normal, c'est une grande hystérique hypnotisable et tout à l'heure je viens, par le fait de manœuvres que vous connaissez, de la placer dans l'état de somnambulisme, c'est du grand hypnotisme qu'il s'agit et ici les fameux trois états sont parfaitement dessinés et séparés.

Mon but est de bien montrer, à propos de ce sujet, sur quels principes est fondée la thérapeutique que nous avons employée à l'égard d'un homme atteint d'hémiplégie hystérique que je vous

Charcot — 20.

ai montré dans la leçon du 17 Avril (Leçons du Mardi, p. 340). En vous présentant ce dernier cas où l'hémiplégie était cependant poussée aussi loin que possible, je vous disais que dans mon opinion la guérison ne se ferait pas trop attendre malgré l'intensité de la paralysie parce que celle-ci n'était pas de date très ancienne. J'espère, ajoutai-je, vous faire voir les premiers résultats du traitement que je me propose de mettre en œuvre et de vous faire connaître en quoi consiste ce traitement. Eh bien, nos prévisions se sont réalisées et vous allez voir que notre homme est actuellement en voie de guérison.

Je le répète, Messieurs, le traitement que nous lui avons appliqué est fait sur le modèle du traitement que nous employons chez les sujets placés en somnambulisme lorsque nous voulons les délivrer des paralysies que nous produisons chez elles, artificiellement, par voie de suggestion, dans un but d'études scientifiques.

Cette méthode de traitement des paralysies artificielles, expérimentales, nous l'appliquons également avec quelques modifications d'ordre secondaire, au traitement des paralysies hystériques spontanées non artificielles. Vous allez voir que c'est en agissant "sur l'esprit" qu'on guérit les paralysies provoquées chez les somnambules; c'est de la même façon que nous agissons sur les cas de paralysies hystériques proprement dites.

Je vous rappellerai en deux mots que notre malade, ajusteur-mécanicien, s'était endormi en état d'ivresse au fond d'un puits où il était descendu pour ajuster une pompe. Il est resté là, lourdement endormi, pendant près de 4 heures, couché exclusivement sur le côté gauche; ainsi qu'en témoigne cette circonstance que ses vêtements n'ont été souillés par la boue du sol que de ce seul côté.

La paralysie hémiplégique gauche était déjà complète lorsqu'on l'a tiré du puits et il nous a paru naturel d'admettre que le fait d'avoir les membres du côté gauche comprimés par le poids du corps, pendant un sommeil qui n'est peut-être pas, à certains égards, sans analogie avec le sommeil somnambulique, est sans doute la cause du développement de la paralysie qui, à cet égard, se rapproche des paralysies hystéro-traumatiques.

C'est justement sur l'analogie des paralysies produites par suggestion dans le somnambulisme et des paralysies hystéro-traumatiques, qu'est fondée la thérapeutique que nous appliquons à ces dernières. Seulement, pour la prompte réussite de ce genre de traitement, une circonstance doit être relevée particulièrement parce qu'elle semble être indispensable: Il importe que la paralysie ne soit pas de date très ancienne.

On peut en effet, l'expérience nous l'a montré, guérir assez facilement une paralysie naissante si je puis ainsi dire; c'est beaucoup plus difficile lorsque celle-ci a duré. Je dois donc répéter ici ce que je vous ai dit bien des fois déjà à propos des contractures hystériques. Ne laissez, vous disais-je, jamais durer se contracturer, faites les disparaître aussitôt qu'elles se montrent, à l'origine, cela vous sera quelque chose de toujours facile, si vous perdez du temps, si vous attendez, il sera trop tard peut-être.

Aujourd'hui, ce sera, je le répète, chose facile ; déjà demain ce sera peut-être moins facile, après-demain moins encore ; enfin, dans trois mois, il est possible que cela devienne extrêmement difficile pour ne pas dire plus. Eh bien, il en est de même de la paralysie hystérique non artificielle.

Revenons actuellement au sujet que j'ai placé devant vous. Cette hystérique, dis-je, a été mise en état de somnambulisme ; vous reconnaissez que la malade est bien dans l'état en question à certains caractères sur lesquels j'ai insisté et dont je maintiens l'importance, toutes les fois qu'il s'agit de se dégager de toute idée de simulation. Un de ces caractères c'est, vous le savez, la contracture dite somnambulique qui s'obtient, soit en soufflant légèrement sur le membre, soit en passant une des mains à une certaine distance du membre, tandis qu'une pression forte exercée soit sur les muscles, soit sur les troncs nerveux ne diminue aucune contracture contrairement à ce qui a lieu dans la période dite léthargique (période d'hyperexcitabilité neuro-musculaire.)

Le sujet étant ainsi préparé, il s'agit de produire chez lui une paralysie cliniquement et pathologiquement comparable à celle que nous observons chez notre malade.

N'oubliez pas que notre malade est une grande hystérique avec hémianesthésie droite. C'est, en conséquence sur le côté gauche que nous allons déterminer la production de la paralysie motrice dont un des caractères sera d'entraîner avec elle des troubles remarquables de la sensibilité qui n'auraient pu être reconnus si nous avions opéré sur le côté droit insensible déjà antérieurement à l'expérience.

Avant de déterminer la paralysie, je vous fais reconnaître qu'en ce moment les mouvements du bras sont parfaitement libres, le malade peut porter son bras et sa main partout où on lui donne de le faire.

M. Charcot au sujet : Levez vos bras en l'air, mettez vos mains sur votre tête.

Le sujet exécute ces divers mouvements avec aisance, comme elle le ferait à l'état de veille. En ce moment, M. Charcot donne à l'aide du poing fermé un coup d'une intensité très modérée sur l'épaule gauche ; aussitôt le membre supérieur gauche devient flasque, pendant inerte, absolument paralysé quant au mouvement volontaire ; et en même temps, dans ce membre tout à l'heure parfaitement sensible, on constate la perte absolue, totale, de la sensibilité cutanée et profonde, la perte absolue des notions du sens musculaire.

M. Charcot complète l'hémiplégie en frappant le membre inférieur gauche comme il a frappé le membre supérieur correspondant ; ce membre devient également flasque, inerte, complètement paralysé du mouvement, en même temps que la sensibilité y a disparu dans tous les modes.

M. Charcot ordonne ensuite à la malade de se lever et de marcher et l'on peut reconnaître alors que la façon dont elle traîne sur le sol le membre inférieur paralysé, rappelle absolument la description de Todd.

Actuellement, dit M. Charcot, je n'insisterai pas sur la théorie de la production de ces paralysies et je vous renvoie aux détails que j'ai donnés à ce propos dans mon 3ème volume. Je rappellerai seulement que le sujet somnambulisé (grand hypnotisme) est dans un état mental spécial, particulièrement favorable aux suggestions. En somme, voici ce qui s'est passé, suivant moi : J'ai frappé l'épaule légèrement. Ce léger traumatisme, ce choc local, a suffi chez un sujet nerveux, spécialement prédisposé, pour produire dans toute l'étendue du membre un sentiment d'engourdissement, de pesanteur et une esquisse de paralysie ; par le mécanisme de l'auto-suggestion, cette paralysie rudimentaire est devenue rapidement une paralysie réelle. C'est dans le siège des opérations psychiques, dans l'écorce cérébrale en d'autres termes, que le phénomène se passe évidemment. L'idée du mouvement, c'est déjà le mouvement en voie d'exécution ; l'idée de l'absence du mouvement, c'est déjà, si elle est forte, la paralysie motrice réalisée ; tout cela est parfaitement conforme aux données de la psychologie nouvelle. La paralysie ainsi produite peut donc être dite, comme nous la disons, idéale, psychique, par imagination (mais non imaginaire). Il ne faut pas croire, comme un vain peuple pense, que l'idée soit toujours chose fluctuante et légère que le vent emporte. Il y a des images faibles et des images fortes. Il y a des idées fixes, tellement fixes, qu'on ne peut se soustraire à l'obsession dont elles vous poursuivent ; cela est surabondamment connu en pathologie mentale.

Tel est, suivant nous, sommairement, le mécanisme de la production des paralysies psychiques, dans le somnambulisme du grand hypnotisme. C'est en quelque sorte le résultat d'un rêve que vous avez provoqué ; rêve intense et qui s'est en quelque sorte réalisé objectivement.

Ce même mécanisme est celui que nous invoquons au sujet des paralysies hystéro-traumatiques qui s'offrent si fréquemment dans la pratique. Chez notre homme ainsi que nous le disions tout à l'heure, c'est ce mécanisme là qu'il convient d'invoquer. La pression exercée sur les membres du côté gauche a produit ce sentiment d'engourdissement, de faiblesse et la paralysie motrice naissante qui, chez un sujet prédisposé et placé dans un état mental que nous comparons à l'état somnambulique, ont été le point de départ d'une auto-suggestion. Ici encore l'idée d'impuissance motrice s'est développée au plus haut degré et objectivement réalisée. Je n'insiste pas plus longuement sur cette théorie des paralysies hystéro-traumatiques, que je suppose bien connue de vous et qui légitime à mon sens la dénomination *de paralysie psychique par auto-suggestion* que je leur applique habituellement.

Mais il s'agit maintenant d'envisager le côté thérapeutique. Eh bien, ce que nous avons fait chez notre somnambule, il s'agit de le défaire. Veuillez bien suivre tous les détails de l'opération et toutes les circonstances qui vont se dessiner successivement car elles seront, pour nous, très instructives

(À la malade): Remuez votre main gauche, vos doigts, vous le pouvez, ils ne sont plus paralysés.

La malade: C'est facile à dire.

M. Charcot: Dépêchez-vous, ne nous faites pas languir.

La malade: Ah bien oui!

M. Charcot (aux auditeurs): Veuillez remarquer qu'elle regarde successivement sa main droite (non paralysée) à laquelle elle imprime les mouvements prescrits et la main gauche paralysée qui en ce moment reste encore immobile.

(À la malade): Qu'est-ce qui vous manque pour mouvoir vos doigts?

La malade: Je ne peux plus remuer mes doigts: Je ne sais plus les remuer.

M. Charcot (aux auditeurs): Remarquez cette réponse: «Je ne sais plus» Remarquer que la malade continue à regarder les mouvements qu'elle imprime à sa main droite, comme si cela devait l'aider à apprendre de nouveau comment il faut faire pour remuer la main gauche. Je vous recommande, je le répète, cette sorte de pantomime que je crois très instructive.

La malade (au bout de quelques minutes de vains efforts): Ça commence à venir.

M. Charcot: En effet, vous remarquez qu'il se produit quelques mouvements volontaires dans le pouce de la main paralysée. Il n'y a que le premier pas qui coûte, les choses vous allez vite maintenant; il s'agit seulement d'encourager la malade ou mieux d'agir sur son esprit impérativement.

(À la malade): Allons, remuez les autres doigts, le poignet, le bras, portez votre main sur votre tête, serrez-moi la main!

(Aux auditeurs): Vous voyez que la paralysie motrice a disparu; je vous fais remarquer, chemin faisant, à chaque progrès accompli, que la partie du membre qui a repris le mouvement a récupéré, au même moment, les divers modes de la sensibilité.

Voilà donc notre sujet délivré de sa paralysie. Que s'est-il passé là? Nous nous sommes efforcés de réveiller, chez la malade, par suggestion, la représentation mentale des mouvements du membre gauche un instant obnubilée, en conséquence de la suggestion antérieure produite par le choc et vous avez vu de quelle façon le sujet a lui-même contribué à déterminer ce résultat. Instinctivement, sous l'action de nos intimations, elle a travaillé à raviver chez elle, à l'aide de mouvements imprimés à son membre non paralysé, à la fois l'image visuelle et l'image motrice nécessaires pour mettre en jeu dans le membre paralysé les mouvements prescrits. D'après cela il vous paraîtra légitime de dire que c'est *psychiquement* que nous avons agi sur le sujet pour le paralyser et que c'est *psychiquement* aussi que nous avons agi — passez-moi le mot dont je vais me servir — pour le *déparalyser*.

Maintenant je vais agir pour faire cesser la paralysie du membre inférieur, comme je viens d'agir pour le membre supérieur. Ici, le retour de la sensibilité coïncide, vous le voyez comme tout-à-l'heure, avec le retour du mouvement.

Remarquez à cette occasion, une fois de plus, comment, sous le coup de mes intimations répétées : « Allons, remuez les doigts du pied, remuez le pied », la malade commence par faire mouvoir le pied non paralysé, et à considérer attentivement ces mouvements comme s'ils devait servir à lui réapprendre comment il faut faire pour mouvoir le pied paralysé.

Vous voyez, d'un autre côté, avec quelle facilité on guérit les sujets placés en somnambulisme, les paralysies artificiellement produites. Il ne faut pas vous attendre à obtenir en général des résultats aussi prompts, aussi décisifs dans les cas de paralysie hystérique non artificielle qui s'offrent à nous dans la clinique. D'ailleurs, même dans le cas de paralysie artificielle, il peut se présenter, ainsi que nous l'avons plusieurs fois observé, quelques difficultés dans la déparalysation lorsque l'on a un peu tardé à intervenir. La chose est si nette que jamais je n'ai osé laisser durer au-delà de quelques heures les paralysies ainsi produites dans la crainte de ne plus être, après ce temps, le maître de la situation.

La malade somnambulisée est réveillée et elle quitte la salle. — Le malade ajusteur mécanicien dont il a été question tout-à-l'heure est introduit.

M. Charcot : Voici maintenant le malade que vous avez vu il y a 15 jours complètement paralysé du membre supérieur gauche et en grande partie du membre inférieur de ce même côté; il se présente à vous, traînant après lui, conformément à la description de Todd, son membre inférieur paralysé et progressant à l'aide de béquilles. Le fait de pouvoir progresser à l'aide de béquilles vous fait reconnaître déjà que le membre supérieur gauche n'est plus paralysé comme il l'était il y a 15 jours. Maintenant que le malade est assis, je puis vous faire constater les progrès remarquables accomplis de ce côté.

Vous voyez qu'il peut mouvoir les doigts, le poignet, le coude, comme dans l'état normal, porter sa main sur sa tête. Seulement, comme nous le dirons tout-à-l'heure, la pression dynamométrique est encore en défaut. Pour ce qui est du membre inférieur, vous remarquerez que nous avons obtenu quelques légers mouvements volontaires dans les orteils. Mais si nous sommes assez avancés en ce qui concerne le retour des mouvements dans les membres paralysés, il n'en est pas tout-à-fait de même relativement à la sensibilité. Et ceci contraste avec ce que nous avons vu tout-à-l'heure chez notre hypnotisée. Chez celle-ci, vous l'avez reconnu, l'anesthésie a disparu dans les divers segments des membres en même temps qu'ils retrouvaient leurs mouvements. Chez notre malade, au contraire, l'anesthésie cutanée et profonde persiste encore. Veuillez remarquer cependant que dans le membre supérieur, quelques îlots, quelques plaques

Cela est très visible, par exemple en ce qui concerne le poignet autour duquel la plaque sensible
forme comme un bracelet.(1) Au membre inférieur également, une plaque sensible existe sur la plante
du pied au niveau des articulations métatarso-phalangiennes qui, comme je vous l'ai fait remarquer
ont récupéré une partie de leurs mouvements. Cette circonstance de la persistance des troubles de
la sensibilité après le retour des mouvements volontaires n'est pas, tant s'en faut un fait isolé; je
l'ai rencontrée à des degrés divers, dans la plupart des cas de paralysies hystéro-traumatiques que
j'ai observés dans ces derniers temps. Aussi, malgré les résultats importants obtenus chez notre
malade, il ne faut pas encore chanter victoire. Les stigmates persistent encore chez lui. L'hémianesthésie
s'est même amélioré à un certain degré, le double rétrécissement du champ visuel subsiste tel quel; or, tant qu'il
en sera ainsi, la situation restera précaire et l'on devra craindre de voir reparaître, sous l'influence
d'une cause appropriée, les accidents qui paraissent aujourd'hui conjurés ou en voie de l'être. Mais
prenons les choses comme elles sont, nous ne manquerons pas de mettre en œuvre tout ce qui est
en notre pouvoir pour marcher en avant vers la guérison définitive.

Il me reste à vous dire quels sont les moyens que nous avons employés pour obtenir
les résultats que vous avez constatés. J'ai déjà exposé la méthode dont il s'agit dans les leçons
qui font partie du 3e volume des maladies du système nerveux à propos de l'histoire de ce
cocher qui avait été atteint de paralysie hystéro-traumatique d'un des membres supérieurs
en conséquence d'une chute sur l'épaule (3e vol. p. 358 sq.)

Je vous renvoie aux détails que j'ai donnés alors, je me bornerai aujourd'hui à
rappeler que dans le traitement de la paralysie hystéro-traumatique il y a plusieurs
éléments qu'il convient de faire concourir vers le but à atteindre. Les malades sont en général
plus ou moins neurasthéniques et anémiques, ils mangent peu. Presque tous, en d'autres termes,
sont débilités et dans un état de santé médiocre, au moment où se développent chez eux les phénomènes hystériques. D'autres sont des alcooliques, etc. Mais ce n'est pas sur les indications
fournies par ces éléments-là que je veux insister en ce moment parce qu'elles sautent aux
yeux, si je puis ainsi parler. Je veux m'arrêter plutôt sur les moyens qui s'adressent particulièrement à ceux des phénomènes hystériques que nous avons été conduits à considérer comme étant
de nature et d'origine psychiques ou mentales comme pour voudrez dire

En premier lieu, nous nous sommes appliqués et agir par suggestion à l'état de
veille sur l'esprit de notre malade. Il est venu ici avec l'idée qu'il était atteint de paralysie
incurable. Un médecin auquel il avait eu affaire lui avait dit, paraît-il : votre cas est

(1) Voir les croquis, page 380 (Voir aussi le schéma du malade S....
Policlinique du mardi 17 Avril p. 342)

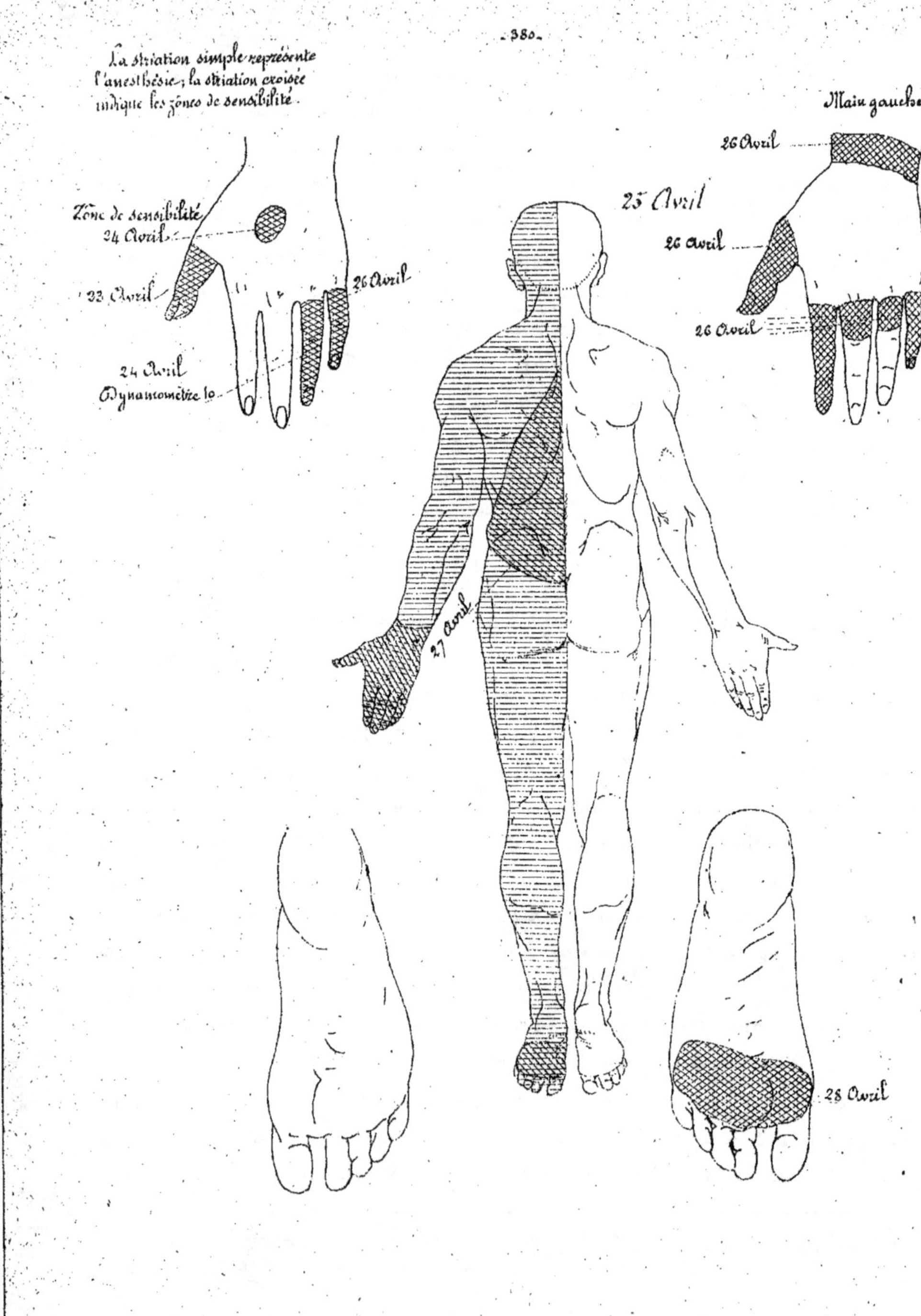
-380-
La striation simple représente
l'anesthésie; la striation croisée
indique les zônes de sensibilité.
Zône de sensibilité
24 Avril
23 Avril
26 Avril
24 Avril
Dynamomètre 10
25 Avril
27 Avril
Main gauche
26 Avril
26 Avril
26 Avril
28 Avril

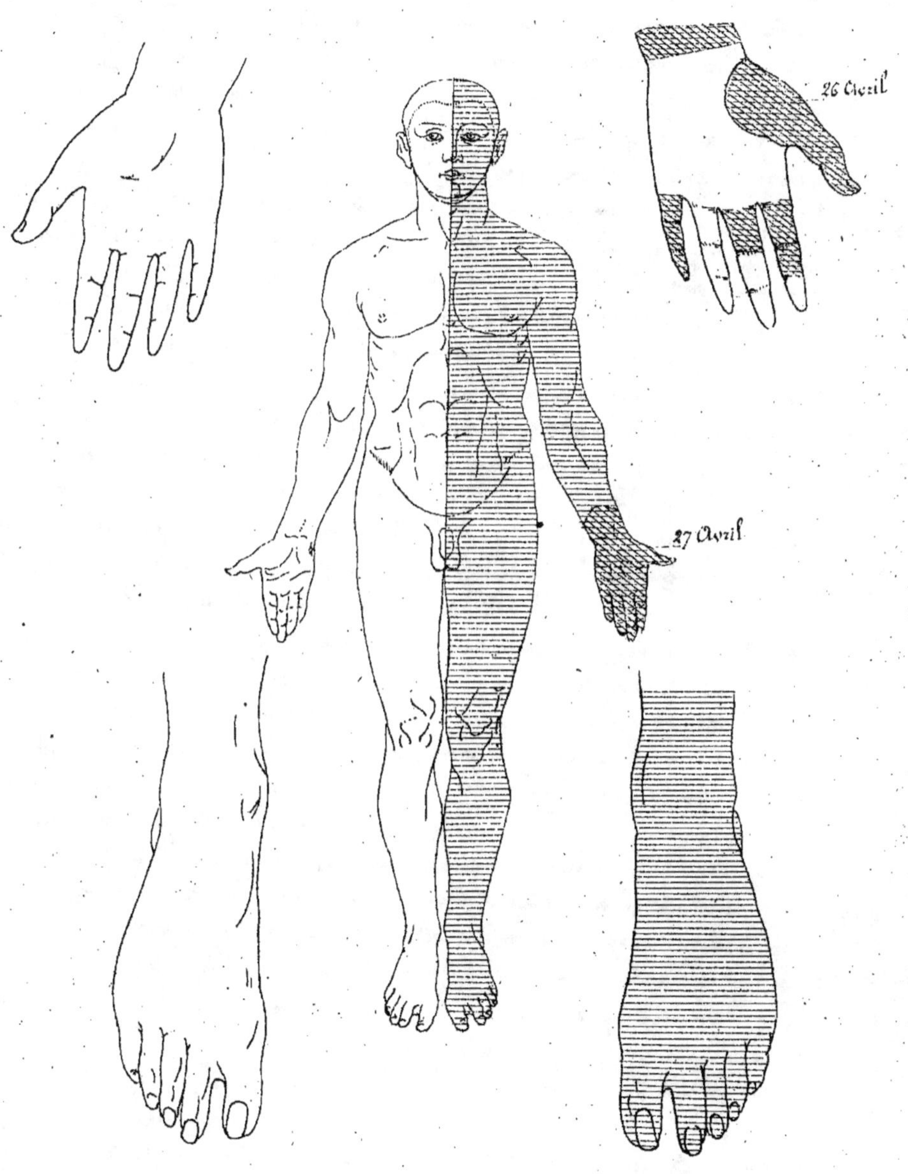

26 Avril
27 Avril

incurable, il faut tâcher de vous faire admettre à Briand. Cela était guère consolant. Ce pauvre homme nous est arrivé sombre, découragé, désolé, se demandant s'il lui fallait inévitablement prendre son parti de sa paralysie dite incurable. Nous lui avons affirmé, au contraire, avec toute l'autorité que donne une conviction ferme, fondée sur un diagnostic bien établi, que la guérison était certaine, absolument certaine, et que, espérions-nous, elle ne se ferait pas beaucoup attendre, s'il voulait bien nous aider.

Croyez-moi, lorsque vous avez la conviction absolue d'être dans la vérité et que vous pouvez dire avec l'accent d'une parfaite sincérité à un malade : Vous guérirez, c'est je vous assure déjà quelque chose, c'en est un premier pas vers la guérison. Vous n'ignorez pas, que dans ces cas de paralysie psychique, les paroles suffisent souvent sans plus, pour amener tout à coup le résultat désiré ! Il se peut faire — et cela s'est fait mainte fois — qu'un thaumaturge dise à un malade : levez-vous et marchez ! et que tout d'un coup le malade jusque-là complètement paralysé des membres inférieurs, se lève, en effet, et marche. C'est l'histoire bien connue des succès du fameux Jacob. Alors, me direz-vous, pourquoi ne pas faire le thaumaturge puisqu'il s'agit du bien du malade. — Eh bien, Messieurs, je ne dis pas non absolument, et dans certains cas, lorsque votre modestie est bien établie, pour être pourriez-vous vous risquer. Mais soyez prudents en pareil cas, très prudents, n'oubliez pas que dans la pratique il y a des questions de goût et d'opportunité, ajouterai-je, de dignité médicale dont il ne faut jamais méconnaître l'importance, mais n'oubliez pas que rien ne saurait rendre plus ridicule que d'annoncer avec quelque fracas un résultat qui, peut-être, ne se réalisera pas, car la suggestion est un agent difficile à conduire, parce que, l'expression, il est bien difficile de préciser les doses. Les Anglais, pratiques par excellence, nous disent : « do not prophesy unless you be sure » « ne prophétisez que à coup sûr » ; à cet égard, je suis parfaitement de leur avis et je vous engage à vous conformer à ce principe. Oh ! si en présence d'un cas bien dessiné de paraplégie psychique, vous dites à votre malade, d'un ton d'assurance : « Marchez, levez-vous » et qu'en effet il marche, prenez à compte le miracle que vous venez d'opérer, c'est une récompense qui vous sera bien due, vous devez à l'avance à un bon diagnostic. Mais ne vous engagez pas trop, et sachez, dès que préparer la retraite en bon ordre, pour le cas à prévoir d'insuccès.

Souvent, le plus souvent, peut-être, il vaudra mieux suivre les procédés lents, méthodiques dont vous pouvez, jusqu'à un certain point, calculer la portée.

Donc, après les premières assurances de guérison que nous avons données et qui ramènent dans son esprit la confiance, voici ce que nous avons fait :

Vous allez reconnaître aisément dans ce qui va suivre, l'application des données sur l'état des phénomènes de dépsychalisation décrits chez les hypnotiques somnambuliques

Il s'agissait, d'après la théorie de rétablir chez le malade la possibilité psychique de mouvoir d'abord, par exemple, les doigts de la main paralysée. A cet effet, nous l'avons engagé à faire des efforts dans ce sens, tout en imprimant à la main non paralysée, les mouvements prescrits. Il devait naturellement regarder attentivement à plusieurs reprises, la main mise en mouvement d'abord puis la main inerte qui, en même temps était soumise par l'opérateur à quelques mouvements passifs et à quelques massages. Eh bien, à force de patience, et souvent il en faut beaucoup dans les entreprises de ce genre, un des élèves du service attaché à cette tâche, est parvenu à obtenir, après quelques séances, quelques mouvements obscurs, puis de plus en plus nets du pouce d'abord puis des autres doigts. Le traitement a été commencé le 23 Avril et le lendemain les premiers mouvements volontaires ont paru dans les doigts. Le 25 Avril à 8 heures du matin, le malade pouvait déjà tenir dans sa main le dynamomètre et marquer 3°.

A partir de cette époque, suivant notre méthode que nous appellerons, si vous voulez, dynamométrique (Voir les leçons sur les maladies du système nerveux, volume 3°, p 360) nous avons prescrit au malade de prendre toutes les deux heures le dynamomètre et de s'efforcer de lui faire donner, à chaque nouvelle séance, un chiffre supérieur au chiffre obtenu dans la séance antérieure. Le malade, pendant la séance, doit regarder attentivement la main qui actionne le dynamomètre.

Voici un tableau qui vous fait connaître les résultats obtenus par l'application de cette méthode, du 25 Avril au 30.

Vous remarquerez sur ce tableau que la main du côté relativement sain – car vous voyez que le membre non paralysé est très faible – gagne, elle aussi par ces exercices.

1888		Dynamomètre	
		Coté non paral.ᵉ	Coté paral.ᵉ
25 Avril	8ʰ matin	10	3
	10 "	15	5
	12 "	15	5
	2ʰ soir	20	8
	4 "	40	16
	6 "		
	8 "		
26 Avril	8ʰ matin	20	8
	10 "	20	8
	12 "	20	8

1888		Dynamomètre	
		Coté non paral.ᵉ	Coté paral.ᵉ
26 Avril (Suite)	2ʰ soir	20	8
	4 "	20	8
	6 "	40	16
	8 "	40	16
27 Avril	8ʰ matin	40	16
	8ʰ soir	40	16
28 Avril	8ʰ matin	40	16
29 Avril		40	16
30 Avril		55	20

Vous remarquerez, en examinant le tableau que les progrès ne sont pas continus ;
il y a de temps en temps des arrêts. J'ajouterai même, en me fondant sur l'étude de cas analogues, qu'il y a quelquefois des reculs, et j'ai remarqué que ceux-ci peuvent survenir par l'effet
d'influences diverses ; une attaque convulsive ou de sommeil, par exemple ; les amène à coup sûr ;
mais, et ceci doit être considéré particulièrement, ils surviennent aussi quelquefois à la suite
de séances trop prolongées et trop actives. Rappelez-vous à ce propos le mot d'un certain
diplomate : surtout pas trop de zèle, Messieurs : éviter de vouloir aller trop vite, sachez attendre.

En somme, vous voyez que les résultats obtenus, sont intéressants déjà et qu'ils font
bien préjuger de l'avenir. Vous remarquerez également jusqu'à quel point *mutatis mutandis*
nos procédés sont calqués sur ceux que nous ont appris les somnambules artificielles qui ont ser-
à nos études. En définitive, vous l'accepterez sans plus de discussion, c'est en agissant psychiquement que dans l'un et l'autre cas nous arrivons à faire disparaître les paralysies psychiques.

Je tiens à relever que plusieurs des malades atteints de paralysie hystéro-traumatique auxquels j'ai appliqué avec succès ce traitement, avaient été sans aucun résultat soumis pendant plus
ou moins longtemps à l'action des pratiques méthodiques d'électrothérapie. L'électrisation qui
dans diverses autres espèces de paralysies, rend les services que vous savez, paraît échouer ici
le plus souvent. Pourrait-on dire qu'elle n'est pas suffisamment "suggestive" et que cela tient
peut-être aux troubles profonds de la sensibilité cutanée et profonde qui, dans les cas que nous
considérons, accompagnent invariablement les troubles du mouvement. Je ne doute pas qu'elle
ne puisse, dans de certaines conditions, devenir un excellent adjuvant, mais elle ne va pas
droit au but incontestablement comme le fait l'action psychique.

N'allez pas croire, Messieurs, que dans toutes les paralysies psychiques, traumatiques ou non, que vous pourrez rencontrer dans la pratique, vous devez espérer obtenir des résultats aussi rapides que l'ont été ceux que vous venez de constater chez notre mala-
Qu'y a-t-il donc dans ce cas de particulier qui l'ait rendu si accessible aux moyens thérapeutiques mis en œuvre ! Je crois pouvoir vous dire, Messieurs, et déjà j'ai fait allusi-
à ce point que cela tient à ce que, chez notre malade, la paralysie était de date relativement
récente : elle ne remontait pas à plus de 6 semaines lorsque le traitement a été inaugur-
Je puis vous affirmer, par exemple, que la résistance est beaucoup plus grande lorsqu'il
s'agit de cas anciens datant de plusieurs mois, d'une année, peut-être. Mais, par con-
veuillez remarquer que même dans ce cas là, il ne faut jamais désespérer de rien ; avec
la patience, des soins assidus et de la conviction, on arrive toujours tôt ou tard à atteind-
le but.

Plusieurs d'entre vous se demandent sans doute s'il ne serait pas beaucoup plus

...imple et plus expéditif de procéder au traitement de ce cas par suggestion, en plaçant au préalable les malades dans l'état hypnotique. Sans doute, la guérison serait alors probablement plus facile à obtenir, je n'en doute nullement, et j'ai pu, comme bien d'autres, me convaincre par expérience qu'il en est réellement ainsi dans certains cas appropriés. Mais voici la difficulté : Tous ces malades atteints de paralysie psychique d'origine traumatique ou non, ne sont pas, tant s'en faut, hypnotisables, tous hystériques qu'ils soient, et justement le sujet que vous avez sous les yeux, comme tant d'autres d'ailleurs, que j'ai eu l'occasion de vous montrer déjà, résiste aux pratiques de l'hypnotisation.

Il faut donc nous contenter, puisque nous ne pouvons mieux faire, de mettre en œuvre les moyens que nous avons entre les mains.

Après avoir délivré notre malade de sa paralysie, nous ne devons pas, je vous l'ai annoncé, le considérer encore comme guéri ; restent les stigmates, reste la diathèse plus ou moins profondément enracinée et contre laquelle il nous faudra lutter. Mais je me réserve d'entrer un autre jour dans le détail du traitement qu'il faudra instituer pour mettre le sujet à l'abri des récidives qui pourraient survenir à la moindre occasion, tant qu'il restera marqué au sceau de l'hystérie.

Mais j'ai hâte d'en finir avec ce malade pour aujourd'hui, car l'heure avance et j'ai plusieurs autres sujets à vous présenter.

(Au malade) : Vous pouvez vous retirer, n'oubliez pas de faire régulièrement toutes les 2 heures vos séances de dynamométrie, n'aller pas trop fort, tâcher seulement d'acquérir un peu plus et de ne rien perdre. J'espère qu'un de ces jours prochains, je pourrai vous présenter complètement guéri de votre paralysie.

(Le malade se retire).

Le voilà parti. Il est enchanté, il m'a écrit une lettre superbe, dans laquelle, usant d'une figure de rhétorique bien connue, il accable le confrère qui lui a déclaré qu'il était incurable, tandis que moi, il m'élève sur les hauteurs de l'Olympe. Il aime certaine littérature, il a été à l'école professionnelle d'Angers ; il écrit assez bien l'orthographe, il a servi comme mécanicien dans la marine de l'État pendant plusieurs années. Malheureusement, il a contracté de bonne heure l'habitude de boire un peu trop ; on ne peut pas dire cependant que ce soit un ivrogne, mais il se surexcite quelquefois à l'aide des boissons alcooliques, et nous ne devons pas oublier qu'il était absolument ivre le jour où il est resté lourdement endormi dans un puits.

À ce propos, il y a, dans l'observation de cet homme, une difficulté que je ne puis m'empêcher de vous signaler. Son sommeil est très souvent agité par des rêves d'un caractère spécial. Il voit la mit., au moment de s'endormir, dans son sommeil ou quand il s'éveille, des araignées grasses comme des tortues, des hyènes, des lions qui le menacent. Il a été à Madagascar autrefois; il y a vu, dit-il, des sauvages; il a, assure-t-il, assisté à des combats. C'est pourquoi, pense-t-il, dans ses rêves, il se voit poursuivi par des sauvages armés de piques et de couteaux. Voilà qui rappelle bien ce que l'on dit des rêves auxquels sont sujets les gens qui se livrent à l'abus des alcooliques. Quelquefois ces scènes d'un caractère sombre et quelquefois terribles sont entrecoupées de scènes, de visions agréables. Rappelez-vous ce que Lasègue a dit du délire alcoolique: "Ce n'est pas un délire, c'est un rêve". C'est un rêve qui se prolonge et persiste alors même que le sujet est éveillé. L'autre jour, notre homme a rêvé d'un chat grimaçant. La figure du chat, après le réveil du sujet, a persisté à tel point que le malade s'est levé du lit, a ouvert la fenêtre de la chambre dans l'espoir de se débarrasser de cet hôte incommode. — Eh bien, Messieurs, voici la difficulté que je veux relever: c'est que les hystériques non alcooliques sont sujets à de pareils rêves, à de pareilles hallucinations. Ces spectacles d'animaux affreux, menaçants, ces scènes de meurtre, alternant avec des visions d'un caractère gai, telles que jardins fleuris, illuminations, de fêtes avec ou sans accompagnements d'orchestres, tout cela se voit dans les attaques hystéro-épileptiques, lors de la 3ᵉ période (attitudes passionnelles) ou à leur suite (délire post-hystéro-épileptique) ou encore en dehors de toute attaque, à titre de phénomène isolé. Le rapprochement entre le délire alcoolique et le délire hystérique est évidemment un fait bien remarquable. Il a été parfaitement mis en relief par Mr Richer, dans ses remarquables études sur les attaques hystéro-épileptiques. À quoi peut tenir cette ressemblance frappante entre les hallucinations d'origine toxique et les hallucinations hystériques? Voilà une question que je ne suis pas en mesure de résoudre et que je livre à vos méditations. Dans le cas actuel où alcoolisme et hystérie se trouvent combinés; je ne saurais dire si les visions qui troublent le repos de notre homme dépendent de celle-ci ou de celui-là. Peut-être dépendent-ils à la fois de l'un et de l'autre! Mais je ne suis pas très satisfait, je vous l'avoue de la solution éclectique que je vous propose.

(Un troisième malade est introduit.)

M. Charcot: Le malade que je vous présente actuellement vous est connu comme le précédent; je vous l'ai présenté, lui aussi il y a 15 jours. C'est, vous vous en souvenez, un bel exemple de paralysie hystéro-traumatique. Vous reconnaissez en lui cet ouvrier monteur en bronze légèrement alcoolisé, qui, dans son travail, a frappé sa main gauche à l'aide d'un maillet de bois manié de la main droite. Je vous renvoie à la leçon d'il y a 15 jours où je vous ai fait connaître tous les caractères cliniques de cette paralysie. La paralysie motrice étant ici

moins complète, moins absolue que dans le cas précédent, elle était, du reste, comme dans ce
dernier cas, de date relativement récente (3 semaines); aussi tout le traitement dont je vous ai
donné tous les détails il n'y a qu'un instant, s'est-il montré ici assez rapidement efficace. La main
qui, le 15 Avril, quelques jours après le début du traitement, donnait 18 seulement, donne aujour-
d'hui 27. La pression de la main droite (non paralysée), s'est élevée, elle aussi, de 70 à 75. Vous
voyez sur les schémas que je vous présente que, en même temps que le mouvement, mais beaucoup plus lentement que celui-ci, la sensibilité tend à reparaître, sous la forme de plaques
d'îlots principalement localisés au niveau de quelques jointures. Il faut bien augurer de l'avenir
de ce cas comme du précédent. Il ne faut pas méconnaître cependant qu'ici encore les stigmates et

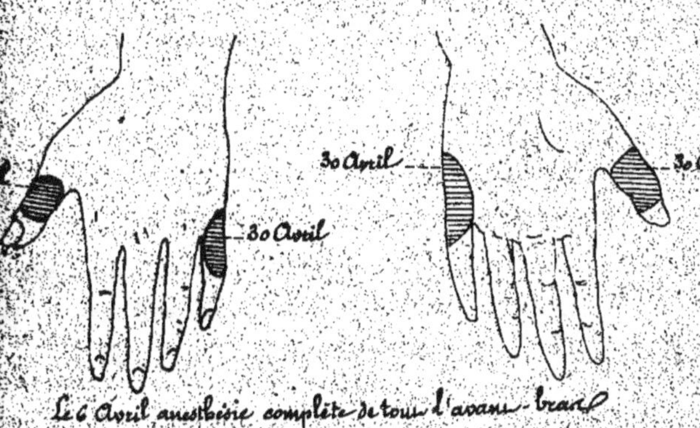

Le 6 Avril anesthésie complète de tout l'avant-bras

en particulier le rétrécissement du
champ visuel ne sont pas notablement modifiés. Il ne faut pas oublier
non plus que le malade est alcoolique, sans le savoir peut-être ce
que cet examen est représenté cliniquement par le scotome central.
Alors même que les choses seront
au mieux en ce qui concerne l'hystérie, une rechute sera à craindre
sous l'influence des écarts de
boisson.

4ᵉ Malade.

M. Charcot : Voici maintenant un des trois muets hystériques que je vous ai présenté il y a 8 jours je crois. Il s'agit du petit maçon tombé de la hauteur d'un 3ᵉ étage et qui,
après cet accident, a figuré dans un service de chirurgie comme atteint d'un mal de Pott. Ce
malade est aujourd'hui guéri de son mutisme. La guérison, comme cela arrive souvent, s'est
faite tout à coup à la suite d'une attaque classique.

L'existence d'attaques hystériques peut être considérée dans certains cas comme une
circonstance favorable, en ce sens qu'il y a une sorte d'antagonisme entre l'apparition des accidents
convulsifs et l'existence de certains phénomènes hystériques locaux qui ont une certaine tendance
à s'établir à l'état de permanence. L'apparition d'une attaque peut faire disparaître, on effet,
une toux nerveuse ou une contracture datant de plusieurs mois ou encore le mutisme. C'est sur la

connaissance de ce fait remarquable qu'est fondé le conseil, parfaitement justifié dans la pratique, donné par M. le Prof. Pitres, de faire naître, chez certains sujets, dans un but thérapeutique, quand cela est possible, par exemple par la pression de points hystérogènes, une attaque convulsive; ainsi on a pu délivrer les malades d'une toux incessante ou d'une contracture de longue date qui, jusque-là auraient résisté à tous les traitements mis en œuvre.

Chez notre maçon, l'attaque est survenue d'elle-même sans avoir été provoquée artificiellement et elle a mis fin à l'accès de mutisme.

(Au malade): Criez, parlez fort. Vous voyez qu'il y a encore chez lui un peu d'aphonie. Je vous rappellerai que l'aphonie est en quelque sorte un élément essentiel dans le mutisme hystérique qu'elle précède et auquel elle survit quelquefois. A la suite de cette attaque de mutisme, nous n'observons pas cette fois, chez ce malade, la période de bégaiement qu'il nous a présentée avant et après d'autres accès.

5ᵉ Malade.

Nous allons maintenant faire entrer quelques malades de la consultation externe. En voici une que mon interne, qui l'a rapidement examinée ce matin, me présente comme exemple de chorée rhythmée. Il me semble, en effet, que c'est bien de cela qu'il s'agit.

M. Charcot: Quel âge avez-vous, Mademoiselle?

La malade: 19 ans.

M. Charcot: Vous voyez son membre supérieur gauche animé de mouvements d'adduction et d'abduction successifs peu très rapides et qui paraissent régulièrement rhythmés.

(A la malade): Voulez-vous élever votre bras, essayer de porter la main sur la tête.

La malade (Après avoir essayé vainement de maintenir la main levée) Je n'y ai pas de force.

M. Charcot: Vous ne pouvez pas empêcher votre bras de remuer ainsi?

La malade: Non, Monsieur.

M. Charcot: Depuis quand avez-vous cela?

La malade: Depuis 4 ans.

M. Charcot: C'est bien long. Vous voulez dire que pendant 4 ans vous avez eu plusieurs accès de ce genre.

La malade: Oui, Monsieur, j'ai eu aussi par moments, un tremblement pareil dans les jambes.

M. Charcot: Je vous demande depuis quand votre bras gauche est agité cette fois

La malade : Depuis 2 mois.

M. Charcot : Nous commençons à nous entendre. Comment est-ce venu ? Est-ce venu tout simplement, sans accompagnement d'autre chose, sans attaquer de nerfs ?

La malade : Du tout.

M. Charcot : Un beau jour vous vous êtes réveillée avec cela ?

La malade : Oui, parfaitement.

M. Charcot : Et depuis 2 mois c'est constant ?

La malade : Oui, Monsieur.

M. Charcot : Cela se développe lorsque vous vous réveillez ?

La malade : Cela va également la nuit ; quand je dors, mon bras n'arrête pas et les mouvements me réveillent quelquefois.

M. Charcot : Qui vous a dit que votre bras remuait la nuit, pendant le sommeil ?

La malade : Ma mère me l'a dit.

M. Charcot : Cela n'est pas impossible, nous avons reconnu le fait dans le service chez plusieurs sujets atteints de chorée rhytmée.

Je ne m'apesantirai pas longuement sur ce cas dont je vous ai présenté plusieurs exemples dans ces leçons. Trois beaux spécimens de ce genre de chorée que je vous montrerai de nouveau quelque jour existent en ce moment dans le service.

(A la malade) : Il y a 4 ans que vous êtes malade ?

La malade : Oui, Monsieur.

M. Charcot : A la suite de quoi tous ces phénomènes nerveux se sont-ils produits ?

La malade : Je ne sais pas, j'ai commencé par avoir une fièvre muqueuse.

M. Charcot : Remarquez ce qu'elle dit cela est intéressant. Il n'est pas rare, en réalité de voir les phénomènes hystériques, l'hystérie elle-même tout entière se manifester à la suite d'une maladie aiguë, pendant la convalescence.

(A la malade) : Combien de temps a-t-elle duré, cette fièvre muqueuse.

La malade : 2 mois.

M. Charcot : Vous avez été très malade, vous avez eu le délire ?

La malade : Oui.

M. Charcot : Auparavant, vous n'aviez éprouvé rien de semblable à ce que vous ressentez maintenant ? rien de nerveux ?

La malade : Non, Monsieur.

M. Charcot : Que fait votre père ?

La malade : Il a été boucher, maintenant il est retiré.

M. Charcot : A-t-il été malade des nerfs ?

La malade : Pas malade, mais il est nerveux.

M. Charcot : Nerveux, comment ?

La malade : Il se met facilement en colère.

M. Charcot : Et votre mère ?

La malade : Elle n'est pas nerveuse.

M. Charcot : Connaissez-vous les autres membres de votre famille ?

La malade : Oui, Monsieur.

M. Charcot : Avez-vous des tantes du côté paternel ?

La malade : J'ai une tante aliénée qui est dans une maison de santé depuis plusieurs années.

M. Charcot : Je sais ce que je voulais savoir. Voilà l'élément "hérédité" nettement représenté.

Il serait bon ... de pousser l'interrogation plus loin, parce que le cas me paraît intéressant, mais nous sommes un peu pressés aujourd'hui. Nous prierons la malade de revenir ; nous l'interrogerons et l'examinerons plus en détail une autre fois.

(A la malade) : Avez-vous des attaques de nerfs fréquentes ?

La malade : Pas souvent. Il m'arrive quelquefois d'avoir mal au ventre, dans les grandes chaleurs surtout.

(Un examen rapide montre que la malade est "ovarienne" gauche. Elle décrit les phénomènes de l'aura : suffocation, bourdonnements d'oreilles, battements dans les tempes.)

M. Charcot : Vous voyez que, par un côté, c'est une hystérique vulgaire. Seule, chorée rhythmée revenant par accès depuis trois ans, et occupant parfois les membres inférieurs, parfois les membres supérieurs, en fait un cas particulièrement digne d'intérêt.

(A la malade) : Comment sont faites vos attaques ; remuez-vous beaucoup ; perdez-vous connaissance ?

La malade : Je ne remue pas, je reste raide à ce qu'on m'a dit. Je perds connaissance.

M. Charcot : Qui vous l'a dit ?

La malade : Mon père, ma mère, le médecin.

M. Charcot : Qu'est-ce que deviennent les mouvements des bras pendant vos accès ?

La malade : On dit qu'ils s'arrêtent pendant la crise de nerfs ; mais celle-ci aussitôt passée, ils reparaissent.

M. Charcot : Eh bien, revenez demain.

La malade se retire.

M. Charcot : Entre nous, je n'aime pas beaucoup ces cas d'hystérie avec chorée rhythmée. Ils sont, en général, extrêmement tenaces. Ici les phénomènes d'hystérie vulgaire semblent s'effacer en quelque sorte devant le phénomène chorée rhythmée. Eh bien, je le répète cela n'est pas très bon signe au point de vue du pronostic[1]

6ᵉ Malade.

Une autre jeune fille accompagnée de sa mère est introduite.
M. Charcot (à la mère) : Quel âge a-t-elle ?
La mère : 16 ans.

---

[1] Un nouvel examen de cette malade fait le lendemain du cours a donné les résultats suivants : Il existe un léger rétrécissement du champ visuel du côté gauche (côté de l'hémianesthésie, de l'hémichorée et de l'Ovarie). La malade reste assise, la main posée sur la cuisse, le coude demi-fléchi, le bras tombant naturellement. Ce membre est agité de mouvements qui donnent à la malade l'air de battre de l'aile avec le coude. La main reste immobile par elle-même quoique un peu secouée par transmission du mouvement du coude. Il en est de même de l'épaule qui est légèrement entraînée, déplacée par le bras.

La plus grande amplitude du mouvement est au niveau du coude. Celui-ci est secoué de la façon suivante : 1° Extension brusque qui l'amène en avant par action du triceps et peut-être un peu par action combinée des pectoraux et des fibres antérieures du Deltoïde ; 2° Légère flexion passive du coude tenant à ce que le bras est retiré en arrière et en même temps tordu sur son axe, de dedans en dehors par le grand dorsal de telle manière que l'avant-bras est légèrement écarté de la cuisse sur laquelle repose la main et attiré en dehors. En résumé : 1° Élévation en avant et légère adduction ; 2° Attraction en arrière et rotation en dehors.

Rhythme : assez régulier à la vue, série de 3 ou 4 petites secousses par seconde séparées par un arrêt (de 1 à 2 secondes comme valeur de temps)

Sur le tracé de l'appareil enregistreur, on voit des séries de trois, quatre, cinq secousses franches, larges, étendues, séparées par une ou deux petites secousses avortées, non visibles à l'œil sur la malade ; mais parfaitement nettes, quoique seulement ébauchées sur le tracé.

Le bras droit est agité de mouvements analogues à ceux du bras gauche, mais à peine sensibles.

M. Charcot : Quelle est l'affection dont elle souffre ?

La mère : Elle ne peut rester 5 minutes en place ; ses nerfs se portent sur son père et sur moi. Avec les autres personnes elle est plus tranquille ; elle ne veut pas travailler ; elle nous jette de l'eau à la figure ; elle tire les draps de son père qui est malade au lit, enlève son édredon. Enfin, elle nous fait des méchancetés de toutes sortes. Aux étrangers elle ne fait rien. Elle a toujours besoin de remuer.

M. Charcot (à la jeune fille) : Qu'est-ce que vous dites de cela, Mademoiselle ?

La jeune fille : C'est vrai.

M. Charcot : Votre père est-il malade ?

La jeune fille : Il a des rhumatismes ; il est presque toujours au lit.

M. Charcot (à la mère) : Il n'a jamais eu de maladie cérébrale, de maladie nerveuse ?

La mère : Non.

M. Charcot : Connaissez-vous ses parents ?

La mère : Son père se porte parfaitement. Sa mère est morte à 71 ans. Elle a eu des douleurs comme il en a.

M. Charcot : Dans votre famille, personne n'a eu d'affections nerveuses, ni vos parents, ni vos frères ou sœurs ?

La mère : Non, Monsieur.

M. Charcot : Et cette petite demoiselle, quand a-t-elle commencé à manifester son mauvais caractère, ses méchancetés ?

La mère : A peu près à l'âge de 12 ans. A cette époque notre situation a beaucoup changé. Mon mari était malade et sa maladie l'ayant obligé de quitter les affaires, nous n'avons plus pu continuer à donner à cette enfant ce que nous lui donnions quand nous étions dans le commerce ; cela l'a aigrie et je crois bien que c'est là l'origine de l'état dans lequel elle se trouve.

M. Charcot : C'était une enfant gâtée ?

La mère : Oui.

M. Charcot : Est-ce que c'est votre unique enfant ?

La mère : Non, j'ai une fille de 32 ans qui est mariée.

M. Charcot : Cette enfant a-t-elle des manies ?

La mère : Je ne m'en aperçois pas. Ce qu'elle fait, c'est de remuer sans cesse.

M. Charcot : Elle n'a pas de tics, elle n'en a jamais eu ?

La mère : Non.

M. Charcot (à la malade) : Qu'est-ce qui vous oblige, Mademoiselle, à remuer ainsi

La malade : Il faut que je remue.

M. Charcot : Il faut que vous remuiez et que vous soyez méchante, c'est obligatoire.

Qu'est-ce qui légitime ces actes d'agression contre votre père et votre mère ? Est-ce parce qu'ils vous contrarient que vous agissez ainsi ?

La malade : Non, Monsieur.

M. Charcot : Vous ne pouvez pas vous empêcher de faire le mal.

(A la mère) : Quand elle est couchée, que fait-elle ?

La mère : Elle se couche de très bonne heure, à 8 heures du soir et elle dort très bien.

M. Charcot : Avant de se coucher, elle n'a pas des rangements spéciaux ; elle ne ferme pas son verrou 5 ou 6 fois, elle ne regarde pas sous le lit à chaque instant ?

La mère : Non Monsieur.

M. Charcot : Elle n'a pas peur de différentes choses ?

La mère : Dans un moment elle avait peur des épingles et du verre cassé, du verre pilé ; mais c'était, je crois par suite de mauvais conseils, d'imitation et cela s'est passé assez vite.

M. Charcot : Voilà quelque chose qui doit sonner à vos oreilles d'une façon particulière et éveiller dans votre esprit la prévision d'un certain diagnostic.

(A la mère) : Comment dites-vous ! que cette peur des épingles et du verre pilé a eu lieu par imitation.

La mère : Nous avions à la maison une nièce fille d'une sœur de mon mari.

M. Charcot : De quelle sœur ?

La mère : Mon mari a perdu une sœur.

M. Charcot : De quoi ?

La mère : De douleurs au cœur.

M. Charcot : Et cette sœur avait une fille ?

La mère : Oui. Pendant la Commune, celle-ci avait éprouvé une grande émotion en entendant le bris d'une devanture de magasin. Je crois que c'est elle qui a communiqué à ma fille la peur du verre cassé.

M. Charcot (à la malade) : Pourquoi les épingles vous faisaient-elles peur ?

La malade : Je croyais toujours les avaler et aussi le verre pilé. Quand je cassais une aiguille, je croyais en avaler un petit morceau.

M. Charcot : A quelle époque a-t-elle parlé de cette peur du verre cassé et des épingles ?

La mère : Elle avait 7 ou 8 ans.

M. Charcot (à la malade): Est-ce qu'il vous prend l'envie, quand vous passez dans la rue et que vous voyez une grande glace, d'y donner un coup de poing?

La malade: Non, Monsieur.

M. Charcot: C'est un genre d'obsession que j'ai rencontré bien des fois; avoir le désir violent de casser une glace et en même temps la crainte de le faire; être obsédé par l'envie d'ouvrir un bec de gaz, avoir l'idée que le gaz répandu dans l'appartement pourra causer un malheur, ce sont choses que l'on observe souvent dans les cas du genre de celui que nous avons sous les yeux.

(À la malade): Avez-vous peur de toucher certains objets et êtes-vous obligée, après les avoir touchés de vous laver les mains 36 fois?

La malade: Non, Monsieur.

La mère: Elle a des besoins de destruction, elle aime quelquefois à casser des choses, elle casse volontiers tout ce qui nous appartient.

M. Charcot: Est-ce qu'elle se met souvent en colère.

La mère: Oui, Monsieur.

M. Charcot: Elle n'a pas d'attaques de nerfs?

La mère: Non, jamais.

M. Charcot: Suffoque-t-elle quelquefois? A-t-elle quelque chose qui lui monte dans le cou?

La malade: Quand j'ai peur.

M. Charcot: Peur de quoi?

La malade: Eh bien, quelquefois je me réveille en voyant quelqu'un qui veut me tuer.

M. Charcot: Est-ce que vous regardez plusieurs fois sous votre lit avant de vous coucher?

La mère: Oui, Monsieur, cela lui arrive souvent.

M. Charcot: Il peut arriver que lorsqu'un malade de cette espèce va se coucher, ce soit toute une cérémonie. J'en connais qui restent quelquefois 2 heures avant de se mettre au lit. Elles passent leur temps à vérifier et à vérifier encore si le verrou est bien fermé, si vraiment il n'y a personne caché sous le lit; quelques unes sont poussées à faire et à défaire les choses un certain nombre de fois, etc. etc.

La malade: Je ne compte pas.

M. Charcot: On est obligé d'ôter ses vêtements et de les remettre 7 fois, 8 fois, par exemple, et le temps passe au milieu de ces perplexités.

La mère: Tout cela vient de ce qu'on lui a fait peur.

M. Charcot: Je ne vous demande pas cela. C'est toujours la même chose. Il semble qu'il y ait chez les parents une sorte d'instinct qui les pousse à mettre ces faits singuliers sur le compte d'une cause fortuite et à se soustraire ainsi à l'idée de la fatalité héréditaire. La véritable cause cependant est là, dans l'hérédité. Il y a eu, cela est certain, des aliénés dans la famille; peut-être allons-nous pouvoir le constater.

(A la mère): Quelle est cette peur dont vous parlez?

La mère: C'est sa cousine qui lui a fait peur.

M. Charcot: Une cousine germaine?

La mère: Oui, Monsieur, elle avait peur du verre pilé, cela lui était venu après avoir cassé une glace; c'est elle qui a communiqué sa peur à ma fille.

M. Charcot: La mère de cette nièce a-t-elle été malade de la tête? A-t-elle eu la maladie noire?

La mère: Non, Monsieur, elle est morte d'une maladie du cœur.

M. Charcot: Avez-vous connu dans cette famille d'autres personnes qui aient eu des maladies nerveuses, la tête dérangée?

La mère: Je les ai perdus de vue... Je n'en sais rien.

M. Charcot: Voilà le chemin coupé pour la recherche, il en est malheureusement trop souvent ainsi. Mais tenez que dans ce cas, il a certainement existé parmi les ascendants ou les collatéraux un ou plusieurs aliénés.

Je n'insiste pas beaucoup sur ce qui n'est pas tout-à-fait de notre domaine et qui serait beaucoup mieux interprété par nos collègues de St Anne que je ne pourrais le faire.

Prenez connaissance, si vous voulez en savoir plus long sur cette question, des intéressantes leçons de M. Magnan sur les dégénérés, la folie héréditaire, les impulsifs, &c. &c.

Policlinique du Mardi, 22 Mai 1888.

Objet de la Leçon :

1° Trois malades atteints de tremblement mercuriel : N° 1 et 2, doreurs sur métaux ; N° 3, chapelier.

2° Paralysie agitante unilatérale (4° Malade).

M. Charcot : Voici trois malades qui forment un ensemble homogène et qui nous permettront d'étudier une forme de tremblement dont le nom est bien connu mais qui n'a peut-être pas encore été étudié comme il conviendrait, par le détail. Je vous dirai tout à l'heure de quoi il s'agit ; nous allons examiner tout d'abord l'un de ces malades que j'appellerai le N° 1 (Louis Am... âgé de 50 ans).

Il est affecté d'un tremblement qui présente les caractères typiques de l'affection dont je veux vous entretenir sous une forme très accentuée, très régulière. Ce n'est pas cependant en tant que tremblement, ce qu'on peut observer de plus fort ; c'est un cas bien dessiné, mais d'une intensité moyenne.

Voilà ce que je voudrais que vous considériez surtout, en premier lieu. Ce malade étant assis tranquillement, les mains reposant sur les genoux, celles-ci, vous le voyez, sont agitées par des oscillations rhythmées qui nous paraissent rapides, nombreuses, dans un temps donné. Il y a cependant des tremblements plus rapides que celui-là ainsi que je le montrerai tout à l'heure. Vous savez d'ailleurs qu'il ne faut pas juger de la rapidité des oscillations rhythmées qui constituent un tremblement d'après les seuls renseignements fournis par l'œil.

Ce n'est pas trop, pour s'éclairer à ce sujet, de faire appel aux procédés de la méthode graphique. Nous n'ignorons pas que les données fournies par ces mensurations sont, en clinique, une importance considérable.

On peut dire, en effet, au moins d'une façon très générale que chaque espèce nosographiquement déterminée de tremblement, tend à se distinguer des autres espèces, par le nombre des oscillations consigné sur les appareils enregistreurs, dans un temps donné pendant

une seconde, par exemple ; à ce point de vue il y a lieu de reconnaître 3 groupes de tremblements
à savoir : 1° le tremblement à oscillations lentes ; 2°, le tremblement à oscillations de rapidité
moyenne et enfin 3°, le tremblement à oscillations rapides, autrement dit tremblement vibratoire. Il ne s'agit pas là, bien entendu, d'une classification tout à fait naturelle, mais elle offre
certainement, il nous sera facile de vous le démontrer, un intérêt réel au point de vue pratique, ce qui est déjà quelque chose.

Tremblement ou oscillations rhythmées.

A. Intentionnel : ——————————— (Sclérose en plaques - Maladie de Fried[reich]

$$1° \text{ à oscillations lentes, } 4 \text{ à } 5 \text{ oscillations par seconde} \begin{cases} \text{Paralysie agitante.} \\ \text{Tremblement sénile.} \end{cases}$$

B - Pendant le repos :

$$2° \text{ Type intermédiaire } (3 + \tfrac{1}{2}) \text{ à } (6 - 6). \begin{cases} \end{cases} \text{Tremblement hystérique.}$$

$$3° \text{ à oscillations rapides - Tremblement vibratoire } (8 \text{ ou } 9) \text{ par seconde.} \begin{cases} 1° \text{ Pas de tremblement individuel des doigts - Basedow.} \\ 2° \text{ Tremblement individuel des doigts, alcoolique.} \\ 3° \text{ Paralysie générale.} \end{cases}$$

$$\begin{rcases} 1° \text{ Pendant le repos, surtout si émotion } (5 \text{ à } 6) \text{ par seconde} \\ 2° \text{ Intentionnel (Exagération considérable des oscillations.)} \end{rcases} \text{Tremblement mercuriel.}$$

Si vous voulez jeter les yeux sur le tableau que j'ai fait placer sous vos yeux, vous
aurez un aperçu de cette classification des tremblements suivant la rapidité du rhythme.
Je laisserai de côté le groupe A sur lequel je reviendrai tout à l'heure et où la rapidité
des oscillations n'est pas traduite et ne peut pas être traduite par des chiffres. Voici maintenant l'indication sommaire des autres groupes ;

J'appelle tremblement lent celui dans lequel il se produit en moyenne 4 ou 5 oscillations seulement
par seconde. Dans ce groupe, nous rencontrons et la paralysie agitante, le tremblement sénile
qui doit être soigneusement distingué de la première, malgré les opinions contraires récemment

omises.

Un autre groupe forme en quelque sorte l'intermédiaire entre le précédent et celui qui va suivre. Là se place le tremblement des hystériques qui, au point de vue du rhythme, présente, c'est peut-être là un de ses caractères, de très grandes variations ; le taux des oscillations par seconde varie entre 3 1/2 et 6.

Au dernier groupe appartiennent les tremblements à oscillations rapides ou tremblements vibratoires ; nous trouvons réunis là : le tremblement alcoolique, celui de la paralysie générale progressive, le tremblement de la maladie de Basedow, etc. ; le nombre des oscillations par seconde est de 8 à 9. Vous comprenez qu'en tenant compte de ce caractère fourni par l'étude graphique du tremblement, on peut déjà établir les premières lignes d'un diagnostic différentiel.

Je propose d'établir un groupe à part pour le tremblement mercuriel qui est justement celui que nous allons pouvoir étudier sur les hommes qui figurent devant vous. Je vous dirai et je vais vous faire reconnaître que cette sorte de tremblement se rapproche, par le nombre des oscillations, de celui de la paralysie agitante. C'est-à-dire que par seconde il y a 4 à 5 secousses ; il s'agit donc d'un tremblement lent, mais ici se montrent des caractères particuliers qui permettent du premier coup de distinguer le tremblement mercuriel du tremblement de la paralysie agitante, par exemple. Ce caractère, je vais le mettre en relief, justement, chez notre malade N° 1 qui, comme vous l'avez remarqué déjà tremble des mains, alors même que celles-ci sont dans l'attitude du repos. Notre homme exerce la profession de doreur sur métaux, et c'est à sa profession qu'il doit d'être sous le coup de l'intoxication hydrargyrique. L'hôpital de la Charité était autrefois le rendez-vous des saturnins. Pour ce qui est de l'hydrargyrisme, c'est surtout à l'hôpital St Antoine que vous rencontrez ses victimes, ou encore à l'hôpital Tenon, ce qui tient simplement à ce que les établissements dans lesquels on contracte ces intoxications appartiennent aux quartiers où sont situés ces deux hôpitaux, et justement notre malade nous a été adressé pour servir à l'étude et à la démonstration par un de nos collègues de l'hôpital St Antoine.

Vous savez quel rôle joue le mercure dans la dorure sur métaux et vous n'ignorez pas que dans les ateliers où on se livre à ce genre de travail, l'atmosphère, si la ventilation est imparfaite, est toujours plus ou moins chargée de vapeurs mercurielles. Cependant, depuis quelques années, l'aménagement de ces ateliers a été, à ce qu'il paraît, singulièrement amélioré au point de vue de l'hygiène ; l'aération y est réglée dans de bonnes conditions et de plus il est apporté aux opérations diverses un soin particulier qui empêche que l'action des vapeurs mercurielles y soit aussi nocive qu'autrefois. Mais il existe encore des ateliers où ces perfectionnements n'ont pas été introduits et où tout au moins les précautions hygiéniques prescrites sont peu ou point

mal observées. Notre malade, dans les conversations que nous avons eues avec lui ces-jours
nous a appris que pendant de longues années, pendant plus de 29 ans, il a travaillé dans d
certains ateliers où l'on tient grand compte des règlements hygiéniques, en particulier ch
Barbedienne, sans jamais avoir été atteint du moindre tremblement. Tandis qu'il lui a suffi
travailler quelques mois dans d'autres ateliers mal ventilés pour voir survenir chez lui le tr
blement que nous observons aujourd'hui.

(Au Malade) : Veuillez nous donner quelques détails sur votre carrière de doreu
sur-métaux ?

Le malade : J'ai travaillé longtemps chez Barbedienne. J'y serais resté 20 ans q
je n'aurais jamais tremblé j'en suis sûr

M. Charcot : Ainsi, dans l'atelier de Barbedienne, les ouvriers sont rarement a
teints du tremblement mercuriel et cependant la dorure s'y fait parfaitement ; tandis qu'il y
d'autres ateliers où l'on est rapidement intoxiqué.

Du reste, cet autre malade (le N° 2) (Gabriel Men... 42 ans) est un nouvel cas
du même genre ; lui aussi est doreur sur métaux : il exerce ce métier depuis l'âge de 11 ans
en a aujourd'hui 42. Il est resté 30 ans sans connaître le tremblement. Il en a été frappé
coup sur coup, depuis un an qu'il a changé d'atelier.

Le second malade : Oui, j'ai été pris 2 fois cette année).

M. Charcot : Mais, j'en reviens au tremblement. Je veux vous indiquer le carac
qui permet de le distinguer du premier coup, des autres espèces de tremblement lem.

Je vous ferai remarquer, en premier lieu que le tremblement mercuriel occupe quelq
fois, assez habituellement même, la tête. Ce n'est pas le cas chez cet homme, mais je vous
montrerai tout-à-l'heure un cas où la tête tremble et je vous ferai remarquer la façon
elle tremble. En second lieu, il occupe quelquefois, assez souvent même les lèvres et la
langue.. Cela est, vous voyez, très accentué chez notre malade N° 1- pour peu qu'il par
Vous reconnaissez pendant qu'il nous parle, que l'articulation des mots est en quelque sor
entrecoupée par une sorte de trépidation. Cette sorte de trépidation, une au tremblement des l
est fort intéressante pour le clinicien, parce qu'elle rappelle beaucoup, au point qu'on pu
s'y méprendre, l'embarras de la parole de certains cas de paralysie générale. J'ajouterai q
lorsque le malade tire la langue, celle-ci est bientôt prise d'une trépidation ressemblant à celle
observée si souvent chez ces mêmes paralytiques généraux.

Voilà donc une première remarque sur laquelle il faut insister. N'allez pas du p
mier coup, quand vous verrez un malade trembler de la langue lorsqu'il la tire, et des main
lorsqu'il les étend, bredouiller lorsqu'il parle, en conclure sans plus d'information, qu'il s'agit, ch

mercuriel chez notre homme, je tiens à l'avouer publiquement, lorsqu'il fut présenté pour la première fois, notre impression ayant été, en raison surtout de l'embarras de la parole, qu'il s'agissait là de la méningo-encéphalite diffuse. Il est vrai que presque immédiatement la question a changé de face lorsque nous étions appris qu'il exerçait la profession de doreur sur métaux.

C'est ici le cas de rappeler d'ailleurs que le tremblement nerveux, d'après les observations répétées que nous avons faites ces jours-ci chez nos trois malades, ne compte que 5 ou 6 oscillations par seconde, les mains reposant sur les genoux, tandis que dans la paralysie générale, on en compte 8 ou 9. Peut-être trouverez-on là un élément de diagnostic dans un cas difficile.

Vous n'ignorez sans doute pas qu'il est encore une autre affection dans laquelle le trouble de la parole et aussi le tremblement des extrémités rappellent jusqu'à un certain point ce que l'on voit dans la paralysie générale et dans le tremblement mercuriel. Je veux parler de la sclérose en plaques.

Pour ne parler que des analogies symptomatiques qui peuvent exister entre le tremblement mercuriel et la sclérose en plaques, je vous rappellerai que la parole lente et scandée qui s'observe dans la dernière affection n'est vraiment pas très difficile à distinguer de l'articulation trépidante des hydrargyriques, mais par contre, vous allez le voir, en ce qui concerne le tremblement des extrémités, l'analogie est telle que le diagnostic pourra, dans certains cas, monter l'une de difficultés sérieuses. De fait, entre le tremblement mercuriel et celui de la sclérose en plaques il y a un caractère commun qui les rapproche étroitement l'un de l'autre en même temps qu'il les éloigne l'un et l'autre de toutes les autres formes de tremblement. C'est naturellement le lieu de rappeler les caractères du tremblement dans la sclérose en plaques. On dit que ce tremblement est intentionnel (Voir le tableau des tremblements A) (Intentionnel terme des auteurs allemands)[1] et par là on entend ce qui suit:

Lorsque les mains du malade sont dans l'attitude du repos, posées tranquillement sur les genoux, elles ne tremblent pas. Mais s'il veut faire un acte quelconque, prendre un verre par exemple, un objet quelconque, alors commence une période pendant laquelle vous voyez la main s'agiter et les oscillations devenir de plus en plus rapides et d'autant plus étendues que la main devient plus proche du but à atteindre. S'il s'agit, par exemple,

[1] Intentionnel pris dans ce sens n'appartient pas à la langue correcte, soit si on veut du Français soit d'Allemagne; mais l'application du terme est assez commode et semble devoir passer dans la pratique

pour lui de saisir une cuiller pour la porter à sa bouche, il est fort possible qu'en raison de l'étendue croissante des oscillations, il ne le puisse pas faire. De même s'il s'agit d'un verre rempli d'eau, celle-ci sera projetée de tous côtés avant de parvenir aux lèvres. Cette série d'évènements est facile à saisir dans le schéma suivant: A B répond à la période pendant laquelle la main repose tranquillement sur les genoux. Il n'y a pas trace de tremblement pendant cette période. En B, le malade commence un acte intentionnel, volontaire, comme pour porter un verre à sa bouche. Le tremblement se dessine aussi-

- Schéma N: 1 -

tôt et les oscillations qui le composent, augmentent, comme on voit, progressivement d'amplitude à mesure que la main se rapproche du but à atteindre C.

Par contraste, rappelons ce qui se passe dans la paralysie agitante. Ici encore la main repose sur les genoux du malade, pendant la période A B (Schéma N: 2) Mais même, contrairement à ce qui a lieu dans la sclérose en plaques, pendant cette période dite de repos, la main est agitée d'oscillations; elle

- Schéma N: 2 -

tremble; par contre lorsque pendant la période B C, elle exécute un mouvement volontaire, les oscillations rhythmées n'augmentent pas d'amplitude et quelquefois même, ainsi que je vous en présenterai un exemple tout à l'heure, le tremblement peut, pendant l'exercice du mouvement voulu, cesser complètement (Schéma N: 3)

Je suis à même de vous bien montrer maintenant en quoi le tremblement mercuriel ressemble à celui de la sclérose en plaques et en quoi il en diffère (Schéma N: 4). Supposons la période A B

- Schéma N: 3 -

pendant laquelle les mains si vous voulez reposent sur les genoux du malade. Pendant cette période chez l'hydrargyrique ainsi que vous le constatez une fois de plus chez notre malade N°1, la main tremble. Sous ce rap-

- Schéma N° 4 -

pport donc, il y aurait la plus grande analogie avec ce qui a lieu dans la paralysie agitante (Schéma N°2) où le malade tremble "sans repos ni trève". Mais voici à cet égard une différence à signaler. C'est que dans le tremblement mercuriel, par moments, dans cette période de repos, le tremblement cesse momentanément d'exister. Il est vrai qu'on le voit reparaître aussitôt qu'on éveille l'attention du malade, qu'on lui parle. Vous avez vu ce qui s'est passé il n'y a qu'un instant chez notre sujet. Un moment abandonné à lui-même, ne pensant plus à rien, ses mains ont été un instant immobiles, privées de tremblement; celui-ci s'est montré à nouveau aussitôt que par une interpellation l'attention du malade a été fixée. Une émotion, quelle qu'elle soit peut, dans la période de repos (AB) faire reparaître le tremblement un instant effacé. D'après cela, on peut dire que dans la période AB, dite période de repos, le tremblement est nul dans la sclérose en plaques; que, dans cette même période, il est permanent dans la paralysie agitante (ne cessant qu'au moment du sommeil) qu'enfin, dans le tremblement mercuriel, il est rémittent, cessant par moments pour reparaître dans d'autres, par exemple sous l'influence des moindres émotions.

Voici maintenant le caractère qui, ainsi que nous l'avons fait prévoir, rapproche le tremblement mercuriel de la sclérose en plaques, en même temps qu'il s'éloigne de la paralysie agitante (voir le schéma N°4). Nous commandons à notre malade N°1 de saisir un verre rempli d'eau, placé sur une table voisine, et de le porter à sa bouche.

Vous remarquez que dès le moment où l'acte volontaire prescrit commence à s'accomplir le tremblement s'exagère considérablement; les oscillations devenant progressivement de plus en plus amples à mesure qu'on approche du but à atteindre. C'est absolument ce qui se passe, vous le reconnaissez, dans la sclérose en plaques. Il y a 8 jours, constamment, chez notre homme, dans cet acte, l'eau était projetée au loin avant que le verre eût atteint les lèvres; aujourd'hui, déjà, sous l'influence du traitement, l'état s'est amélioré, le malade peut boire.

Vous voyez, par cet exemple, jusqu'à quel point, pendant l'accomplissement des actes volontaires, le tremblement hydrargyrique et celui de la sclérose en plaques sont, pour ainsi dire identiques , mais vous n'avez pas oublié combien , dans la période de repos (AB la différence est capitale, puisque dans la dernière affection le tremblement fait défaut pen cette période, tandis qu'il y existe au moins par moments dans la première.

Il y a longtemps , d'ailleurs , que j'ai fait ce rapprochement entre le tremblement de la sclérose en plaques que j'ai fait connaître et le tremblement mercuriel . Je vous ferai remarquer, en passant, puisque l'occasion s'en présente, que , en général, le tremblement hydrargyrique se modifie et s'atténue avec une grande rapidité lorsque le sujet est placé dans des conditions favorables . Notre doreur sur métaux , depuis 15 jours qu'il est à l'hôpita a été soustrait à l'influence des vapeurs mercurielles et soumis à un traitement qui n'es autre que l'expectation déguisée . Il prend chaque jour 3 ou 4 cuillerées à bouche d'une solution de chlorure de sodium . Cette solution est destinée uniquement à masquer l'expectation que les malades n'aiment point . _ "Populus vult decipi" . . . " . Sous l'influence de cette seule méthode, tous les symptômes se sont très rapidement amendés . Aujourd'hui je le répète , il peut , non sa difficulté , manger seul , tandis qu'il y a 8 jours encore , il était incapable de porter ses alimen à sa bouche . Voilà une petite leçon de thérapeutique négative dont il faudra savoir tirer profi à l'occasion .

Une autre analogie encore à faire ressortir entre le tremblement mercuriel et celui de la sclérose en plaques est celle-ci _ et j'aurais pu vous la faire constater chez ce malade avant que sa situation ne se fût améliorée _ c'est que , pendant la marche , c'est-à-dire pen dant l'accomplissement d'actes volontaires portant sur l'ensemble, la tête et les jambes trem blent .

En conséquence de l'intervention d'oscillations rythmées et par suite, particuliè rement des tremblements dont les membres inférieurs deviennent le siège pendant la progres sion, la démarche est titubante. C'est absolument ce que l'on voit dans la sclérose en plaques typique, et je regrette bien de n'avoir pas de malade de ce genre sous la main pour vous remettre ce fait en mémoire. Tout cela existait encore il y a peu de jours chez notre hydrar gyrique ; mais cela ne se voit plus aujourd'hui tant l'amélioration a été rapide.

(Au malade assis) : Etendez vos jambes , tenez vos pieds élevés au-dessus du sol.

(Aux assistants) : Vous voyez que les tremblements persistent encore dans les membres inférieurs , pendant l'acte volontaire que je lui ai prescrit, les pieds détachés du sol sont manifestement agités d'oscillations très marquées.

Reprenons maintenant ce que l'étude de notre malade nous a jusqu'ici permis de relever : Tremblement des lèvres rendant l'articulation des mots difficiles, tremblement des membres inférieurs à l'état de repos lorsque le malade est ému ; tremblements s'exagérant beaucoup lorsqu'il s'agit de prendre un objet ou de le déplacer. Ce dernier trait rappelle ce qu'on voit dans la sclérose en plaques typique. Enfin : Tremblement de la tête, ce qui fournit encore un rapprochement à établir entre les deux affections. Par contre, ceci constitue jusqu'à un certain point un caractère distinctif vis à vis de la paralysie agitante où ordinairement la tête ne tremble pas "par elle-même". Je sais bien qu'on va m'opposer que mes assertions à cet égard ont été autrefois trop absolues puisque des exemples très authentiques de maladie de Parkinson ont été publiés où la "tête tremble par elle-même". Mais en réalité, je ne puis m'empêcher de déclarer que cela est vraiment rare, tandis que la chose est habituelle, classique en d'autres termes, aussi bien dans la sclérose en plaques que dans le tremblement hydrargyrique.

Je vais devant vous relever encore, par un trait, la caractéristique du tremblement mercuriel. Écrire est pour ces malades la chose la plus difficile, c'est à peu près impossible en public, pour peu qu'il y ait quelque émotion. Ainsi le malade que nous considérons (N.º 1) qui s'est si notablement amélioré ces jours-ci, qui peut aujourd'hui porter ses aliments et ses boissons à sa bouche, eh bien ! ce malade-là est dans l'impossibilité absolue d'écrire son nom devant vous ; lorsqu'il est bien tranquille dans la salle, loin des regards, il le fait bien que d'une façon très incomplète, mais devant vous, lorsqu'il a le crayon en main, il ne peut que griffonner un gribouillage illisible. Tenez, voilà tout ce que l'on peut obtenir de lui dans ce moment en ce genre.

Fac-simile de la signature du N.º 1
(Amand)

Un dernier point nous reste à considérer. Je veux parler des modifications concernant la force dynamométrique chez les sujets atteints de tremblement hydrargyrique. Tout récemment, un de nos distingués collègues des hôpitaux, M. Letulle, a publié un travail très

intéressant; je ne dirai pas sur le tremblement mercuriel qui n'y est touché qu'accessoirement
mais sur ce qu'il appelle, je crois, les névroses mercurielles. Ce travail est à la fois expérimental
et clinique. Il figure dans les archives de physiologie (Avril 1887). L'auteur s'y est surtout
occupé de la paralysie mercurielle, et il est conduit à affirmer que dans l'hydrargyrisme,
à peu près toujours, l'affaiblissement dynamométrique est très prononcé et que toujours la
paralysie ou pour le moins la parésie précéderait le tremblement. Que l'affaiblissement existe
chez les malades atteint de tremblement mercuriel, à peu près toujours à un certain degré cela
est incontestable, je pense, mais d'après ce que j'ai vu sur les 3 malades d'aujourd'hui
je crois pouvoir affirmer, à mon tour, que l'akinésie n'est pas toujours, tant s'en faut, aussi
prononcée que le dit M. Letulle.

Il n'est peut-être pas sans intérêt de rappeler ici les principaux résultats des observations et expériences de M. Letulle. Les expériences ont été faites sur des Cobayes dans le
laboratoire de Vulpian.

Ces petits animaux étaient intoxiqués lentement par l'ingestion de peptones mercurielles. Il est souvent très difficile, dans un laboratoire, de produire chez l'animal des maladies
lentes comparables aux maladies chroniques que nous rencontrons dans la clinique chez
l'homme. On y parvient cependant quand on y met beaucoup de soins et de patience.

Que de patience et de soins ne nous a-t-il pas fallu mettre en œuvre, mon collabo-
rateur Gombault et moi, pour produire, chez ces mêmes cobayes, tous les accidents du saturnisme chronique!

M. Letulle a réussi parfaitement à déterminer chez eux l'hydrargyrisme et il faut
l'en louer; quoi qu'il en en soit, ce qui mérite d'être relevé surtout dans ces expériences, c'est
l'existence chez ces animaux ainsi intoxiqués, d'une lésion des nerfs périphériques consistant
dans la destruction du cylindre de myéline, sans prolifération des noyaux de la gaîne de
Schwann et sans destruction du cylindre axile. Ce sont ces deux derniers traits qui
distingueraient la lésion nerveuse hydrargyrique de toutes les autres formes de la névrite
périphérique.

Pour M. Letulle, la persistance du cylindre axile alors que la myéline a disparu
servirait à expliquer le caractère "intentionnel" du tremblement hydrargyrique, comme il
sert à expliquer - dans la théorie que j'ai proposée dans le temps et à laquelle je ne tiens pas
plus que de raison - l'existence de ce même caractère, dans la sclérose en plaques où, vous
le savez, le cylindre axile persiste souvent dans l'aire des plaques scléreuses. C'est donc à
cette dénudation du cylindre axile conservé et pouvant encore transmettre les ordres de la vol.
tant bien que mal, que seraient dues ces oscillations qui troublent l'accomplissement des mouve

volontaire.

Mais peu importe la théorie pour le moment. Retenons ce fait que cette lésion nerveuse, cause du tremblement intentionnel, serait aussi la cause de la parésie qui, suivant l'auteur, précède nécessairement le tremblement.

Eh bien, pour en revenir à cette parésie, tout ce que je veux dire, c'est que chez les 3 sujets que nous avons sous les yeux et qui, incontestablement, représentent de beaux exemples de tremblement mercuriel, elle s'est montrée constamment beaucoup moins prononcée que ne l'indique M. Letulle.

Ainsi, M. Letulle donne des chiffres qui, chez les malades qu'il a observés, varient de 10 à 44; tandis que chez nos 3 malades les chiffres ont été les suivants : N° 1, 40 à gauche, 50 à droite; N° 2, 70 à droite et à gauche; N° 3, 55 à droite, 55 à gauche.

Je vais actuellement compléter l'observation du malade en ajoutant quelques mots relatifs à son histoire passée.

Il n'a pas d'antécédents héréditaires connus; il exerce la profession de doreur sur métaux depuis 30 ans.

C'est au mois de Juillet 1887 qu'il a travaillé pour la première fois dans un atelier autre que celui où il était occupé autrefois; la ventilation y est mauvaise; et c'est au mois de Septembre, c'est-à-dire deux mois seulement après être entré dans cette maison, que son tremblement l'a pris. Il s'est aperçu d'abord qu'il ne pouvait plus écrire; mais il a travaillé quand même jusqu'à la fin d'Avril et c'est au bout de 8 mois seulement qu'il est venu ici.

Que va-t-il maintenant lui arriver? Nous allons lui donner de l'iodure de potassium, le soumettre à un traitement hydrothérapique, mais même avant tout traitement, nous avons vu sa situation s'améliorer sous le régime d'expectation voilée auquel il est soumis. Se rétablira-t-il jamais complètement? Chez tous les malades que j'ai vus, un certain degré de tremblement, quelque léger qu'il soit, a toujours persisté après ce qu'on appelle la guérison. Il semble qu'on ne se débarrasse jamais complètement de ce tremblement alors qu'il s'est une bonne fois manifesté. C'est un fait que vous allez pouvoir constater chez les 2 autres malades que je vais vous présenter maintenant.

2e Malade (Gabriel Men... âgé de 42 ans)

M. Charcot : Lui aussi est un doreur sur métaux; il a 42 ans; il a commencé le métier à l'âge de onze ans à Paris; il n'a jamais exercé d'autre profession; on ne lui connaît pas d'antécédents héréditaires; il n'est pas véritablement alcoolique.

(Au malade): Est-ce que vous buvez?

Le malade: Pas trop.

M. Charcot: Vous voyez, il est sincère.... Pendant une période de 31 ans, c'est-à-dire jusqu'en 1883, il n'a jamais rien ressenti et il attribue le tremblement dont il est atteint actuellement au fait d'avoir travaillé dans ces derniers temps dans des ateliers mal ventilés, mal aménagés. Depuis 1883, il a eu 3 ou 4 accès de tremblement.

Le malade: Trois seulement.

M. Charcot: Combien de temps a duré chacun de vos accès?

Le malade: Six semaines environ.

M. Charcot: Et au bout de ces 6 semaines, vous êtes-vous trouvé guéri?

Le malade: Non, Monsieur, incomplètement; du moins, j'ai toujours tremblé un peu dans les intervalles. Quand on va mieux, si l'on retourne dans l'atelier où l'on est tombé malade, au bout de deux mois, on retombe. D'ailleurs, quand on a été pris une fois, il vous reste toujours un petit tremblement.

M. Charcot: Le malade a aussi, vous le voyez, une trépidation de la langue. Lorsque celle-ci est tirée hors de la bouche, c'est comme chez le précédent; mais chez celui dont il s'agit maintenant, il n'y a pas de trépidation des lèvres pendant l'articulation de la parole.

(Au malade): Faites reposer vos mains sur vos genoux; abandonnez-les tranquillement. Vous voyez qu'il tremble un peu des mains alors qu'il devrait être en plein repos. Étendez vos jambes, soulevez vos pieds un instant au-dessous du sol; vous voyez que dans cet acte volontaire ses pieds tremblent manifestement comme chez notre premier malade.

Venez prendre cette cuiller qui est là devant vous. Vous pouvez manger seul?

Le malade: Oui, Monsieur, mais difficilement.

M. Charcot: En effet, vous constatez que dans l'acte de porter une cuillère à sa bouche, il tremble à peu près autant que le ferait notre N°1.

(A un interne): Mettez, je vous prie, un peu d'eau dans le verre que voici, remplissez-le jusqu'au bord.- Il est bon, en pareil cas, quand on fait cette épreuve qui doit contribuer au diagnostic, de remplir le verre. Le sentiment qu'éprouve le malade, à la vue du verre plein, de la presque impossibilité de le porter à la bouche sans tout verser, l'émeut par avance, et rend le tremblement plus intense. Le tremblement est toujours moins prononcé, toutes choses égales d'ailleurs quand le verre est à la moitié ou tout à fait vide. Cela je l'ai constaté bien des fois. Les choses sont plus accentuées encore lorsque le verre plein est placé sur un plateau qu'on porte sur une main; c'est qu'alors prendre le verre sans le renverser est plus difficile encore que lorsque celui-ci est, au préalable, placé sur une table. Ce sont là de petits artifices qu'il faut connaître parce qu'ils permettent dans un cas difficile de bien mettre en relief le symptôme tremblement intentionnel ; cela peut parfois, quand il est nette-ment prononcé, décider du diagnostic.

(Le malade porte à sa bouche le verre rempli d'eau)

M. Charcot : Vous constater les oscillations qui se produisent et qui rendent dif-ficile l'accomplissement de l'acte. Enfin, voici le verre près de la bouche, c'est le moment solennel, si je puis ainsi parler... les oscillations augmentent d'amplitude, l'eau est en partie projetée hors du verre et vous entendez le claquement saccadé que produit le verre en frappant les dents à chaque oscillation ; c'est absolument le même tableau que vous auriez sous les yeux dans les mêmes circonstances s'il s'agissait de la sclérose en plaques.

(Au malade) : Voulez-vous prendre ce crayon et essayer d'écrire votre nom ?

Vous allez voir qu'il y a entre le tremblement dont cet homme est affecté et celui de la paralysie agitante un contraste vraiment remarquable.

(Le malade écrit son nom avec difficulté).

Fac-similé de la signature du N.° 2. (Mondler)

M. Charcot : C'est presque lisible, mais, vous l'avez vu, ce n'est pas sans peine qu'il est parvenu à ce résultat.

Je vous rappellerai que la force dynamométrique est, pour les 2 mains, de 70° environ des deux côtés. C'est presque l'état normal.

Il n'y a pas chez ce malade de tremblement de la tête, ni de titubation pendant la marche. Il est curieux de constater chez nos deux premiers sujets la rapidité avec laquelle l'amendement s'est produit dans le tremblement sous la seule influence de l'ex-pectation. Ces malades sont ici, depuis une vingtaine de jours à peine et déjà chez eux le tremblement s'est énormément atténué. Malheureusement, des circonstances indépen-dantes de ma volonté m'ont forcé d'interrompre mes leçons un instant, et je regrette de n'avoir pu vous montrer ces sujets alors qu'ils étaient tout à fait dans leur beau. Mais il est heureux encore que malgré l'atténuation qu'il a subi déjà, le tremblement persiste sous une forme suffisamment caractéristique.

3ᵉ Malade.

Nous passons maintenant à l'examen de notre 3ᵉ malade. Il est âgé de 52 ans, il s'appelle Schumacher; je puis le nommer tout au long, cela lui est égal, il ne me fera pas, j'en suis sûr, un procès pour cela; si je le nomme c'est qu'il occupe un rang distingué dans l'histoire clinique du tremblement hydrargyrique en particulier et des maladies mercurielles, en général. Il n'est pas une thèse, pas un travail qui ait paru à Paris sur ce sujet du tremblement mercuriel depuis 7 ou 8 ans, où ne figure pas sa biographie. Il est bon de savoir que sous la rubrique Schum.... dans ces travaux divers, c'est toujours de lui qu'il s'agit. Or ce nom de Schum. paraît ne pas avoir été rapporté toujours à un seul et même personnage bien qu'en réalité toujours il s'agisse d'un seul et même sujet dont l'identité, d'ailleurs, est facile à reconnaître. Il porte six doigts à chaque pied et ce trait distinctif se trouve signalé dans quelques unes des observations recueillies, par diverses personnes, à propos du même malade.

Il a bien voulu nous raconter en détail toute son histoire pathologique. C'est une véritable Iliade "Iliada malorum" comme dit Torti. Il nous a appris qu'il a fréquenté successivement pendant les 8 dernières années qu'il est sous le coup du tremblement hydrargyrique l'hôpital Tenon, l'hôpital St Antoine, l'hôpital Lariboisière, et dans chacun de ces hôpitaux il a été l'objet d'études attentives; — c'est qu'en réalité, il a présenté toujours depuis 8 ans les caractères de l'intoxication mercurielle sous une forme très accentuée, typique et par conséquent parfaitement appropriée aux études cliniques.

Aujourd'hui encore, le sujet peut être donné comme représentant la forme typique du tremblement hydrargyrique intense.

Vous remarquerez d'abord le tremblement de la tête, très accentué surtout quand le malade se tient debout ou quand il marche. Le tremblement, qui consiste surtout en oscillations antéro-postérieures existait déjà dès ses premiers accès. Il nous raconte qu'étant à l'hôpital de Lariboisière, dans la même salle qu'un mercuriel comme lui, sa tête oscillait d'avant en arrière, tandis que celle de son camarade oscillait dans le sens latéral, de gauche à droite et de droite à gauche; de telle sorte que l'un disait "oui" tandis que l'autre disait "non" ce qui donnait un spectacle fort étrange et ne manquait jamais d'exciter l'hilarité des gens du service. Ce tremblement de la tête, je tiens à le redire encore, rappelle absolument ce qui se voit dans la sclérose en plaques. Je ne vois vraiment entre les deux cas aucune différence appréciable. Vous savez cependant que dans l'une de ces affections, la sclérose en plaques, il existe des lésions organiques accentuées, tandis que dans l'intoxication hydrargyrique, ces lésions en ce qui concerne du moins le cerveau et la moelle épinière, font absolument défaut.

La seule lésion matérielle appréciable qui ait été constatée dans le mercurialisme, c'est l'altération des nerfs périphériques décrite par M. Letulle et encore, si je ne me trompe, n'est-ce que sur les cobayes qu'elle a été, jusqu'ici rencontrée.

Les autopsies chez l'homme font défaut, je crois. cela tient sans doute à ce que "quoad vitam" le tremblement mercuriel est une affection bénigne en ce sens qu'il ne conduit que très indirectement à une terminaison fatale.

(Au malade): Tirez votre langue.

Sa langue trépide un peu, mais peut-être moins que chez celui que nous avons appelé le N° 1. Il a également moins d'embarras de la parole que n'en avait celui-ci. Les mains tremblent manifestement à l'état de repos, mais beaucoup moins fort qu'il y a 15 jours.

Certainement, si j'avais attendu 15 jours encore, je n'aurais pu aujourd'hui placer sous vos yeux qu'un cas effacé, fruste.

(Au malade): Est-ce que vous pouvez manger seul ?

Le malade : Oui, Monsieur.

M. Charcot : Ce doit être une affaire d'état. Cependant essayer de porter cette cuiller à votre bouche. (Le malade s'efforce de le faire). Vous voyez qu'il y réussit fort mal, le bout de la cuiller approche de la bouche, on entend un bruit que produit celui-ci en frappant les dents en cadence.

(Au malade): Recommencer.

Vous entendez une fois de plus le bruit qu'il fait.

Ses repas doivent être singulièrement entrecoupés ; cependant il est très possible que dans la solitude, les actes volontaires soient beaucoup plus faciles à accomplir que lorsqu'il s'agit de les effectuer en public. Au moment où le but va être atteint, on voit les oscillations s'accentuer de plus en plus dans la tête et dans la main. En somme, ainsi que cela se voit dans la sclérose en plaques, le but est le plus souvent manqué. C'est un vrai supplice de Tantale.

Le tremblement considéré en général dans la mercurialisation est habituellement tout à fait symétrique ; les deux mains en sont atteintes au même degré. Je ne crois pas que le tremblement mercuriel puisse ne pas être symétrique. Cependant je n'oserais pas affirmer qu'il ne puisse quelquefois en être ainsi, mais cela doit être bien rare. Si j'insiste là-dessus, c'est qu'il n'est pas rare au contraire dans la maladie de Parkinson, de voir quelquefois, pendant fort longtemps le tremblement rester longtemps unilatéral ; je vous montrerai tout à l'heure un exemple de ce genre.

Nous allons passer maintenant à l'exercice de l'écriture. Vous voyez que notre malade s'en tire encore plus mal, s'il est possible que les deux premiers.

Mettez-vous bien le spectacle que vous avez sous les yeux dans la mémoire, car si le tremblement mercuriel a été souvent décrit, il ne l'a pas été toujours avec la précision de détails qu'il faut y mettre aujourd'hui. Et à ce propos, si vous lisez par hasard dans le troisième volume de mes leçons (t.III p.213) quelques renseignements que j'y donne sur le tremblement considéré en général, vous verrez que le tremblement mercuriel n'y est pas mis à sa place. Là, en effet, je ne sais pour quelle raison; j'ai placé le tremblement mercuriel parmi les tremblements rapides, vibratoires, tandis qu'en réalité, vous savez par l'étude des 3 malades présents qu'il s'agit ici d'un tremblement à oscillations lentes (moins de 8). Du moins pendant la période de repos. C'est là, je le répète, une erreur qui s'est glissée je ne sais comment, dans mon exposé - car je me fais toujours une règle absolue de décrire d'après nature - une erreur, dis-je, qu'il convenait de rectifier.

Quand notre malade est entré à la Salpêtrière, il y a de cela à peu près une dizaine de jours, il lui était presqu'impossible de progresser en marchant, non seulement il était obligé de s'appuyer fortement sur un bâton, mais de plus, sa démarche était des plus singulières à cause de la trépidation dont ses membres inférieurs étaient affectés sous l'influence de l'acte volontaire de marcher. D'une part, il oscillait, titubait, était menacé de choir à chaque instant, et de plus, en raison des mouvements contradictoires dont ses membres étaient le siège, à peine avait-il fait un pas en avant, que immédiatement après il faisait un pas en arrière. Par moments aussi ses jambes fléchissaient sous lui. Il va sans dire que dans ces tentatives de progression, la tête se mettait de la partie et oscillait de plus belle. Aujourd'hui, il peut déjà marcher sans canne; cependant vous voyez qu'il oscille et qu'il titube très manifestement. Mais il y a seulement 8 jours c'était bien autre chose.

Fac-simile de la signature du N°3 (Schumacher)

Vous savez qu'il y a de ces malades qui ne peuvent plus marcher du tout à cause de l'intensité du tremblement des membres inférieurs et qui sont nécessairement confinés au lit. Cela a été presque le cas de notre 3ᵉ malade. On peut dire de lui qu'il présente à l'état d'exagération tout ce que les deux autres nous ont présentés à l'état relativement rudimentaire.

Son histoire est assez particulière : il est né à Forbach et il est âgé de 52 ans. Il a d'abord travaillé dans les mines, il est maintenant chapelier, il travaille dans le secrétage des peaux. C'est une opération dans laquelle, vous le savez, on emploie le nitrate de mercure. Les vapeurs mercurielles qui se développent dans les diverses opérations du secrétage sont les causes qui font que les chapeliers sont exposés à contracter le tremblement hydrargyrique. Il y a bien d'autres professions encore où cela peut arriver. Je me bornerai à signaler les miroitiers, les fabricants de thermomètres, les mineurs de cinabre (Almadén, en Espagne) etc. etc. et il convient d'ajouter qu'en dehors des professions désignées, ce tremblement peut se produire accidentellement comme dans le cas classique du vaisseau le « Triumph » ou encore à la suite d'un traitement hydrargyrique trop prolongé et mal conduit.

Vous saurez, je pense, après ce qui précède, reconnaître maintenant le tremblement mercuriel pour ce qu'il est à tous les degrés et sous toutes les formes où il peut se présenter. J'ajouterai seulement au tableau quelques traits qui viendront le compléter. Nos malades n'ont pas ces troubles de la sensibilité d'ailleurs très discrets qu'on rencontre quelquefois associés au tremblement, pas de troubles sensoriels ; tous ont des dents affreuses, noires, déchaussées ; plusieurs, le 3ᵉ surtout ont eu de la salivation. Ils ne sont pas particulièrement cachexiques ; en somme pas de modifications très importantes de l'état général.

(Au malade N° 3) : Dormez-vous ? Avez-vous jamais été empêché de dormir par votre tremblement ?

Le malade : Oui, pendant 3 ou 4 jours, au commencement de chacun de mes accès.

M. Charcot : Quand ils s'endorment, le tremblement cesse.

Je crois intéressant de compléter par quelques détails l'histoire du malade que vous avez sous les yeux (Schum…) Comme je l'ai dit, il a commencé par être mineur, il est venu ensuite à Paris, en 1852 et là, il a travaillé comme manœuvre dans une maison de charbons en gros. En 1869, il entre dans une fabrique de feutres comme homme de peine ; il ne travaille pas dans les ateliers et par conséquent n'est pas exposé, pendant cette période, à être atteint d'accidents mercuriels. Enfin il prend part aux opérations du secrétage des peaux en 1880. Il paraît que l'atelier dans lequel il est entré, n'était pas un atelier de première classe car, immédiatement, en 1880, il subit une première attaque de tremblement, alors déjà qu'il a éprouvé de l'embarras de la parole, des tremblements des extrémités, etc. etc. Ces mêmes phénomènes se sont reproduits à chaque nouvel accès (Il en compte 8 aujourd'hui).

sans jamais cesser complètement dans les intervalles. Dans plusieurs de ses accès le tremblement des membres inférieurs à l'occasion des mouvements volontaires a été assez prononcé pour que la marche soit devenue, pendant quelques jours, absolument impossible.

J'arrive maintenant à un épisode fort intéressant de l'histoire pathologique de Schum... Cet épisode est raconté dans le travail de M. Letulle et plus particulièrement dans la thèse de M. Maréchal (Des troubles nerveux dans l'intoxication mercurielle lente – Thèse de Paris 1885) On y fait également allusion dans la plupart des thèses qui, vers la même époque, ont paru à Paris sur l'intoxication mercurielle [1]

Voici de quoi il s'agit : c'était peu de temps, je crois, après le début du tremblement mercuriel. Il lui est arrivé un jour de tomber à terre privé de connaissance ; il s'est relevé hémiplégique du côté gauche : cette hémiplégie s'accompagnait, ainsi que le constate en particulier l'observation recueillie par M. Maréchal d'une hémianesthésie sensitive et sensorielle de ce même côté gauche. Il y avait de ce côté là rétrécissement du champ visuel. S'est-il agi alors d'une hémiplégie hystérique ou d'une hémiplégie par lésion de la partie postérieure de la capsule interne ? Telle est la question.

Eh bien ! Une particularité de cette hémiplégie qui semble tout d'abord plaider en faveur de l'existence d'une lésion capsulaire est celle-ci : la langue, au moment de l'hémiplégie était déviée du côté gauche, c'est-à-dire du côté de la paralysie, comme cela a lieu dans les cas de lésion organique ; seulement, remarquez bien ceci et cette fois le phénomène me semble révéler au contraire l'hystérie, la langue était si fortement déviée (cela résulte des manœuvres auxquelles le malade a été soumis et cela est consigné dans l'observation de M. Maréchal) qu'elle ne pouvait pas être tirée hors de la bouche.

(Au malade) : La bouche était elle déviée d'un côté ou de l'autre ?

Le malade : Je ne crois pas.

M. Charcot : Pouviez vous parler ?

Le malade : A peine, à cause de ma langue. Je bégayais.

M. Charcot : Je reviens ici sur des choses que j'ai dites bien des fois. Vous savez que j'en suis encore à voir dans une hémiplégie hystérique une véritable et légitime paralysie du facial inférieur. Je ne veux pas nier que cela puisse se voir, car tout récemment encore il m'a été communiqué un travail d'un médecin italien, M. Lombroso qui, connaissant l'opinion que j'ai émise à

---

[1] Sur l'intoxication et le tremblement mercuriels, consulter parmi les travaux récents, en outre du mémoire de M. Letulle : Hallopeau, thèse d'agrégation – Maréchal, thèse de Paris 1885 – Schoull, des tremblements mercuriels, thèse de Paris 1881 – Kischmann, Intoxication et hystérie, thèse de Paris, 1888.

cet égard, assure avoir vu dans l'hystérie des paralysies faciales en tout comparables à celles qu'on voit dans les hémiplégies capsulaires. Mais je crois pouvoir affirmer que cela est, pour le moins, extrêmement rare.

(Au malade): Vous rappelez-vous comment était votre langue dans ce temps-là.

Le malade: Parfaitement le voici.

Le malade reproduit alors d'après ses souvenirs (d'ailleurs conformes à ce qu'on lit dans les observations de M. Letulle et de M. Maréchal) la position qu'avait la langue au moment de son hémiplégie. Il tord sa langue vers la gauche, de façon à lui faire figurer un crochet. Il fait mine de ne pouvoir la sortir de sa bouche et va la chercher à l'aide des doigts d'une de ses mains, pour l'attirer au dehors.

Le malade: C'est ainsi qu'était ma langue et c'est ainsi que je faisais quand on me disait de la tirer hors de la bouche.

D'après ces indications il faut reconnaître qu'il s'est agi là du spasme glosso-labié des hystériques et non de la déviation de la langue qui se voit communément dans les hémiplégies capsulaires.

Le malade a donc été hystérique et les symptômes relatifs à l'épisode que je viens de signaler ont donc été des symptômes hystériques.

Je n'en doute nullement, Messieurs; ne savez-vous pas que diverses intoxications évoquent l'hystérie chez l'homme, l'alcoolisme, le saturnisme en particulier. Oui il y a des hystéries alcooliques des hystéries saturnines, cela est classique aujourd'hui. Non pas que ces hystéries-là diffèrent des autres autrement que par l'élément étiologique car l'hystérie est une et indivisible. Mais la cause occasionnelle mérite évidemment toujours d'être rappelée; c'est pourquoi il y a lieu, à côté de l'hystérie alcoolique et de la saturnine, de faire figurer l'hystérie mercurielle dont Schrum... nous a présenté un bel exemple, avec cette particularité que chez lui les symptômes hystériques se sont entremêlés avec les phénomènes intimement liés à l'intoxication à savoir le tremblement mercuriel.

Vous trouverez quelques observations de ce genre, c'est-à-dire pouvant être rapportées à l'hystérie mercurielle, dans la thèse de M. Hirschmann, thèse de Paris 1888; parmi les 3 cas du groupe signalé par l'auteur, figure, il n'y a pas à en douter, l'observation de Schumacher (empruntée à la thèse de M. Maréchal).

Je n'insisterai pas plus longuement à propos de ce cas, sur le spasme glosso-labié des hystériques; c'est un sujet que j'ai discuté avec vous maintes fois déjà et sur lequel j'aurai certainement l'occasion de revenir. Je tiens à relever seulement ce fait important que les symptômes hystériques peuvent, dans certains cas venir se mêler à ceux qui relèvent plus directement de l'intoxication mercurielle.

Les attaques d'hystérie se sont, chez notre homme reproduites à deux reprises. Auj...
d'hui il ne reste plus rien de tout cela. L'hystérie n'a été d'ailleurs, je le répète qu'un épis...
Je vous ferai remarquer, en particulier l'absence actuelle de tout trouble de sensibilité cutanée ou sensoriel...

4.ᵉ Malade

(Les malades 1 et 2 se retirent, un 4.ᵉ malade est introduit et placé à côté du N.º 3.)

M. Charcot: C'est le moment d'employer la méthode des contrastes et afin que vous a...
mieux gravés dans l'esprit les caractères du tremblement mercuriel, je vais vous mettre sous les yeux
un sujet qui vient de se présenter à la consultation et qui offre, paraît-il un assez bel exemple d...
la paralysie agitante ou maladie de Parkinson.

Ce malade s'appelle Olivier, Louis, il est âgé de 52 ans. Vous remarquer immédiatem...
que le tremblement des extrémités qui existe chez lui est unilatéral, limité exclusivement au côté...

Vous savez qu'avec les appareils d'enregistrement le tremblement de la maladie de Park...
son donne environ 4 ou 5 oscillations par seconde; c'est à peu près le même chiffre pour le trembl...
ment mercuriel. Il n'y a donc pas de différence sous ce rapport. Mais tandis que dans la péri...
de repos (A B sur les schémas), le tremblement de la paralysie agitante est constant; permanent...
au moment du sommeil, celui de l'intoxication mercurielle peut s'arrêter de temps à autre po...
reparaître au moment où le malade devient attentif ou ému.

Mais entre ces deux espèces de tremblement, il y a bien d'autres et plus importantes
différences à signaler.

D'abord, vous savez que si le tremblement mercuriel s'efface temporairement pendan...
période de repos, il s'exagère au contraire toujours considérablement, pendant l'accomplissement d...
actes intentionnels (B C sur le schéma). Voyons si nous retrouvons ces caractères chez ce malad...
atteint de paralysie agitante.

(A un interne): Voulez-vous lui donner la cuiller?

(Au malade): Prenez cette cuiller. Portez-la à la bouche.

Eh bien, il se produit ici, comme vous le voyez, un fait bien remarquable, c'est que son trembl...
s'efface presque complètement pendant l'acte volontaire, contrairement à ce que vous savez exister...
le tremblement mercuriel; il y a donc là un contraste des plus frappants. (Voir les schémas page sui...

_______________ Schémas

N° 1

Sclérose en plaques.

Tremblement mercuriel.

AB dans tous les schémas indique la période de repos. BC indique la période pendant laquelle s'accomplit un acte volontaire (écrire, porter un verre à la bouche, etc. etc.)

Paralysie agitante — 1ère variété dans laquelle le tremblement cesse pendant les actes volontaires.

Paralysie agitante — 2e variété dans laquelle le tremblement continue tel quel pendant l'acte volontaire.

Paralysie agitante — 3e variété dans laquelle le tremblement augmente un peu d'amplitude pendant l'acte volontaire.

Il ne faudrait pas croire que cet arrêt si prononcé du tremblement, pendant l'accomplissement des actes intentionnels soit la règle dans la maladie de Parkinson. Mais cela se voit souvent lorsque la maladie n'est pas très avancée. Dans les cas ordinaires, le tremblement de la période de repos se continue sans modifications importantes pendant la période des actes intentionnels, ou bien il s'exagère un peu, mais jamais à un très haut degré. C'est pourquoi vous voyez les malades atteints de la maladie de Parkinson continuer à se servir des mains, porter leurs aliments et leurs boissons à leur bouche jusqu'à une période très avancée, tandis que, dès l'origine, pour peu que le cas soit de quelque intensité cela devient impossible aux malades atteints de tremblement hydrargyrique.

(Au malade) : Prenez ce crayon et écrivez.

Vous remarquez que le tremblement s'atténue et cesse au moment où, le crayon dans la main, il approche du papier où il doit écrire.

Vous voyez, il écrit à peu près sans trembler, il écrit lentement et cette lenteur est un caractère de tous les mouvements volontaires dans cette affection. Mais il écrit, comme vous le voyez, bien que ce ne soit certainement pas un clerc, très lisiblement ; les caractères sont bien formés, seulement vous remarquerez, surtout en y regardant d'un peu près ou à l'aide de la loupe, que les pleins et les déliés sont légèrement tremblés.

— Fac-similé de l'écriture du N° 4

> Olivier Louis rue
> de Levis 39

Cette fois, le contraste est peut-être plus accusé encore. Vous voyez combien de nuances délicates permettent de reconnaître qu'il y a bien des choses diverses, foncièrement différentes les unes des autres, sous ce nom générique de tremblement.

Faisons-lui porter maintenant à la bouche un verre plein d'eau.

Il accomplit cet acte, vous le voyez, presque sans trembler, les oscillations menues de la période de repos (AB) n'augmentent pas d'amplitude en tout cas. L'eau du verre est introduite dans la bouche sans qu'il en soit versé une seule goutte.

Encore un autre caractère distinctif. Il y a habituellement dans la paralysie agitante une déformation particulière des mains atteintes de tremblement, déformation toujours à peu près la même et que j'ai décrite. Cette déformation tient à l'état de rigidité de certains muscles. Il y a plusieurs types de ces déformations (Voir les leçons sur le syst. nerveux t. I). Chez notre malade la déformation rappelle celle de la main qui tient une plume à écrire ; rien de cela ne se voit dans les tremblements mercuriels.

En dehors du tremblement il y a, chez notre malade un certain nombre de faits à signaler. D'abord je vous ferai remarquer le contraste qu'il présente avec son voisin le mercuriel (Schum...)

que j'ai fait retenir près de lui ; sa tête ne tremble pas. Dans la paralysie agitante, les malades peuvent trembler souvent de la mâchoire, de la langue, avoir la parole embarrassée et bredouillante, un peu comme les mercuriels et certains paralytiques généraux, mais en général, bien qu'il y ait à cette règle des exceptions assurément fort rares, la tête ne tremble pas ou plutôt elle ne tremble pas par elle-même ; le tremblement qu'on y voit est un tremblement communiqué. Sans doute, si on plaçait une petite plume sur la tête de cet homme, nous verrions cette plume légèrement agitée à chaque secousse du corps ; mais je le répète, au moins dans l'immense majorité des cas, la tête ne tremble pas comme je le disais tout-à-l'heure « par elle-même ».

Il y a un autre caractère que je ne veux pas manquer de faire ressortir et qui vous a certainement frappé : C'est l'immobilité des traits du visage. Depuis qu'il est là, notre homme n'a pas cligné une fois des yeux tandis que son voisin le mercuriel cligne à chaque instant. Il n'a pas détaché ses yeux un seul instant de moi : fixité du regard, immobilité des traits ; expression d'impassibilité, d'étonnement, de stupeur : Il n'a pas une seule fois tourné la tête, soit à droite, soit à gauche. Mais ce sont là des traits particuliers à la maladie de Parkinson qui méritent bien, en raison de leur importance clinique, d'être étudiés avec détails ; je me réserve d'y revenir dans une occasion prochaine.

(Au malade) : Levez-vous un peu, marchez.

Cette immobilité, cette fixité, cette sorte de soudure générale qui est si remarquable, si caractéristique quand le malade est assis persiste à un haut degré encore quand il se tient debout et quand il marche. Ce faciès n'avait pas frappé tout d'abord les observateurs. Il ne figure pas dans la description de Parkinson. Je crois avoir été le premier à relever ces caractères-là qui sont tellement saisissants qu'ils suffisent vraiment pour permettre sous peu, de faire le diagnostic.

Notre malade ne paraît pas avoir d'antécédents héréditaires. C'est un Cocher, il lui est arrivé un accident le 28 Mai 1887.

(Au malade) : Que vous est-il arrivé ?

Le malade : Je suis tombé de voiture il y a un an, mon cheval s'est emporté, et, en heurtant le trottoir, il m'a fait vaciller, puis tomber.

M. Charcot : Et vous êtes tombé sur le côté gauche ?

Le malade : Oui, Monsieur.

M. Charcot : Vous n'étiez pas gris ?

Le malade : Non, Monsieur.

M. Charcot : Il a la parole lente et en parlant, une trépidation qui se manifeste de temps en temps dans l'articulation des mots.

Le malade : J'ai éprouvé une vive frayeur parce que mon cheval s'est emporté et que des gamins sortaient au même moment de l'école,.... il pouvait en résulter des accidents.

M. Charcot : On voit souvent la paralysie agitante se développer sous l'influence d'une émotion vive. Je peux citer un cas bien remarquable, c'est celui d'un individu qui pendant les affaires de la Commune a été pris et mis contre un mur pour être fusillé. Je ne sais comment il s'est fait qu'il ne l'a pas été, mais quand on lui a dit de s'en aller, à peine pouvait-il marcher, il était déjà pris de raideur des membres inférieurs et peu de jours après il présentait cette fixité du regard et de la tête des paralytiques agitants. Chez celui-ci il s'est passé un certain temps entre le développement des premiers symptômes de la maladie et l'accident qui paraît en avoir été la cause occasionnelle. C'est seulement 4 ou 5 mois après qu'il s'est aperçu de la raideur d'un de ses bras. C'est le premier symptôme qui s'est manifesté, mais peut-être, comme il est cocher et qu'il travaille surtout de la main gauche (il est gaucher) ne s'était-il pas aperçu que la main droite était déjà prise de raideur et peut-être de tremblement. On peut se demander si c'est bien la frayeur qu'il a éprouvée, qui est la véritable cause de sa maladie. Il est bien certain que la terreur détermine l'apparition de beaucoup de maladies nerveuses et les maladies ainsi produites sont des plus diverses. Une bombe tombe au milieu d'un groupe ; ceux qui le forment éprouvent une grande émotion. Chacun a ses tendances, l'un deviendra hystérique, un autre deviendra paralytique agitant. Il y a bien des exemples de maladies ainsi contractées. Je rappellerai celui de ce matelot hollandais observé par M. le Prof. Pelz d'Amsterdam, qui, à Batavia étant descendu sur le rivage pour laver son linge, voit un requin se précipiter sur lui. Heureusement pour lui, le requin se contente de happer le linge, il manque l'homme. Le marin veut remonter à bord, il se sent les jambes extrêmement faibles, un peu plus tard, il était bel et bien atteint de paraplégie. Il présentait tous les caractères de la paraplégie hystérique.

Le résultat d'un accident de chemin de fer, d'une collision dans laquelle un grand nombre de voyageurs sont compris, peut être pour les uns, je pourrais citer des exemples du genre, la paralysie agitante, pour d'autres l'hystérie, pour d'autres encore la neurasthénie traumatiques ; chacun est donc atteint suivant sa manière de réagir et suivant le caractère de ses prédispositions personnelles.

Non seulement le malade qui est devant vous a eu peur au moment où est arrivé l'accident mais il est tombé sur le côté gauche et remarquez bien cela, son hémiplégie est du côté droit, de telle sorte qu'elle ne vient pas confirmer ce que j'ai vu plusieurs fois et dont j'ai parlé dans le premier volume de mes leçons sur les maladies du système nerveux [1].

---

[1] T. III . 4ᵉ édition p. 446 - Traumatisme et paralysie agitante. - Appendice.

Vous savez que dans les hystéries d'origine traumatique, la paralysie vient se produire sur les membres qui ont été le siège du choc local de la contusion. Un individu tombe sur l'épaule, il est paralysé du membre sur lequel le choc a porté.

J'ai fait remarquer, il y a longtemps déjà, qu'il arrive souvent quelque chose de semblable dans la paralysie agitante. Ainsi, j'ai rapporté l'histoire d'un homme qui, comme celui-ci, en tombant de voiture, s'était contusionné la cuisse gauche très fortement et qui, peu après vit le tremblement de la paralysie agitante commencer par le pied du même côté. J'ai cité également le cas d'une femme qui s'était démis le maxillaire inférieur en tombant, et chez laquelle le tremblement a commencé par la mâchoire, etc., etc. Il semble donc que pour la paralysie agitante aussi, en tant qu'elle semble relever d'un traumatisme, le siège du choc local détermine le siège des premiers symptômes de tremblement.

Si je rappelle ces faits, c'est qu'Olivier invoque pour point de départ de la maladie, la chûte qu'il a faite sur le côté gauche. Mais je tiens à vous faire remarquer que contrairement à ce qui a eu lieu dans les cas que je citais tout-à-l'heure, ce n'est pas de ce côté-là, mais bien du côté opposé que le tremblement s'est montré tout d'abord.

C'en est assez sur l'action des causes occasionnelles sur le développement de la paralysie agitante. C'est un sujet qui présente encore beaucoup d'obscurité et qui réclame de nouvelles études.

Je me bornerai actuellement à relever chez notre malade d'autres symptômes qui appartiennent à la maladie de Parkinson régulière.

Il a, la nuit, ce sentiment de chaleur sur lequel j'ai appelé l'attention et qui l'oblige souvent, la nuit, à se découvrir. Comme le tremblement est chez lui unilatéral, je lui ai demandé si le sentiment de chaleur en question était plus prononcé du côté du tremblement que de l'autre côté.

Il m'a répondu que ce sentiment était général, aussi prononcé d'un côté que de l'autre.

Je vous démontrerai d'ailleurs que cette sensation de chaleur ne tient pas au tremblement en vous présentant un malade atteint de maladie de Parkinson sans tremblement et qui éprouve cependant la sensation dont il s'agit d'une façon très marquée.

C'en est assez sur la paralysie agitante pour aujourd'hui — c'est un sujet sur lequel j'aurai à vous présenter quelques nouveaux développements dans ma séance prochaine.

____

Policlinique du Mardi 12 Juin 1888.[1]

Objet de la Leçon:

1° Un cas complexe: Hystérie; Ataxie locomotrice, Vertige de Ménière chez une femme de 39 ans.

2° Un cas de maladie de Parkinson sans tremblement homme de 32 ans;

3° Un cas d'Argyrie (coloration de la peau par l'argent) chez un ataxique.

M. Charcot: Vous avez sous les yeux une de nos anciennes connaissances. Elle est venue nous consulter pour la première fois en 1877 et nous avons pu retrouver les notes où sont consignés les symptômes à propos desquels elle s'est présentée à nous, à cette époque, dans ce registre que sa vétusté rend vénérable. Il ne paraît pas, au premier abord que l'affection d'aujourd'hui se rattache à la maladie d'autrefois, mais nous allons chercher à voir ce qui en est, en l'interrogeant devant vous.

(A la malade): Quel est le motif qui vous ramène?

La malade: C'est parce que j'ai des bourdonnements d'oreille et des vertiges depuis deux mois.

M. Charcot: Dans quelle oreille se font entendre ces bourdonnements?

La malade: Dans l'oreille droite. J'entends continuellement comme le bruit d'une chûte d'eau.

M. Charcot: Jour et nuit?

La malade: Oui, Monsieur.

M. Charcot: Est-ce à l'intérieur de la tête ou extérieurement, dans le lointain, qu'il vous semble entendre ce bruit? Cela vous fait-il l'illusion d'une cascade à distance?

La malade: Parfaitement, au dehors de ma tête.

---

[1] Les leçons du Mardi, par suite de l'absence forcée de M. Charcot, ont dû être interrompues du 1er au 22 Mai et du 22 Mai au 12 Juin.

Charcot. — 22 —

M. Charcot : Dans le voisinage ?

La malade : Oui, Monsieur.

(A l'aide d'une montre, on constate que la distance de l'audition distincte est, chez la malade, normale pour le côté gauche. L'audition paraît nulle ou à peu près pour l'oreille droite.)

M. Charcot : Est-ce que ce bruit que vous entendez devient quelquefois plus aigu comme un sifflement ?

La malade : Le soir, oui, Monsieur. Il me semble que ma tête va éclater.

M. Charcot : Permettez ; avoir la sensation que la tête va éclater et entendre un bruit quelconque, ce n'est pas la même chose. Je vous demande si ce bruit de cascade qui vous obsède prend quelquefois le caractère d'un sifflement ?

La malade : Il reste toujours le même.

M. Charcot : Vous avez quelquefois des vertiges ?

La malade : Continuellement.

M. Charcot : Mais vous n'en avez pas, dans ce moment-ci ?

La malade : Quand je suis assise ils sont rares, mais ils me reprennent quand je debout.

M. Charcot : Avez-vous quelquefois de grands vertiges qui vous menacent d'être précipitée à terre ?

La malade : Oui, Monsieur, je suis menacée de tomber.

M. Charcot : Cela vous est-il arrivé quelquefois de tomber chez vous ou dans la rue ?

La malade : Depuis longtemps je ne sors plus, je garde la chambre constamment ne marchant que pour aller de ma chaise à un canapé, et de ce canapé à ma chaise.

M. Charcot : Cependant vous voilà ici.

La malade : J'ai pris l'omnibus.

M. Charcot : Vous avez dû aller quelque temps à pied ?

La malade : Je n'ai eu qu'à traverser la place de la Bastille pour prendre l'omnibus de la gare Montparnasse qui passe devant la Salpêtrière.

M. Charcot : Vous est-il arrivé, soit chez vous, soit dehors, d'être prise d'étourdissements assez forts pour que vous soyez obligée de vous arrêter ?

La malade : Oui, Monsieur.

M. Charcot : Avez-vous souvent la sensation d'une menace de tomber ou de tomber ?

La malade : Oui.

M. Charcot : Vous sentez-vous alors entraînée à tomber en avant ou sur l'un des côtés ?

La malade : C'est en avant que je crois tomber.

M. Charcot : Êtes-vous tombée réellement quelquefois ?

La malade : Oui, sur le front, une fois.

M. Charcot : Et au moment de cette chute en avant, où étiez-vous ?

La malade : Dans notre cour.

M. Charcot : Avez-vous eu des envies de vomir à ce moment ?

La malade : J'en ai continuellement.

M. Charcot : Vous exagérez toujours ! Je vous demande si vous avez des envies de vomir dans les moments où vous avez ces vertiges ?

La malade : Oui, alors je vomis de la bile et de l'eau.

M. Charcot : A la suite de ces chutes en avant ?

La malade : Oui, parce que....

M. Charcot : Je ne vous demande pas de théories.

Vous voyez qu'il n'est pas toujours facile d'interroger les malades. Ils vous servent souvent une quantité de faits inexacts ou d'interprétations dont on n'a que faire. Il faut savoir les conduire par les bons chemins de l'observation simple et désintéressée, mais il ne faut pas non plus, d'un autre côté, les pressurer trop et les obliger à dire ce qui n'est pas ; ce qui n'a pas existé.

Jusqu'ici les réponses de notre malade ont été sincères et véridiques, elles forment d'ailleurs un ensemble logique, ce qui est en quelque sorte un criterium, une garantie.

(A la malade) : Ainsi vous avez deux choses distinctes, d'abord un vertige presque perpétuel qui fait que dans votre chambre vous marchez en vous tenant aux meubles, et d'où il résulte que vous avez une certaine tendance à ne pas sortir de chez vous ? En second lieu, il vous arrive quelquefois d'être tout à coup prise de vertiges plus forts, qui vous menacent de vous faire tomber à terre en avant et qui vous ont fait tomber effectivement une fois ou deux ?

La malade : Oui.

M. Charcot : C'est dans les moments où vous avez ces grands vertiges que vous vomissez ?

La malade : Oui, Monsieur.

M. Charcot : Vous ne vomissez pas sans cela ?

La malade : Non.

M. Charcot : Etant couchée ; avez-vous eu quelquefois la sensation que votre lit descendait ou tournait sur lui-même, vous entraînant ?

La malade : La nuit, quand je me réveille, je me trouve comme perdue dans mon lit.

M. Charcot : Je ne comprends pas bien.

La malade : Quand je veux m'asseoir ou me lever, je ne retrouve plus le côté par lequel je dois descendre, je vais plutôt du côté du mur.

M. Charcot : Ce n'est pas tout à fait cela que je voudrais savoir ; je voudrais savoir si le soir, en vous couchant, quand vous n'êtes pas endormie encore, il ne vous arrive pas d'avoir une sensation de vertige comparable à celle que vous avez dans le jour quand vous êtes debout ?

La malade : Non, je n'ai pas remarqué cela.

M. Charcot : Je ne connaissais pas l'épisode pour lequel cette malade vient nous trouver aujourd'hui. Il me paraît bien qu'il s'agit là du syndrome Vertige de Ménière ; jusqu'ici, son récit concorde, vous l'avez compris, parfaitement avec cette hypothèse.

(A la malade) : Quand a eu lieu l'accès qui vous a fait tomber par terre ?

La malade : Il y a 2 mois.

M. Charcot : Vous rappelez-vous si, quand vous avez eu des vertiges qui menaçaient de vous faire tomber en avant, vos bruits d'oreilles, vos bruits de cascades ont été plus intenses ?

La malade : Oui, Monsieur, c'est vrai, ils devenaient bien plus forts.

M. Charcot : Faites bien attention à ma question, je vous demande si, quand vous êtes menacée de tomber en avant, vos bruits d'oreilles deviennent plus intenses ?

La malade : Oui, Monsieur.

M. Charcot : Plus intenses ou plus aigus ? Je ne sais pas si elle comprend bien ce que j'entends par le mot aigu. Cela vous fait-il l'effet d'un sifflement ?

La malade : Je ne peux pas trop vous expliquer.

M. Charcot : J'aime mieux que vous ne donniez pas d'explications. Le bruit est plus fort, dites-vous ? Quand vous entendez des bruits plus forts, vous vous attendez à voir survenir les vertiges qui vous font tomber.

La malade : Oui, alors, je m'assois.

M. Charcot : En somme, ce sont bien là, en réalité, les symptômes du vertige de Ménière typique. Obstruction prononcée, permanente de l'ouïe d'un côté, exaspération des bruits d'oreilles comme prodrome, menace de tomber en avant et quelquefois chute effective, pas de perte de connaissance, quelle que soit l'intensité du vertige.

Puis, à la suite de l'accès viennent les envies de vomir et les vomissements. Tout cela e le répète, est absolument classique et à peu près caractéristique.

Comme c'est là un sujet dont nous avons traité plusieurs fois dans les leçons du Mardi, je n'insiste pas plus. Je vous ferai seulement remarquer, en passant, que notre malade présente les 2 formes du vertige auriculaire, à savoir : 1° le vertige permanent qui entraîne avec lui la titubation habituelle et l'obligation presque incessante de s'appuyer en marchant sur les objets environnants; 2° le vertige à début brusque, aigu, si vous voulez, qui survient tout à coup, à la suite de l'exacerbation des bruits d'oreilles et qui est quelquefois suivi de hâte et de vomissements.

Étant établie l'existence du symptôme vertige ab aure laesa, il s'agit de déterminer maintenant en quoi consiste l'affection auriculaire qui est le point de départ du vertige : à ce propos, dans l'examen nécessairement superficiel auquel nous devons nous borner aujourd'hui, il nous est impossible de décider la question et d'arriver à un diagnostic exact. Nous prierons M. le D. Zellé qui veut bien nous assister en pareille circonstance, de venir nous prêter ses lumières[1]. Cet examen seul pourra décider si le vertige est celui d'une affection de l'oreille externe, par exemple d'un gros bouchon de cérumen comprimant la membrane du tympan; ainsi que, entr'autres, M. Gillaux en a cité un exemple remarquable, ou encore d'une maladie de l'oreille moyenne, du labyrinthe ou enfin d'une lésion de l'origine des nerfs auditifs dans le bulbe; ainsi que suivant les intéressantes études de M. le Professeur Pierret, cela se voit dans certains cas d'ataxie locomotrice (Symptômes sous la dépendance du nerf auditif dans le tabes. (In Revue Mensuelle 1877. T.I, p.101)

Si je fais mention ici particulièrement des phénomènes vertigineux liés à l'ataxie locomotrice progressive, c'est que, ainsi que je vous le ferai remarquer tout à l'heure, des symptômes tabétiques assez accentués existent chez notre malade, et il serait possible par conséquent que le vertige dérivât chez elle non pas d'une lésion périphérique du nerf de l'audition dans le labyrinthe, mais de cette lésion centrale, bulbaire, étudiée par M. Pierret.

Les nerfs optiques sont affectés dans le tabes et il n'y a pas de raison pour que l'appareil de l'audition ne le soit pas également. Mais il ne faut pas dire sans plus d'examen que le vertige de Ménière chez un tabétique est, à proprement parler, un vertige tabétique, car il faut toujours compter sur la possibilité d'une coïncidence; on ne voit pas, en effet, à priori de bonne raison pour qu'une otite moyenne ou labyrinthique ne survienne pas, accidentellement, chez un sujet atteint d'ataxie locomotrice. Une étude attentive pourra donc, seule, décider s'il s'agit d'une lésion périphérique ou d'une lésion centrale, bulbaire, véritablement liée au tabes.

Mais laissons de côté cet épisode que nous trouverons sans doute à nouveau tout à l'heure et revenons à l'histoire ancienne de la malade; le premier document que nous relevons

[1] Voir plus loin la Note (p. 434)

dans nos notes de 1877, c'est un diagnostic signé du nom d'un de nos ophthalmologistes les plus distingués ; il est libellé ainsi qu'il suit : « Myosis hystérique, contracture du muscle accomodateur avec contracture de la jambe et du pied gauche » 21 Octobre 1877, suit la signature. Viennent après cette note des détails nombreux qui montrent qu'à cette époque la malade était en effet sous le coup d'accidents hystériques variés. Elle a aujourd'hui 49 ans ; elle en avait alors 38.

(A la malade) : Quand êtes-vous venue nous voir pour la première fois ?

La malade : Le 1er Novembre 1877.

M. Charcot : Vous êtes revenue plusieurs fois depuis cette époque ?

La malade : Oui, je suis revenue bien des fois et pendant longtemps. J'ai été traitée par les métaux, par les procédés de M. Burcq.

M. Charcot : Oui, c'était le temps où nous cherchions à nous rendre compte des phénomènes annoncés par M. Burcq.

Voici quelques détails de l'observation recueillie à cette époque :

« Mère morte de phthisie pulmonaire ; elle était sujette à des attaques de petite hystérie. La malade a toujours été très impressionnable ; elle est veuve. C'est à 20 ans, à la suite d'un accouchement laborieux que les symptômes à proprement parler hystériques se sont montrés pour la première fois ; douleurs ovariennes, crises d'<u>hysteria minor</u>, impulsions à prononcer des paroles ordurières ; tels sont les principaux phénomènes qui se sont fréquemment produits pendant une douzaine d'années, c'est-à-dire jusque vers l'âge de 32 ans.

Il n'est pas certain que quelques symptômes épileptoïdes ne se soient pas quelquefois entremêlés avec les symptômes hystériques ; il est dit en effet que parfois il y a eu morsure de la langue et incontinence d'urine. Enfin quelques phénomènes hystériques ont survécu après l'âge de 32 ans, puisque en 1877, d'après nos observations d'alors, nous voyons la malade atteinte d'hémiplégie, avec hémianesthésie modifiée facilement ainsi que la contracture dont il est question dans la note du Dr X., par l'application des plaques métalliques.

Donc, que la malade ait été sous le coup de la diathèse hystérique pendant une longue période de sa vie, cela ne fait pas l'ombre d'un doute. L'hystérie paraît s'être prolongée sous une forme quelconque jusqu'en 1877 et au-delà.

(A la malade) : Vous rappelez-vous l'époque où vous aviez une insensibilité du côté gauche ?

La malade : C'était en 1877, lorsque je suis venue vous trouver, pour la première fois.

M. Charcot : On vous a mis des plaques ?

La malade : On m'a enfoncé des épingles.

M. Charcot : C'était pour l'exploration. Ce n'était pas comme traitement, mais vous a-t-on appliqué des plaques ?

La malade : Oui, des plaques de cuivre et d'argent. C'est le cuivre qui a réussi.

M. Charcot : Veuillez remarquer, Messieurs que c'est à cette époque là qu'existait un myosis qui a été considéré par un observateur des plus habiles comme étant de nature hystérique. — Eh bien, Messieurs, l'étude de symptômes nouveaux qui se sont produits vers cette époque de 1877, viennent jeter quelques doutes, non pas sur le fait même du myosis, mais bien sur l'interprétation qui lui a été donnée.

Nous voyons en effet, par les suites de l'observation qu'à cette époque même, la malade ayant alors 38 ans, les phénomènes hystériques tendent à s'effacer progressivement à mesure que se développent au contraire, pour bientôt occuper à eux seuls la scène morbide, des symptômes d'un tout autre ordre : Plus de crises hystériques, diminution puis disparition de la douleur ovarienne, retour de la sensibilité et de la force musculaire, etc., etc., Mais alors commencent à apparaître dans les membres les douleurs d'un caractère spécial qui existent encore aujourd'hui.

(*A la malade*) : Vous n'avez plus de ces crises de nerfs, quelquefois avec perte de connaissance que vous aviez autrefois ?

La malade : Plus du tout, depuis 8 ou 10 ans.

M. Charcot : Elles ont été remplacées par les douleurs que vous avez dans les jambes ?

La malade : Oui, Monsieur.

(*A la malade*) : Vous les avez encore ces douleurs ?

La malade : Elles viennent par accès. Je les ai eues avant-hier, cela me prend comme un coup de foudre, il m'est impossible de ne pas crier.

M. Charcot : Où siègent-elles ?

La malade : Dans les jambes, les cuisses ; j'appelle cela mes éclairs.

M. Charcot : Oui ; c'est bien ça. Est-ce que la peau, l'épiderme, deviennent très sensibles sur le point où vous avez ces douleurs ?

La malade : Oh ! je crois bien. On ne peut plus me toucher.

M. Charcot : Dans les bras, en avez-vous ?

La malade : Oui.

M. Charcot : Précisez où siègent les douleurs des bras.

(La malade dessine à peu près aux avant-bras le trajet du cubital des deux côtés symétriquement.

M. Charcot : Avez-vous habituellement des engourdissements dans les doigts de la main ?

La malade : Oui, dans ceux-ci (elle montre les deux derniers doigts de la main)

M. Charcot : Vous savez que ces engourdissements et ces douleurs fulgurantes dans le domaine cubital sont fréquemment un symptôme tabétique. Il peut acquérir une réelle importance dans les cas anormaux, frustes où le diagnostic est parfois difficile.

(La malade revient sur ce fait que quand elle a ses douleurs dans les jambes, les moindres attouchements, les moindres frôlements deviennent très douloureux, à peine supportable

M. Charcot (à la malade) : Pouvez-vous dire ce qui fait revenir vos douleurs ?

La malade : Je n'en sais rien. Je n'ai pas d'époques. Je n'en ai presque pas en cet hive

M. Charcot : Et maintenant ?

La malade : Je ne suis pas une semaine sans en avoir.

M. Charcot : Combien de temps durent-elles ?

La malade : Quelques heures. Il est arrivé qu'elles m'ont duré 24 heures.

M. Charcot : Depuis quand avez-vous ces douleurs ?

La malade : Je ne me rappelle plus au juste, mais il y a bien longtemps.

M. Charcot : D'après les détails de l'observation, il est certain qu'il y a plus de dix ans.

Il est donc à peu près certain qu'à cette époque, qu'on pourrait appeler dans l'histoire pathologique de la malade une période de transition, les symptômes tabétiques se sont entremêlés avec les symptômes hystériques et il devient très vraisemblable que quelques symptômes qui alors ont été considérés comme étant de nature hystérique étaient déjà des symptômes tabétiques. C'est ce qui est arrivé, il n'y a plus guère raison d'en douter aujourd'hui, pour le myosis qui sans doute n'a jamais été de nature hystérique et doit être considéré comme un des premiers symptômes du tabès

Et c'est justement ce mélange des symptômes de deux affections distinctes pouvant à un moment donné jeter de la confusion dans l'esprit du médecin, qui rend le cas intéressant

Des phénomènes hystériques se produisent chez le sujet et y règnent exclusivement pendant une période de la vie. A un certain moment, changement de front : l'hystérie tend à s'effacer et le tabès au contraire, bientôt prédomine. Aujourd'hui, nous sommes en plein dans le tabès.

Laissant un instant de côté ce qui est relatif aux membres inférieurs, j'attire votre attention sur les symptômes oculaires. Eh bien, du premier coup, nous constatons un myosis très pro datant de plus de dix ans, autrefois rapporté à tort à l'hystérie existante, et qui n'est en somme qu'un des éléments du syndrôme d'Argyll Robertson (pupille tabétique).

Je fais passer la malade devant vous et vous constatez, ce qui est facile sur des yeux gris, que le myosis est ici l'un des plus prononcés que l'on puisse voir. L'orifice pupillaire est en réalité presque un point imaginaire. Cet orifice ne s'élargit pas lorsque l'œil est plongé dans l'obscurité, et ne se contracte pas quand on approche une lumière ; il se contracte au contraire, encore, malgré son petit diamètre, pendant l'accomodation.

Je vous rappellerai en passant que le myosis n'est pas un élément nécessaire du syndrôme d'Argyll Robertson. Celui-ci peut exister avec une pupille d'étendue moyenne ou avec une pupille mydriatique. Il peut se faire enfin que l'un des yeux présente le myosis, l'autre offrant au contraire une dilatation pupillaire considérable.

Il paraît que la malade n'a jamais eu ni diplopie ni chute de la paupière. La vision ne paraît pas affectée ; le signe d'Argyll Robertson est donc le seul phénomène oculaire qu'il y ait à constater chez elle.

Revenons maintenant à l'examen des membres inférieurs :

(M. Charcot prie son chef de clinique d'examiner à l'aide du marteau l'état des réflexes rotuliens. Le réflexe fait défaut sur la jambe gauche tandis qu'il n'est qu'affaibli sur la droite.)

(A la malade) : Dans quelle jambe les douleurs en éclairs sont-elles le plus fortes ?

La malade : Dans la jambe gauche.

M. Charcot : C'est, vous le voyez, dans la jambe gauche qu'elle a le plus de douleurs et dans cette jambe le réflexe rotulien fait complètement défaut, tandis que dans la jambe droite où les douleurs sont moindres, les réflexes rotuliens sont seulement amoindris. Second symptôme tabétique.

Nous voilà donc en possession de trois symptômes tabétiques importants : 1° Les douleurs fulgurantes classiques ; 2° l'absence dans un membre, l'affaiblissement dans l'autre, des réflexes rotuliens ; 3° le signe d'Argyll Robertson. C'en est assez pour établir le diagnostic. En procédant dans notre examen nous trouverons sans doute encore de quoi le confirmer.

(A la malade) : Est-ce que vous urinez difficilement ?

La malade : Il y a des moments où je ne puis plus du tout uriner, il y en a d'autres où j'urine dans mon lit.

M. Charcot : Vous avez quelquefois de la difficulté à uriner. Vous êtes obligée de pousser ou de vous accroupir ?

La malade : Oui, Monsieur.

M. Charcot : Combien y a-t-il de temps que cela dure ?

La malade : Oh ! plus de 10 ans !

M. Charcot : Cela est à remarquer. Les troubles vésicaux existaient très certainement à l'époque où nous étions tentés de tout rapporter à l'hystérie alors prédominante. Quel dommage que nous ne puissions pas remonter le cours du temps et nous remettre en mémoire l'embarras où a dû nous placer cette concurrence de symptômes insolites. Avons-nous soupçonné l'existence des symptômes tabétiques parmi les symptômes hystériques ? Voilà ce que je ne saurais dire, mais j'avoue que cela me semble bien peu probable. Il est vrai qu'il est fort possible encore que nous n'ayons pas été grandement troublés à l'époque, par cette seule raison qu'en conséquence d'une certaine tournure d'esprit fort commune parmi les cliniciens on fait très aisément abstraction des détails qui paraissent n'avoir pas d'importance ou qui embarrassent. On simplifie ; la méthode a du bon, sans doute, mais il faut s'en défier, cependant vous le voyez, et l'histoire de notre cas nous fournit une leçon que nous devons inscrire dans nos tablettes et profondément méditer.

Mais poussons plus avant. Nous devons rechercher si chez notre malade existe le signe de Romberg et si l'on peut constater, dans la marche, des troubles qu'on puisse rapporter au tabès. Mais sur ce dernier point, je vous en préviens, nous trouverons peut-être quelques difficultés d'affirmation, car il s'agira de savoir si la gêne de la marche qui pourra exister est une conséquence du vertige de Ménière qui, ainsi que je vous l'ai dit en commençant, se montre sous la forme chronique, ou si au contraire elle relève de l'ataxie tabétique.

Nous devons nous attendre à voir, chez elle, de ce chef, exister une démarche titubante plus ou moins accentuée.

Vous voyez qu'elle ne peut pas rapprocher les pieds sans osciller ; ses pieds sont agités de mouvements continuels dont le but instinctif est de conserver l'équilibre, vous remarquez de plus que dans la station debout si elle ferme les yeux, à ce moment même, elle est menacée de perdre l'équilibre. Tout ce qui vient d'être dit rentre dans la symptomatologie tabétique.

(A la malade) : Vous arrive-t-il quelquefois dans la rue que vos jambes se dérobent sous vous ?

La malade : Oui, Monsieur.

M. Charcot : Vos genoux fléchissent tout à coup avec ou sans douleur ?

La malade : Ce n'est pas la douleur qui me fait fléchir les genoux. Je n'ai pas de douleur en ce moment-là.

M. Charcot : Voilà un phénomène tabétique. C'est le « giving way of the legs » de quelques auteurs anglais (Buzzard).

(A la malade) : Marchez donc un peu. Est-ce que vous avez toujours un peu de vertige en marchant ?

La malade : Oui, Monsieur.

M. Charcot : Vous savez que les tabétiques ne titubent pas, à proprement parler en marchant et qu'ils ne souffrent pas de vertiges, ou si les vertiges existent, c'est dans les premiers temps où existe la diplopie. Eh bien, en marchant, notre malade, en outre qu'elle lance un peu ses jambes et qu'elle frappe du talon comme le font les tabétiques, notre malade dis-je, titube un peu et se plaint d'un sentiment de vertige comme cela a lieu dans le vertige de Ménière chronique. De telle sorte que l'on pourrait dire que sa démarche est tremblée en raison combinée du vertige de Ménière et du tabès.

Vous voyez que le diagnostic ataxie locomotrice progressive est on ne peut mieux justifié chez notre malade en qu'il s'agit même d'un cas classique ; l'hérédité nerveuse figure ici dans l'étiologie à l'exclusion de la syphilis qui paraît n'avoir jamais existé.

En résumé, ce qui fait surtout l'intérêt de ce cas, c'est sa complexité même, et la nécessité où nous nous sommes trouvés de faire des efforts d'analyse pour le débrouiller et en séparer les divers éléments ; à savoir : symptômes hystériques, symptômes tabétiques et enfin vertige de Ménière. Car, remarquez-le bien, Messieurs, dans cette histoire compliquée il ne s'agit pas d'un hybride, il n'y a guère d'hybrides en nosographie, mais de trois formes, de trois espèces morbides se succédant l'une l'autre après avoir mêlé un instant les divers symptômes qui les caractérisent. Il y a une centaine d'années on eût interprété tout cela peut-être à la manière usitée par Lorry, par exemple, dans son livre de Mutationibus Morborum ; on eût parlé, en d'autres termes de la transformation d'un syndrôme dans un autre ; aujourd'hui nous sommes tentés, avec nos idées du jour à ne voir dans ces changements que la succession peut-être accidentelle d'états morbides indépendants l'un de l'autre. Il ne faut pas oublier cependant que le tabès et l'hystérie appartiennent l'un et l'autre à la grande famille neuropathologique et que bien qu'il s'agisse là d'espèces morbides distinctes radicalement, elles se tiennent cependant par les liens de l'hérédité de transformation. Il n'en serait pas de même sans doute du vertige de Ménière si celui-ci dépendait par exemple d'une affection de l'oreille moyenne ; il est vrai qu'on pourrait encore invoquer ici en pareil cas les liens qui rattachent si étroitement les membres de la famille neuropathique aux membres de la famille arthritique dont on pourrait dire que l'affection de l'oreille fait partie. Mais toute discussion deviendrait inutile et une nouvelle simplification deviendrait légitime si l'on parven[ait] à établir que chez notre malade le vertige est réellement une affection tabétique relevant, comm[e] cela paraît avoir eu lieu, dans les cas signalés par M. Pierret, d'une lésion des origine[s] de l'auditif dans le bulbe. Alors on pourrait conclure que malgré tant de complexité l'histo[ire] pathologique de notre malade doit être ramenée à 2 seuls éléments : 1°. l'élément hystérique, 2°. l'élément tabétique.

Mais, ainsi que je vous l'ai dit dès le commencement, la véritable nature du verti[ge] de Ménière ne pourra être réellement établie qu'à la suite d'un examen détaillé qui sera fait ultérieurement. Quant à présent, pour envisager maintenant le côté thérapeuthique, je ne m'arrêterai pas à ce qui concerne le tabès en tant qu'affection spinale. Je crois devoir vous renvoyer à ce que je vous ai dit maintes fois sur ce sujet. Je veux me borner à vou[s] dire que dès à présent, sans avoir pris d'autre précaution que celle de déterminer, chose facil[e] si le vertige ne tient pas à la présence dans le conduit externe d'un bouchon cérumineux, c[e] vertige, dis-je, qu'il dépende d'une otite moyenne du labyrinthe ou d'une lésion bulbaire tabé[?]- tique, relève dans tous les cas de l'emploi suffisamment prolongé du sulfate de quinine à[?] haute dose. C'est du moins ce que je crois pouvoir avancer en me fondant sur les observation[s] assez nombreuses que j'ai eu l'occasion de faire dans ce domaine depuis une dixaine d'anné[es].

2ᵉ Malade.

M. Charcot : Voici un malade du service que j'avais depuis longtemps le désir de vous montrer. Il offre, vous allez le voir un cas fort intéressant.

La dernière fois que j'ai eu l'avantage de me rencontrer avec vous, je vous ai entre- tenu, si je ne me trompe de la paralysie agitante, et le malade qui servait de substratum à nos démonstrations, représentait, je crois, le type vulgaire, avec cette particularité toutefoi[s]

(1) Voici le résultat de l'examen fait de l'appareil auditif de notre malade quelques jours après la leçon par M. le Dr Gellé. La conclusion est absolument favorable à l'opinion qu[']il s'agit ici du vertige de Ménière tabétique :

« Hémisurdité droite, vertiges, bourdonnements. Les oreilles sont à peu près normales et le vertige n'est pas provoqué par les pressions centripètes. Conservation très nette des réflexes binauriculai[res]. La montre est entendue à 20‰ à gauche et pas du tout à droite. On agit nettement sur l'oreille qui en[tend] par pression centripète exercée sur l'oreille qui n'entend pas. Par conséquent, il n'y a pas de lésions sè[rieu]- ses du côté droit sourd. En conséquence la surdité droite est d'origine cérébrale. »

que le tremblement n'occupait qu'un seul côté du corps. D'ailleurs, déformation spéciale des mains, fixité du regard, immobilité de la tête, etc., rien n'y manquait, pas même cette attitude rigide qui donne l'idée d'une soudure de toutes les articulations et qui est tellement caractéristique qu'elle permet de reconnaître à distance, d'un coup d'œil, sans plus d'informations, tous les malheureux qui sont atteints de cette affection.

J'ai eu bien des fois l'occasion de relever que dans la paralysie agitante normale, il y avait deux éléments à considérer: 1° l'élément tremblement et 2° l'élément rigidité. Cette attitude raide, ce masque immobile, cette fixité du regard, cette lenteur des mouvements que l'on observe chez les malades de cette espèce, tout cela c'est le résultat de la rigidité musculaire. Or je vous ferai remarquer en passant que cette rigidité musculaire de la paralysie agitante est encore un problème au point de vue physiologique. Elle n'a rien de commun, en effet, que les apparences avec la rigidité spasmodique que l'on voit dans les contractures hémiplégiques, paraplégiques, etc., lesquelles se distinguent de celle-ci par le fait qu'elles s'accompagnent, dans la règle, d'une exagération des réflexes tendineux qui ne se voit pas, au contraire, dans la rigidité de la paralysie agitante.

Ces contractions spasmodiques ont, vous le savez, une origine spinale et elles se rattachent plus ou moins directement à une lésion tantôt dynamique, tantôt organique des faisceaux spinaux pyramidaux. Quelle est la raison physiologique de la rigidité musculaire dans la maladie de Parkinson? On n'en sait absolument rien, je le crois du moins et c'est justement notre ignorance sur cette matière que je tenais à faire ressortir devant vous, ne fût-ce que pour vous inciter à la recherche et pour faire remarquer du même coup l'absence de l'exagération des réflexes dans la rigidité des agitants, par opposition à ce qui a lieu dans la contracture spasmodique proprement dite ou, si vous voulez, spinale.

Or, dans la clinique de la paralysie agitante, il y a lieu de faire ressortir que tantôt c'est l'élément tremblement qui est le plus prononcé, que d'autres fois, c'est l'élément rigidité qui prédomine; tandis que dans les cas vulgaires les 2 éléments se trouvent combinés dans des proportions à peu près égales.

Mais il est aussi des cas, Messieurs, sur lesquels j'ai appelé l'attention dès la première édition de mes leçons sur les maladies du système nerveux, cas assez rare du reste, mais parfaitement définis aujourd'hui cependant; dans lesquels la rigidité est tout et le tremblement nul ou presque nul[1]. Le malade que vous avez sous les yeux offre justement

---

[1] Voir Leçons sur les maladies du système nerveux, etc. T. I, 4ᵉ édition 1880 p. 414. Du Tremblement dans la maladie de Parkinson.

un très remarquable exemple de ce genre.

L'existence bien établie aujourd'hui de cas de cette espèce, devait conduire à critiquer la définition donnée par Parkinson dans son remarquable traité de la paralysie agitante. (An Essay on the Shaking Palsy, by James Parkinson, member of the royal College of Surgeons - London 1817). C'est une toute petite plaquette devenue à peu près introuvable aujourd'hui ; après bien des recherches inutiles, j'en possède cependant un exemplaire que je dois à la grande obligeance de M. le D. Windsor, bibliothécaire à l'Université de Manchester. C'est un ouvrage qui tout exigu qu'il soit, renferme un grand nombre d'excellentes choses, et j'engagerais beaucoup quelqu'un d'entre vous à en donner une traduction française.

La définition de Parkinson est à peu près celle-ci : « Tremblement involontaire avec diminution de la force musculaire survenant même dans le repos ; propension à tenir les bras courbés en avant, et à se mettre à courir quand on marche. Les sens et l'intelligence sont intacts. » Voilà une définition descriptive très pittoresque et qui est exacte dans son application à un grand nombre de cas, à la majorité peut-être, et elle aura toujours sur toutes les autres, l'insigne supériorité d'être la première en date.

Mais elle pêche par trop de généralité, ainsi, elle ne saurait, en particulier, s'appliquer au cas où le tremblement fait défaut ; nous ne voyons pas non plus qu'il y soit fait allusion à cette allure raide, tout d'une pièce, qui donne à la physionomie des traits si caractéristiques. Il y aurait encore bien des choses à reprendre dans cette définition et qui fourniraient matière à épiloguer. Il n'en est pas moins vrai que si, au lieu de vous borner à la définition, vous lisez le livre dans son entier, vous y trouverez la satisfaction et le profit qu'on retire toujours de la lecture des descriptions cliniques, faites d'après nature, par un observateur sincère et attentif. Ainsi, çà et là, Parkinson parle de la démarche raide et empesé de ses malades qui les fait ressembler à des automates : « as a piece of machinery » dit-il en parlant de leur allure. Ce sont bien de ces automates que l'on peut voir dans les exhibitions de figures de cire animées. Vous savez que les mouvements primaires ne s'imitent pas facilement et que les automates construits par les mécaniciens même les plus habiles, ont toujours, dans leurs mouvements et leurs allures, quelque chose de brusque, de scandé, de raide, qui fait aisément reconnaître la main de l'homme.

Cet élément rigidité que nous venons d'essayer de mettre en relief, nous pouvons, chez notre homme, l'étudier dans son type de parfait développement.

Bachère, c'est ainsi qu'il s'appelle est aujourd'hui âgé de 31 ans, et c'est vers l'âge de 26 ans que la maladie, dont je vous dirai plus loin les principales phases, s'est développée chez lui.

Lorsqu'il est assis, ce qui nous frappe tout d'abord, c'est l'immobilité de la tête, et des traits du visage. Ce n'est pas qu'il ne puisse faire de la tête quelques mouvements latéraux, s'il le veut bien, c'est-à-dire porter la tête à droite et à gauche, comme nous le faisons tous sans y penser ; mais il ne le fait plus que rarement, lorsqu'on l'y invite et en conséquence d'une sorte d'effort.

Il n'est pas sans intérêt de chercher à reconnaître la raison de cette physionomie immobile qui exprime en quelque sorte d'une façon permanente l'étonnement et la stupeur même.

Fig. A._ Portrait de Bachère.

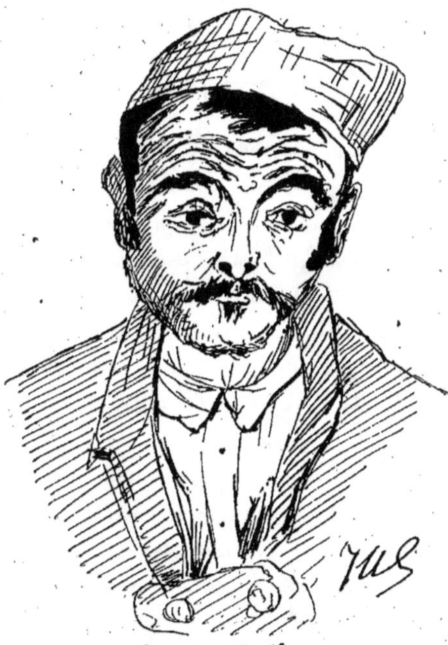

Dessin de M. Charcot.

Vous remarquerez ces énormes plis transversaux et profonds de la peau du front ; ils sont évidemment une conséquence de la rigidité permanente dont est le siège le muscle frontal. Or, d'après les recherches si importantes de Duchenne de Boulogne, le muscle frontal pourrait être appelé le muscle de l'étonnement. C'est la permanence et l'intensité d'action de ce muscle qui élève chez Bachère, les sourcils démesurément d'une façon permanente, et contribue chez lui à maintenir les yeux grands ouverts.

Tous les autres muscles du visage étant à droite et à gauche également rigides il en résulte une immobilité de la physionomie sans rides marquées. Il est vraisemblable que la fixité du regard est également la conséquence d'une rigidité à peu près également prononcée dans tous les muscles moteurs de l'œil. Un phénomène analogue explique la rareté du clignement, etc. etc. Le plissement du front et l'élévation des sourcils dus à l'action exagérée du muscle frontal est un des traits les plus communs et les plus caractéristiques du faciès dans la paralysie agitante. Mais aux plis transversaux du front s'ajoutent, chez quelques malades, des plis verticaux plus ou moins profonds, qui siègent surtout entre les deux sourcils, à la racine du nez. Ces plis verticaux.

- 438 -

dus à la contraction des muscles orbiculaires supérieurs (muscles de l'attention) impriment à la physionomie du malade, lorsqu'ils sont combinés aux rides transversales du front, une expression mi-partie d'attention et d'étonnement. La physionomie du malade exprimerait l'effroi si les muscles peauciers devenaient rigides en même temps que le frontal ; mais je ne crois pas que pareille combinaison se soit jamais rencontrée chez un sujet atteint de maladie de Parkinson (Fig. D). Je vous renvoie pour une analyse plus détaillée des muscles d'expression, au travail magistral de Duchenne de Boulogne.

Cette rigidité musculaire dont nous venons de relever l'importance à propos du faciès, nous la retrouvons dans le cou, dans les membres et d'une façon générale dans toutes les parties du corps. Tout y est raide, pas assez raide cependant pour que les mouvements soient tout à fait empêchés, mais ils sont toujours lents, très lents et paraissent être mis en jeu toujours à la suite d'un effort. Si la rigidité dans certains muscles est trop prononcée, le mouvement de ce muscle peut être complètement supprimé.

(S'adressant au malade): Efforcez-vous donc d'abaisser vos sourcils.

(Le malade s'efforce vainement).

Il ne peut pas, vous le voyez, abaisser ses sourcils, faire disparaître, même un instant les rides transversales qui sillonnent son front, tant la rigidité du muscle frontal est intense et permanente.

Examinons maintenant l'attitude du malade d'abord pendant la station debout, puis pendant la marche. Je vous ai présenté le sujet comme un type de maladie de Parkinson, en tant du moins qu'il s'agit de la forme où le tremblement fait défaut; cependant, même après cette réserve, il y a une anomalie à signaler. Voici le malade debout. Je le fais placer

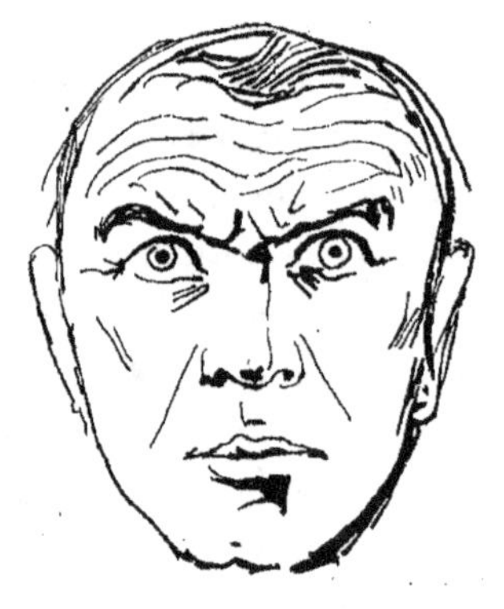

Fig. B.

Cas de paralysie agitante. Combinaison de la rigidité du masque frontal et de celle de l'orbiculaire supérieur.

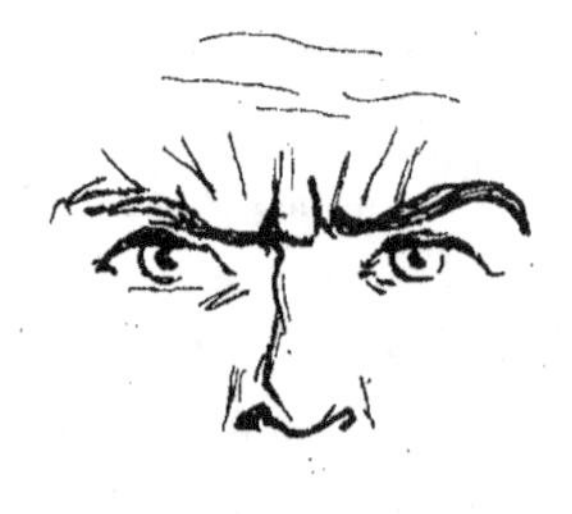

Fig. C

Action de l'orbiculaire palpébral supérieur, muscle de la réflexion.

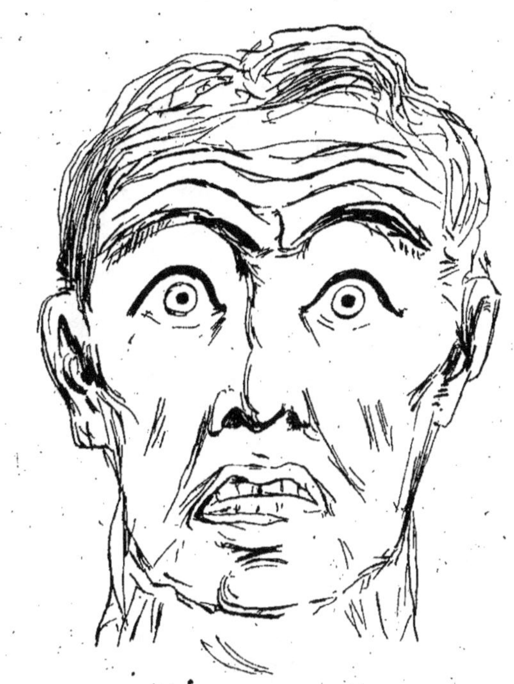

Fig. D

Action combinée du muscle frontal de l'orbiculaire supérieur et du peaucier. L'expression est celle de l'effroi.

devant vous de profil, vous remarquerez cette inclinaison de la tête et du tronc signalée déjà dans la définition de Parkinson. Tout cela est normal, mais ce qui est anormal c'est que dans l'attitude debout, chez Baehère, les avant-bras sont étendus sur les bras, les jambes sur les cuisses, de manière à former des barres rigides tandis que dans les conditions ordinaires, ces mêmes parties sont demi-fléchies.

On pourrait dire d'après cela que dans le type normal, c'est dans les membres, la flexion qui domine, tandis que dans notre cas c'est l'extension et c'est justement dans cette dernière circonstance que réside en partie l'anomalie.

Cette différence s'accuse plus encore dans la marche. Vous constaterez en même temps cette tendance à courir en avant, cette propulsion nettement signalée dans la description de Parkinson. Je vais montrer qu'en outre de la tendance à la propulsion, il y a chez notre malade une tendance également très marquée à la rétropulsion. Pour mettre celle-ci en relief, je me place derrière le malade et à 2 ou 3 reprises, je tire vers moi les pans de son habit. L'expérience ici doit être faite avec précaution, car une fois mis en jeu, le recul est tellement invincible, tellement accentué que le malade, si on ne s'y oppose pas, est menacé de choir lourdement en arrière.

A ce propos, je ferai la critique d'une prétendue explication physiologique assez répandue qu'on propose pour rendre compte du phénomène de la propulsion, chez les sujets atteints de paralysie agitante.

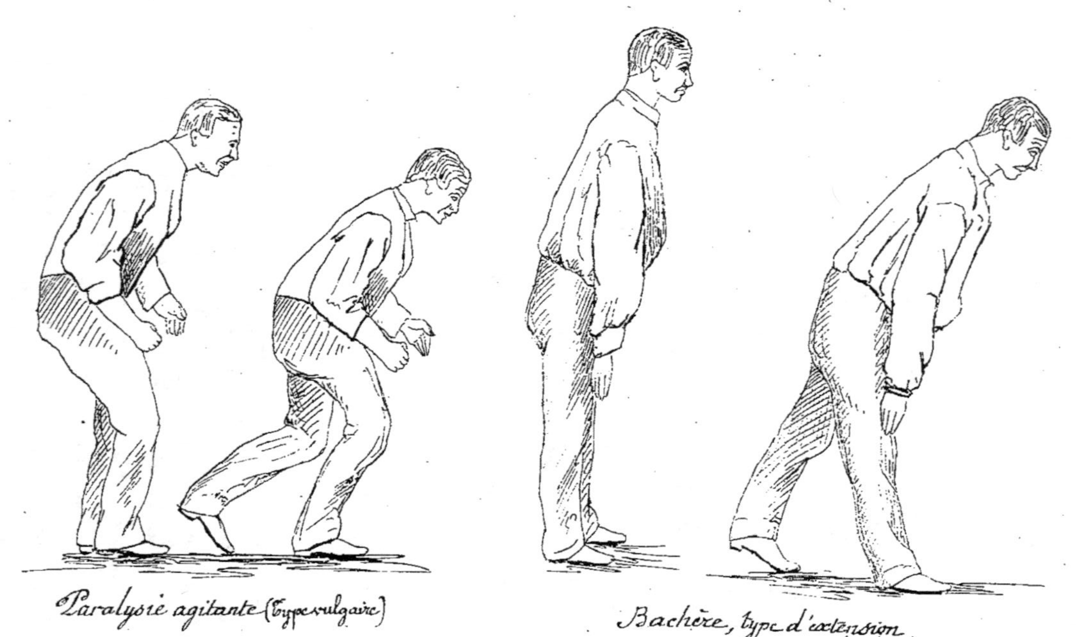

Paralysie agitante (type vulgaire)

Bachère, type d'extension.

On dit volontiers que cette tendance à courir en avant que présentent ces malades tient à ce qu'ils ont le corps penché en avant et que dans la marche ils "courent" pour ainsi dire "après leur centre de gravité. Évidemment, en tous cas, cette explication ne vaut pas pour ce qui concerne le phénomène de la rétropulsion, car l'inclinaison du corps en avant ne se modifie en rien, lorsque le malade recule. On ne peut pas dire dans ce cas, évidemment qu'il court après son centre de gravité, au contraire, il s'en éloigne.

Par conséquent, c'est en dehors de l'attitude inclinée en avant de la tête et du tronc qu'il faut aller chercher la raison de la propulsion et de la rétropulsion, dans la paralysie agitante.

Je signalerai encore chez notre malade, en outre de l'absence du tremblement, un fait qui vient à l'encontre de la définition donnée par Parkinson. Suivant cet auteur, la diminution de la force musculaire serait un accompagnement constant de la maladie, cela est exact, sans doute pour un bon nombre de cas; mais cela est loin d'être constant. Beaucoup de malades, en effet, et notre sujet est un exemple du genre, conservent dans les membres au moins pendant longtemps, l'intégrité de leur force dynamométrique. Ceci montre combien le terme *paralysie agitante* destiné à caractériser la maladie est imparfait puisque celle-ci peut exister sans qu'il y ait tremblement et sans qu'il y ait paralysie. Ce sont là, je pense, des raisons suffisantes pour légitimer la proposition que j'ai faite de substituer la dénomination de *Maladie de Parkinson* à celle de paralysie agitante. La première, d'ailleurs, est préférée par les malades eux-mêmes, aux oreilles desquels le mot paralysie sonne en général fort mal.

(Un dynamomètre est placé dans les mains du malade ; dans deux épreuves successives, le dynamomètre donne 75 et 80.

M. Charcot : C'est à peu près le taux normal chez un homme vigoureux.

Je vous ai jusqu'ici présenté Bachère comme un exemple typique de maladie de Parkinson sans tremblement. Je ne m'en dédis pas : Il y a cependant une toute petite réserve. C'est que le tremblement des mains existe en réalité par moments, dans le repos et dans le mouvement, mais il est si faible, si peu appréciable qu'il est à peine visible et qu'en somme on pourrait, sans rien forcer n'en pas tenir compte dans le tableau clinique; il y a d'ailleurs, je le répète, des moments où il n'est pas appréciable du tout. Il y a longtemps que la maladie est constituée cependant et il n'est pas vraisemblable qu'il se prononce jamais plus dans l'avenir.

Afin de mieux faire ressortir l'importance en clinique de la connaissance de la maladie de Parkinson sans tremblement, je vous ferai remarquer qu'il y a 4 ou 5 ans, Bachère a été considéré par plusieurs médecins expérimentés comme un exemple de paralysie spasmodique relevant d'une affection spinale portant spécialement sur les faisceaux latéraux. L'absence des réflexes rotuliens, de trépidation épileptique d'un côté, l'attitude générale du corps, le faciès, la tendance à la propulsion de l'autre, sans parler des autres symptômes, auraient pu suffire s'ils avaient été remarqués, à éviter cette confusion.

Je fais passer sous vos yeux un exemplaire de l'écriture de Bachère. Vous l'avez vu écrire lentement, mais sans trembler ostensiblement. Son écriture est, vous le voyez, parfaitement lisible. On remarque cependant, en y regardant à l'aide de la loupe, que les traits sont parfois très légèrement tremblés.

Fac-simile de l'écriture de Bachère.

Bachère Ferdinand Guillaume

Né à

Lavardac Lot-et-garonne

agé de 31 ans

Je terminerai ce que j'ai à vous dire aujourd'hui concernant Bachère, en complétant par quelques traits son observation.

Il éprouve à un haut degré ce besoin de changer de place, et souvent aussi ce sentiment de chaleur exagérée que j'ai relevé et qui compte parmi les symptômes les plus intéressants de la maladie de Parkinson. Donc, rien ne fait défaut ici, comme vous le voyez, excepté le tremblement.

Un trait exceptionnel est que la maladie s'est développée chez lui comme je l'ai dit, à l'âge de 26 ans ; elle paraît s'être produite à la suite d'un rhumatisme articulaire aigu. B. exerçait la profession de marinier sur la Garonne et il était, par conséquent exposé constamment à l'humidité et au froid. Il y a des antécédents nerveux dans sa famille. Son père, syphilitique, est mort aliéné, sa grand' mère maternelle était rhumatisante ; lui a éprouvé 3 attaques de rhumatisme articulaire aigu, une première à l'âge de 12 ans. C'est à la suite de la 3ᵉ, à l'âge de 20 ans, que les premiers phénomènes de la maladie de Parkinson sont apparu. Une 4ᵉ attaque de rhumatisme compliquée de pneumonie a eu lieu tout récemment, cet hiver même (1887-1888).

(Le malade se retire).

Ce pauvre homme est depuis longtemps dans nos salles. La thérapeutique est pour lui absolument impuissante. Nous avons obtenu son admission à Bicêtre, à titre d'Incurable. Il va nous quitter en conséquence un de ces jours ; c'est pourquoi j'ai voulu saisir l'occasion pressante de vous le présenter avant qu'il s'éloigne de nous définitivement.

3ᵉ Malade.

M. Charcot : Voici un sujet qui présente sur la face, le cou, les mains, etc, et aussi sur les parties cachées une coloration ardoisée bleuâtre, très intense, comme vous le voyez ; la membrane muqueuse des lèvres, les gencives offrent cette même coloration ; cette coloration à peu près indélébile, je vous le dis à l'avance, des téguments, il la doit à l'administration excessive d'un médicament qui n'est autre que le nitrate d'argent donné à l'intérieur. Cette modification dans la couleur des tissus artificiellement produite s'appelle quelquefois l'argyrie. Sur ce sujet, vous trouverez tous les détails, tous les renseignements utiles dans l'article argent du Dictionnaire Encyclopédique des sciences médicales.

Si l'on eût été attentif dans l'administration du médicament on eût pu éviter au malade la mésaventure dont il est actuellement la victime. Il est, en effet, cela paraît bien démontré, un phénomène pour la première fois signalé par M. le D. Duguet, alors interne à la Salpêtrière, phénomène dont l'apparition paraît marquer l'instant où les organes intéressés commencent à être colorés par la formation des dépôts métalliques ; la présence de ce phénomène qui n'est autre que la coloration bleu ardoisée des gencives au voisinage des dents (liséré argyrique) doit mettre le praticien sur ses gardes, car il annonce que la saturation de l'organisme commence à se produire et que la coloration des téguments menace de se manifester. Celle-ci ne se montre guère cependant tant que les sujets n'ont pas pris 10, 15, 20 grammes du médicament[1]. Il ne faut pas cependant se fier trop à ces chiffres car il semble y avoir à cet égard des idiosyncrasies

---

[1] Dans l'ataxie locomotrice, le nitrate d'argent se donne par pilules de 1 centig. chaque à la dose de 2, 4, 6 pilules par jour, rarement plus.

Dans le temps où, Vulpian et moi, nous poursuivions dans cet hospice, sur une grande échelle, nos recherches relatives à l'emploi du nitrate d'argent dans l'ataxie locomotrice progressive, il nous est arrivé de rencontrer des sujets qui prenaient rapidement la coloration, sans avoir usé cependant de doses élevées, tandis que d'autres restaient exempts malgré qu'ils eussent ingéré, pendant de longs mois, des doses relativement considérables du médicament.

Cette coloration des téguments est certainement de nature à rendre fort circonspect dans l'emploi à l'intérieur du nitrate d'argent. Ce n'est pas une raison cependant pour en proscrire complètement l'usage, d'autant mieux qu'il s'agit là d'un médicament qui n'est certes pas sans valeur.

Il suffira, d'ailleurs, pour éviter tout accident, d'y regarder d'un peu près et d'examiner souvent les malades; on devrait suspendre l'emploi du Sel Lunaire au moment où la coloration ardoisée de la muqueuse buccale et des gencives commencerait à se montrer très accentuée.

Il n'y a qu'un cas peut-être où vous pourrez passer outre, c'est celui où le malade averti de ce qui peut arriver par la prolongation d'une médication dont il ressent les bons effets, déclarerait catégoriquement, formellement, qu'il veut continuer coûte que coûte au risque de se voir défiguré.

Il est possible que cela ait eu lieu chez le malade qui est devant nous. Je soupçonne qu'il s'agit d'un ataxique. Il n'y a guère que l'ataxie qui soit aujourd'hui traitée par le nitrate d'argent. Il y a quelque 40 ans, les sujets qu'on rencontrait ayant la coloration bleue étaient des épileptiques.

(Au malade): Combien y a-t-il de temps que vous avez des douleurs dans les jambes?

Le malade : 5 ans. J'ai eu après la guerre des douleurs pour m'être couché sur la terre, mais maintenant, depuis 5 ans, ce sont des douleurs fulgurantes très violentes dont je souffre de temps en temps. On m'a dit en effet que j'étais atteint d'ataxie locomotrice. Mes douleurs m'empêchent quelquefois de dormir, quand je les ai la nuit au lit, la chaleur les augmente; je me découvre, même l'hiver, pour avoir les pieds au froid.

M. Charcot : Avant d'avoir ces douleurs qui datent de 5 ans, dites-vous, avez-vous éprouvé quelque gêne pour pisser?

Le malade : On m'a d'abord traité pour une paralysie vésicale?

M. Charcot : Avant que vous n'ayez eu des douleurs?

Le malade : Oui, Monsieur, 6 mois environ auparavant.

M. Charcot : Vous voyez, un instant, pendant 6 mois, les troubles vésicaux ont seuls représenté l'ataxie. Le malade appartenait alors à la catégorie de ceux que M. le Prof. Guyon, dans un langage pittoresque, appelle, si je ne me trompe, les "faux urinaires". Il entend dire par là que ces malades qui viennent le consulter souvent, ne sont pas du ressort de la chirurgie et qu'ils appartiennent à la médecine.

Le malade : J'ai eu souvent, dans le commencement, des envies d'uriner très douloureuses, je n'avais cependant plus rien dans la vessie, j'urinais goutte à goutte.

M. Charcot : C'est ce qu'on appelle, dans le langage de la symptomatologie tabétique les crises vésicales ; elles surviennent tout d'un coup, inopinément, et durent quelquefois tout un jour, toute une nuit.

(Au malade : Est-ce que vous souffrez d'une sensation de constriction à la base de la poitrine ?

Le malade : Oui, Monsieur, quelquefois.

M. Charcot : Avez-vous eu des troubles de la vision, avez-vous jamais vu double ?

Le malade : Non, Monsieur.

M. Charcot (après avoir examiné les pupilles du malade) : Il présente des deux côtés du myosis, ce myosis est moins accentué que celui qui existe chez la femme que je vous ai montrée en commençant, mais il est fort net encore. De plus, le signe d'Argyll Robertson est bien dessiné.

(Au malade) : Levez-vous et marchez.

(Le malade marche sans incoordination).

Le malade : Il y a eu un moment où je marchais très mal, très difficilement. Cela va mieux maintenant.

M. Charcot : A quelle époque avez-vous commencé à mal marcher ? Il y a 5 ans que vous avez eu les douleurs ; quand a commencé la difficulté de la marche ?

Le malade : Un an après le commencement des douleurs.

M. Charcot : Maintenant, vous dites que vous marchez mieux. Vous pouvez faire des courses plus longues ?

Le malade : Non, mais auparavant je ne pouvais pas du tout diriger mes jambes.

M. Charcot : Vous les lanciez beaucoup plus ?

Le malade : Oui, Monsieur, je frappais du talon. J'avais de la peine à me lever de mon siège.

M. Charcot : Quand avez-vous commencé à prendre du nitrate d'argent ?

Le malade : En 1883, c'est M. Vulpian qui me l'a ordonné. Il y avait un an déjà que j'étais malade quand j'ai commencé à le prendre.

M. Charcot : Comment se fait-il que vous soyez entré aussi avant dans la coloration de la peau ?

Le malade : Depuis que M. Vulpian est mort, j'ai toujours continué à prendre du nitrate d'argent.

M. Charcot: Il ne vous aurait pas laissé aller si loin. Vous êtes resté sans être coloré pen[dant] dans 5 ans? Vous ne l'étiez pas du temps de M. Vulpian? C'est tout d'un coup que cette coloration vous est venue? — Le malade: Ma foi, Monsieur, je n'en sais rien, d'abord j'ai toujours eu un teint très foncé

M. Charcot: Oui, sans doute, mais certainement pas au point où vous l'avez maintenant. Qu'est-ce que vous a dit votre femme quand elle vous a vu devenir noir comme cela? — Le malade: Elle ne s'en sera pas aperçue; j'ai toujours été très brun. Elle ne m'a pas dit grand'chose.

M. Charcot: D'ailleurs, cela paraît vous être assez indifférent? — Le malade: Oui, Monsieur, absolument; d'ailleurs je voulais guérir à tout prix.

M. Charcot: Croyez-vous que le traitement vous ait fait du bien? — Le malade: Oui, Monsieur, j'en suis sûr, pour la marche et pour les douleurs.

M. Charcot: Mais vous faisiez autre chose que de prendre le nitrate d'argent? — Le malade: Oui, Monsieur, on m'appliquait des pointes de feu au dos tous les 15 jours.

M. Charcot: Veuillez vous lever. — Fermez les yeux... Vous le voyez osciller un peu, c'est le signe de Romberg. Dans l'obscurité, vous ne pouvez pas bien marcher? — Le malade: Non Monsieur, je marche difficilement.

M. Charcot: Vous voyez que les réflexes rotuliens sont absents. Il s'agit donc là en somme d'un cas d'ataxie peu régulier. Vous venez naturellement nous demander une consultation? — Le malade: J'ai un petit emploi, je crains de le perdre faute de pouvoir marcher.

M. Charcot: Y a-t-il longtemps qu'on vous a appliqué des pointes de feu? — Le malade: Il y a 8 jours.

M. Charcot: Tous les 8 jours on vous les appliquera ici. Je vous conseille de cesser momentanément l'emploi du nitrate d'argent. Avez-vous jamais fait de l'hydrothérapie? — Le malade: J'ai essayé de prendre des douches, mais je ne peux pas les supporter.

M. Charcot: Où cela? — Le malade: A St-Louis. Je suis extrêmement sensible au froid. Je ne peux pas m'asseoir sur une chaise froide.

M. Charcot: Combien de temps duraient ces douches? — Le malade: 2 minutes, pas même.

M. Charcot: Je le crois bien, une douche en jet doit durer à peine une demi minute, 20 secondes. Le malade: Même lorsque je me tenais à la barre, cela me coupait la respiration, cela me fatiguait, M. Vulpian m'a conseillé de ne pas continuer.

M. Charcot: Vous reviendrez nous consulter tous les 8 jours. — Cette coloration argyrique est, ainsi que je vous le disais en commençant presque indélébile. Il arrive cependant qu'avec le temps elle s'atténue, mais il en reste toujours quelque chose. — Le cas actuel paraît être un de ceux dans lesquels le nitrate d'argent se montre... Vous aurez à l'employer certainement quelquefois; évitez toujours d'aller jusqu'à la coloration; c'est un conseil que je vous donne. Même lorsque les malades sont prévenus de ce qui peut arriver et qu'ils prétendent accepter toutes les conséquences, une fois qu'ils sont colorés, ils vous gardent toujours rancune. Que serait-ce donc s'ils n'avaient pas été prévenus!

457

Policlinique du Mardi 18 Juin 1888.

Objet de la Leçon:

1.º Physiologie et pathologie du moignon à propos d'un homme amputé du bras gauche (Homme âgé de 47 ans).

2.º Maladie de Basedow, sans goître, chez un homme âgé de 68 ans;

3.º Paralysie faciale périphérique douloureuse, chez un garçon de 15 ans;

4.º Aphasie à début subit sans hémiplégie, chez un homme âgé de 56 ans.

(Un malade amputé du bras gauche au niveau du tiers supérieur est introduit dans la salle du cours).

M. Charcot: Lorsque, pour une raison ou pour une autre, un malade ou un blessé a été amputé, il entre par ce seul fait, ainsi que je vais l'exposer tout à l'heure, dans la pathologie nerveuse. Le moignon est à peu près toujours le siège de sensations anomales variées, souvent pénibles, et quelquefois, nous allons le constater, d'irradiations douloureuses à propos desquelles l'amputé vient demander du soulagement. Mais parmi ces sensations anomales, il en est qui sont, dans l'espèce, tellement habituelles, tellement dans la règle qu'on peut dire que chez l'amputé il y a en quelque sorte, à côté de la pathologie nerveuse du moignon, une physiologie de celui-ci.

Le malade qui est devant vous est un exemple très propre à bien établir ce que j'avance. Il a été amputé, il y a 11 ans environ; il vient nous consulter aujourd'hui, non pas pour les sensations pénibles qu'il éprouve de temps en temps, dans la cicatrice, surtout sous l'influence de certaines variations atmosphériques; celles-là, il les considère comme normales dans sa condition d'amputé; il vient nous consulter donc pour des douleurs vives assez nouvelles pour lui, revenant comme par accès sous diverses influences et qui siègent en dehors du moignon. Ces douleurs ne se développent guère qu'à la suite d'une exaspération véritablement morbide des douleurs du moignon et elles se manifestent sous forme de foyer, dont l'un occupe la région du mamelon gauche, tandis que l'autre foyer siège au niveau de la dixième et onzième dorsales, sur l'épine. C'est justement à propos de ces douleurs irradiées que le malade vient nous demander avis.

Charcot . 23.

Si vous le voulez bien, nous allons entrer à ce propos dans quelques explications. Il s'agit d'un homme vigoureux, sans antécédents morbides ou héréditaires notables. Il est âgé de 47 ans.

(Au malade) : Voulez-vous nous rappeler les circonstances dans lesquelles s'est produit l'accident dont vous avez été victime ?

Le malade : Je suis employé de chemin de fer. Ma fonction consistait autrefois à faire contrôle des billets sur les trains en marche. Ce métier m'obligeait à circuler extérieurement, de wagon en wagon, sur le marchepied, dans toute la longueur du train.

J'étais dans l'exercice de mes fonctions un peu avant d'arriver à la gare de Douai. Un voyageur me faisait attendre, le train marchait toujours, je remarquai qu'il allait passer sous une voûte ; brusquement je fis mine de me retirer, mais il était trop tard, mon corps vint frapper contre la porte d'ouverture de la voûte. Pendant quelque temps, j'en ai le parfait souvenir, j'ai été traîné entre le wagon et la paroi du tunnel qui peut avoir de 15 à 20 mètres de long. À un moment, j'ai perdu connaissance et je suis tombé sur la voie. Quand je suis revenu à moi, peut-être au bout de 8 ou 10 minutes, je me suis trouvé couché entre deux rails. Je me suis relevé sans aide et à pied j'ai fait peut-être 100 mètres dans l'espoir de gagner la gare. Mais j'ai failli avant d'atteindre le but ; heureusement on est venu au-devant de moi. On m'a placé sur un brancard et c'est ainsi que j'ai été transporté à Douai.

M. Charcot : Vous êtes resté inconscient pendant 2 ou 3 minutes ?

Le malade : Plus que cela, pendant une dizaine de minutes.

M. Charcot : Quand vous a-t-on amputé ?

Le malade : Le lendemain.

M. Charcot : C'est le soir, de 10 à 11 heures que l'accident est arrivé, m'avez-vous dit l'autre jour ?

Le malade : Pendant la nuit du 3 au 4 Mars.

M. Charcot : Et le lendemain on a fait l'amputation. Elle a été faite, vous le constatez, au niveau du tiers supérieur du bras ; par conséquent le coude, l'avant-bras et la main ont été complètement supprimés.

Depuis quand souffrez-vous dans le moignon ?

Le malade : J'ai toujours éprouvé une certaine douleur dans le moignon, mais elle était supportable. Je l'ai ressentie dès l'origine, quelques jours après l'amputation. C'est peu après que j'ai commencé à sentir la douleur du dos. Mais dans ce temps-là, et même depuis, ce n'était presque rien, je ne m'en suis jamais occupé. Seulement, depuis 4 ou 5 mois elle va grandissant et devient parfois extrêmement pénible. C'est de cela que je voudrais me débarrasser.

(M. Charcot invite le malade à se découvrir le torse et examine son dos.)

(Aux auditeurs) : La douleur en question qui occupe une étendue de 2 ou 3 centimètres au niveau de la dixième et onzième dorsales, vous le voyez s'exaspère par la pression ; mais il faut presser assez fort pour que le malade s'en plaigne.

Le malade : La douleur est moins vive depuis quelque temps, je crois qu'elle tend à diminuer.

M. Charcot : Vous dites que vous l'avez eue dès l'origine ? Cette douleur du dos n'est pas la seule dont vous vous plaigniez ?

Le malade : Non, j'ai encore une douleur dans la mamelle gauche, au voisinage du moignon. J'ai commencé à ressentir cette douleur-là peu de temps après l'amputation. Mais dans le temps, elle était insignifiante ; aujourd'hui, elle tend à devenir plus vive.

M. Charcot : Cette douleur et celle du dos sont-elles incessantes, toujours présentes ?

Le malade : Non Monsieur, c'est par accès, de temps en temps ; alors j'ai en même temps une douleur vive dans le dos, une douleur dans le moignon, une douleur dans le sein gauche.

M. Charcot : Quelle est celle qui commence ?

Le malade : C'est difficile à dire ; tantôt et le plus souvent, il me semble que tout cela part du dos ; d'autres fois, je crois que c'est du moignon ; mais je le répète, je ne suis pas sûr que ce soit toujours la même chose.

M. Charcot : Bien ; mais toujours, quand les points douloureux dorsal et mammaire existent, il y a exacerbation douloureuse dans le moignon ?

Le malade : Oui, Monsieur, toujours.

M. Charcot : Donc il y a association entre les 3 foyers douloureux et c'est là le point qu'il s'agissait de relever. Vous voyez que ces foyers douloureux ont été déjà l'occasion de la mise en œuvre d'une thérapeutique active car cette partie de l'épine a été littéralement couverte de pointes de feu.

En somme ces irradiations douloureuses sont des phénomènes relativement de date nouvelle, en tant du moins qu'il s'agit de douleurs intenses. Pendant longtemps, le malade n'a éprouvé d'autres douleurs notables que celles qui, sous de certaines influences atmosphériques, se produisent dans le moignon, douleurs qui sont tellement vulgaires en pareille circonstance, tellement habituelles qu'on peut se demander si elles méritent vraiment, comme les précédentes, le nom de pathologiques.

C'est peut-être le lieu de vous rappeler avec une certaine insistance qu'il y a toute une série de phénomènes d'ordres nerveux, pour ainsi dire normaux à étudier chez les amputés ; j'appelle ces phénomènes-là normaux parce qu'ils sont véritablement dans l'espèce à peu près constants, à un certain degré tout au moins ; sur 50 amputés vous ne trouverez guère, je le suppose, plus de 3 ou 4 exceptions à la règle.

Ce serait vraiment dommage de laisser passer, sans en profiter, l'occasion de vous rappeler en quoi consistent ces phénomènes, en présence d'un malade très intelligent, bon observateur, chez qui ils sont extrêmement prononcés et qui ne demande pas mieux que de nous renseigner. Naturellement, je n'entrerai pas dans tous les détails et si vous voulez vous instruire plus profondément sur ce sujet, je vous renverrai aux ouvrages suivants : 1° Un mémoire excellent de M. Guéniot publié dans le Journal de physiologie de M. Brown Séquard en 1861 et intitulé : D'une hallucination du Toucher (ou hétérotopie subjective des extrémités) particulière à certains amputés — p. 416. — 2° Un chapitre d'un ouvrage du Dr Weir Mitchell, intitulé : Des lésions des nerfs et de leurs conséquences, Paris 1874, avec une préface de Vulpian. Cet ouvrage remarquable a pour base les nombreuses observations neuropathologiques chirurgicales recueillies par l'auteur pendant la guerre de sécession. Le chapitre auquel je fais allusion est le XIIIe. Il a pour titre : Affections nerveuses des moignons.

Les phénomènes dont il s'agit sont, d'ailleurs, depuis bien longtemps, connus. Ils n'avaient pas échappé à Ambroise Paré, entr'autres, qui savait fort bien que celui qui a subi une amputation du bras, porte avec lui une main fantôme, qui peut devenir le point de départ, imaginaire de mouvements de toutes sortes, volontaires ou involontaires, et de sensations bizarres quelquefois douloureuses.

Je laisserai donc de côté, l'élément pathologique sur lequel je m'expliquerai tout à l'heure ; pour le moment, j'en viens à ce que M. Mitchell appelle la physiologie du moignon. A la vérité, ce n'est peut-être pas autant de physiologie que de psychologie qu'il s'agit. Mais peu importe en vérité, car entre celle-ci et celle-là, il n'y a pas si loin que quelques uns le pourraient prétendre.

Un fait vulgaire bien connu, c'est que les amputés souffrent au moignon dans de certaines circonstances atmosphériques. Je causais l'autre jour avec notre malade, quand il s'est présenté à nous pour la première fois et il insistait alors sur la faculté de prévoir plusieurs jours à l'avance qu'il tombera de la neige. Il éprouve alors dans son moignon certaines douleurs qui ne le trompent pas.

Le malade : C'est ma main qui souffre surtout.

M. Charcot : Ainsi il souffre à la fois dans son moignon et de sa main imaginaire ; de celle-ci surtout.

(Au malade) : Avez-vous remarqué que lorsque votre moignon a froid, vous sentez le froid dans la main ?

Le malade : Quand j'ai froid au moignon, j'éprouve une sensation pénible dans la main, je ne saurais distinguer si c'est une sensation de froid.

M. Charcot : Il importe de remarquer, Messieurs, que chez notre malade, cette main imaginaire est une main pour ainsi dire constamment endolorie. Le malade la sent comme engourdie ; ce n'est pas une main tout à fait naturelle, on n'y sent pas ce bien être presque inaperçu qui, dans toutes les parties de notre corps, est la marque de l'état vraiment physiologique.

Le malade : Quand le temps est pour changer et surtout qu'il est à l'orage, je sens dans ma main imaginaire comme une boule de feu tellement chaude que je ne puis la tenir sans y éprouver un frémissement très douloureux.

M. Charcot : Il paraît qu'ici, comme dans la plupart des cas analogues, en dehors même des variations atmosphériques, la main fantôme est toujours présente à la conscience du malade.

(Au malade) : Où et comment votre main vous paraît-elle placée ?

Le malade : (indiquant le genou) : Là.

M. Charcot : C'est là qu'elle est, sur le genou gauche, quand vous êtes assis ?

Le malade : Oui, je la sens toujours reposer sur le genou.

M. Charcot : Mais quand vous marchez ?

Le malade : Elle est en l'air, libre, comme l'autre.

M. Charcot : Ainsi, remarquez bien ceci : Quand il est assis, sa main fantôme vient se placer tranquillement sur le genou où elle repose.

Quand vous marchez, est-ce qu'elle est ballante comme l'autre main ?

Le malade : Il me semble qu'elle est ballante.

M. Charcot : Il lui semble que sa main imaginaire exécute le mouvement de pendule que vous savez, quand il marche.

A l'état de repos, la sensation que vous éprouvez est-elle la même que dans la main réelle ?

Le malade : Elle est différente ; j'ai toujours un certain degré d'engourdissement dans cette main, souvent une petite douleur.

M. Charcot : Vous la sentez toujours. Il ne vous arrive jamais de dire : je ne l'ai plus ?

Le malade : Je la sens toujours, mais depuis longtemps, elle tend à se rapprocher du moignon.

M. Charcot : Remarquez bien ce qu'il vient de dire. Nous aurons à nous occuper de cela tout à l'heure.

Vous comprenez de suite par ce qui précède, de quel intérêt sont, au point de vue psycho-physiologique, les phénomènes dont ce malade nous rend témoins. Voyez avec quel réalisme il décrit ses hallucinations, qui sont non seulement d'ordre sensitif, mais encore moteur. Non seulement, il sent sa main en repos, mais il a en outre la représentation motrice de sa main en mouvement pendant la marche; mais procédons. Nous avons à recueillir encore bien d'autres observations instructives.

J'insiste un instant sur ce fait que la sensation qu'il éprouve de l'existence de sa main en repos n'est pas une sensation tout à fait normale; sans doute il la sent quand il est assis, reposant tranquillement à plat sur son genou gauche; Mais jamais, absolument jamais, paraît-il, cette main ne ressemble absolument à la main réelle placée dans les mêmes conditions. Toujours la première est, je l'ai déjà dit, le siège d'une sorte d'engourdissement, de fourmillements et quelquefois de picotements douloureux. Cela est bien intéressant à relever.

Le malade : Par moments, il me semble que ma main est au-dessus d'un brasier assez ardent pour me chauffer sans toutefois me faire de mal.

M. Charcot : Ces sensations sont toujours dans la catégorie de la dysesthésie, de l'engourdissement seulement. C'est, dans le dernier cas, un engourdissement avec chaleur.

Et lorsque vous êtes sous l'influence d'un changement atmosphérique, de la neige qui va tomber ou d'un orage qui va éclater, votre main souffre?

Le malade : Oui, Monsieur, de l'engourdissement douloureux, chaud dont je parlais tout à l'heure.

Une chose encore dont je ne vous ai pas parlé, c'est que quand je mets le bras artificiel qui m'a été donné par l'administration, je souffre moins.

M. Charcot : Et votre main alors n'est plus aussi rapprochée du moignon; elle se met à la distance normale?

Le malade : Oui, Monsieur.

M. Charcot : J'allais oublier de vous parler de cet éloignement apparent du moignon qui survient lorsque le malade fait usage de son bras artificiel. Ce phénomène singulier se trouve déjà parfaitement signalé dans le mémoire de M. Guéniot.

Nous pourrions ranger les phénomènes que nous avons à étudier dans cette main et cet avant-bras imaginaires sous deux chefs : 1° L'état statique (main en repos) 2° L'état dynamique (main en mouvement). Nous allons relever encore, chemin faisant, quelques autres faits relatifs à l'une et à l'autre catégorie.

(Au malade) : Sentez-vous, dans votre main fantôme distinctement tous vos doigts, le pouce, l'index, les trois autres enfin.

Le malade : Je les sens parfaitement, je puis les nommer l'un après l'autre, les

M. Charcot : J'ai tenu à lui faire répéter cela devant vous. Comme c'est important ! Quel beau sujet de méditations et d'études, mais ici, je me borne à le décrire. Il paraît qu'avant l'amputation, il portait depuis longtemps à l'un de ses doigts, à l'annulaire probablement, une bague dite alliance qui, un jour se trouva tellement étroite qu'il fallut l'enlever, non sans le faire souffrir.

Le malade : Oui, Monsieur, c'est vrai, j'ai alors pas mal souffert.

M. Charcot : Eh bien, à ce qu'il paraît, le doigt fantôme a conservé la sensation de cette bague au doigt et, de temps en temps, il a la sensation de sa bague trop serrée et de la douleur qu'il a éprouvée au moment de la petite opération. Est-ce bien cela ?

Le malade : Oui, Monsieur, c'est parfaitement exact.

M. Charcot : Ne m'avez-vous pas dit que vos doigts se meuvent quelquefois malgré vous ?

Le malade : Oui, Monsieur, c'est exact. Par les temps orageux.

M. Charcot : Comment cela se passe-t-il ?

Le malade : Les doigts se meuvent, s'ouvrent, se ferment, et quelquefois je ressens comme des coups de lancette dans le pouce et dans le creux de la main.

M. Charcot : Ainsi, à côté de la représentation mentale des mouvements volontaires imaginaires, il faut placer la représentation motrice des mouvements involontaires illusoires, c'est bien remarquable ; il serait bien curieux qu'il pût vous parler de représentation motrice, pendant le sommeil, dans les rêves. Est-ce que vous rêvez ?

Le malade : Oui, Monsieur.

M. Charcot : De votre main ?

Le malade : Souvent.

M. Charcot : Vous rêvez que vous êtes en possession de votre main ?

Le malade : Quand je rêve j'ai toujours ma main.

M. Charcot : Et vous rêvez que vous exécutez des mouvements volontaires ?

Le malade : Oui, Monsieur.

M. Charcot : Voyons, citez un exemple.

Le malade : ... Eh bien ... par exemple, je rêve souvent que je fais encore le contrôle des billets, le train étant en marche.

M. Charcot : Pouvez-vous vous expliquer, contrôlez-vous avec les 2 mains ?

Le malade : Oui, absolument, comme autrefois, avec les deux mains, j'en ai le parfait souvenir. En passant d'un compartiment à l'autre, quand on est penché sur la fenêtre de la portière, on ne se tient que d'une main, on prend appui sur le ventre.

M. Charcot : De quel côté tenez-vous votre timbre ?

Le malade : Du côté droit et je reçois les billets de la main gauche. Eh bien, j'ai souvent rêvé et je rêve encore souvent que je contrôle comme avant l'amputation et que je tiens les billets de la main gauche, celle que je n'ai plus.

M. Charcot : Ici, Messieurs, je ferai appel à votre propre expérience. Il me paraît vraisemblable, si j'en juge d'après moi-même, que parmi vous il en est beaucoup qui n'ont jamais dans leurs rêves éprouvé la sensation de mouvements analogues à ceux que notre homme décrit en ce moment. Je le répète, si j'en juge d'après mon expérience et quelques communications que j'ai reçues, les images motrices compliquées et délicates sont rares dans les rêves. Il est rare qu'on rêve, ou meuve les doigts de la main distinctement; qu'on écrive; il est rare qu'on se sente marcher. Entendons-nous... on se déplace souvent en volant dans les airs ou en rasant la terre, mais imaginer et ressentir en rêve distinctement les mouvements de la marche, voilà, je suppose, qui est vraiment rare : quand on veut marcher il y a toujours quelque obstacle, comme des liens, des entraves qui vous arrêtent. Nager est déjà moins difficile, mais en somme les illusions motrices très distinctes sont très rares dans le rêve, du moins, je le suppose.

Oui, je le crois, en général ce sont les images visuelles qui constituent presque toute la trame du rêve; les images auditives y sont rares comme les motrices qui, à l'exemple des gustatives d'ailleurs, se montrent toujours confuses.

Eh bien notre homme représente une exception à la règle. On pourrait dire que dans la catégorie du rêve c'est un moteur.

Ce que je viens dire à propos de la rareté des images motrices distinctes dans le rêve, je puis le répéter à propos des résultats qu'on obtient, à l'état de veille quand on se livre aux observations subjectives. Renfermez-vous dans le silence du cabinet, et les yeux fermés, cherchez à vous représenter que votre bras, votre jambe sont mis en mouvement et exécutent tel ou tel mouvement défini, sous l'influence de la volonté. Eh bien, vous n'obtiendrez le plus souvent, en pareil cas - j'en juge toujours d'après moi et je ne voudrais pas généraliser - vous n'obtiendrez, dis-je, que des images très confuses. Peut-être croirez-vous que le contraire de ce que je dis existe, mais regardez-y d'un peu près et très probablement - très certainement, dirai-je, si à cet égard vous êtes faits comme moi - vous constaterez que ce que vous aurez pris d'abord pour une image motrice n'est autre chose qu'une image visuelle. Vous voyez votre membre se mouvoir comme votre volonté le prescrit, vous ne le sentez pas se mouvoir ou vous ne le sentez que très confusément.

Cette distinction entre l'image visuelle du mouvement et l'image motrice est très distincte chez moi lorsque je veux me représenter un mouvement complexe, comme celui de la valse à trois temps sur lequel il se trouve que j'ai acquis autrefois une assez grande expérience. Le mot vient valser en cadence par l'imagination, je n'éprouve pas distinctement la notion du sens musculaire relative à la valse.

Mais il est temps, après cette digression, de revenir à notre homme.

(Au malade): Avant d'être amputé avez-vous des rêves où vous croyez mouvoir un membre, marcher, courir, etc, etc?

Le malade: Oui, Monsieur; tenez pendant la guerre, j'étais en wagon, j'ai vu en rêve que le compartiment était envahi par l'ennemi, je tenais un sabre dans la main droite & je frappais à coups redoublés. Ce rêve m'est resté. C'était presque aussi vrai que la réalité.

M. Charcot: Voilà un rêve moteur bien intéressant, puisqu'il date d'une époque antérieure à l'amputation.

Notre malade éprouve donc la sensation de mouvements volontaires et de mouvements involontaires dans sa main fantôme tout aussi bien pendant la veille que dans le rêve; et si ces mouvements imaginaires sont, chez lui si bien dessinés, soit dans un cas, soit dans l'autre, c'est que notre homme, c'est ainsi qu'il faut conclure, est physiologiquement un moteur. Un amputé, chez qui physiologiquement les représentations motrices ne seraient pas aussi vives ou même seraient tout à fait rudimentaires n'éprouverait certainement pas après l'amputation, dans son membre imaginaire des hallucinations ou des rêves moteurs aussi fortement empreints de l'apparence de la réalité objective.

Dans la veille, quand notre homme veut se donner la représentation mentale de tel ou tel mouvement de la main ou des doigts, il se sert d'un artifice très intéressant à étudier. Il exécute avec son moignon un certain nombre de mouvements particuliers, croit-il, pour chacun de ces mouvements; si nous l'examinons en ces moments là, les mouvements du moignon nous paraissent être toujours à peu près les mêmes, quelle que soit la nature du mouvement imaginé.

(Au malade): Pouvez-vous faire le geste que voici: (M. Charcot étend l'index et le médian en même temps qu'il fléchit les deux derniers doigts, comme dans la bénédiction épiscopale.

Le malade: Oui, Monsieur, parfaitement.

M. Charcot: Remarquez qu'il n'a pas besoin soit de regarder, soit de faire mouvoir sa main réelle pour obtenir ce résultat. Je vous ai déjà parlé de l'influence psycho-physiologique des mouvements exécutés par une des mains sur les mouvements à exécuter par l'autre.

(Au malade): Vous pouvez imaginer prendre de votre main gauche cette carafe qui est là sur la table, l'incliner, verser son contenu?

Le malade: Oui, Monsieur, parfaitement.

M. Charcot: Vous pouvez la comprimer, la serrer?

Le malade : Oui, Monsieur, mais si je serre fort, alors le moignon me fait mal et devient même, si je serre de toutes mes forces, vraiment douloureux.

M. Charcot : Remarquez que par suite de ce fait que l'amputation a porté sur la partie supérieure du bras, le membre est absolument privé de tous les muscles qui, à l'état normal, meuvent les doigts. L'illusion du mouvement voulu des doigts de la main, ne saurait donc par conséquent, être considéré comme le résultat de la mise en action de tel ou tel fragment des muscles fléchisseurs ou extenseurs des doigts restés dans le moignon. Rien de cela, je le répète ; seuls, les troncs nerveux, contenant les fibres nerveuses qui, autrefois animaient tel ou tel muscle de l'avant-bras ou de la main, persistent encore en rapport par leur extrémité centrale avec le névrase et pourraient à la rigueur, donner des renseignements particuliers. Mais les mouvements que notre malade imprime à son moignon, quand il veut se représenter un mouvement particulier, sont vraiment bien sommaires ; ils ne paraissent pas pouvoir affecter tel ou tel nerf en particulier ; l'illusion de l'élection volontaire d'un mouvement à produire et de l'exécution de ce mouvement est donc très certainement par dessus tout un phénomène central, cortical par excellence ; les excitations périphériques portant sur tel ou tel tronc nerveux contribuent peut-être à la production du phénomène, mais certes, ils ne le produisent pas de toutes pièces.

M. Charcot : Pouvez-vous mouvoir aussi votre coude, votre avant-bras, votre poignet ?

Le malade : Oui, parfaitement.

M. Charcot : C'est un cas bien instructif, vous le voyez, par la précision et la multiplicité des détails, vous n'en trouverez pas souvent d'aussi précieux à cet égard.

Maintenant, je reviens sur un phénomène que je n'ai fait que signaler en passant et qui confirme de tous points une observation faite par M. Guéniot. Il y a 10 ans que l'amputation a eu lieu... ous savons par le malade que dans les premiers temps qui ont suivi l'opération sa main fantôme... lui paraissait exactement à la même distance de l'épaule que sa main réelle. Mais voilà que sous l'influence du temps qui s'est écoulé depuis et qui continue à s'écouler chaque jour, cette main imaginaire se rapproche de plus en plus du moignon, et l'on peut dire, en se fondant sur les observations de M. Guéniot, qu'un moment viendra où elle s'y juxtaposera, de telle façon qu'à cette époque il aura perdu complètement la notion du coude et de l'avant-bras. M. Guéniot a déjà d'ailleurs, dans son travail, bien vu tout cela et ses observations ont été renouvelées et confirmées par M. Weir Mitchell.

(Au malade) : Où est-elle actuellement, votre main imaginaire ?

Le malade : Elle est plus rapprochée du moignon d'un tiers de sa longueur, et à mesure que le temps passe, elle a l'air de monter.

M. Charcot : Et quand vous mettez votre bras artificiel ?

Le malade : Alors ma main semble se replacer à la distance normale ; mon bras artificiel

[…] en quelque sorte [illegible] de [illegible]

M. Charcot. On [illegible] envisage que [illegible] comme [illegible] que l'on pourrait [illegible]

M. Weir Mitchell la physiologie du moignon. Les phénomènes [illegible] bien [illegible] ne sont pas, tant s'en faut, l'irritation de [illegible] explique [illegible] physiologiquement en bien [illegible] même la raison de tous ces phénomènes : nous devons, dans ces [illegible] nous en tenir à la pratique. Je ne puis cependant m'empêcher d'appeler l'histoire fondamentale sur ces [illegible] faits empiriquement constatés et de les [illegible] à mes méditations [...]

« Retenons encore une fois que la main fantôme, la main [illegible] appartient [illegible] toujours à l'imagination du malade que ne l'est la main normale [...]

(Au malade). Quelle est celle de vos mains qui vous occupe le plus ?

Le malade. Je ne sens pas toujours ma main [illegible] je suis [illegible]

M. Charcot. Ainsi il ne sent pas toujours sa main [illegible] [illegible] celle [illegible] absente qui l'occupe le plus. Il est vrai qu'elle le gêne très comme [illegible] que sous l'influence de certaines circonstances en particulier, sous l'influence de [illegible] [illegible] riques.

Il faut donc admettre qu'il y a là, dans le moignon, quelque chose de particulier, une source d'irritation [illegible]. Il semble en effet que cette irritation soit jusqu'à un certain [illegible] nécessaire à la formation et à la persistance de cette image sensitive que le [illegible] représente [illegible] non en apparence réelle, mais imaginaire cependant, de la main absente. La nécessité d'une excitation des éléments nerveux dans le moignon paraît pour le [illegible] de [illegible] d'ailleurs bien mise en relief par une des observations relatées par Weir Mitchell. Un [illegible] amputé qui pendant longtemps avait eu [illegible] à l'esprit l'imagination de la main [illegible] [illegible] à [illegible] dans tous les sens [illegible] les doigts dans toutes les [illegible] [illegible] jour, cette notion se perdit complètement, non seulement il ne [illegible] ne [illegible] plus la main mais même il ne la sentait plus.

Et bien, dans ce [illegible] à l'inverse dans la science plusieurs autres [illegible] [illegible], l'illusion de la main vivante et active reparaissait toutes les fois que l'on excitait [illegible] mité du moignon par l'électrisation. Ainsi si pour une raison quelconque cette illusion [illegible] [illegible] aujourd'hui, comme [illegible] chez votre malade, on pourrait certainement la ramener [illegible] pour un temps, à l'aide de l'électrisation.

D'après cela il semble nécessaire d'admettre qu'une excitation ou irritation partant [illegible] [illegible] du moignon soit en quelque sorte une des conditions indispensables à l'existence [illegible] de la main imaginaire.

Du reste, vous connaissez sans doute l'anatomie des moignons où vous savez que là se trouvent mille conditions favorables à l'irritation perpétuelle des extrémités nerveuses dans la cicatrice et au-dessous. L'existence de névromes plus ou moins volumineux, plus ou moins nombreux, est même ici chose habituelle. Et justement il existe chez notre malade une tumeur de ce genre, sous-cutanée, et qui paraît présenter le volume d'une petite noisette. Cette irritation permanente des extrémités nerveuses de la cicatrice dans nombre de cas, pourra sans doute expliquer comment, dans ces cas, ce n'est pas une main tout-à-fait normale que sent l'amputé, mais une main engourdie et parfois même douloureuse ; mais, tout en reconnaissant un rôle important à l'excitation périphérique dans la production de ces hallucinations nous devons proclamer que c'est évidemment surtout dans le substratum des fonctions psychiques que se produit la partie la plus importante des phénomènes.

Je ne puis m'empêcher de relever combien toutes les observations que nous venons de rappeler plaident en faveur de la théorie qui veut que la représentation mentale motrice qui précède nécessairement l'accomplissement de tout mouvement volontaire, est bien un phénomène primitif, central et non la conséquence immédiate de notions kinesthésiques résultant de l'accomplissement du mouvement s'effectuant déjà.

Mais je ne veux pas entrer dans plus de détails physiologiques, et j'en viens maintenant au côté pathologique que je n'ai fait qu'indiquer en commençant. Nous avons été conduits à admettre que dans le moignon, il existe une excitation pour ainsi dire perpétuelle des extrémités des nerfs périphériques, laquelle se traduit dans les conditions ordinaires par l'existence apparente de la main-fantôme ou par l'illusion des mouvements volontaires ou involontaires des diverses parties de cette main.

Mais on peut comprendre aisément que cette irritation permanente soit sujette à des exacerbations survenant sous l'influence de causes diverses telles que les perturbations atmosphériques, par exemple. Alors d'autres phénomènes que ceux que nous avons signalés jusqu'ici et que nous avons appelés physiologiques pourront se présenter ; ainsi on a cité des cas dans lesquels les amputés deviennent sujets à l'incontinence d'urine toutes les fois que de vives douleurs se montrent dans le moignon.

(Au malade) : Vous n'avez pas cela ?

Le malade : Non, Monsieur.

M. Charcot : Tout se borne, chez notre homme, en fait de phénomènes d'irradiation, à la douleur médiane du dos et à la douleur du sein gauche que nous avons signalées en commençant. Il me semble qu'il faut voir là des douleurs réflexes indiquant une certaine participation spinale et en réalité le malade affirme, comme vous savez, que ces douleurs apparaissent ou deviennent plus intenses toutes les fois que la sensibilité du moignon s'exagère. [...] signalées dans les quelques recherches que j'ai faites sur douleurs réflexes consécutives aux crises douloureuses du moignon; mais on les rencontrera sans doute lorsque l'attention aura été éveillée sur ce point.

La participation de la moelle dans la production de certains phénomènes observés chez les amputés, en dehors de la sphère du moignon, est d'ailleurs rendue très vraisemblable par certaines observations. Je citerai entre autres le cas d'un homme d'une 40ᵉ d'années que j'ai observé dans le temps et qui avait été amputé de la cuisse. Un jour, chez lui, sans cause connue, le moignon devint plus souvent douloureux que d'habitude, et de tt gps en temps il présentait des secousses convulsives spontanées, jusqu'à un certain point comparables à celles qui se voient chez certains sujets affectés de paraplégie spasmodique. Un peu plus tard, il ressentit de la rétention d'urine, et parfois il eut des émissions d'urine involontaires. Enfin le membre inférieur du côté inférieur opposé à celui de l'amputation commença à se mouvoir difficilement, il devint habituellement raide, le réflexe rotulien s'y montra exagéré en même temps qu'il s'y manifesta de la trépidation spinale provoquée par le redressement de la pointe du pied. Cette fois la paraplégie spasmodique était définitivement constituée. Il n'est guère douteux que dans ce cas, la série des phénomènes observés doit s'expliquer en admettant que dans le moignon, l'irritation des éléments périphériques des nerfs a été l'occasion d'une névrite ascendante qui a propagé le processus inflammatoire jusqu'au cercle spinal. La moelle, en conséquence, a été occupée à un certain niveau par un foyer de myélite transverse dont les symptômes spinaux que nous venons de relever sont, en quelque sorte la traduction clinique.

C'est par un mécanisme analogue que nous voudrions expliquer l'existence des douleurs associées dont souffre notre malade, en dehors du moignon, tantôt les fois que celui-ci devient plus douloureux sous l'influence principalement de variations atmosphériques.

Ces considérations nous dirigeront dans l'application des moyens thérapeutiques, car nous ne devons pas oublier qu'il s'agit d'un malade qui souffre et qui nous demande de le soulager.

Faut-il agir sur le moignon ? Ce serait peut-être le plus rationnel, mais comment faire ? Par des applications de pointes de feu. Peut-être pourra-t-on se contenter de répéter et de multiplier les pointes de feu qui déjà ont été rationnellement appliquées sur la région spinale. Nous les appliquerons également sur le point douloureux mammaire. Nous ferons usage, en même temps, d'un de ces médicaments nouvellement introduits dans la thérapeutique et qui ont, entre autres, la propriété singulière d'atténuer la douleur. C'est l'acétanilide que nous choisirons, parce qu'elle est, en général, bien tolérée par l'estomac. La dose sera de 2 grammes par jour. Je vous tiendrai au courant des effets de cette médication [1]

Le malade : Il m'est arrivé très souvent, quand le temps était orageux et que des variations de température se produisaient, de sentir de petites secousses dans mon moignon sans que ma volonté y fût pour rien.

M. Charcot : Son moignon, depuis 4 ou 5 mois, est devenu un peu plus sensible qu'il ne l'était autrefois. Je vous ferai remarquer que quand on presse sur la petite tumeur sous-cutanée du moignon, le malade donne des signes d'une assez vive douleur.

(Au malade) : Encore un mot avant de nous séparer. Au bout de combien de temps après l'amputation avez-vous commencé à sentir votre main imaginaire et à en souffrir ?

Le malade : Je ne puis pas me le rappeler exactement parce que, pendant 12 heures je suis resté presque sans connaissance, mais je crois pouvoir dire que ma main amputée ne m'a jamais quitté. Je l'ai sentie présente dès mon réveil.

M. Charcot : Vous la sentiez pendant le pansement, n'est-ce pas ?

Le malade : Oui, je dirai même que dans ce temps là, les sensations de tous les mouvements volontaires ou involontaires ont été beaucoup plus accentuées qu'ils ne le sont maintenant. Cela a été en diminuant progressivement.

2ᵉ Malade.

M. Charcot s'adressant au malade qui entre dans la salle : Regardez à droite et à gauche.

Aux assistants : Vous remarquez combien ses yeux sont saillants, grandement ouverts, proéminents.

Quel âge avez-vous ?

Le malade : 68 ans.

M. Charcot : Pourquoi venez-vous nous consulter ?

Le malade : C'est parce que j'ai, depuis quelque temps, un tremblement qui me gêne.

M. Charcot (au malade) : Étendez vos mains, écartez vos doigts.

Vous remarquez ce petit tremblement, menu, rapide. J'allais dire de ce malade qu'il est atteint vraisemblablement de goître exophthalmique ; mais pour être goîtreux il faut un goître et notre malade n'en a pas, comme vous voyez. C'est donc un cas de goître exophthalmique

---

[1] 15 jours après la leçon, le malade nous est revenu. Il avait consciencieusement suivi ses prescriptions. Le soulagement avait été très rapide et très notable. Il se considérait comme à peu près guéri. douleurs dorsale et mammaire.

sans goître. Mais je n'insisterai pas sur cette anomalie, vous la connaissez déjà fort bien par nos études antérieures sur la maladie de Basedow[1] fruste. Vous n'oublierez sans doute jamais que ni la présence du goître ni celle même de l'exophthalmie ne sont absolument nécessaires à la constitution de la maladie. L'existence de la tachycardie, jointe au tremblement spécial et à quelques autres phénomènes, tels que, par exemple, la moindre résistance électrique suffisent souvent pour qu'on puisse formuler le diagnostic

(Au malade): Depuis quand vous êtes-vous aperçu de ce tremblement?

Le malade: Depuis 1 an.

M. Charcot: Avez-vous quelquefois ressenti des battements de cœur?

Le malade: Non. Monsieur, mais je sens souvent de fortes oppressions.

M. Charcot: Depuis quand vous êtes-vous aperçu que vous aviez de gros yeux?

Le malade: Il y a 3 ou 4 mois seulement.

M. Charcot: Donc, c'est le tremblement qui a commencé?

Le malade: Oui, avec la double vue que j'ai eue pendant longtemps.

M. Charcot: En effet, c'est un phénomène qui s'observe quelquefois dans l'exophthalmie de la maladie de Basedow.

Vous remarquerez en outre que quand, sans renverser la tête, il regarde en haut, le mouvement que fait la paupière supérieure, ne suit pas exactement celui que fait l'œil. Ce dernier est en retard sur la paupière si l'on peut ainsi dire. C'est là ce que l'on appelle le signe de de Graefe, signe qui, d'ailleurs, est loin d'être constant.

Ce qu'il y a d'intéressant dans ce cas c'est qu'il concerne un homme, et un homme âgé circonstances relativement rares dans la maladie de Basedow.

(Au malade): C'est bien 68 ans que vous avez?

(Le malade: Oui, Monsieur.

M. Charcot: Il paraît plus jeune, du reste, qu'il ne l'est en réalité.

Un autre fait intéressant, c'est que le tremblement a été le premier phénomène remarqué. C'est aussi, l'existence de l'exophthalmie sans goître.

(Au malade): Que vous est-il donc arrivé? On n'a pas, en général, cette maladie-là à votre âge; il faut que quelque chose de grave l'ait provoquée?

Le malade: J'ai eu beaucoup de chagrin.

M. Charcot: C'est déjà beaucoup, le chagrin. D'où provenait votre chagrin; vous avez perdu de l'argent?

---

[1] Voir les Leçons du Mardi, 10e Policlinique (Mardi 7 Fév. 88) p. 179 sq. 17e policlinique (Mardi 10 Avril) p. 321 sq.

Le malade : J'ai perdu de l'argent et j'ai perdu ma femme.

M. Charcot : Quand ?

Le malade : Ma femme, il y a 4 ans.

M. Charcot : Mais cela est déjà ancien, 4 ans ?

Le malade : Cela ne fait rien, pour moi c'est comme si c'était hier.

M. Charcot : Vous n'avez pas eu un chagrin subit ?

Le malade : Non.

M. Charcot : Vous dites que vous avez commencé à trembler il y a un an. N'y a-t-il pas plus longtemps ?

Le malade : Il y a 1 an que je m'aperçois que je tremble, surtout quand je monte sur une chaise, alors mon corps tremble tout entier.

M. Charcot : Voilà une remarque intéressante. Ce n'est pas toujours, en effet, seulement la main qui tremble, c'est le corps tout entier.

(Le malade est prié de monter sur une chaise et l'on voit, en effet, pendant l'ascension le corps tout entier vibrer en quelque sorte, et la vibration se communiquer à la chaise).

M. Charcot (au malade) : Veuillez maintenant vous asseoir. Elevez l'une de vos jambes au-dessus du sol, puis l'autre.

(Aux auditeurs) : Vous voyez que ces deux pieds sont, comme les mains, le siège de trépidations à rhythme rapide.

(Au malade) : Est-ce que vous avez de la diarrhée quelquefois ?

Vous savez que la diarrhée est un élément fréquent de la maladie de Basedow (Voir la Leçon N° 17, Policlinique du Mardi 10 Avril 1888, p. 321 sq. et le tableau des symptômes p. 323.)

Le malade : Non, Monsieur.

M. Charcot : Quel trouble, quelle gêne éprouvez-vous en dehors du tremblement ?

Le malade : J'ai la voix éteinte, j'ai des troubles dans la vue.

M. Charcot : Est-ce que vous ne sentez pas des chaleurs ?

Le malade : Oui, je sens des chaleurs qui me montent et je suis souvent comme mouillé, moite.

M. Charcot : Cette sensation de chaleur est assez habituelle dans le goître exophtalmique. Elle n'est pas seulement subjective et elle paraît liée au phénomène de la moindre résistance électrique découvert par M. Vigouroux. On observe quelque chose de semblable dans certaines maladies organiques du cœur.

Eh bien, voilà les traits particuliers que je voulais relever surtout chez ce sujet, son âge, le point de départ émotif, le fait de la prédominance du tremblement et enfin l'absence de goûter.

(Au malade) : Est-ce que vous avez connu votre famille, votre père ?

Le malade : Je n'ai pas connu mon père, mais j'ai connu ma mère.

M. Charcot : Votre oncle, vos cousins germains ! Y a-t-il parmi eux des gens nerveux ?

Le malade : Emportés et nerveux, nous l'étions presque tous.

M. Charcot : Ce que je voudrais savoir de vous, c'est s'il y a eu dans votre famille des gens atteints de maladies nerveuses, des oncles, par exemple, qui aient eu des affections cérébrales ou des maladies de tristesse, des originaux fieffés, des ivrognes ?

Le malade : Non ! Non.

M. Charcot : Il ne faut pas oublier les oncles, on a tort de les négliger quelquefois.

Le malade : J'ai été séparé de la famille de ma mère à partir de l'âge de 6 ans, mais je me suis retrouvé en relations avec elle 30 ans après. Je n'ai jamais entendu dire qu'il y ait eu des maladies de ce genre soit chez les hommes, soit chez les femmes.

M. Charcot : Et votre père, vous ne connaissiez pas sa famille ?

Le malade : Non je ne la connais pas.

M. Charcot : L'hérédité nerveuse est très souvent constatée chez les sujets atteints de la maladie de Basedow. Mais ici, comme cela a lieu trop souvent, le chemin à suivre pour la recherche est en partie coupé, le malade ne connaît pas sa famille paternelle.

Un dernier point à signaler en ce moment : La tachycardie est peu prononcée, on compte à peine cent pulsations. Si cela se confirme, il faudrait reconnaître une tendance marquée à l'amélioration. Ce malade va fréquenter le service d'électrisation. Nous trouverons l'occasion de vous en donner des nouvelles.

3e Malade.

M. Charcot : Quel âge avez-vous, mon garçon ?

Le malade : 16 ans

M. Charcot : Il est atteint de paralysie faciale périphérique, du genre de celles qu'on appelle a Frigore ou rhumatismales ; c'est très facile à voir.

(Au malade) Fais la grimace de toutes tes forces ?

(Aux auditeurs) Vous le voyez, l'hémiplégie faciale est totale ; c'est-à-dire qu'elle porte à la fois sur le domaine du facial inférieur et sur le domaine du facial supérieur, il ne peut pas fermer l'œil droit complètement. La commissure labiale gauche est très au haut, tendue que la droite est abaissée ; quand il fait une grimace, seuls les muscles du côté gauche se contractent, ceux du côté droit restant immobiles.

En somme, c'est en apparence un cas vulgaire, très vulgaire. Il s'est présenté cette année un très grand nombre de ces cas à la Clinique et nous en avons parlé maintes et maintes fois, mais peut-être dans ce cas particulier, trouverons-nous en y regardant de près, quelque chose d'utile à relever.

M. Charcot : Quel jour ta paralysie s'est-elle produite ?

Le malade : Elle s'est produite tout d'un coup.

M. Charcot : Quand, quel jour ?

Le malade : Le Dimanche 3 Juillet.

M. Charcot : Qu'est-ce que tu as remarqué ce jour-là ?

Le malade : J'ai, le dimanche soir, ressenti une douleur dans le tuyau de l'oreille droite, et en même temps un agacement des dents du même côté.

M. Charcot : Des dents ou des gencives ?

Le malade : Des dents.

M. Charcot : C'est le matin que tu as ressenti cela ?

Le malade : Le soir, après dîner.

M. Charcot : Il paraît que, déjà ce soir là, tu ne pouvais plus fermer ton œil droit. Tes parents le disent, mais c'est le lendemain matin, en te réveillant que tu t'es vu défiguré.

Le malade : Oui, Monsieur, c'est vrai.

M. Charcot : Par conséquent, vous le remarquez, Messieurs, l'apparition de la douleur d'oreille et l'impossibilité de fermer l'œil complètement ont été choses à peu près contemporaines.

L'époque du développement de la paralysie étant déterminée, il s'agit de rechercher s'il n'a pas existé une cause occasionnelle que l'on puisse invoquer pour expliquer l'explosion du mal. Tout naturellement en pareille circonstance, c'est l'exposition au froid qui est incriminée, dans la grande majorité des cas. Ici il paraît certain, au moins pour un grand nombre de cas que cette étiologie est bien réelle. De fait, le jour où la paralysie a fait son apparition, notre jeune homme a parcouru en chemin de fer la distance qui sépare Paris de Boulogne-s/-Seine. Mais il est bien peu probable qu'il ait pu là être exposé à un refroidissement local. En effet il s'est trouvé placé toujours pendant son petit voyage sur la banquette du devant, c'est-à-dire tournant le dos au vent, entre deux personnes qui le protégeaient en quelque sorte contre les courants d'air.

Donc il ne paraît guère vraisemblable que ce soit sous ce prétexte à Boulogne, en conséquence d'un coup d'air que la paralysie se soit développée chez notre jeune garçon. Une autre cause, si je ne me trompe, a été en jeu. D'après les révélations de ses parents, il paraît que notre malade est fort négligent au point de vue de l'esthétique de la toilette. Or, il s'agissait de se rendre, ce dimanche-là, chez quelque parent à héritage ...?

Le malade : Non, chez des amis.

M. Charcot : Soit, chez des amis ; en tous cas son père et sa mère désiraient que leur héritier se présentât aux amis sous les plus flatteuses apparences. Il fallait donc se faire beau. Le moment même de partir était venu et notre gaillard, cependant, n'avait pas pris la peine de se nettoyer : sa figure était restée paraît-il fort barbouillée, fort sale. Le voyant dans cet état, son père impatienté a pris une grosse éponge, imbibée d'eau froide et lui a administré, paraît-il, ce qu'on pourrait appeler une toilette forcée. C'était à la fois un lavage à grande eau et une correction. Une certaine émotion s'est produite chez le patient en raison de la brusquerie du procédé, de telle sorte qu'on peut se demander, si dans la recherche de la cause occasionnelle, c'est à l'eau froide ou au contraire à l'émotion qu'il faut s'adresser. Nous sommes naturellement obligés de rester dans le doute à cet égard, mais nous ne devons pas oublier que si l'application locale du froid paraît à juste titre devoir être considérée comme une cause occasionnelle puissante fréquente de la paralysie faciale périphérique, il existe un certain nombre d'exemples bien avérés, où cette même paralysie s'est produite évidemment sous l'influence de la peur, d'une émotion quelconque. Je vous ai signalé dans cette leçon, si je ne me trompe un cas de ce genre(1). On pourrait en aligner quelques autres. Je citerai pour exemple un fait publié par mon ami le Dr Broadbent et un autre plus ancien qui mérite d'être relevé tout spécialement parce qu'il fait partie du mémoire initiateur de Charles Bell(2).

---

(1) Voir les leçons du mardi. Policlinique du Mardi 15 Novembre 1887, p. 6. Pol. du Mardi 17 Janvier 1888 p. 129 sq. Pol. du Mardi 7 Février 1888 p. 189 sq. Pol. du Mardi 10 Avril 88, p. 330.

(2) The nervous system of the human Body, etc. 3rd edition London 1844. Appendix pp. 302, 303. obs. XXIX. Il s'agit d'un cocher. " ... in him the same kind of paralysis (of the ... seemed to have been occasioned by a mere shock or jar, one day when he was off his box. His horses started away, and he ran to their heads to stop them, but was thrown down, in the attempt, striking his right hip and elbow. He received no blow on the head at all. Three hours afterwards, he found that he could not spit properly ..... and that he could not whistle ... etc. etc. ...." Deux mois après, he still was unable to close the right eye lids ..."

s'agit bien dans ce cas d'une paralysie faciale périphérique produite par un choc nerveux.

Quoi qu'il en soit, qu'il s'agisse d'une émotion, de l'application du froid, il faut presque toujours ici, ainsi que l'a montré M. Neumann, faire jouer un rôle à la prédisposition nerveuse [1]. C'est le cas chez notre jeune malade. Il mérite bien d'être appelé un névropathe; dans l'enfance il a eu des convulsions; la nuit il parle, s'agite, gesticule. Sa mère est une mélancolique, une anxieuse, elle tombe de temps en temps, sans cause appréciable dans des accès de tristesse qui durent plusieurs semaines, plusieurs mois. Nous n'avons pas pu en apprendre plus long sur l'histoire pathologique de sa famille. Mais vous voyez que déjà nous avons trouvé de quoi satisfaire M. Neumann et appuyer, une fois de plus, l'opinion qu'il a émise.

Mais c'en est assez sur ce point à propos duquel je suis entré plusieurs fois dans des développements. Pour le moment, je voudrais appeler particulièrement votre attention sur cette douleur dans l'oreille et dans les dents que le malade a éprouvées le jour où les premiers signes de la paralysie se sont montrés.

Il est curieux qu'on puisse aujourd'hui encore, à propos d'une affection aussi vulgaire et si fort étudiée que l'a été la paralysie faciale périphérique, trouver à dire quelque chose de nouveau.

Tout récemment, M. Neumann faisait ressortir le rôle étiologique à peu près ignoré jusqu'à lui, de la prédisposition nerveuse. Un peu auparavant M. Testaz soutenait à la Faculté de Paris une thèse inspirée par M. le Prof. Dieulafoy, où il étudie ce qu'il appelle les paralysies douloureuses de la 7ᵉ paire (Th. de Paris 1887). L'existence de la douleur dans certaines paralysies faciales avait été remarquée sans doute un peu partout le monde, mais l'intérêt qui s'attache à ce phénomène n'avait certainement pas été, jusque là convenablement mis en relief.

Les paralysies faciales douloureuses ont été pour la première fois peut-être étudiées particulièrement par le D. Weber (Boston Médical Jl. 8 février 1878). Cet auteur a fait remarquer que les douleurs, dans la paralysie faciale existent à peu près dans la moitié des cas. Ces douleurs, ainsi que le relève M. Testaz en se fondant sur ses propres observations siègent habituellement dans le conduit de l'oreille (du côté qui est ou sera paralysé) derrière l'oreille sur l'apophyse mastoïde, à l'occiput, sur les régions temporale ou frontale, partiellement ou généralement car elles peuvent occuper quelquefois, d'un seul coup, toute la moitié de la face, quelquefois elles sont très-vives, d'autres fois à peine prononcées. En tous cas, par rapport à la paraly-

---

[1] M. Charcot, en parlant de la prédisposition, a déjà appelé l'attention sur les paralysies faciales récurrentes, il existe sur ce sujet un travail intéressant de M. Moebius (ueber recidivirende Facialislähmen - Erlenmeyer's Centralblatt 1886. S. 197. 82.

motrice ... [...]
précédant de 8, 10 et 12 jours, la première apparition des phénomènes d'ordre moteur. Plus fort
développées, elles persistent généralement quelques jours après le développement de la paralysie,
pas plus de 2 ou 3 jours cependant, en général.

Pourquoi y a-t-il des paralysies avec douleurs, des paralysies sans douleurs, toutes choses
étant d'ailleurs ou paraissant être semblables, voilà ce que l'on ne saurait dire quant à présent.
Toujours est-il que M. Testaz croit avoir trouvé, et c'est là le côté original de son travail, une signification clinique particulière à ce symptôme douleurs. Suivant lui, lorsque la douleur n'existe pas
dans la paralysie faciale ou encore lorsque la douleur y est peu accentuée et de courte durée, le pronostic
serait favorable. Il serait sérieux, grave, au contraire, toutes les fois que la douleur est intense et
qu'elle constitue en quelque sorte une période prodromique antérieure à la paralysie faciale et dont
la durée peut varier de 2 à 8 jours.

Ainsi, la douleur, dans la paralysie faciale ne serait pas, au point de vue du pronostic, chose indifférente, elle représenterait même lorsqu'elle est intense et de longue durée, un signe
de fâcheux augure.

Voilà une assertion qui certes, mériterait bien d'être vérifiée, la division pronostique
des paralysies faciales en douloureuses et en non douloureuses tendrait, si la proposition était
juste, à se substituer (jusqu'à un certain point) à celle qui est fondée sur l'existence et la non
existence de la réaction électrique de dégénération. Malheureusement, rien de moins prouvé encore
à l'heure qu'il est, que la valeur du signe indiqué par M. Testar qui d'ailleurs, il faut le
reconnaître, s'exprime à cet égard avec une grande réserve. C'est ainsi que récemment, M. le
Dr Bernhard de Berlin, dans un article intéressant, a rassemblé une série de faits dont la comparaison ne le conduit pas aux mêmes résultats que ceux qu'a obtenus M. Testar.(1)

En ce qui nous concerne, pour ne parler que du cas que nous avons sous les yeux, je
ferai remarquer que lui non plus, ne vient pas à l'appui de la proposition de M. Testar. En effet,
chez notre malade, les douleurs de l'oreille et des dents n'ont pas été intenses, elles paraissent
s'être développées presque en même temps, peut-être en même temps que la paralysie et elles n'ont
pas survécu longtemps à son début; d'après cela, conformément aux conclusions de M. Testar
la paralysie devrait être considérée comme bénigne, facilement guérissable. Eh bien, Messieurs, cela
ne paraît pas être tout à fait le cas, car l'exploration électrique pratiquée il y a 3 ou 4 jours a fait reconnaître chez notre malade, un commencement de réaction de dégénération.

De plus quand, à l'aide du marteau de Skoda, on percute les muscles du côté paralysé,

---

(1) Beiträge zur refrigeratorischen Facialislähmung. Berliner Klin. Woch. N° 19 - 1888)

on les voit agités de secousses fibrillaires qui révèlent, on le sait, une modification organique assez prononcée vis à vis des faisceaux musculaires. Notre cas, à n'en pas douter n'appartient pas à la catégorie bénigne, il est vraisemblable, au contraire, que notre jeune client en aura pour longtemps.

(Au malade): On m'a dit que quand on t'a électrisé tu t'es débattu et que tu as pleuré comme un enfant. Si cela continue, j'engagerai ton père à refaire quelquefois la fameuse toilette qu'il t'a administrée le jour du voyage à Boulogne. Tu n'es donc pas un homme? Quel métier fais-tu?

Le malade: Compositeur d'imprimerie.

M. Charcot: Je t'engage à te laisser faire à l'avenir, sans cela tu deviendras affame à perpétuité avec la figure tirée du côté gauche.

4. Malade.

M. Charcot: Voici un homme âgé de 56 ans qui offre un bel exemple d'aphasie complexe survenue tout à coup avec perte de connaissance de courte durée sans accompagnement de paralysie ou même d'engourdissement de la face ou des membres. Sous ce rapport, c'est véritablement un cas assez rare, et dans lequel il est difficile de pronostiquer.

Vous savez qu'aujourd'hui l'aphasie n'est pas seulement la difficulté ou l'impossibilité de parler, d'articuler les mots, elle est aussi la difficulté de comprendre ce qu'on vous dit, bien que l'ouïe ne soit pas affectée, l'impossibilité de lire, bien que vous ne soyez pas aveugle, la difficulté et même l'impossibilité d'écrire bien que les mouvements généraux de la main soient parfaitement conservés. Voilà, je le répète, comment l'aphasie doit être conçue aujourd'hui, elle est connue dans son ensemble harmonique, elle n'est plus démembrée, étudiée partiellement comme elle l'était autrefois.

Quand vous avez un aphasique devant les yeux, l'analyse que vous avez à faire est une analyse que j'appellerai psychologique parce que le langage, en somme, appartient, c'est bien clair, à la psychologie.

Un psychologue anglais qui à la fois était un médecin, Hartley, le précurseur de la psychologie anglaise moderne, a parfaitement reconnu la véritable constitution de ce qu'on appelle le moi. Il a trouvé, et cela peut vous paraître tout simple aujourd'hui, mais pour le temps, c'était une découverte géniale, il a remarqué, dis-je, que le mot est composé de 4 éléments représentés dans l'esprit par autant d'images, à savoir:

1° L'image motrice graphique, 2° l'image visuelle, 3° l'image auditive, 4° Enfin l'image motrice d'articulation ; deux images motrices et deux images sensorielles ; il est bien entendu que chez ceux qui ne savent ni lire ni écrire, le nombre des éléments est de deux seulement 1° l'image d'articulation ; 2° l'image auditive. Voilà bien la constitution du mot et vraiment je crois qu'il n'y a pas autre chose à y voir. Vous savez que cette analyse autrefois fondée seulement sur l'observation intérieure, est établie aujourd'hui sur l'observation objective, clinique appuyée sur la necroscopie.

Nous connaissons en effet les diverses formes cliniques qui correspondent à la suppression de chacun des éléments du mot, à savoir : 1° l'agraphie (suppression de l'image motrice graphique) 2° la surdité verbale (suppression de l'image auditive du mot) 3° Cécité verbale) (suppression de l'image visuelle du du mot). 4° L'aphasie motrice ou aphasie de Broca (suppression de l'image motrice d'articulation.)

La pathologie nous a montré surabondamment qu'on peut être aphasique moteur, sans agraphie, sans cécité verbale ; la cécité verbale qui prive le sujet de la faculté de lire peut exister sans aphasie motrice, sans agraphie et il en est de même de la surdité verbale : on connaît à peu près toutes les combinaisons qui peuvent se produire dans ce genre.

C'est là le fondement de l'histoire des aphasies partielles qui a jeté, dans ces derniers temps une lumière si vive sur certaines questions de psychologie physiologique regardées jusqu'alors comme insolubles[1]

Mais le plus souvent l'aphasique qui se présente à nous dans la clinique est un aphasique complet, on trouve chez lui combinées en proportions diverses, les différentes espèces d'aphasie primitive. On rencontre chez lui, si l'on peut ainsi parler, un peu de tout. C'est justement le cas de notre homme ici présent.

Ainsi que je l'ai dit en commençant, le début a été subit, il y a eu perte de connaissance très courte, mais pas d'hémiplégie faciale droite, pas d'hémiplégie des membres droits, aucun trouble de la sensibilité. C'est exclusivement sur les organes du langage qu'ont porté les lesions soit matérielles, soit dynamiques qui se sont produites tout à coup. L'intelligence paraît bien ne pas avoir été affectée notablement.

Cette réunion de phénomènes, nous l'avons constatée plusieurs fois à l'état transitoire dans une affection dont je vous ai maintes fois entretenu, je veux parler de la migraine ophthalmique accompagnée[2]. J'ai eu l'occasion de constater plusieurs fois qu'en pareil cas c'est de l'aphasie complexe qu'il s'agit sans concours d'hémiplégie faciale ou du membre supérieur, ces parties seulement sont habituellement le siège d'un certain degré d'engourdissement. Il y a donc analogie à cet égard entre

---

[1] Voir à ce sujet : De l'aphasie en général d'après l'enseignement de M. le Prof! Charcot, par Pierre Marie (in. Progrès Médical , 4 Février 1886).
[2] Voir 2° Policlinique (Mardi 22 Nov. 1887) p. 23) 4° Policlinique (Mardi , 13 Décembre 1887) p. 69.

notre cas d'aujourd'hui et l'accès d'aphasie de la migraine ophthalmique. Oui, sans doute, mais entre les deux, toutefois, il y a une différence capitale : c'est que dans la migraine ophthalmique la durée de l'aphasie ne dépasse jamais quelques heures, tandis que dans notre cas, les accidents datent déjà d'un mois. Ajoutons que dans la migraine, en outre des troubles du langage, il y a à noter l'existence du scotôme scintillant, de la douleur frontale, des vomissements, etc. toutes choses qui ne se sont pas présentées dans le cas d'aujourd'hui.

À la vérité, il ne faut pas oublier qu'il existe plusieurs exemples de migraine ophthalmique dans lesquels les symptômes aphasiques ont persisté après l'accès et se sont prolongés même pendant plusieurs mois. D'autres fois, ils sont restés indéfiniment persistants, mais ces derniers cas sont tout à fait rares. C'est même sur la connaissance de ces faits relativement graves qu'est fondé le principe que j'ai émis relativement à la thérapeutique de la migraine ophthalmique. C'est, ai-je avancé, et je maintiens mon dire, une affection qui doit être traitée sérieusement lorsque l'accompagnement d'aphasie est très accentué et qu'il semble tendre à s'aggraver et à devenir de plus en plus durable à mesure que les accès se produisent.

"Mais il est temps d'en revenir à notre malade d'aujourd'hui ; voilà donc un mois qu'il a été frappé et il ne paraît pas que jamais il ait présenté les symptômes de la migraine ophthalmique accompagnée ; il ne paraît connaître ni le scotôme, ni l'hémiopie ; il ne semble pas que jamais il ait été sujet aux migraines. Quel devra donc être le pronostic dans ce cas ? Évidemment la durée déjà longue des accidents est bien faite pour impressionner fâcheusement, et je me garderais fort de me montrer, sans réserve, optimiste. Je ne puis m'empêcher cependant d'espérer que ce cas d'aphasie sans accompagnement d'hémiplégie se montrera moins grave que les cas vulgaires dans lesquels l'hémiplégie est bien dessinée. Mon opinion, sur ce sujet, est fondée à la vérité sur un nombre assez restreint d'observations qui me sont personnelles. En dehors de la migraine ophthalmique, je n'ai pas observé l'aphasie sans hémiplégie plus de 4 ou 5 fois et 2 fois au moins je l'ai vue se terminer au bout d'une période de 4 ou 5 mois de la façon la plus favorable. Si j'en jugeais d'après cela, je serais porté à croire que le pronostic de l'aphasie durable sans hémiplégie est bien moins sombre que ne l'est celui de l'aphasie hémiplégique. Mais je serai le premier à reconnaître que mon expérience en pareille matière est beaucoup trop limitée pour qu'il me soit permis de légiférer en toute assurance. Je ne veux exprimer ici qu'une impression qu'il faudra soumettre à la révision.

(M. Charcot s'adresse au malade en parlant haut et distinctement : Combien y a-t-il de temps que vous êtes malade ?

Le malade (prêtant l'oreille avec attention) : Quel temps ?

(M. Charcot répète la question)

Le malade : J'entends beaucoup de choses mais je n'entends pas tout.

M. Charcot : Je vous ferai remarquer qu'il n'est nullement sourd pour les bruits vulgaires. M. Gellé a constaté par un examen régulier que l'ouïe est à peu près normale des deux côtés ; ce qui lui manque, c'est la faculté de percevoir et de comprendre comme dans l'état normal le mot qui résonne à son oreille : ce mot il le perçoit comme bruit, mais non comme signe. Il ne le comprend pas ou il le comprend difficilement. il est, en d'autres termes, atteint d'un certain degré de surdité verbale. Il se figure bien, comme le vulgaire qui le voit tendre l'oreille quand on lui parle, qu'il est devenu un peu sourd, mais c'est là, je le répète, une erreur qu'il sera facile de rectifier par un examen plus attentif.

Il y a des aphasiques tout à fait silencieux, il en est d'autres qu'on pourrait dire monosyllabiques ; le nôtre parle, au contraire, et fait quelquefois d'assez longues phrases, de telle sorte qu'on peut, jusqu'à un certain point, s'entendre avec lui ; vous allez, du reste, en juger par vous mêmes.

Vous allez l'entendre se servir d'un langage bizarre, un partie de Français et d'Anglais le mélange d'anglais s'explique par ce fait que notre malade a vécu fort longtemps en Amérique et qu'il avait, avant son accident les deux langues à sa disposition. Vous l'entendez, de plus, articuler de temps en temps des mots qui n'appartiennent à aucune langue ou se servir de temps à autre de mots, soit anglais, soit français qu'il applique tout à travers.

(Au malade) : Combien de temps êtes-vous resté en Amérique ?

Le malade : 26 ou 28 ans.

M. Charcot : Vous voyez, il m'a non seulement entendu, mais encore compris. La surdité verbale n'est pas complète chez lui, tant s'en faut. Il est vrai qu'elle s'aggrave par moments.

Le malade : Je comprends bien les premiers mots, mais ensuite je ne peux plus.

M. Charcot : Il ne peut pas me suivre quand je lui parle un peu longuement. Est-ce en Angleterre ou en Amérique que vous êtes resté 25 ans ?

Le malade : 25 ans.

M. Charcot : Je vous demande si c'est en Angleterre ou en Amérique que vous avez fait ce long séjour ?

Le malade : 25 ans.

M. Charcot : En Angleterre ou en Amérique ?

Le malade : C'est justement ce que je dis : 25 ans.

M. Charcot : Voilà la surdité verbale qui s'accuse de nouveau. Ces fluctuations des symptômes sont choses très habituelles dans l'aphasie.

(M. Charcot fait passer au malade un papier sur lequel sont imprimés ces mots : Hôpital de la Salpêtrière, admission d'urgence. Le malade essaie de lire ; il ne parvient que difficilement à déchiffrer le mot hôpital qu'il prononce "hospital" avec un accent anglais très marqué.)

M. Charcot : Ces malades vont chez les auristes parce qu'ils se croient sourds et chez les oculistes parce qu'ils croient que leur vue a baissé. Vous avez vu notre homme lorsqu'il s'efforçait de lire, chausser avec empressement ses lunettes.

(Au malade) : Lisez ce qu'il y a sur cet autre papier.

(M. Charcot lui présente une feuille sur laquelle sont écrits, en assez gros caractères imprimés ces mots : République Française – Administration Générale de l'Assistance publique – Le malade se tire un peu mieux de cette deuxième épreuve).

M. Charcot : Comprenez-vous bien ce que vous avez lu. Savez-vous ce que c'est qu'un hôpital ?

(Le malade reprend : Administration. Administration)

M. Charcot : Je vous demande ce que c'est qu'un hôpital ou hospital, comme vous voudrez.

Le malade : Oui, hospital. Je sais que c'est un endroit où on soigne les malades.

M. Charcot : Vous avez constaté la difficulté qu'il a à entendre les mots quoiqu'il ne soit pas sourd, à lire quoique sa vue soit bonne, à articuler, bien qu'il n'y ait aucune paralysie des mouvements vulgaires de la langue et des lèvres. Voyons maintenant ce qu'il sait dire en écrivant.

(On met sous les yeux du malade la phrase suivante : Où demeurez-vous à Paris ?
(Le malade répond par écrit "rue des rentes" au lieu de "rue du château des rentiers" qui est son adresse.)

(On lui demande le numero de la maison qu'il habite, il écrit rapidement en caractères très nets : N° 12)

M. Charcot : C'est un fait à remarquer qu'il écrit très bien les chiffres, les lit parfaitement et fait assez bien les calculs. L'agraphie et les autres formes de l'aphasie sont ainsi que cela arrive assez fréquemment, plus complètes chez lui pour les mots que pour les chiffres.

Nous ne pouvons nous étendre plus longuement quant à présent sur ce cas ; le malade prendra des petites doses d'iodure et des doses relativement plus élevées de bromure de sodium. Les aphasiques s'agitent facilement et plus ils s'agitent, plus ils s'embrouillent ; il y a tout intérêt à les maintenir calmes. On lui fera à la nuque des applications répétées de petites pointes de feu. Nous aurons en soin de constater que le sucre fait défaut dans ses urines.

Il y a indication de rééduquer les malades, on peut exercher à leur réapprendre à lire à écrire et à parler, mais dans l'accomplissement de cette tâche qui réclame beaucoup de patience il ne faut pas vouloir aller trop vite ; les aphasiques se fatiguent facilement et il faut, à tous prix redouter pour eux, le surmenage.

Il ne me reste plus qu'à vous dire les circonstances dans lesquelles cet homme est devenu aphasique. Il avait, pendant plus de 20 ans, tenu à Boston un hôtel qu'il a cédé. De retour à Paris après cette longue absence, il a fait avec quelques Américains ce qu'on appelle dans un certain langage, "la noce" ou encore "la fête". Il était en pleine excitation lorsqu'un beau jour il reçut tout-à-coup la nouvelle que l'acheteur de son hôtel était parti sans dire mot et l'avait ainsi ruiné. C'est quelques jours seulement après avoir reçu cette nouvelle que l'aphasie s'est soudainement produite.

Policlinique du Mardi 26 Juin 1888.

Objet de la Leçon :

1° Encore un cas de monoplégie brachiale hystéro-traumatique. Jeune fille de 16 ans atteinte de chorée rhythmée.

2° Hémiplégie hystérique avec spasme glosso-labié survenue à la suite d'un état de mal hystéro-épileptique — fille de 27 ans.

3° Spasme clonique du sterno-mastoïdien et du trapèze du côté droit datant de 8 mois et survenu à la suite de chagrins. homme de 63 ans.

4° Contracture hystéro-traumatique des membres inférieurs — Jeune fille de 21 ans.

5° Appendice. Cas de paralysie générale progressive avec langue en crochet.

1ère Malade.

M. Charcot : Hier, à 1 heure de l'après-midi, la jeune fille que vous avez devant les yeux a été victime d'un accident qui a eu pour conséquence une paralysie avec flaccidité du membre supérieur gauche. Cette jeune fille vous est connue depuis longtemps ; elle est âgée de 16 ans et appartient au service depuis plusieurs mois. Vous connaissez ses antécédents tant personnels qu'héréditaires : père nerveux, grand père bizarre. Elle a éprouvé plusieurs accès de chorée rhythmée, et, en Avril dernier, pendant 8 jours, elle a été sous les coups du délire hystérique ; elle présente en permanence une hémianesthésie droite. Un traumatisme a été la cause des antécédents qui doivent nous occuper actuellement, et déjà, depuis longtemps, en raison de nos études antérieures, vous êtes préparés à apprécier convenablement les phénomènes consécutifs à ce traumatisme et causés par lui.

J'ai cru devoir saisir, au risque de me répéter, l'occasion nouvelle qui se présente, pour vous bien montrer d'abord que les cas de paralysie psychique à la suite de traumatismes, ne sont pas chose très rare, puisque depuis le commencement de l'année, il s'en est offert à nous un grand nombre[1] ; puis, en outre que tous ces cas, bien qu'il s'agisse de cette hystérie qu'on prétend protéiforme et insaisissable, se présentent avec des caractères toujours les mêmes, si bien qu'il y a lieu de reconnaître ici, comme d'ailleurs dans la pathologie tout entière, les lois d'un déterminisme étroit.

Je reviens un instant sur les antécédents personnels de la malade : je vous le répète, les accès hystériques spasmodiques vulgaires, sont remplacés chez elle par des accès de chorée rhythmée qui durent quelquefois une heure et plus. Dans ces accès, les membres supérieurs frappent en cadence de façon à rappeler les mouvements qu'on exécute quand on joue du tambour. C'est le bras droit surtout qui est ainsi agité. Je vous rappellerai que l'hémianesthésie permanente est, chez elle, du côté droit. Cependant la douleur ovarienne est à gauche. C'est là une anomalie sur laquelle M. Barlow, de Londres, a appelé l'attention et que vous rencontrerez de temps en temps. Inutile de vous rappeler que dans la règle, la douleur ovarienne est du même côté que l'hémianesthésie. J'ajouterai que ces attaques de chorée rhythmée remplaçant les crises spasmodiques vulgaires ne sont pas, en général, de très bon augure ; elles indiquent d'après ce que j'ai vu, un cas d'hystérie intense et tenace.

En outre de l'hémianesthésie, il y a, chez notre sujet un rétrécissement du champ visuel très prononcé à droite, tandis qu'à gauche, le champ visuel est normal, circonstance remarquable que j'ai déjà bien des fois signalée et qui mérite bien d'être relevée une fois de plus parce qu'elle vient à l'encontre de certaines théories contre lesquelles je me suis élevé depuis longtemps. Mais je me réserve d'insister là-dessus dans une autre circonstance (fig. 2.)

J'en viens maintenant à l'accident qui a déterminé la production des phénomènes actuels. C'est à dire la paralysie du membre supérieur gauche.

Hier donc, ainsi que je vous ai dit, à la suite, paraît-il, d'un étourdissement, elle est tombée dans l'escalier. C'est l'épaule qui, assure-t-elle, a porté. J'appelle, en passant, votre attention sur ces étourdissements qui représentent en quelque sorte, dans la série hystérique, les vertiges des épileptiques. Dans l'hystérie, ils précèdent et annoncent souvent les accès ; notre malade en souffrait depuis quelques jours au moment où s'est produit celui qui a occasionné la chûte.

<hr>

[1] Voir Pol. du Mardi 17 Janvier 1888 p. 111 sq ; Pol. du Mardi 24 Janvier 1888 p. 135 sq. ; Pol. du Mardi, 27 Mars 188 p. 300 sq. ; Pol. du Mardi, 10 Avril 1888 p. 311 sq. ; Pol. du Mardi 17 Avril 1888 p. 344 sq. ; Pol. du Mardi 1ᵉʳ Mai 1888 p. 373 sq.

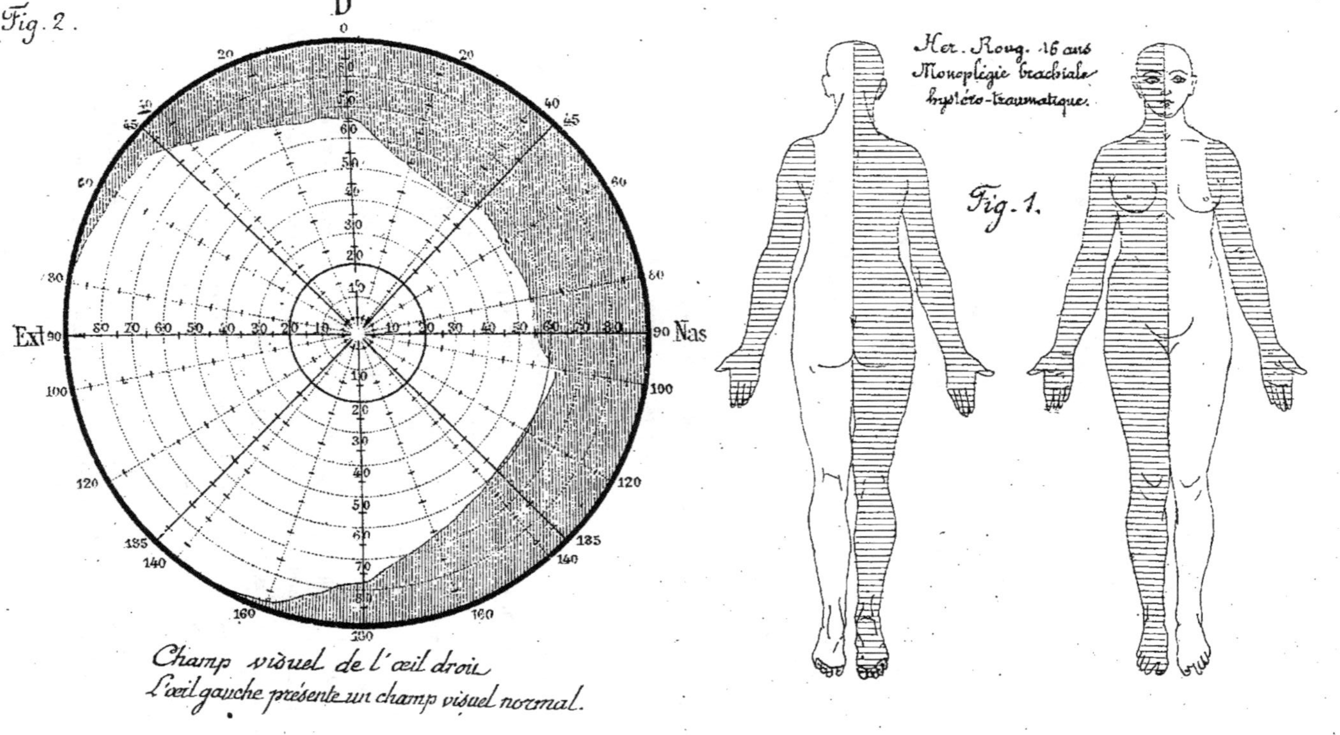

Her. Roug. Monoplégie hystéro-traumatique.
Fig. 2.
D
Ext 90
Nas 90
Champ visuel de l'œil droit
L'œil gauche présente un champ visuel normal.
Her. Roug. 16 ans
Monoplégie brachiale
hystéro-traumatique.
Fig. 1.

(A la malade): Avec qui étiez-vous quand vous êtes tombée ?

La malade : Avec une de mes compagnes du service.

M. Charcot : Il n'y avait pas de surveillante ?

La malade : Non.

(A un interne): Faites venir, je vous prie, la malade qui a été témoin du fait.

(A la malade): Vous ne vous êtes pas blessée, montrez votre bras, votre épaule que je voie si elle est contusionnée.

Je ne vois aucune tuméfaction, aucune coloration spéciale qui puisse révéler qu'il y a eu contusion. Relevons particulièrement qu'il ne se produit dans l'épaule aucune douleur sous l'influence soit de la pression, soit des mouvements passifs.

Qu'avez-vous senti au bras gauche au moment où vous êtes tombée ?

La malade : J'ai senti mon bras lourd.

M. Charcot : Engourdi ? Cela ne vous a pas fait mal ?

La malade : Un peu dans l'épaule.

M. Charcot : Vous vous êtes relevée toute seule ; est-ce que votre bras était déjà tombant ?

La malade : Oui, il l'est devenu sur le coup.

M. Charcot : Vous n'avez pas pu le lever ?

La malade : Non.

M. Charcot : Toutes ces réponses sont parfaitement légitimes et en accord avec les descriptions que nous avons faites maintes et maintes fois, à propos des cas de ce genre. Cependant y a dans ce cas particulier une anomalie que je vous signale. En général, la paralysie motrice hystéro-traumatique ne se produit pas immédiatement après l'accident ; son apparition est précédée de la règle, vous le savez, d'une période d'incubation que j'appelle quelquefois, à dessein, période de méditation et qui peut durer de 24 à 48 heures ; pendant ce temps, le sentiment de faiblesse, d'engourdissement et de pesanteur du membre sont les seuls symptômes subjectifs accusés par le malade. Ici, comme vous le voyez, la paralysie motrice a été de suite, après le choc, absolument complète, le bras est tombé immédiatement inerte. Vous voyez qu'il s'agit d'une paralysie avec flaccidité des plus prononcées. C'est le fait le plus habituel. Nous aurons sans doute l'occasion de vous parler tout à l'heure des paralysies hystéro-traumatiques avec rigidité, ou mieux contracture. Mais ici, je le répète, ainsi que cela a lieu le plus communément, c'est la paralysie molle qui se présente à nous.

(La jeune compagne de la malade qui a assisté à l'accident est introduite.)

M. Charcot : Racontez-nous comment M. R. est tombée.

Le témoin : Nous descendions ensemble l'escalier, elle a fait un faux pas, elle est tombée et elle s'est cogné le coude à la rampe de l'escalier.

M. Charcot : Qui vous a dit que c'était le coude ? Elle prétend que c'est l'épaule.

Le témoin : Il m'a semblé que c'était le coude.

M. Charcot : A-t-elle perdu connaissance ?

Le témoin : Non, Monsieur, elle a crié, puis son bras est resté inerte.

M. Charcot : Quand elle s'est relevée et qu'elle a continué à descendre l'escalier, son bras était-il déjà ballant ?

Le témoin : Je ne sais pas trop, je n'y ai pas fait attention.

La malade : Oui, Monsieur, il était tombant.

M. Charcot : Il faut prendre ces renseignements pour ce qu'ils valent.

(Au témoin) : Elle n'avait rien dans les jambes, rien dans la face ?

Le témoin : Non, Monsieur.

M. Charcot : Ce fait, déjà qu'il s'est produit tout à coup ou au moins très rapidement une monoplégie vraie, absolue, c'est-à-dire sans participation de la face ou du membre inférieur, est déjà, remarquez-le bien, une circonstance propre à fixer l'attention du clinicien. Car on peut affirmer que les monoplégies brachiales proprement dites sont véritablement rares, très rares, à la suite des lésions organiques extra-encéphaliques ; à peine avons-nous pu rencontrer 3 ou 4 cas de ce genre dans la grande collection de faits que nous avons rassemblée, M. Pitres et moi, lorsqu'il s'est agi de fixer, sur des bases anatomo-cliniques, la doctrine des localisations cérébrales (Revue Mensuelle de Médecine et de Chirurgie, années 1877, 1878). Au contraire, ainsi que vous avez pu en juger par notre enseignement dans le cours des deux ou trois dernières années, les monoplégies vraies, systématiques, en quelque sorte, sont choses habituelles dans le groupe des paralysies hystéro-traumatiques.

Eh bien ! C'est une monoplégie absolue, typique, qui se présente chez notre jeune malade. Je vais vous montrer qu'on y trouve tous les caractères qui permettent de la spécifier d'ailleurs, et d'affirmer sa nature hystérique.

Je vais énumérer successivement ces caractères en vous en faisant reconnaître, chemin faisant, l'existence dans notre cas. Mais, au préalable, je vous rappellerai, comme je vous l'ai dit à l'origine, qu'ici il s'est présenté une anomalie. La période prodromique ou de méditation, si vous le voulez, a été supprimée ou pour le moins, elle a été si courte qu'elle n'a pas été remarquée. Je relèverai à ce propos que l'anomalie ne paraîtra pas tout-à-fait singulière si l'on considère ce qui se passe chez les hystériques hypnotisables (grand hypnotisme) lorsque, placées dans l'état de somnambulisme, on provoque, chez elles, une monoplégie traumatique en frappant avec le poing sur l'épaule.   (1)   En pareil cas la monoplégie flasque du membre supérieur correspondant se traduit tout à coup, soudainement en apparence, sans période de méditation. Il y a évidemment un rapprochement à faire entre ces monoplégies traumatiques subites de l'hypnotisme, et les phénomènes correspondants qui se produisent à l'état de veille chez les hystériques. Chez ces dernières, on comprend que la durée de la période de méditation soit très variable suivant que l'état cérébral du sujet se rapproche plus ou moins de l'état somnambulique. Mais il paraît très certain, en tout cas, que les 2 ordres de faits reconnaissent le même mécanisme psychique que les cas de paralysie traumatique provoquée chez les somnambules et ceux qui se produisent chez les hystériques à l'état de veille, ne forment qu'une seule et même série dont les termes extrêmes sont réunis l'un à l'autre par des cas de transition.

Voici maintenant l'énumération sommaire des caractères, tant subjectifs qu'objectifs qu'il y a lieu de relever dans la monoplégie de notre malade : 1°, anesthésie cutanée absolue de tout le membre paralysé limitée du côté du cou et de la poitrine par la ligne circulaire perpendiculaire à l'axe du membre que vous savez (fig. 1   ) 2°, anesthésie profonde également très accentuée, à savoir: perte de la notion de position du membre et de ses diverses parties ; insensibilité totale lors des distensions ou des torsions imprimées aux diverses parties du membre. Les trajets nerveux sont insensibles à la faradisation comme à la pression. 3°, Il n'y a, bien entendu, aucune modification à noter dans les réactions des muscles du membre paralysé.

Inutile d'entrer dans les détails pour vous rappeler que cet ensemble de caractères ne se rencontre dans aucune des monoplégies brachiales pouvant se produire, soit à la suite d'une lésion en foyer cérébrale ou spinale, soit à la suite d'une lésion grave du plexus brachial. Je vous renvoie, au besoin, pour les renseignements relatifs à ce point à nos leçons précédentes.

(Quelques détails sur un point qui paraît contredire, au premier abord une de mes assertions: j'ai dit que dans toute l'étendue du membre, le sens musculaire est aboli; et ce que j'ai dit s'applique aussi bien naturellement à l'épaule qu'aux autres jointures du membre. Cependant vous avez reconnu que quand je meus l'épaule passivement, la malade est, dans la plupart des cas, avertie de ce mouvement. Eh bien, Messieurs, pour peu que vous y réfléchissiez, il vous deviendra patent que la contradiction n'est qu'apparente. Je ne puis guère mouvoir l'épaule sans travailler la peau du cou et de la poitrine et ce tiraillement des parties non anesthésiées suffit naturellement pour donner à la malade des notions relatives aux déplacements imprimés à l'épaule. Constatez au contraire une fois de plus que les mouvements imprimés au coude, pourvu que le bras soit immobilisé, ou au poignet ou aux doigts de la

(1) Voir Pol. du Mardi 24 Janvier 1888, p. 135 - Pol. du Mardi 1er Mai 1888, p. 375.

plique traumatique et présence... [illegible]... que vous aurez quelquefois.

En voilà assez pour vous faire reconnaître la parfaite ressemblance de ces monoplégies hystériques avec celles du même genre que nous avons eu l'occasion d'étudier dans les leçons de cette année. Voy. Rel. du Mardi 27 Mars 88 p. 800 sq.

Maintenant qu'allons-nous faire thérapeutiquement, et d'abord que dire relativement au pronostic dans ce cas particulier.

Je ne crois pas que le pronostic soit bien grave en ce qui concerne la paralysie, qu'elle ne durera pas longtemps; nous sommes en plein terrain hystérique lorsque surviennent ces attaques. La chose serait sans doute plus grave chez une personne ou mieux encore chez un homme qui, pour la première fois manifesterait son hystérie à l'occasion d'un traumatisme, chez lequel il n'existerait pas d'attaques spasmodiques. La guérison des monoplégies de ce genre surtout si l'on a négligé d'agir à une époque voisine de l'accident peut quelquefois devenir très difficile à obtenir.

Ici le cas est vicié et nous avons voulu placer dans les meilleures conditions pour guérir nous l'avons fait chez l'hystérique mécanique dont je n'ai ai antérieurement d'aucune relaté le cas (Rel. du Mardi 1er Mai 1888 p. 373 sq). Mais, comme chez notre femme il existe des attaques qu'on peut provoquer à volonté l'apparition, nous avons d'autres ressources et nous ne serons peut-être pas obligés de procéder lentement comme cela aurait lieu à peu près nécessairement si nous n'avions appel à la méthode psychique. Il suffira peut-être, en d'autres termes de provoquer une attaque de chorée rythmée pour voir la monoplégie disparaître tout à coup. Une seule idée attaques en question s'offrent ici sous forme de chorée rythmée et non sous forme classique, et à cet égard, dans le rapport des effets curatifs à l'attaque provoquée, il peut avoir une réserve à faire. Nous ne sommes pas là dans les circonstances... chances de succès sont moindres. Nous allons bien voir par d'ailleurs ce qui l'en...

Notre malade se sous le bras antérieur gauche, en un général, en pression du bras gauche, et voir si en jeu être-elle une attaque.

M. Charcot prie le Chef de clinique de pratiquer une pression sur la région ovarienne gauche immédiatement. Interroge d'avoir de chorée rythmée. Le malade reste assise, paraît assez consciente. Tout à coup pour suite d'un rapide mouvement de demi-rotation du cou, sur... sur la tête se tourne de droite à gauche, puis à gauche à droite et ainsi de suite, d'une façon rythmée, les épaules avec les autres mouvements étant toujours à peu près de même que le bras droit, sans flexion, exécute en même temps des mouvements d'abduction, puis d'adduct...

qui font que la main vient, en cadence, frapper le genou correspondant, la malade paraissant accomplir l'acte de battre du tambour. Les battements de la main sont à peu près aussi nombreux que le sont les mouvements de la tête et isochrones. Le pied droit, lui aussi, frappe bruyamment le sol en cadence ; on compte un battement du pied pour trois battements du membre supérieur. (Mesure à 3 temps). Il y a peut-être, par minute, une centaine de battements du pied, et par conséquent trois fois plus de battements du bras, les mouvements sont parfaitement réguliers, cadencés, et pour désigner l'ensemble, le nom de chorée rhythmée convient parfaitement avec cette réserve, cependant, que ces mouvements, en raison de leur forme, et plus spécialement même en raison de leur caractère cadencé, n'ont que des analogies très grossières avec les gesticulations irrégulières et non mensurables de la chorée vulgaire.

La compagne de la malade qui a été appelée près d'elle et qui l'accompagnait lors de l'accident est également sujette à des accès de chorée rhythmée ; par le seul fait de la vue de ce qui se passe chez son amie, elle est à son tour prise de son accès qui offre le même caractère et est marqué seulement par des battements rhythmés des membres. En met fin à l'accès, chez cette dernière, en exerçant sur la région ovarienne gauche une pression qu'on maintient quelque temps. L'attention est alors de nouveau appelée sur la 1ère malade chez laquelle les mouvements choréiques continuent. M. Charcot fait remarquer ... que malgré la prolongation de l'attaque, le membre supérieur gauche frappé de monoplégie, ne s'est pas mis en mouvement.

M. Charcot : Vous le voyez, nous n'avons pas réussi, jusqu'ici, à guérir la paralysie. Il me paraît inutile de prolonger l'expérience thérapeutique. Nous avons entre les mains d'autres moyens d'une application plus facile, moins bruyante surtout que nous mettrons en œuvre.

Nous renvoyons la malade après avoir fait cesser chez elle l'attaque ainsi qu'on l'a fait envers la précédente.

On fait sortir la malade.

M. Charcot : Nous savons que la malade est facilement hypnotisable, nous tâcherons de la guérir de sa paralysie par suggestion dans la phase somnambulique.[1]

2ᵉ Malade.

M. Charcot : La malade que nous allons examiner est encore une pensionnaire

---

[1] C'est en effet ce qui a été fait 2 jours après la leçon.

du service des hystériques. Elle est âgée de 27 ans et issue d'une mère épileptique. Elle offre un bel exemple de ce que l'on appelle l'hystéro-épilepsie à crises séparées ; c'est-à-dire que de temps en temps, en dehors des attaques classiques de grande hystérie, elle présente des accès d'épilepsie vraie, que la pression ovarienne (la malade, en effet, est une hystérique ovarienne) ne peut pas enrayer, tandis qu'elle enraye, chez elle, les attaques hystéro-épileptiques ordinaires.

Les accès épileptiques, d'ailleurs, se montrent rarement, mais il n'est pas très rare, au contraire, que les attaques hystéro-épileptiques se montrent chez cette malade en série de manière à constituer ce que nous appelons, pour l'opposer à l'état de mal épileptique, l'état de mal hystéro-épileptique. Enfin, il peut arriver et il arrive quelquefois, chez elle, que seule la période épileptoïde soit représentée dans l'attaque, de telle sorte que quand ces accès marqués par la seule phase épileptoïde s'enchaînent en formant série ; on croirait avoir sous les yeux un cas de mal épileptique.

C'est justement ce qui s'est présenté chez notre jeune malade tout récemment.

Dans la nuit du 16 au 17, elle a été prise d'une série d'attaques convulsives de forme épileptoïde qui se sont répétées depuis à de très courts intervalles, de telle sorte que dans l'espace de 2 jours, elle en a eu 300. Ces attaques étaient toutes de forme épileptoïde.

Étaient-elles épileptiques étaient-ce des attaques avortées ou incomplètes d'hystéro-épilepsie ? C'est ce qu'il était très important de savoir.

En effet, 300 accès épileptiques en série, cela constitue un cas très grave : il y a danger de mort ; au contraire, si malgré la forme épileptoïde, les attaques en série sont de nature hystérique, s'il s'agit, en d'autres termes d'un état de mal hystéro-épileptique, le cas est incomparablement beaucoup moins sérieux.

Mais comment faire la distinction ? C'est ici le lieu de faire ressortir l'importance d'un moyen de diagnostic à la fois et de pronostic, sur lequel j'ai appelé, depuis longtemps l'attention. L'état de mal épileptique ne saurait se prolonger sans qu'il y ait élévation de la température centrale et quand celle-ci dépasse 39 et s'élève à 40 ou au-delà, le cas est des plus graves, la terminaison fatale est, on peut le dire, imminente. Rien de semblable dans l'état de mal hystéro-épileptique : La température ne s'élève peu ou point, même alors que les accès extrêmement nombreux, de forme épileptoïde se prolongent, jour et nuit, pendant plusieurs jours.

C'est bien là l'occasion de relever une fois de plus que bien que l'hystéro-épilepsie et l'épilepsie se ressemblent considérablement par l'extérieur, bien qu'elles s'engendrent mutuellement par voie d'hérédité, cependant, malgré tout, elles sont foncièrement de nature différente. Oui, nous savons qu'une hystérique peut engendrer une épileptique et inversement, eh bien, malgré tout, épilepsie et hystérie sont choses distinctes. C'est un peu comme pour le rhumatisme articulaire et la goutte qui, ainsi que le disait Pidoux, issus d'un même trône, conservent cependant, une fois développés, leur individualité nosographique et clinique. Et à ce propos, je le répéterai encore une fois, les espèces morbides ont une réelle fixité, les métis sont rares dans ce genre et ce qu'on prend comme tels ne représente souvent que la combinaison de deux états morbides parfaitement distincts.

Pour en revenir à Bl., elle a donc été prise à 24 heures sous le coup d'un état de mal hystéro-épileptique marqué, comme je l'ai dit par l'effacement des périodes consécutives à la phase épileptoïde. De telle sorte que cette succession monotone d'attaques épileptoïdes sans l'immixtion de grands mouvements, arc de cercle ou attitudes passionnelles, était bien de nature à simuler l'état de mal d'épilepsie vraie.

Mais notre diagnostic n'est pas resté longtemps en suspens. En effet, malgré la persistance et le grand nombre des accès dans un temps donné, jamais la température ne s'est élevée au-dessous de 38°. Je crois qu'on peut affirmer que si, dans un état de mal, la température ne dépasse pas ce chiffre, non seulement le cas se terminera favorablement, mais encore qu'il ne s'agit point là de l'épilepsie. Il y a cependant une cause d'erreur que je vous signalerai en passant, parce qu'une fois au moins, je n'ai pas su l'éviter. Il s'agissait d'un état de mal hystéro-épileptique datant déjà de quelques jours: jamais, jusque là la température rectale n'avait dépassé 38, tout à coup, un matin, on relève le chiffre 40, je fus alors fort effrayé et il me vint à l'idée d'administrer un lavement purgatif. Il s'en suivit une évacuation énorme et le soir même, la température était redescendue au taux normal. On avait ainsi tout simplement oublié l'observation d'un précepte qu'on ne doit jamais perdre de vue, surtout en pareille circonstance (1).

Un beau jour, voilà la température qui s'élève jusqu'à 40° au moins. Qu'est-ce que cela voulait dire? On donne à la malade un bon lavement purgatif. On avait oublié d'enlever les matières fécales et de faire une vidange, et depuis 3 ou 4 jours, elle n'avait pas été à la selle.

Or donc, Bl. a traversé une série de 300 attaques sans élévation de température, et, par conséquent, sans causer aux assistants la moindre inquiétude. La série s'est terminée par une attaque où les attitudes passionnelles de l'arc de cercle ont paru, jetant ainsi un jour nouveau sur la véritable nature de la crise.

Mais voici une conséquence de cet état de mal sur lequel je veux appeler maintenant votre attention: — au sortir de l'attaque hystérique terminale que je relevais il n'y a qu'un instant, Bl. était frappée d'une monoplégie double, complète du côté droit, présentant, comme vous allez le

---

(1) On a cependant cité, dans ces derniers temps, un ou deux exemples d'état de mal d'hystéro-épilepsie avec élévation de la température terminés par la mort. Ces cas sont-ils bien authentiques?

soir, sous les caractères de l'hémiplégie hystérique classique.

Mais nous avons bien souvent parlé de l'hémiplégie hystérique dans le cours de cette année et vous connaissez cette question-là, je pense, à peu près dans tous ses détails. Si j'y reviens aujourd'hui encore, à propos du cas présent, c'est que j'y trouve l'occasion de relever de nouveau un fait qui nous a beaucoup préoccupé dans ces derniers temps. Je vous parler de la non participation de la face à la paralysie dans l'hémiplégie hystérique.

Je vous ferai remarquer, en premier lieu, que les membres supérieur et inférieur du côté droit sont complètement paralysés du mouvement et dans un état de flaccidité complète, absolue. Il n'y a pas d'exagération des réflexes; l'anesthésie cutanée est complète, mais elle dépasse les membres et s'étend à toute la moitié droite du corps (tronc, tête et membres).

Perte absolue, dans tous les membres de la sensibilité profonde et des notions du sens musculaire. Vous voyez que c'est toujours la même chose. Et si je répète toujours la même chose comme dit Pierrot dans le festin de Pierre, "c'est que c'est toujours la même chose".

Je répète que la paralysie est complète; au membre inférieur elle est telle que la malade ne peut se tenir debout et que si on la maintient droite en la soulevant sous les bras, ce membre pend et traîne sur le sol, comme un corps inerte.

Je ferai remarquer, en passant, que sur la moitié droite de la face, non seulement il y a insensibilité cutanée complète, mais encore, comme dans les membres, insensibilité profonde à perte du sens musculaire. Ainsi lorsqu'à l'aide d'un doigt, je déplace ou comprime les orbiculaires des lèvres ou l'orbiculaire palpébral, en ayant soin, toutefois, de ne point travailler les muscles du côté opposé, la malade ne sent absolument rien de ce que je lui fais. Mais tout cela est connu, prévu pour ainsi dire et je ne veux pas m'y arrêter plus longuement.

Ce que je veux rechercher avec vous, pour l'avez compris, c'est s'il y a oui, non, dans ce cas, paralysie concomitante du facial inférieur de manière à reproduire ce qui se voit généralement dans l'hémiplégie vulgaire de souche organique.

Au premier abord, vous serez amenés à croire qu'il en est ainsi, car, comme vous le voyez, la commissure labiale du côté droit (côté paralysé) paraît manifestement abaissée, du moins relativement à lorsqu'on la compare à celle du côté opposé (fig. 3).

La bouche, en même temps paraît plus mince, plus étroite de ce côté qu'elle ne l'est à gauche où elle est légèrement entr'ouverte, de telle sorte que dans l'ensemble son ouverture figure un point d'exclamation. Le sillon naso-labial du côté gauche est en outre plus marqué que celui du côté droit.

En tenant compte de toutes ces circonstances, vous allez peut-être décider que les muscles de la face à droite sont affectés dans ce cas comme ceux des membres droits contrairement à la règle que j'ai maintefois ai proclamée

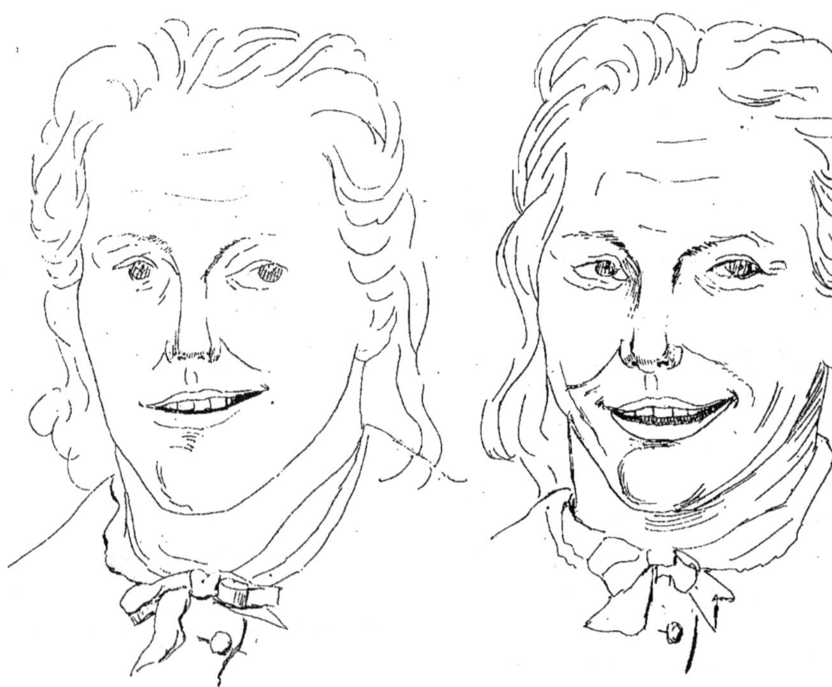

Fig. 3.
Fig. 4.
Bl.d au repos,
Bl.d quand elle rit.

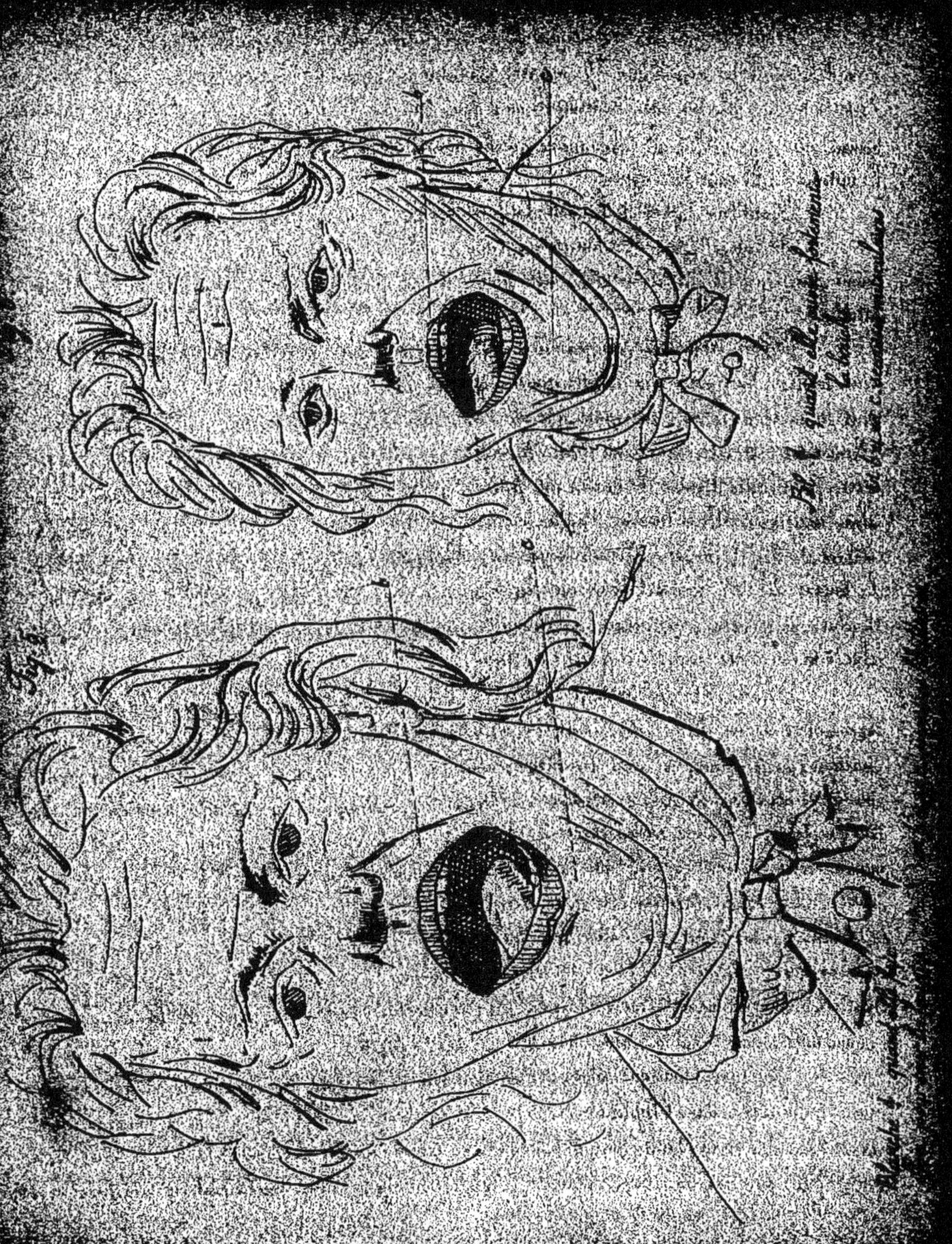

Vous aller me dire : Pourquoi voulez-vous donc qu'il n'y ait pas d'hémiplégie faciale dans l'hémiplégie organique ? Je n'y ai, répondrai-je, assurément aucun intérêt, mais je décris d'après nature et c'est mon sentiment qu'il faut toujours agir ainsi ; oui, il faut voir les choses comme elles sont réellement, alors même qu'elles ne sont pas telles qu'elles devraient être d'après le système établi dans notre esprit.

Constatons d'abord, je le répète, les faits tels qu'ils sont, la théorie viendra ensuite.

Eh bien, Messieurs, le fait ici que dans ce cas comme cela avait lieu dans tous ceux du même genre que je vous ai montrés cette année, il y a spasme glosso-labié et non pas paralysie faciale.

Je ferai remarquer, en premier lieu, à l'appui de cette assertion que quand le malade veut souffler, l'air passe par le côté gauche de la bouche toujours entr'ouverte et laissant voir les dents et non par le côté droit, ainsi que cela devrait être si l'articulation était paralysée de ce côté. Remarquez, en outre, que dans l'acte de souffler, la joue droite n'est point soulevée comme un voile inerte, en d'autres termes, la malade ne fume pas la pipe de ce côté ; cela doit déjà donner à réfléchir, mais nous allons trouver d'autres caractères plus importants. Nous allons ordonner à la malade de tirer la langue. Vous la voyez ouvrir la bouche démesurément, faire effort (fig. 5) mais la langue ne sort point. Vous voyez cet organe ramassé vers le côté droit de la bouche, dur au toucher, évidemment contracturé et bien qu'il soit attiré en masse vers la droite, formant un crochet dont la cavité regarde à gauche. (fig. 6)

J'essaie, à l'aide des doigts, de tirer la langue hors de la bouche, je n'y parviens que très incomplètement et elle y rentre aussitôt, reprenant sa position première. Ce n'est donc pas d'une paralysie qu'il s'agit ici, mais bien d'une contracture, c'est le spasme glosso-labié que nous avons une fois de plus sous les yeux ; seulement, en face des cas ordinaires, il y a ici une anomalie ; en effet, dans la règle, la langue contracturée est déviée vers le côté où siège le spasme labial tandis qu'elle paraît déviée du côté opposé ; mais à part cette anomalie, tout est régulier, et l'on peut affirmer qu'il y a chez notre sujet simulation de paralysie faciale et non paralysie véritable. Pour compléter le tableau, je vous ferai remarquer les petites secousses très manifestes qui se produisent du côté gauche, dans l'épaisseur de la lèvre supérieure et au niveau du menton. Il est curieux de voir le spasme du côté gauche coïncider ici avec la paralysie des muscles du côté droit, mais c'est là un cas présent et que nous avons déjà rencontré au moins une fois. (fig. 5)

Je n'ignore pas que plusieurs observations de paralysie faciale coïncidant avec la paralysie des membres dans l'hystérie, ont été publiées dans ces derniers temps. Mais je remarque qu'il est dit dans plusieurs d'entre elles que le malade ne pouvait sortir la langue hors de la bouche. Or, ce n'est pas ainsi que les choses se passent dans l'hémiplégie avec participation de la face et cette impuissance à tirer la langue est bien de nature à faire supprimer l'existence inconnue d'une contracture. Dans d'autres observations, il est dit que la face paralysée du même côté que les membres dans l'hystérie était contracturée, en effet, mais que pareille chose se voit quelquefois dans des hémiplégies organiques. Il est vrai qu'il en est ainsi, rarement toutefois, dans les hémiplégies de date ancienne, mais en réalité cela ne se voit jamais dans les hémiplégies récentes, datant de 8 à 10 jours seulement comme l'est celle que nous avons sous les yeux... Si on note la contracture des muscles de la face chez un sujet atteint d'hémiplégie récente c'est qu'il s'agit de l'hystérie, et la contracture ici est l'expression du spasme labié, elle ne répond pas à la contracture secondaire des muscles de la face auparavant paralysés et flasques qui s'observe toujours tardivement dans un nombre assez restreint, d'ailleurs, de cas d'hémiplégie organique.

En voilà assez sur ce point ; je terminerai ce que j'ai à vous dire sur ce cas par quelques remarques. L'hémiplégie des membres s'est produite à droite, du côté où existait l'hémianesthésie qui est, chez cette malade permanente. Rien de plus simple, mais il est à noter que dans les attaques épileptoïdes les convulsions ont prédominé au contraire du côté gauche ; ce qui est intéressant à noter. L'anesthésie n'est pas seulement cutanée mais elle est aussi profonde et telle qu'on ne la rencontre jamais aussi générale et aussi accentuée dans les hémiplégies organiques. Comme dans les cas précédents, le champ visuel est unilatéral.

Nous avons trop souvent parlé du traitement de l'hémiplégie hystérique pour, à propos de ce cas, nous arrêter sur ce sujet et je passe immédiatement à l'examen d'un malade qui se présente ce matin à la consultation pour la première fois.

3ᵉ Malade

M. Charcot : Quel âge avez-vous ? Quelle est votre profession ?

Le malade : J'ai 63 ans, je suis courtier en fonds de boulangerie.

M. Charcot : Vous voyez, Messieurs, de quoi il s'agit. Vous reconnaissez comment, par l'action combinée du trapèze et du sterno-cléido-mastoïdien, l'occiput, chez ce malade incline en arrière, vers l'épaule droite en même temps que le menton s'élevant vers la gauche, la face regarde à gauche et en haut ; cette attitude est maintenue en quelque sorte d'une façon permanente à un certain degré mais elle s'exagère de temps à autre sous forme de paroxysme pour s'atténuer momentanément après chaque secousse. Ces secousses, remarquez-le bien, ne sont pas brusques, comme électriques ; elles mettent, au contraire, un temps relativement assez long à se produire. En ce moment, les secousses sont très nombreuses et très intenses, c'est vraisemblablement une conséquence de l'émotion que le malade éprouve en ce moment.

Quoi qu'il en soit, vous avez reconnu qu'il s'agit ici de l'affection décrite sous les noms de spasme fonctionnel du sterno mastoïdien (Benox), crampe fonctionnelle du cou (Féré) hyperkinésie de l'accessoire de Willis (forme clonique.)

(Au malade): Depuis quand tournez-vous ainsi la tête ?

Le malade : Cela m'est venu tout d'un coup, il y a 8 mois, après un déjeuner un peu copieux; j'avais eu auparavant de grands chagrins; j'avais perdu 20.000 f., toutes mes économies.

La femme du malade : Il a depuis 2 mois, en plus, des crises nerveuses; il s'excite, il crie; il ne dort pas.

M. Charcot : Je vous ferai remarquer que du côté droit le muscle sterno-mastoïdien se dessine par un relief considérable surtout pendant les paroxysmes, mais que même alors il est à peu près complètement au repos, il est beaucoup plus volumineux que celui du côté gauche. En somme le sterno-mastoïdien qui fonctionne à l'excès est hypertrophié tandis que celui du côté opposé est, au contraire, atrophié. Il est de règle, je crois, que les choses soient ainsi dans les cas de ce genre. Amussat avait déjà signalé en 1834 cette hypertrophie du sterno mastoïdien spasmodiquement affecté, mais je crois que c'est à M. Vigouroux qu'on doit d'avoir fait ressortir cette particularité et d'avoir fait connaître que dans les cas de ce genre, le muscle correspondant du côté opposé, en d'autres termes le sterno-cleido-mastoïdien qui n'est pas atteint de spasme, présente à peu près toujours une atrophie absolue très marquée. J'aurai sans doute l'occasion de vous faire reconnaître l'intérêt de cette remarque...

Je signalerai que, chez notre homme, le spasme n'est point borné aux muscles sterno-mastoïdiens au trapèze du côté droit; vous voyez, en effet, qu'en outre des mouvements de torsion du cou de droite à gauche, il se produit, à un moment donné, chez notre homme des mouvements de la bouche et des lèvres qui rappellent ce que l'on voit chez certains animaux, le lapin, par exemple. Ces mouvements associés au spasme combiné du sterno et du trapèze, ne sont pas tout à fait rares dans l'espèce et je connais au moins un cas où les mouvements des lèvres observés chez notre malade, étaient remplacés par le mouvement d'un bras.

Il ne faut pas confondre ce spasme intermittent ou à renforcements, quels qu'en soient les accompagnements, avec les tics. Aussi le terme de tic rotatoire ou convulsif qu'on emploie quelquefois pour désigner ce genre d'affection, me paraît-il très peu approprié. Les tics qui se distinguent d'ailleurs cliniquement par des secousses beaucoup plus brusques comme électriques ont, comme vous le savez par nos études antérieures un tout autre pronostic et une tout autre signification.

(Au malade): Est-ce que votre contorsion augmente quand vous marchez ?

Le malade : Quand j'ai marché, je ne puis plus me tenir debout je suis forcé de m'arrêter tant le spasme est fort. Quand je suis assis tranquillement, j'en souffre moins, moins encore couché. Quand je me lève le matin, le spasme est beaucoup moins fort.

M. Charcot : Remarquez encore une fois que ce n'est pas ici un torticolis permanent. Il y a des moments où le relâchement est presque complet et où le cou peut se redresser complètement sous l'influence de la volonté.

(Au malade) : Essayez de résister au spasme.

Vous voyez, il y réussit pour un instant mais presqu'aussitôt après, le spasme reprend et la position antérieure se reproduit telle quelle. — Au malade : Dormez-vous ?

Le malade : Non, Monsieur, depuis 2 mois, j'ai des insomnies et toute la nuit je suis tourmenté par mon spasme.

M. Charcot : Messieurs, naguère encore, lorsque les spasmes de ce genre se présentaient à moi, j'étais toujours affecté au plus haut point, sachant par l'expérience d'alors que la maladie résistait à tous les moyens employés ; cependant aujourd'hui, éclairé par de nouvelles observations, je suis un peu moins pessimiste. J'ai vu, en effet dans ce service, sous l'influence du traitement imaginé par M. Vigouroux et de quelques tentatives de massage méthodique faites par M. Gautier, des malades de ce genre, alors même que l'affection était très accentuée et de date ancienne, s'amender remarquablement ou même guérir. Il s'agit tout simplement de limiter les excitations électriques ou le massage ; aux muscles non affectés par le spasme aux muscles atrophiés par conséquent. J'ai vu, je le répète, par l'intervention de cette médication fort simple, se produire des guérisons ou des améliorations que je considérais comme inespérées. Voici une bonne occasion qui se présente d'éprouver une fois de plus la méthode. Nous allons, en conséquence engager le malade à rester parmi nous et nous le mettrons en traitement immédiatement. En dehors de ce traitement, je ne connais rien qui vaille et je puis dire, pour l'avoir constaté, que la section quelquefois pratiquée du spinal n'amène en général, que des résultats temporaires,

(Au malade) : Rappelez-moi donc quelle est votre profession ?

Le malade : Je suis courtier en fonds de boulangerie.

M. Charcot : Vous avez eu des ennuis, des chagrins ?

Le malade : Beaucoup, de très vifs.

M. Charcot : Aviez-vous eu autrefois des maladies nerveuses autres que celle-ci ?

Le malade : Jamais, Monsieur.

M. Charcot : Quels sont les ennuis que vous avez éprouvés ?

Le malade : J'ai perdu beaucoup d'argent, tout mon avoir.

M. Charcot : Tout d'un coup ?

Le malade : Dans l'espace de 18 mois, 2 ans ; j'ai fait de mauvais placements. Pendant cette période de deux ans qui a précédé ma maladie, je ne mangeais plus, je ne pouvais plus dormir.

Pendant les mois qui ont précédé ma maladie, j'éprouvais dans le cou une sensation de chatouillement. On me frictionnait sans produire de soulagement. Comme je vous l'ai dit, le spasme a débuté un soir, tout à coup, il y a 8 mois de cela, après un déjeuner copieux où je ne m'étais pas enivré cependant, j'ai senti, en rentrant chez moi, des mouvements de la tête semblables à ceux d'aujourd'hui, mais moins intenses et plus rares. Au commencement, cela me prenait seulement quand je me levais de ma chaise et que je marchais. Pendant un temps, après cela, les secousses ont été si fortes que je ne pouvais plus marcher ; menacé de tomber à chaque instant, je me suis couché pendant un temps ; un vésicatoire à la nuque appliqué par le conseil d'un médecin n'a fait qu'empirer le mal, le bromure n'y a rien fait, j'ai été forcé de suspendre mes occupations.

La femme du malade : Cela lui a pris souvent, même en dormant.

M. Charcot : En êtes-vous bien sûr ?

La femme du malade : Oui, Monsieur, même en dormant ; tandis qu'autrefois cela lui prenait seulement dans de certains moments, quand il se mettait à marcher.

M. Charcot : Eh bien, Messieurs, voilà un cas fort intéressant dont j'aurai, je l'espère, l'occasion de vous entretenir à nouveau très prochainement.

4ᵉ Malade.

M. Charcot : Voici encore un cas d'hystérie dans lequel les accidents dont je veux vous parler reconnaissent une origine traumatique. Ce n'est pas de paralysie qu'il s'agit cette fois, mais bien de contracture. Il y a, en effet, ainsi que je l'ai relevé autrefois, des contractures hystéro-traumatiques comme il y a des paralysies de même nature. (De l'influence des lésions traumatiques sur le développement des phénomènes d'hystérie locale. p. 449. 1886 T. 1, leçon donnée en 1877).

Une hystérique, je suppose, et je décris ici d'après nature, en se levant de son lit tombe brusquement et lourdement sur ses pieds et voilà tout d'un coup ses pieds qui entrent en contracture et se produit un double pied bot qui résiste pendant longtemps à tous les traitements. Une autre, en cousant se pique un doigt avec une aiguille ; la main puis le bras se contracturent, le fait est rapporté par Brodie. Une autre tombe dans un escalier et se donne une légère entorse. L'entorse est l'occasion du développement d'une contracture qui persiste longtemps après elle, etc. etc. etc.

C'est quelque chose de ce genre qui s'est produit chez la malade que je vous présente aujourd'hui.

La question est de savoir pourquoi, sous l'influence de traumatismes en apparence

semblables, il se produit, dans certains cas, une paralysie flasque qui sous l'effet de
une contracture qu'on vous apparaître. Cela n'est pas très facile à expliquer. Mais nous savons
tout au moins qu'entre la paralysie flaccide et la contracture il n'y a pas d'opposition, et que
au contraire celle-là peut, sous de certaines influences, faire place à celle-ci. Nous avons vu
par exemple très-nettement cette mutation se produire chez un homme qui, atteint de para
lysie hystéro-traumatique du membre supérieur gauche, en ce membre comprimé par un
bandage nécessité par l'existence concomitante d'une fracture des os de l'avant-bras. Chez
lui, la paralysie se changea en contracture. Mais souvent, le plus souvent peut-être la
contracture survient primitivement en conséquence du traumatisme et sans être précédée
de paralysie.

Quand on veut se rendre compte de ces faits, il y a à considérer en premier lieu, sans
doute, que certaines hystériques sont en permanence, en imminence de contracture (ce que nous
appelons la diathèse de contracture). Un tiraillement, un mouvement brusque suffisent en
pareil cas pour provoquer la rigidité du membre. En dehors de cette circonstance, il faut
encore tenir compte de quelques particularités qui peuvent se produire en conséquence
du mode de traumatisme, dans les phénomènes du choc local. Le plus souvent, la contusion
comme nous l'avons fait remarquer tant de fois, provoque l'idée de la lourdeur, de l'impuis
sance, quelquefois même de l'absence du membre, tandis qu'un tiraillement, une distension,
une pression douloureuse pourront provoquer une impression de rigidité qui se développera et
se réalisera objectivement suivant le mécanisme de l'auto-suggestion, car nous pensons que dans
nombre de cas, pour le moins, la contracture hystéro-traumatique, comme la paralysie reconnaît
pour point de départ un mécanisme psychique.

Quoi qu'il en soit, voici ce qui est arrivé à notre malade qui se présente à nous
contracturée des deux membres inférieurs; les genoux sont dans l'extension et rigides, les
pieds en Varus équin. La rigidité, d'ailleurs, n'est pas poussée jusqu'à la dernière limite, ce n'est
pas dans l'espèce, un cas de première intensité.

Les articulations des hanches ne sont que très faiblement affectées. C'est au membre
inférieur gauche que la contracture est le plus prononcée; c'est celui, du reste, sur lequel le
traumatisme a porté son action. L'autre ne s'est pris que secondairement, 2 ou 3 jours après
à la suite d'une exploration destinée à rechercher si, sur ce membre, les réflexes rotuliens pré
sentaient une modification quelconque. Évidemment ce membre était en imminence de contrac
ture puisque la percussion du tendon à l'aide du marteau de Skoda a suffi pour amener la
rigidité permanente.

La malade est âgée de 21 ans, sa santé est précaire; elle est, depuis longtemps anémique. C'est une nerveuse. Elle a eu des accès de somnambulisme naturel à l'âge de 13 ans.

(A la malade): Vous descendiez de votre lit?

La malade: Oui, Monsieur.

M. Charcot: Cela vous est-arrivé souvent?

La malade: 3 fois. Une fois entr'autres, j'ai en dormant préparé du café. Je me promenais dans l'appartement.

M. Charcot: Je lis dans l'observation que j'ai sous les yeux qu'autrefois la malade a eu, sans cause provocatrice, comme une contracture du membre supérieur gauche. Cette contracture n'a pas duré plus de 3 semaines, elle a disparu d'elle-même. Le membre était, paraît-il, insensible.

La malade était, du moins en apparence, libre de tout phénomène nerveux, lorsque le 12 Juin dernier, s'étant engagée dans une pièce obscure, qu'elle ne connaissait pas, elle tomba dans l'orifice d'une trappe. Les deux membres s'engagèrent, paraît-il, surtout le gauche qui, dit-elle, "porta à faux et se tordit". Il en résulta immédiatement une assez vive douleur. Il y avait sur ce membre quelques écorchures et en particulier, au niveau des chevilles un certain gonflement du pied. Il est intéressant que c'est seulement dans la soirée que la rigidité a commencé à se produire. Ceci est à rapprocher de ce qui se passe dans les paralysies hystéro-traumatiques qui, dans la règle, ainsi que je le rappelais il n'y a qu'un instant, ne se produisent pas immédiatement après l'accident mais seulement après une période d'incubation. Le lendemain, le médecin appelé a pu constater que sur le membre gauche, il existait une anesthésie occupant le pied et la jambe, remontant même jusqu'au-dessus du genou.

Sur le fond anesthésique se dessinent au niveau du coude-pied une bande hyperesthésique et une autre plaque également hyperesthésique sur le dos du pied, au niveau des articulations métatarso-phalangiennes. Sur le membre inférieur droit contracturé secondairement il n'y a pas d'anesthésie généralisée, on constate seulement au niveau du mollet sur les parties latérales de la jambe, en dedans et en dehors, une plaque anesthésique circulaire.

Je vous ai dit que la rigidité même au membre gauche, n'était pas, comme cela se voit souvent dans l'hystérie, poussée jusqu'au plus haut point; j'ajouterai que, ainsi que cela a lieu habituellement dans les cas de contracture de cause organique, la rigidité s'atténue considérablement pendant le sommeil, pour reprendre son intensité, le matin lorsque la malade éveillée cherche à exécuter quelques mouvements des jambes et à marcher.

Malgré ces ressemblances, c'est bien chez notre malade de contracture hystérique qu'il est question ; jamais la malade n'a eu d'attaques mais nous savons que déjà elle a souffert d'une contracture d'un membre ; nous avons, de plus, constaté chez elle l'anesthésie du pharynx à un certain degré, très léger du reste, de rétrécissement concentrique double du champ visuel.

Chez cette malade, la contracture est de date récente, et ainsi que je l'ai relevé plusieurs fois, elle n'est pas portée au plus haut point. Tout nous permet d'espérer, par conséquent que nous pourrons en venir à bout, sans trop de peine en mettant en œuvre l'un des divers moyens que nous avons à notre disposition et dont je vous ai parlé maintes fois déjà.

Appendice.

(Spasme glosso-labié dans la paralysie générale progressive.)

(Voir l'histoire de la 2ᵉ malade dans la présente leçon.)

Un nommé B., âgé de 44 ans, atteint de paralysie générale progressive et offrant une langue "en crochet" semblable à celle qu'on voit dans le spasme glosso-labié des hystériques s'est présenté à la consultation, mais n'a pu être montré au cours. Nous croyons devoir donner en abrégé l'observation de ce malade.

Plusieurs attaques congestives au début, il y a 8 mois, sans perte de connaissance complète, sans paralysie consécutive. L'embarras de la parole se serait prononcé d'emblée après la première attaque ; il est aujourd'hui très accentué. Quand le malade parle on voit le sourcil droit se lever et s'abaisser successivement tandis que celui du côté gauche reste le plus souvent en place ; en même temps l'orbiculaire des lèvres, surtout du côté droit, est agité de secousses très marquées. Quand on dit au malade de tirer la langue, celle-ci est déviée vers la droite, et elle forme un crochet dont la concavité très accusée regarde en dehors et à droite. La moitié droite de la langue est très manifestement moins large et plus dure au toucher que ne l'est la moitié gauche (fig. 7 et fig 8.)

La main droite tremble plus que la gauche. Elle est souvent, ainsi que le bras correspondant le siège d'engourdissements qui existent aussi dans le membre inférieur du même côté. Les pupilles ne présentent pas d'anomalies. Malgré l'existence de phénomènes somatiques aussi prononcés la mémoire n'est pas affaiblie à proportion ; le malade toutefois, saute souvent des mots en écrivant et il se trompe grossièrement dans ses calculs. Ce manque de proportion entre l'intensité des phénomènes somatiques et celle des phénomènes psychiques rappelle ce qui a été vu chez un autre paralytique général présenté dans une des dernières leçons et chez lequel les symptômes somatiques prédominaient remarquablement du côté droit du corps (19e leçon 4 et 5) Notre malade d'aujourd'hui exerçait une profession très fatigante ; il était chef de vente et chargé de la comptabilité au "Figaro" et au "Temps".

N. B. — Dans la leçon 19, p. 368, 2e paragraphe, 3e ligne, au lieu de "lorsque je lui fais lever la main gauche" lisez : "lorsque je lui fais lever la main droite."

Policlinique du Mardi, 3 Juillet 1888.

Objet de la Leçon:

1°. Sclérose en plaques chez un jeune homme de 25 ans;

2°. Affection spinale consécutive aux arthropathies du rhumatisme blennorrhagique chez un homme âgé de 26 ans;

3°. Neurasthénie chez une femme de 49 ans.

1ᵉʳ Malade.

(Un malade assez bien mis est introduit.)

M. Charcot: Vous avez 24 ans, vous avez fait déjà bien des choses dans votre vie, d'après ce que je vois sur cette note qui vous concerne; entr'autres, vous avez énormément voyagé, en particulier à Panama. Sans indiscrétion, qu'y êtes vous allé faire?

Le malade: J'ai été employé de la Compagnie du Canal interocéanique.

M. Charcot: Est-ce que vous êtes resté longtemps à Panama?

Le malade: 8 mois.

M. Charcot: Quel est le motif qui vous en a fait partir?

Le malade: J'ai été atteint des fièvres intermittentes.

M. Charcot: Je vois dans ma note que vous avez servi dans l'armée?

Le malade: Oui, au 3ème dragons et au 3ᵉ spahis.

M. Charcot: Pourquoi avez vous changé ainsi de corps?

Le malade: Parce que je voulais retourner en Afrique.

M. Charcot: Vous y aviez déjà été?

Le malade: Oui, Monsieur.

M. Charcot: Est-ce que vous êtes né en Algérie?

Le malade: Non, je suis né dans le Nord.

M. Charcot: Je fais parler ce malade à dessein, je tiens à vous faire remarquer que son débit est lent, sa parole scandée et que, chemin faisant, pendant qu'il parle, l'on observe

- Charcot: 25.

que sa tête est agitée de petites oscillations dans divers sens. Je ne suis pas fâché non plus de vous faire remarquer que le passé de ce malade semble indiquer chez lui un état d'esprit qui n'est peut-être pas absolument normal.

(Au malade): On me dit que vous avez eu des vertiges. Comment étaient faits ces vertiges est-ce que vous voyez tourner les objets autour de vous; est-ce qu'il vous semblait que vous vous déplaciez vous-même, malgré vous?

Le malade: Jamais, seulement je ne peux baisser la tête ni d'un côté ni de l'autre; tout de suite, je suis congestionné, j'ai la tête lourde.

M. Charcot: Voilà ce que vous appelez des vertiges. Vous n'éprouvez pas autre chose? Avez-vous vu double?

Le malade: Non, jamais je n'ai vu deux objets au lieu d'un.

M. Charcot: Est-ce que, quelquefois, quand vous regardez les objets, vous les voyez qui oscillent, qui remuent?

Le malade: Oui, en beaucoup plus dans certains moments que maintenant.

M. Charcot: Dans quelle direction se meuvent les objets dans ces cas là?

Le malade met sa main devant ses yeux et figure par une pantomime les objets oscillant de gauche à droite et de droite à gauche.

M. Charcot: Il a probablement du nystagmus; en effet, quand il cherche à fixer un objet que l'on déplace, on voit les globes oculaires osciller rapidement dans le sens latéral.

Chemin faisant, dans notre examen, je chercherai à mettre en relief les symptômes qui, je le pense, devront vous conduire à faire un diagnostic qui est déjà à peu près arrêté dans mon esprit. J'ai vu en effet le malade hier, un instant seulement, mais le cas ne me paraît pas bien difficile à débrouiller.

En général, dans l'affection dont je le suppose atteint et dont je ne vous dirai le nom que tout à l'heure, parce que je veux vous laisser le plaisir de le deviner vous-mêmes si ce n'est déjà fait, la langue ne tremble pas comme cela a lieu quelquefois dans la paralysie agitante, dans la paralysie générale progressive, dans le cas de tremblement mercuriel. La parole est seulement lente, comme scandée; quelquefois cependant l'émission des sons articulés est accompagnée de petites secousses dans les lèvres qui rappellent ce que l'on voit si souvent dans la paralysie générale progressive. Cela a lieu justement chez notre malade et cela n'est pas pour rendre le diagnostic absolument facile.

Le malade: Il y a eu un temps où je ne pouvais que difficilement m'exprimer, où j'ai eu la parole très embarrassée, seulement je ne crois pas l'avoir en ce moment.

M. Charcot: Comment parliez-vous?

Le malade : Je mettais un assez long temps à articuler mes mots et j'appuyais sur mes mots.

Aujourd'hui, si je parle comme je le fais, lentement, c'est parce que je le veux bien ; mais si je me mettais en colère vous m'entendriez parler autrement.

M. Charcot : La colère n'est pas un état normal.

Le malade : Je vous demande pardon.

M. Charcot : A moins que chez vous ce ne soit l'état habituel, ce qui ne me paraît pas être tout à fait exact. Enfin il y a eu un moment où vous avez parlé très lentement.

Le malade : Certainement, j'ai eu la parole plus embarrassée que je ne l'ai dans ce moment-ci.

M. Charcot : C'est une question de nuance. Je ne dis pas que vous ayez la parole très embarrassée en ce moment, je dis que vous l'avez assez embarrassée pour qu'un observateur exercé reconnaisse l'embarras de la parole et l'appelle d'un certain nom.

Maintenant vous dites que vous n'avez pas vu double ?

Le malade : Jamais.

M. Charcot : Voyez-vous bien clair.

Le malade : Oui, maintenant ; il y a eu des moments où je ne voyais plus clair, je ne pouvais plus lire.

M. Charcot : Voilà un cas dans lequel l'examen méthodique des yeux serait utile. Nous avons constaté le nystagmus, cela est bien facile, mais il y a peut-être bien d'autres choses à y voir. Pour le moment, nous devons nous contenter des résultats fournis par un examen sommaire.

(Au malade) : Serrez-moi la main.

(Le malade serre la main de M. Charcot vigoureusement.

Oh, il est très fort j'en suis convaincu (on rit).

Portez votre main à votre figure.

Le malade : A ma bouche.

M. Charcot : Oui. L'autre main maintenant.

Vous voyez que chacun de ces actes intentionnels est marqué par une oscillation, un tremblement très marqué, non seulement de la main en action, mais encore de la tête. Je sais que ce phénomène important va s'accuser plus encore lorsqu'il s'agira de porter à la bouche un verre rempli d'eau. En effet, au moment d'atteindre le but, vous voyez que la main s'agite au point de verser une bonne partie du contenu du verre.

Le tremblement intentionnel est, comme vous voyez, manifestement plus prononcé dans la main droite que dans la gauche.

M. Charcot : Vous n'avez de douleurs nulle part ?

Le malade : Non.

M. Charcot : Vous n'avez jamais de fourmillement, pas d'engourdissements.

Le malade : Jamais. Si, cependant, j'ai eu une petite douleur dans l'épaule droite, mais elle n'a duré que quatre jours.

M. Charcot : Levez donc votre jambe droite.

Le malade : Je lève très bien la jambe droite, mais je ne peux pas lever aussi bien la gauche et quand je veux marcher, c'est celle-ci qui s'y refuse.

M. Charcot : Ayez la bonté de vous lever. — Maintenant restez debout, laissez pendre votre main, rapprochez un peu vos pieds.

Le malade : Oh oui, mais…… je ne peux pas, je vais tomber.

M. Charcot : Il ne peut donc pas se tenir debout quand ses pieds sont rapprochés l'un de l'autre.

Écartez vos pieds maintenant de manière à être solide. Fermez les yeux.

(Aux auditeurs) : Vous constatez toujours que l'occlusion des yeux ne modifie en rien la station debout.

(Au malade) : Maintenant asseyez-vous, rester tranquille et mettez une jambe sur l'autre.

(M. Charcot pratique successivement la percussion des 2 tendons rotuliens à l'aide du marteau de Skoda.)

Ses réflexes sont manifestement exagérés. Il y a un certain degré de trépidation quand on redresse brusquement la pointe du pied, surtout du côté gauche. La parésie des membres inférieurs est donc du genre spasmodique.

Vous n'avez pas de difficulté à uriner ?

Le malade : J'en ai eu beaucoup plus qu'aujourd'hui. J'ai eu de l'incontinence d'urine pendant la journée.

M. Charcot : Quand cela ?

Le malade : Il y a un mois, actuellement c'est complètement fini.

M. Charcot : Ce phénomène n'est pas très fréquent dans l'affection dont je le crois atteint, mais il s'y voit quelquefois d'une façon très accentuée.

M. Charcot : Dans quel hôpital avez-vous été ? à l'hôpital militaire, me dit-on ?

Le malade : Oui, au sortir de là je ne pouvais faire 4 pas.

M. Charcot : Vous avez donc été plus malade que vous ne l'êtes ?

Le malade : Oui, certainement, il fut un moment où je n'aurais pas pu marcher pendant 30 mètres.

M. Charcot : Notez cela ; il paraît s'être amendé à plusieurs reprises sous de certains rapports. La maladie supposée est en effet marquée dans sa marche, très souvent du moins, par des hauts et des bas successifs, bien qu'il s'agisse d'une affection caractérisée par des lésions organiques également très accentuées.

(Au malade) : Vous venez de dire qu'il y avait des moments où vous marchiez assez difficilement. D'après la note que j'ai entre les mains, il aurait existé un temps où vous ne pouviez même plus marcher du tout ?

Le malade : Si, j'ai toujours marché, et je n'ai jamais marché en titubant ; seulement j'étais constamment fatigué. Au bout de 50 mètres, je ne pouvais plus faire un pas, et si je l'avais fait, il est probable que je serais tombé par terre et cela même m'est arrivé une fois.

M. Charcot : Ainsi vous prétendez que vous ne marchiez pas en titubant à la manière des gens ivres ?

Le malade : Non, Monsieur le Docteur, seulement je ne pouvais aller droit.

M. Charcot : Vous ne pouviez aller droit devant vous, vous oscilliez à droite et à gauche ; c'est justement ce qu'on appelle tituber, festonner comme on le dit quelquefois des ivrognes.

Le malade : Je ne m'en fâcherai pas.

M. Charcot : Eh bien, est-ce à la manière des ivrognes que vous marchez ?

Le malade : Hélas, oui !

M. Charcot : Marchez un peu devant nous s'il vous plaît.

(Le malade fait quelques pas).

M. Charcot : Un peu plus vite.

Le malade : J'aurais peur de tomber si je marchais plus vite.

M. Charcot : Veuillez remarquer, Messieurs, qu'il présente en marchant, au plus haut degré, la démarche titubante, marquée par des oscillations du corps et des membres inférieurs, qui l'entraînent à droite, puis à gauche de la ligne de marche. Pendant ce temps le tronc et les membres sont secoués par de grandes oscillations à peu près rhythmées qui ne se voient pas dans l'ivresse. Ce n'est donc pas la démarche titubante en général qu'il présente, mais un genre particulier de démarche titubante.

(Au malade) : A quelle époque faites-vous remonter le début de la maladie ?

Le malade : Au moment de mon retour de Panama, immédiatement après avoir eu les fièvres intermittentes.

M. Charcot : A cette époque vous n'aviez pas eu encore de difficultés de la marche ni de troubles des yeux ?

Le malade : Non, cela ne date que du mois de Janvier dernier ; j'ai eu cela pour mes étrennes.

M. Charcot : C'est alors que vous avez vu les objets osciller de gauche à droite et de droite à gauche.

Si on vous demandait comment a commencé votre maladie, que répondriez-vous ?

Le malade : Que c'est la suite de mes fièvres intermittentes. Peut-être ai-je trop pris de sulfate de quinine. J'en ai pris jusqu'à 3 grammes.

M. Charcot : Il est possible en effet que la maladie dont il souffre se soit développée non pas à la suite de l'emploi du sulfate de quinine ; mais à la suite d'une maladie infectieuse comme l'est la fièvre palustre.

Cette déclaration du malade ferait grand plaisir à un de nos anciens élèves qui soutient que le plus souvent la sclérose en plaques se développe à la suite d'une maladie infectieuse quelconque. Ce pourrait être aussi bien la fièvre typhoïde, la syphilis ; — mais je m'aperçois que j'ai prononcé le mot sclérose en plaques, c'est bien le diagnostic que chemin faisant, pendant l'interrogatoire, vous aviez, j'en suis sûr, formulé dans votre esprit.

M. Charcot : Quels sont les diagnostics faits par les médecins que vous avez consultés ?

Le malade : Le docteur X. m'a dit que j'étais atteint de paralysie agitante ; un autre m'a dit que c'était peut-être la maladie de Huntington.

M. Charcot : Hélas ! Hélas ! Hélas ! et quatre fois Hélas !

Le malade : Le docteur X. a affirmé que j'avais dans le système nerveux quelques plaques scléreuses, il ne me l'a pas dit à moi-même.

M. Charcot : Alors, comment le savez-vous ?

Le malade : Il l'a dit à un de mes amis qui me l'a répété.

M. Charcot : Vous n'avez pas eu d'autres diagnostics ?

Le malade : Je me suis contenté de ces deux là, c'était bien assez.

M. Charcot : Et vous avez eu bien raison ; le dernier était le bon.

Avez-vous eu des maladies vénériennes ?

Le malade : Oui, la chaude-pisse, à Cuba ; j'avais 14 ans.

M. Charcot : A Cuba ! Vous avez donc voyagé toute votre vie ?

Le malade : J'ai fait 6 voyages, j'ai été en Amérique 2 fois.

M. Charcot : Qu'est-ce que vous alliez y faire ?

Le malade : Beaucoup de choses.

M. Charcot : Trop peut-être à la fois. Quel était votre but ?

Le malade : Je voyageais avec mon oncle qui était capitaine d'un voilier.

M. Charcot : Est-ce que vous avez bien connu tous vos parents ?

Le malade : Certainement, j'ai connu mon père, ma mère, et je connais encore mon père parce qu'il est vivant.

M. Charcot : Vous ne savez pas s'il y a eu dans votre famille des originaux, des esprits bizarres, des maladies de l'esprit enfin.

Le malade : J'ai toujours été moi-même un peu bizarre, mais pas malade d'esprit.

M. Charcot : Je voudrais savoir de vous enfin, s'il n'y a pas eu dans votre famille quelques personnes malades du système nerveux ?

Le malade : Il y a eu des poètes.

M. Charcot : Oh, des poètes ! Ce n'est pas tout à fait cela, bien que je sois un peu enclin à partager certaine opinion émise par un regretté collègue et maître à la Salpêtrière, Moreau de Tours.

Je ne veux pas pousser l'interrogatoire plus loin ; vous avez pu remarquer que le malade est un peu original, un peu rétif, non sans amour-propre et je ne voudrais pas le pousser à bout. C'est déjà très heureux qu'il ait bien voulu jusqu'ici se prêter à notre examen.

(Au malade) : Je vous remercie, vous pouvez vous retirer, on vous donnera dans un instant la prescription qui vous convient.

Je vous dirai en terminant que votre maladie n'est pas inguérissable et que nous vous guérirons, je l'espère, si vous voulez bien nous y aider.

(Le malade se retire).

Décidément c'est un original et il nous paraît l'avoir toujours été. J'ai cru à chaque instant, pendant l'interrogatoire, qu'il allait se fâcher tout rouge, certainement c'est un vaniteux. Cela tient-il à la modification mentale qui accompagne généralement la maladie cérébro spinale dont il est atteint ? En général, en pareil cas, c'est de l'amnésie, de la dépression que l'on observe. Il y a cependant des exceptions à la règle et quelquefois les idées ambitieuses viennent parmi les troubles psychiques, tenir la première place, de telle sorte que l'on pourrait s'y tromper si l'on n'était pas attentif, et si l'on ne connaissait pas le piège. — Je serais vraiment étonné s'il n'avait pas existé dans sa famille quelque tare nerveuse — Mais je ne veux pas m'arrêter plus longtemps sur ce malade qui offre, d'ailleurs, un cas assez simple, bien qu'il ne s'agisse pas d'un exemple tout à fait typique de la sclérose en plaques.

2ᵉ Malade.

(Un second malade est introduit porté par un infirmier et ensuite placé assis sur une chaise)

M. Charcot : Le malade que voici n'est pas, comme le précédent, un client du dehors

C'est un malade qui, depuis longtemps, vit dans le service; aussi avons-nous eu le loisir de l'étudier avec quelque soin. Je vous le présente comme un cas fort important pour la pratique et encore insuffisamment connu. Certes, vous avez entendu maintes fois, lorsque vous étiez jeunes étudiants, vos maîtres vous dire: "Si vous ne craignez pas les Dieux, craignez la vérole". Ils auraient pu ajouter: "Craignez aussi la chaude-pisse", car celle-ci, bien que moins terrible que celle-là, sans doute, dans ses conséquences, peut chez certains sujets amener des accidents vraiment déplorables, non parce qu'ils compromettent habituellement l'existence ou même la santé générale, mais parce qu'ils peuvent entraver le fonctionnement de la vie régulière parfois pendant une période de plusieurs années. Ci justement c'est ce qui est arrivé chez le pauvre garçon que vous avez là, sous les yeux.

Vous n'allez pas croire, certainement, que je veuille ici, vous parler de la chaude-pisse considérée pour elle-même et en elle-même, cela n'est pas mon affaire. Je ne vous dirai rien non plus des accidents plus ou moins éloignés ou immédiats qu'elle peut engendrer du côté des voies urinaires.

Vous comprenez bien que si je vous parle de la chaude-pisse, c'est qu'elle peut aboutir quelquefois, en procédant par des voies plus ou moins détournées, à certains phénomènes névropathiques encore peu étudiés jusqu'ici, et dont notre malade offre un bel exemple.

Voici, Messieurs, en effet, un pauvre jeune homme, on ne saurait trop le plaindre, qui, âgé aujourd'hui seulement de 26 ans, est depuis 8 ans déjà cependant, en conséquence de la gonorrhée infectieuse à répétition, sous le coup d'une affection articulaire qui, compliquée d'une affection spinale depuis 14 mois, lui rend la station debout et la marche absolument impraticables.

Oui, depuis 8 ans, il n'a pas cessé d'être arrêté chaque année pendant des semaines et des mois, d'être rendu incapable de tout travail. Depuis 14 mois il n'a plus de répit; toujours confiné à l'hôpital, il lui est devenu absolument impossible de marcher même à l'aide de béquilles.

Ainsi que je l'ai dit à l'instant, c'est pour une bonne part l'affection spinale dont il souffre qui le rend ainsi impotent: Mais celle-ci n'a pas suivi d'emblée la blennorrhagie, elle s'est produite d'elle-même à la suite et dans le cours d'une affection articulaire que l'on est convenu d'appeler le rhumatisme blennorrhagique.

Il fut un temps, Messieurs, et il n'est pas encore très loin, où l'on pouvait se demander s'il existait réellement un rhumatisme blennorrhagique digne de ce nom. Sans doute, on n'a jamais mis en doute qu'il y ait une relation entre la gonorrhée et certaines formes d'arthropathie, mais certains pensaient qu'il s'agissait là peut-être, d'un rhumatisme articulaire vulgaire, développé en conséquence d'une blennorrhagie et plus ou moins modifié par elle. Peut-être sera-t-il opportun, pour vous donner une idée des discussions qui s'agitaient à l'époque, au sein de la Société Médicale des Hôpitaux (1866), de vous faire connaître la part que j'y ai prise. Dans une lettre communiquée au regretté Lorain (Bulletin de la Société Médicale des Hôpitaux de Paris

t. III, 2ᵉ Série, Année 1866, p. 324), je disais :

...... « Les causes les plus banales, telles que le traumatisme, par exemple, peuvent donner naissance au rhumatisme articulaire ordinaire. Des causes plus spéciales et en particulier les causes génitales peuvent amener ce résultat. Mais ce n'est certainement là, à mon sens, qu'un coin du tableau, et je pense que la plupart des causes spéciales ou spécifiques peuvent, par elles-mêmes, provoquer l'apparition d'affections articulaires qui diffèrent à certains égards, et surtout cliniquement, du rhumatisme ordinaire. Il est facile de démontrer tout d'abord que certaines causes vraiment spécifiques (on dirait aujourd'hui infectieuses) font naître des arthrites qui n'ont de commun avec le rhumatisme proprement dit que le siège. Certains poisons morbides peuvent être placés au premier rang ; sous ce rapport, il y a une arthrite morveuse, une arthrite varioleuse, une arthrite liée à la diathèse purulente. »

« Ces arthrites-là, partielles ou multiples ne sont évidemment pas le rhumatisme articulaire commun. »

« Je crois de plus qu'il y a une arthrite scarlatineuse bien différente du rhumatisme articulaire commun, lequel se développe cependant quelquefois sous l'influence de la scarlatine. »

« Je crois aussi qu'il existe une arthrite blennorrhagique ayant ses caractères particuliers et distincts de ceux qui appartiennent au rhumatisme spontané, mais il n'en est pas moins vrai que le rhumatisme ordinaire peut se développer sous l'influence de la blennorrhagie. »

« Il y a sans doute une arthrite puerpérale spéciale ; mais l'état puerpéral est propre à développer le rhumatisme commun. »

« En résumé, les causes qui provoquent les arthropathies spéciales sont aussi toutes puissantes à provoquer, dans certaines circonstances données (lorsqu'il existe, par exemple, une prédisposition déjà accusée par des accès antérieurs) les arthropathies du rhumatisme ordinaire... »

Eh bien, Messieurs, à ce que je disais il y a 22 ans, je ne vois pas grand'chose à changer aujourd'hui. C'est bien ainsi que sont les choses. Il y a lieu de reconnaître à côté du rhumatisme articulaire vulgaire développé sous l'influence de la blennorrhagie, une arthropathie blennorrhagique proprement dite, spécifique ou autrement dite infectieuse comme l'est la gonorrhée elle-même.

S'il fallait discuter encore, après tant d'éclaircissements fournis sur la matière, principalement depuis la découverte de Neisser, sur la réalité d'une arthrite blennorrhagique spécifique, le cas que nous avons sous les yeux serait justement un bon exemple à choisir pour établir la démonstration. Évidemment ce n'est pas le rhumatisme articulaire aigu ou subaigu, proprement dit vulgaire, qui se comporte comme se sont comportées les arthropathies qui, depuis 8 ans, ont si cruellement tourmenté notre malade.

C'est à la suite des arthropathies, par le fait d'un mécanisme que nous aurons à élucider, que s'est établie l'affection spinale qui doit être l'objet de notre démonstration, et pour vous bien montrer, dès l'origine qu'il y a vraiment chez notre homme affection spinale, il me suffira de vous faire remarquer sommairement qu'en outre d'une atrophie des masses musculaires des membres inférieurs, il existe chez lui une exaltation très prononcée des réflexes rotuliens (phénomène du genou) et, en outre, une trépidation également très accusée produite par le redressement de la pointe du pied (phénomène du pied). Ces deux phénomènes, j'y insiste, suffisent pour mettre en relief l'existence d'une lésion affectant le centre spinal, lésion dynamique ou organique, c'est ce qu'il s'agira de déterminer ultérieurement.

Mais jusqu'à présent, vous ne connaissez que le "Sommaire", la "tête de chapitre". Il nous faut entrer dans le détail et vous faire connaître quelques-uns des faits les plus importants de l'histoire de notre malade. Vous allez voir que c'est toute une Iliade, une Iliade blennorrhagique, s'il était permis d'ainsi parler.

X... se est de nationalité hongroise. Il exerce la profession de photographe. Il a contracté sa première gonorrhée en 1880.

M. Charcot au malade : Etiez-vous alors à Paris ?

Le malade : Non j'étais dans mon pays.

M. Charcot : Il avait alors 18 ans. Ainsi nous ne sommes pas responsables de sa première blennorrhagie. Cela n'est peut-être pas inutile à relever par le temps qui court. Non, tout le mal ne vient pas de nous, Babyloniens du jour, à ce que l'on dit.

Quoi qu'il en soit, c'est alors que commence pour lui une période malheureuse entre toutes, 8 ans d'empêchements et de souffrances, car vous allez voir que depuis cette triste rencontre, il n'a jamais été complètement libre d'accidents articulaires blennorrhagiques.

Vous savez que justement un des caractères cliniques du rhumatisme blennorrhagique, c'est ainsi que l'a parfaitement montré M. le Prof. Fournier dans un article de dictionnaire justement célèbre[1], qu'il s'attaque non pas exclusivement aux articulations, mais encore avec une certaine prédilection et quelquefois presque uniquement aux gaines tendineuses et aux bourses synoviales ou muqueuses, comme on disait dans le temps. Pareille chose se voit sans doute quelquefois dans le rhumatisme articulaire aigu vulgaire, mais jamais, on peut le dire, d'une façon aussi prédominante. Or vous allez voir que justement, chez notre sujet, l'affection a prédominé et prédomine encore notoirement sur les gaines tendineuses et d'une façon toute spéciale sur certaines bourses séreuses.

---

[1] (Nouveau Dictionnaire de Médecine et de Chirurgie pratiques t. 5, 1866, article Blennorrhagie).

Donc, c'est en 1880 qu'a eu lieu la première blennorrhagie ; au bout de 3 semaines est apparue une douleur avec gonflement dans l'articulation métatarso-phalangienne du 2.e orteil droit. Le malade a été retenu 3 mois au lit par la douleur articulaire ; la convalescence a duré 3 mois ; remarquez ce premier rhumatisme limité à une seule jointure ; cela déjà ne ressemble pas beaucoup au rhumatisme vulgaire.

En 1883, deuxième blennorrhagie qui dure 3 ou 4 mois. Quelques jours après le début, envahissement des articulations tibio-tarsiennes des deux côtés et du Talon droit au niveau du tendon d'Achille. Séjour au lit : 4 mois.

Singulière prédisposition, non seulement à contracter la gonorrhée, mais encore à contracter le rhumatisme blennorrhagique !!

En 1884, Juillet, sans cause connue, sans réapparition du flux blennorrhagique, les douleurs articulaires et synoviales apparaissent aux mêmes points que la deuxième fois. C'est à cette époque qu'il commence à remarquer dans les membres inférieurs un certain degré de trépidation qui se produit à l'occasion de certains mouvements et un amaigrissement sensible surtout dans les jambes.

A la suite, pendant toute la durée de 1885, il marche tant bien que mal, souffrant souvent dans les jointures, mais surtout dans la plante des pieds des deux côtés. Parfois, il est forcé à cause de l'exacerbation des douleurs, de s'aliter pendant 3 ou 4 jours de suite.

Nous voilà en 1886. Troisième blennorrhagie. Les douleurs reparaissent et le condamnent au lit pendant 3 mois. Les plantes des pieds surtout sont douloureuses et gênent la marche ainsi que la trépidation. Il est rare que depuis, il ait pu marcher sans béquilles. Vous constatez que depuis 1880, il a passé à peu près la moitié de son temps au lit.

Enfin, voici la fin du roman, — et ce n'est pas un roman gai, comme vous le voyez. Nous sommes en 1887, en Mai ; quatrième réapparition de la blennorrhagie. Cette fois sans coït, et vraisemblablement en conséquence d'excès de boisson. Cette fois les deux articulations des cou-de-pied sont douloureuses et gonflées, les talons douloureux ainsi que certains points de la plante des pieds des deux côtés. La plupart des autres articulations ; genoux, hanches, jointures vertébrales lombaires et articulation temporo-maxillaire gauche, sont prises à leur tour successivement ou simultanément, mais cette fois sans gonflement, à l'exception de la dernière, la temporo maxillaire, qui a été manifestement tuméfiée. Ce serait donc pour la plupart des grandes articulations, non pas une arthrite qui se serait produite, mais bien l'arthralgie, comme l'appelle M.r Fournier. Quoi qu'il en soit, il paraîtrait qu'au plus fort de cet envahissement qui a eu lieu en Juillet, la température centrale se serait élevée, à un moment, jusqu'à 40 ?

Après cette période aiguë, les douleurs s'atténuent ; elles abandonnent toutes les jointures pour ne plus exister que dans les pieds et là elles ne se montrent plus spontanément qu'à l'occasion de certains paroxysmes ; d'habitude elles ne se révèlent que par la pression ou lorsque le malade veut mettre les pieds à terre, mais sous cette forme et dans ce siège, elles sont absolument permanentes : depuis 14 mois, elles n'ont jamais cessé d'exister un seul instant.

C'est vers la même époque que les symptômes spinaux et en particulier les trépidations, déjà esquissées antérieurement, tendent à prédominer et à occuper le premier plan.

Mais sur ce point, nous allons nous arrêter tout à l'heure. Pour le moment, je voudrais insister sur la localisation très particulière, très originale de ces douleurs persistantes dans certaines régions des pieds, constamment révélées par la pression et qui, au moins pour une part, contribuent à rendre la marche impossible.

Mais au préalable, il sera utile très certainement d'appeler votre attention sur quelques détails anatomiques propres à faire comprendre ces localisations douloureuses sur lesquelles je tiens à insister. Vraiment, quand on rencontre des douleurs persistantes ayant le siège que nous allons dire, cela est assez frappant pour que l'on doive songer, sauf vérification, bien entendu, à l'infection blennorrhagique.

Déjà Swédiaur connaissait ces douleurs du talon qui accompagnent certaines blennorrhagies et leur survivent parfois pendant un an ou deux.

Chez notre malade ce n'est pas seulement au talon que sont localisées les douleurs qui empêchent d'appliquer les pieds à terre et de marcher, c'est encore sur deux autres points bien déterminés de la plante des pieds.

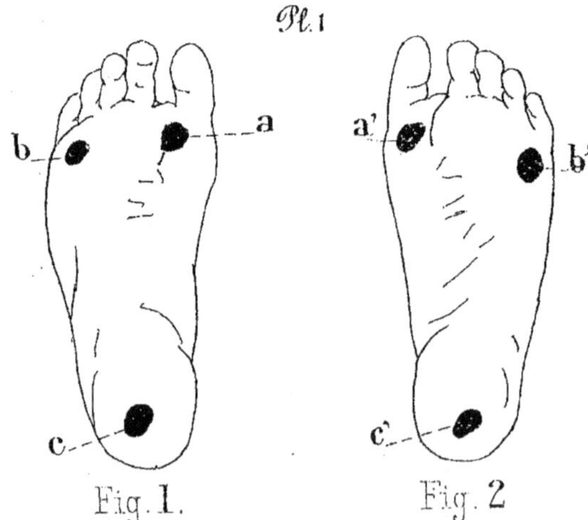

Voici maintenant les quelques détails anatomiques auxquels je faisais allusion tout à l'heure.

Entre le tendon d'Achille et la portion de la face postérieure du Calcaneum au dessus de son insertion — région accusée douloureuse chez notre malade ; il existe une bourse séreuse constante, la bourse rétro-calcaneum. Elle recouvre une petite portion de la face supérieure du calcaneum ;

remonte à 1 centimètre environ au-dessus de cette face et s'étend de chaque côté jusqu'aux limites du tendon (Tillaux, Anatom. topographique, 2e édition, p. 1016).

En outre de la bourse rétro-calcanienne, il y a à considérer encore les bourses séreuses de la plante du pied (Tillaux-loc. cit. p. 1032). Vous savez que la face plantaire est excavée et ne repose pas sur le sol à l'état normal par tous ces points (Voir Pl. 1, fig. 1 et 2). Trois points surtout supportent le poids du corps dans la station verticale : ce sont les talons et la tête des premier et 5e métatarsiens. En chacun de ces divers points, Lenoir a démontré l'existence d'une bourse séreuse constante (Lenoir - Recherches sur les bourses muqueuses sous-cutanées de la plante du pied et leur inflammation. In Revue Médicale 1837. N° 7 - et Richer - Traité pratique d'anatomie chirurgicale, 4e édition, p. 857) L'une située au-dessous de la tubérosité inférieure du calcaneum (c), la 2e vis-à-vis de la tête du 1er métatarsien (h) et la 3e au-dessous de celle du 5e (a). Eh bien, Messieurs, c'est justement sur ces points-là, au niveau de ces bourses séreuses que siègent, chez notre homme, les douleurs de la plante du pied comme vous le constatez par l'exploration que nous faisons devant nous, symétriquement de chaque côté. Rien de plus net que cette localisation ; pressez sur la plante des pieds, partout ailleurs le malade ne ressent absolument aucune souffrance. C'est donc exactement dans les bourses séreuses plantaires et dans les rétro-calcaniennes que s'est concentrée l'inflammation chronique de cause blennorrhagique d'où dérivent les douleurs dont souffre notre malade.

Voilà certes un tableau clinique fort original et qui devrait faire penser, s'il se retrouvait chez un autre sujet avec les mêmes caractères, à une affection blennorrhagique.

Mais il importe de remarquer, cela est établi par les antécédents, que les bourses séreuses n'ont pas toujours été seules atteintes ; les diverses articulations des pieds et en particulier les jointures tibio-tarsiennes ont souffert elles aussi, pendant fort longtemps et si je tiens à relever ce point ; c'est que ces arthrites ont, c'est du moins mon opinion, contribué pour une bonne part au développement de l'affection spinale qu'il nous reste à étudier maintenant.

Aujourd'hui, les douleurs tibio-tarsiennes sont presque éteintes. Il n'en est pas de même du côté des jointures métatarsio-phalangiennes des gros orteils de chaque côté qu'on ne peut mouvoir un peu vivement ou presser sans provoquer la douleur.

Pour en venir, maintenant, aux symptômes qui dénotent une participation de la moelle épinière, je rappellerai en quoi ils consistent. En 1er lieu je relèverai l'atrophie musculaire très prononcée des membres inférieurs, surtout prononcée aux mollets. Vous n'ignorez pas, c'est un point sur lequel j'ai insisté dans une de nos précédentes leçons du mardi (18e leçon, paralysie spasmodique atrophique de cause articulaire) que dans les arthropathies traumatiques ou non traumatiques, il se produit à peu près nécessairement une atrophie correspondante. Un membre ou

siège la jointure, principalement marquée dans les extenseurs de cette jointure. Vous n'ignorez pas également que, ainsi que je crois vous l'avoir péremptoirement démontré, ces atrophies musculaires de cause
articulaire sont, suivant la théorie de Vulpian, la conséquence d'un réflexe spinal. (1)

C'est l'atrophie musculaire simple qui s'observe en pareil cas; mais dans quelques cas il peut y avoir
sur certains points au moins, réaction de dégénération et secousses fibrillaires. C'est justement là
ce qui s'observe chez notre malade ainsi que vous le pouvez remarquer. Les phénomènes de l'atrophie
simple se trouvent donc ici combinés sur certains points, à ceux de l'atrophie dégénératrice. Je vous
ferai remarquer, en passant, les teintes rouges violacées qui se voient sur les jambes et les pieds de notre
sujet, en même temps qu'un certain degré d'algidité, phénomènes qui rappellent ce qui s'observe dans
la paralysie infantile spinale. Mais ce qui est frappant surtout, c'est l'exagération des réflexes rotuliens et la trépidation très marquée produite par le redressement de la pointe du pied. Ce sont évidemment
là des phénomènes qui révèlent au premier chef, l'existence d'une affection spinale du genre spasmodique.

Cette trépidation s'accuse au plus haut degré aussitôt que le malade pose le pied à terre,
de telle sorte que l'impossibilité de se tenir debout et de marcher est en quelque sorte en raison composée
de la douleur plantaire et de la trépidation spasmodique.

D'ailleurs, pas de douleurs en ceinture; autrefois il a existé de la douleur dans le dos, mais
cette douleur dorsale qui n'a pas laissé de traces actuelles était certainement la conséquence d'arthrites
ou d'arthralgies vertébrales.. Pas de troubles de la vessie ou du rectum. Pas de troubles de la sensibilité
anesthésique ou hyperesthésique autres que ceux qui relèvent directement des lésions articulaires ou
de celles des bourses séreuses. Il y a environ 14 mois, je le répète en terminant cette description, que
l'affection spinale dont je viens d'énumérer les symptômes se trouve constituée.

M. Charcot fait soutenir le malade sous les épaules par deux personnes et le prie de se
lever. Aussitôt se produisent les douleurs plantaires et la trépidation, et on est obligé de le rasseoir.

La question qui se présente actuellement est celle-ci: Étant donné l'existence de l'affection
spinale, quelle est la nature de celle-ci? S'agit-il d'une lésion dynamique ou au contraire d'une lésion
organique? Quel a été le mécanisme de son développement? S'agit-il d'une affection spinale infectieuse
blennorrhagique au même titre que le sont les affections des bourses séreuses et des jointures qui l'ont
précédée? S'agit-il, au contraire de cette affection spinale qui se montre consécutivement à de certaines
affections articulaires et qui se traduit par une paraplégie spasmodique amyotrophique? Dans ce
dernier cas, il est clair que l'affection spinale se rattachant directement aux arthropathies, ne relèverait
que fort indirectement de l'affection blennorrhagique. C'est à cette dernière opinion que je serai conduit
à me rattacher dans les quelques éclaircissements dans lesquels je vais entrer.

Tout récemment, MM. Hayem et Parmentier ont publié dans la Revue de Médecine (N°
1c Juin 1888, Contribution à l'étude des manifestations spinales de la blennorrhagie) deux observations sur

(1) Pol. du Mardi 17 Avril 1888 p. 331 sq.

lesquelles la nôtre paraît, en quelque sorte calquée, tant les analogies sont grandes ; circonstance bien propre à montrer qu'elles constituent toutes trois un groupe naturel homogène. Dans tous ces cas c'est en effet toujours la même histoire clinique, sauf quelques variantes d'ordre accessoire.

Dans la première observation, c'est un homme de 26 ans qui est en cause : deux ou trois blennorrhagies, douleurs articulaires, douleurs des talons et de la plante des pieds qui durent près de 3 ans et qui, à plusieurs reprises, ont empêché le malade de marcher et l'ont forcé à s'aliter ; au bout d'un certain temps, trépidation épileptoïde des pieds, exagération des réflexes rotuliens, amyotrophie dans les membres inférieurs. Dans ce cas, il y a eu des douleurs en ceinture, un sentiment de constriction à la base de la poitrine, — hyperesthésie cutanée, pas de symptômes vésicaux.

La seconde observation reproduit à peu près la même histoire :

Il s'agit d'un homme de 24 ans - e Blennorrhagies après 15 jours, douleurs articulaires de la plante des pieds, des talons ; ici pas de douleurs dorsales ou en ceinture ; mais trépidation des pieds, exagération des réflexes, amyotrophie très prononcée. Durée

Les auteurs pensent qu'il s'agit, dans ces cas, d'une méningo-myélite blennorrhagique. "Désormais, disent-ils, les accidents spinaux devront être rangés parmi les localisations exceptionnelles de l'infection blennorrhagique."

Sans doute, la relation entre l'arthrite blennorrhagique et l'affection spinale ne saurait être contestée ; elle est, je pense, parfaitement établie par le concours des 3 observations qui viennent d'être rapprochées ; mais il ne me paraît pas établi encore que dans ces cas l'affection spinale puisse être considérée comme une manifestation directe immédiate de l'infection blennorrhagique. Je préfère, pour le moment, m'en tenir à l'hypothèse plus simple et déjà éprouvée d'après laquelle il s'agit là tout simplement d'une affection spinale de cause articulaire.

Voici les raisons principales que je voudrais alléguer en faveur de mon opinion. Il n'existe pas, que je sache, d'exemple d'affection spinale liée directement à la blennorrhagie. L'existence intermédiaire des arthrites blennorrhagiques, pour que cette complication se produise, est nécessaire ; je ne tiens pas compte ici naturellement de certaines observations fort complexes dans lesquelles une paraplégie se serait produite, en conséquence d'une pyélo-néphrite blennorrhagique, ce n'est pas de cela qu'il s'agit. Or, étant données des affections articulaires, qu'elles soient blennorrhagiques ou non, on doit s'attendre à voir survenir à titre de conséquence naturelle, l'amyotrophie spinale combinée dans certains cas, au moins, à une paraplégie spasmodique. C'est un point que j'ai traité avec assez de développement ailleurs pour ne pas être obligé d'y revenir aujourd'hui. Je me bornerai, pour le moment, à rappeler l'histoire que j'ai autrefois racontée, d'un jeune homme de 19 ans atteint d'arthrite, suite de traumatisme, parce que dans ce cas, à part la blennorrhagie qui fait défaut, les phénomènes ont été du même ordre que ceux qu'on relève chez notre malade et chez ceux de M. M. Hayem et Parmentier. Ce jeune homme donc, était tombé d'un premier étage sur les pieds et en particulier sur le gauche ; à la suite de cette chute il s'était produit une double arthrite tibio-tarsienne. Celle du côté gauche a persisté pendant plus d'un an à l'état subaigu. Il présentait encore des douleurs vives dans les jointures, surtout à la pression quand nous l'avons observé, plus d'un an après l'accident. Une étude attentive démontrait que ces douleurs siégeaient également, très nettement localisées, dans l'articulation péronéo-tibiale. Mon collègue, le D. Lannelongue, qui a bien voulu examiner le malade, considère comme probable que dans la chute il y a eu écartement du péroné et arrachement d'un petit fragment de la tête de ce dernier os. Une périostite chronique et une inflammation des ligaments distendus ou arrachés avait été la conséquence de ces désordres. Ainsi pouvait-on expliquer les douleurs vives et durables dont souffrait notre jeune sujet, non pas quand il reposait au lit, mais bien quand on pressait sur certains points et particulièrement quand il voulait poser le pied à terre pour se tenir debout ou marcher. Sur ce membre gauche, il y avait une exagération du réflexe rotulien et une trépidation du pied tout à fait comparables par l'intensité à celles de nos malades. L'amyotrophie était également très accentuée. Dans ce cas on ne saurait invoquer l'infection blennorrhagique. L'arthrite seule avait été le point de départ des accidents spinaux et ceux-ci se voyaient exclusivement sur le membre où les lésions articulaires, osseuses et ligamenteuses avaient prédominé et s'étaient perpétuées à l'état chronique.

L'explication que nous avons donnée à propos de ce cas et de ceux du même groupe, c'est, vous le savez, que l'irritation des extrémités des nerfs articulaires, des ligaments, des bourses synoviales peut retentir sur le centre spinal et y produire des lésions tantôt dynamiques, tantôt organiques, comme dans le cas de M. Klippel cité dans notre 18e leçon. Souvent, le plus souvent, sans doute, les cellules nerveuses motrices des cornes antérieures sont seules affectées dynamiquement ou organiquement ; mais il peut se faire que la lésion spinale d'abord ainsi étroitement localisée, se répande de proche en proche, par diffusion, de manière à constituer un foyer de myélite transverse et sans participation des méninges. Cela expliquerait peut-être la douleur en ceinture et l'hyperesthésie des membres paralysés notées dans une des observations de M. Hayem. La combinaison des symptômes d'atrophie musculaire dégénérative avec ceux de l'amyotrophie simple, montre qu'une affection organique destructive des cellules motrices peut procéder d'une lésion dynamique de ces mêmes organites. Enfin la combinaison de symptômes spasmodiques avec les symptômes amyotrophiques se voit dans nombre d'affections spinales et en particulier, comme on sait, dans la sclérose latérale amyotrophique.

En résumé, je ne crois pas qu'il soit encore démontré qu'il existe une méningo-myélite blennorrhagique à proprement parler, c'est-à-dire manifestation directe de l'infection blennorrhagique. Il me semble que les cas de paraplégie spasmodique amyotrophique observés jusqu'ici peuvent s'interpréter en admettant que l'affection spinale qui est en cause est une conséquence des arthropathies. Naturellement l'observation de cas de paraplégie spasmodique amyotrophique survenant à la suite de la blennorrhagie infectieuse, sans participation des jointures fournirait pour la solution de la question en litige un argument décisif et il faudrait se rendre à l'évidence. Mais jusqu'à plus ample informé, l'opinion à laquelle je me rattache me paraît devoir être préférée.

Quel est l'avenir de notre malade ? J'espère qu'il guérira. Vous voyez que je parle sans beaucoup d'assurance ; je n'affirme rien ; je n'ose rien affirmer. Cela tient à ce que les cas de ce genre sont heureusement peu communs dans l'histoire de la blennorrhagie. Je n'en ai pas rencontré ou remarqué d'autres pour mon compte et pour établir le pronostic que je proposais tout à l'heure, je me fonde en grande partie sur la connaissance des deux faits publiés par M. M. Hayem et Parmentier, cas dans lesquels la guérison paraît avoir eu lieu.

Dans un de ces cas, entr'autres, il est dit explicitement que la trépidation des membres inférieurs a disparu complètement en même temps que les douleurs se sont considérablement atténuées.

Hélas ! nous n'en sommes pas encore là chez notre malade, bien qu'il se soit produit cependant chez lui, quelque amélioration dans ces derniers temps. Nous attendons depuis longtemps la diminution des douleurs et la cessation des trépidations et nous l'attendrons peut-être longtemps encore.

Ce n'est pas que ce pauvre garçon n'ait pas été traité énergiquement et rationnellement dans les divers hôpitaux où il a séjourné. Il a, au contraire, été traité avec rigueur et discernement ; on lui a appliqué des pointes de feu en grand nombre sur toute l'étendue de la région spinale. Il a pris, à plusieurs reprises de l'iodure de potassium, du salycilate de soude à doses élevées. Nous nous proposons de revenir et d'insister sur cette même médication et d'appliquer les pointes de feu sur les régions douloureuses des pieds, ce qui n'a pas été fait jusqu'ici. Les douches froides seraient utiles en prenant la précaution de ne point percuter trop fortement les membres inférieurs où l'exagération des réflexes signale l'imminence des contractures.

Vous remarquez sur ses deux cuisses, la trace de vésicatoires volants circulaires, au nombre de 3 ou 4 (sur chaque cuisse). Quelle a été l'idée thérapeutique qui a conduit à l'application de ces vésicatoires ? Je l'ignore, je suppose que peut-être ils ont été destinés à combattre des douleurs vives autrefois, beaucoup moins prononcées aujourd'hui, qui se produisent dans les muscles des membres inférieurs quand on les soumet à une pression un peu forte. A quoi tiennent ces douleurs ? sont-ce des douleurs musculaires relevant directement de l'infection blennorrhagique, au même titre que les arthropathies ou encore des névrites de même ordre ? C'est une question que je ne puis que poser quant à présent.

3ᵉ Malade.

(Une femme d'une 50ᵐᵉ d'années, mise avec quelque recherche se présente, un papier à la main).
M. Charcot : Qu'est-ce que ce papier ?
La malade : Un petit résumé de ma maladie.

M. Charcot : Un petit résumé, je connais cela. C'est déjà un commencement de diagnostic, quand un malade ou une malade se présente ainsi avec une sorte de mémoire à la main, en disant : j'ai voulu me résumer dans le but de ne pas vous faire perdre votre temps. Ainsi sont les neurasthéniques surtout dans une certaine variété du mal, où les tendances hypochondriaques sont particulièrement accentuées.

(À la malade) : Donnez-moi votre résumé, en réalité c'est un petit mémoire. Eh bien vraiment il n'y en a pas aussi long que je l'avais craint. Il faut encore se féliciter.

Vous en avez plus long que cela chez vous ?

La malade : Non, Monsieur, je n'aime pas à écrire ?

M. Charcot : Quel âge avez-vous ?

La malade : 40 ans.

M. Charcot : C'est toujours intéressant ces descriptions naïves, seulement il faut y mettre de l'ordre car presque toujours, la méthode fr... a absolument défaut.

M. Charcot lisant le manuscrit : "Tout le front et la tête sont pris, douloureux au toucher."

(À la malade) : Voulez-vous me montrer l'endroit où vous souffrez surtout, le foyer douloureux ?

La malade : Ici (elle montre l'occiput) c'est comme une plaque. Il y a des points où c'est n'est pas douloureux au toucher, mais c'est douloureux tout de même profondément et toujours. Quelquefois les muscles du cou sont très raides, il me semble que je suis coiffée d'une calotte lourde et serrée.

M. Charcot : Elle nous décrit à sa manière ce que nous appelons quelquefois le casque neurasthénique... Sentez-vous quelquefois des craquements dans le cou quand vous tournez la tête ?

La malade : Non, j'ai seulement de la raideur dans le cou. Il me semble qu'une pression est exercée sur le crâne, qu'une ombre s'étend sur mes yeux quand je veux baisser la tête.

M. Charcot : Ne mêlez pas tout. Revenons à ce sentiment de lourdeur et de compression que vous sentez à la tête... C'est lourd, n'est-ce pas ?

La malade : Oui, je l'ai écrit.

M. Charcot (lisant) : "Les tempes se serrent, surtout quand je veux lire. Toute la tête est comprimée." Voilà qui est clair. — Un des caractères de la céphalée neurasthénique, outre ce qui vient d'être dit, c'est que quand les malades veulent lire, réfléchir, occuper leur esprit, le sentiment pénible de compression s'exagère. Aussi les malades à un certain moment se voient-ils forcés d'abandonner leurs occupations, leur travail.

La malade : C'est vrai, aujourd'hui je reste chez mes parents, je ne fais plus rien, je ne puis ni lire ni écrire, autrefois je comptais beaucoup. J'ai été caissière dans une grande maison et je crois que cela a causé mon mal.

M. Charcot : C'est possible. Le calcul est un des genres de travail qui conduisent le plus souvent à la neurasthénie céphalique. La neurasthénie céphalique est la maladie de la fatigue intellectuelle. On parle beaucoup de surmenage en ce moment à l'occasion des discussions sur les réformes à introduire dans l'enseignement. Je vous ai déjà, je crois, dit mon avis à ce sujet. On ne surmène pas facilement les écoliers ;

quand on veut leur imposer plus de travail qu'ils n'en peuvent faire, ils savent s'y soustraire : ils se laissent mettre en retenue, donner des pensums et tout en finir par là. L'adulte, au contraire, peut se surmener intellectuellement ; on peut être surmené à l'école polytechnique. On se surmène quelquefois quand on fait, pour être reçu bachelier, un effort considérable qui sera peut-être le dernier de la vie : les jeunes gens peuvent être surmenés ; je ne puis pas dire que j'aie vu souvent les enfants souffrir de la céphalée neurasthénique, tandis que l'affection est fréquente chez les adultes.

M. Charcot (lisant) : J'ai des étourdissements qui me prennent tout à coup, des étourdissements foudroyants... foudroyants... vous exagérez ?

La malade : Il me semble qu'une apoplexie foudroyante doit ressembler à ce que j'éprouve. J'ai des vertiges dans tous les sens. Figurez-vous une casserole d'eau qui se renverse.

M. Charcot : Je ne comprends rien à votre casserole qui se renverse. Dites-moi donc plutôt si quand vous avez des vertiges, vous êtes entraînée vers la droite ou vers la gauche ?

La malade : Quelquefois je suis entraînée à droite, à gauche... comme d'autres fois, cela me pousse en avant.

M. Charcot : En effet, le vertige neurasthénique a des analogies avec le vertige de Ménière en ce sens que celui qui en est atteint, éprouve des sensations d'entraînement soit à droite, soit à gauche, soit en avant, soit en arrière. Cependant, jamais ou entraînements ou ces impulsions n'ont lieu avec la soudaineté, la rapidité qui se voient dans le vertige de Ménière. Il est très rare que les vertigineux neurasthéniques, contrairement à ce qui a lieu assez souvent dans le vertige auriculaire, tombent à terre.

La malade : On croirait cependant qu'on va tomber ?

M. Charcot : Oui, on a l'idée de la chute, mais on ne tombe pas. En général, je vous l'ai dit bien souvent, déjà, ces vertiges neurasthéniques sont considérés comme des vertiges gastriques. C'est bien à tort le plus souvent. Le point de départ n'est pas, en pareil cas, dans l'estomac. L'erreur tient à ce que le plus souvent les neurasthéniques sont en même temps des dyspeptiques, mais cela n'est point nécessaire et les vertiges existent parfois très intenses chez des neurasthéniques où les troubles gastriques font défaut.

M. Charcot continuant à lire le manuscrit : « La terre parfois à l'air de se lever sous mes pieds »

(à la malade) : C'est justement ce que j'allais vous demander. Dans le vertige neurasthénique comme dans le vertige de Ménière, le sol semble se soulever pour s'abaisser ensuite, la sensation est la même que celle qu'on éprouve sur un bateau lorsque la mer est agitée ; mais dans les vertiges auriculaires les sensations de déplacement sont toujours plus brusques et plus intenses. C'est seulement dans la maladie de Ménière que les malades ont la sensation horrible que la terre s'entr'ouvre et qu'ils descendent soudain comme à travers une trappe de théâtre, dans les dessous.

La malade : Le 4 Octobre, en me levant le matin, il m'a semblé que je tombais à travers deux étages, dans du caoutchouc.

M. Charcot : C'est bien, en voilà assez sur ce point. Il doit être question de l'estomac dans votre mémoire.

La malade : Oui, Monsieur, à la fin.

M. Charcot : Cette fois, elle met les choses à leur place. C'est la tête qui commence l'estomac ne vient qu'après ; elle est plus logique que beaucoup de médecins qui font provenir tous les phénomènes nerveux neurasthéniques de l'estomac. En vérité, dans ces cas là pour l'immense majorité, l'estomac n'est qu'un comparse, il est affecté à sa manière, mais secondairement et, je le répète, on peut voir toute la série des phénomènes neurasthéniques accentués au plus haut degré chez des sujets où il n'y a pas trace de troubles gastriques. Mais je ne veux pas m'étendre indéfiniment sur des faits dont je vous ai entretenus fort souvent dans ces leçons. Chez notre malade comme chez la plupart des nerveuses du même genre, il y a dyspepsie flatulente, pesanteur et gonflement après les repas, avec rougeur à la face et somnolence, torpeur intellectuelle plus prononcée que jamais ; à cet égard, elle est dans la règle, et il n'y aurait rien d'étonnant à ce que l'on trouvât chez elle, les signes d'une dilatation gastrique plus ou moins permanente, mais cela évidemment ne changerait rien à la subordination des phénomènes, car chez les neurasthéniques, même quand il y a dilatation gastrique habituelle, celle-ci est subordonnée aux phénomènes nerveux cardinaux, céphalée, vertiges, etc. etc, elle n'est pas la cause de ces phénomènes.

Je crois vous avoir dit tout cela bien des fois déjà ; mais il n'y a peut-être pas de mal à y revenir encore puisque l'occasion s'en présente. Je n'ignore pas, veuillez le remarquer, que certaines formes de dilatation gastrique peuvent avoir pour conséquence la production de phénomènes nerveux divers et en pareil cas, j'admets que le traitement de l'estomac est la chose capitale, mais je tiens à répéter cependant que dans la majorité des cas, au moins dans ma pratique c'est l'inverse qui a lieu et si je le répète avec insistance, c'est que dans les cas nombreux, très nombreux, où il en est ainsi, le traitement qui s'adresse uniquement à l'estomac produit souvent des effets très fâcheux.

Mais je ne veux pas insister plus longuement sur ce cas. La malade d'aujourd'hui est un peu trop prolixe et vraiment difficile à interroger. Je trouverai certainement une occasion plus favorable de vous parler de la neurasthénie car, tant s'en faut, ce n'est pas une affection rare.

———————

Policlinique du Mardi, 10 Juillet 1888.

Objet de la Leçon :

1° Cas complexe : 1° Symptômes de la maladie de Thomsen ; 2° Symptômes de la paralysie pseudo-hypertrophique ; 3° Symptômes tabétiques réunis chez un même sujet.

À propos du diagnostic différentiel de la maladie de Thomsen, démonstration de la diathèse de contracture chez les hystériques (2 femmes).

2° Spasme clonique du sterno-mastoïdien. Traitement. Un malade déjà présenté.

1er Malade.

M. Charcot : En 1883, il s'est présenté à la consultation de la Salpêtrière un Israélite du Caire âgé de 26 ans qui avait quitté son pays alors profondément troublé. C'était l'époque du fameux bombardement d'Alexandrie ; notre malade chassé de son foyer avait, en heimathlose résolu et avisé, profité de la circonstance pour venir consulter. Il était, nous dit-il, affecté d'une maladie singulière et à laquelle les médecins qu'il avait jusque là consultés ne comprenaient rien, prétendait-il. C'était un homme assez vigoureux d'apparence au point de vue de la santé générale ; il n'était pas malade, à proprement parler, et l'affection dont il se plaignait était en réalité quelque chose de fort singulier et de nouveau pour nous. On pouvait se demander si cela devait s'appeler maladie ou infirmité ; pas de douleurs, une certaine gêne seulement et une véritable impuissance, au moins dans l'accomplissement de certains actes moteurs, voilà les faits que, lors de notre première examen, il nous a été facile de constater et sur lesquels le malade dirigeait notre attention.

Lorsqu'était assis, il se levait, dans le but de se mettre en marche, tout à coup, ceux des muscles des membres inférieurs qui sont mis en jeu pendant la station et pendant la marche, entraient en contraction, comme tétanifiés, si bien que ces membres étaient littéralement immobilisés, incapables de tout

Charcot — 26.

mouvement.

Cette rigidité musculaire durait quelques secondes à peine, puis, spontanément survenait la *décontraction* musculaire, et la marche devenait possible, s'opérant dans les conditions absolument normales. Mais, si après avoir marché, un certain nombre de pas, le malade, après s'être assis un instant, voulait de nouveau se lever et marcher, le même empêchement temporaire de tout mouvement des membres inférieurs se reproduisait. En somme, dans les muscles des membres inférieurs se manifestait nécessairement un spasme à l'occasion de l'incitation d'un mouvement volontaire quelconque intéressant ces muscles. Ainsi, par exemple, voulait-il monter à cheval? Le malade parvenait à placer son pied gauche dans l'étrier, mais le membre se trouvait alors un instant raidi, immobilisé dans la flexion et il fallait attendre que la raideur eût cessé. Alors c'était le tour de la jambe droite qui restait un moment fixée en extension au-dessus de la croupe du cheval. Tout disparaissait au bout de quelques secondes et le malade, après être resté ainsi comme suspendu au-dessus du cheval, pouvait enfin s'asseoir sur la selle et s'y bien tenir.

Nous n'avons, jusqu'ici parlé que de ce qui se passait dans les membres inférieurs, mais ces mêmes rigidités que nous signalions tout à l'heure dans ceux-ci, se produisaient également dans les membres supérieurs à l'origine des divers mouvements volontaires qu'ils peuvent exécuter. Ainsi, vous dites au malade de vous serrer la main, il vous la serre avec énergie, mais en raison de la rigidité qui, à l'occasion de la flexion des doigts, se sera produite dans les muscles fléchisseurs votre main restera un instant emprisonnée et il vous faudra attendre, pour vous dégager, le moment où spontanément la cessation du spasme, la décontraction, si l'on peut ainsi parler, se sera faite. Cette décontraction, je le répète, se produira sans intervention quelconque, au bout d'un laps de temps toujours à peu près le même et qui varie de deux à cinq secondes suivant les cas.

Voici maintenant un fait fort intéressant à signaler, c'est qu'après le premier ou le second serrement de main, les autres pourront se produire en général successivement pendant quelque temps, sans que la rigidité spasmodique des fléchisseurs s'ensuive, de telle sorte que la faculté qu'ont les muscles d'être atteints de rigidité spasmodique au commencement d'un mouvement, s'épuise en quelque sorte pour un temps et il faut attendre quelques secondes et parfois quelques minutes pour la voir de nouveau apparaître.

Les muscles des membres n'étaient pas seuls à être, chez notre israélite, affectés à l'occasion et au début des mouvements volontaires; pareille chose avait lieu chez lui dans les muscles de la face, ainsi il lui arrivait, au moment d'articuler une phrase, d'être pris de rigidité musculaire dans les lèvres et la langue, le larynx enfin, et d'être pour un instant absolument empêché de proférer un son; de même il a pu autrefois fréquemment, aujourd'hui ce symptôme a disparu, — s'apercevoir que lorsqu'il regardait en l'air ses yeux se trouvaient comme fixés dans cette position et que pendant une ou deux secondes il éprouvait une grande difficulté pour les ramener dans la position horizontale. Également lorsqu'il tournait la tête pour regarder de côté, il demeurait souvent être fixé dans cette position pendant quelques instants par suite de la rigidité qui s'emparait temporairement des muscles du cou.

La disposition morbide à se contracter au moment d'entrer en mouvement, était donc, chez notre israélite du Caire, une propriété à peu près générale des muscles de la vie de relation; mais c'était chez lui la seule anomalie qu'on pût remarquer. Il la faisait remonter à l'âge de quinze ans. Jamais, à aucune époque de sa vie, il n'avait ressenti d'autre affection et ainsi que je vous le disais en commençant, sa santé générale est toujours restée parfaite.

Vous n'ignorez sans doute pas, car c'est une remarque que je vous ai maintes et maintes fois présentée, que les races d'Israël fournissent des sujets particulièrement propres aux études de pathologie nerveuse, cependant, même parmi eux, c'était la première fois que j'observais pareille affection, et je dois confesser qu'en la constatant chez notre homme, je fus aussi surpris tout d'abord que l'avaient été, assure-t-il, nos collègues du Caire.

Toutefois, à mesure que j'examinais non sans curiosité, les détails du cas, certaines particularités d'une description que j'avais lue peu de temps auparavant, me revenaient à l'esprit. Nouvelle pour moi, la description que j'avais lue et qui m'avait beaucoup frappé, est relative à une maladie jusque-là non observée en France, et que l'on désigne généralement en Allemagne sous le nom de Maladie de Thomsen. Je devins bientôt convaincu qu'entre la description de Thomsen et la symptomatologie que j'avais sous les yeux, il y avait identité parfaite.

C'était donc pour la première fois qu'on reconnaissait, parmi nous en France, cliniquement, la véracité de description de M. Thomsen. J'engageai dès lors M. le Dr Ballet, à cette époque mon chef de clinique et M. Marie, mon interne, à s'intéresser particulièrement à ce cas et à en faire l'objet d'une publication.

Le travail fort intéressant de ces Messieurs a paru dans le t. V, N° 13, Janvier 1883 des Archives de Neurologie sous ce nom : Spasme musculaire au début des mouvements volontaires (Étude d'un trouble fonctionnel jusqu'à ce jour non décrit en France.) Je vous engage à prendre connaissance de ce travail fort bien fait et auquel il y aurait bien peu de choses à ajouter en ce moment pour le mettre au niveau des connaissances du jour.

Je critiquerai seulement, dans ce travail, la dénomination peu pratique qu'ont choisie les auteurs pour désigner l'affection. Cette dénomination, sans doute, a la valeur d'une définition descriptive. C'est suivant les règles de ce genre de définition une description en raccourci, mais ce n'est pas une description qui convient en pratique pour désigner un état morbide ; c'est un nom, une étiquette qu'il nous faut. Pour mon compte, je préfère de beaucoup la dénomination de Maladie de Thomsen, dénomination d'un emploi facile, consacrée déjà par l'usage et qui offre l'avantage de rappeler le nom de l'auteur de la première description, victime lui-même, d'ailleurs, de l'affection dont il s'agit.

Il ne me reste plus qu'à compléter cet aperçu sommaire de la maladie de Thomsen dont le cas publié par M. M. Ballet et Marie offre un exemple vraiment typique, qu'à ajouter quelques détails. C'est une maladie en quelque sorte congénitale, infantile en tout cas par excellence : On s'aperçoit de l'anomalie des actes musculaires en général à l'âge où les enfants commencent à marcher ; à partir de là le spasme intermittent s'étend à toute la vie. C'est donc un nouvel exemple à ajouter au groupe déjà si étendu de ces affections incurables nouvellement débrouillées dont on compte aujourd'hui un très grand nombre en pathologie neuro-musculaire. La nosographie s'en trouve enrichie, sans doute, c'est tout à l'honneur du pathologiste ; mais hélas, le thérapeutiste n'y trouve guère son compte.

Je le répète encore une fois, la maladie de Thomsen est une maladie de toute la vie, sans doute elle ne raccourcit pas l'existence, et c'est peut-être un dédommagement ; mais il faut en prendre son parti ; une fois constituée, elle paraît ne rétrocéder jamais.

Après cela, si je vous annonce qu'elle est une maladie d'hérédité homologue et une maladie de famille, vous n'en serez certainement pas surpris, car vous savez que c'est là un caractère commun aux diverses affections du groupe ; la paralysie pseudo hypertrophique par exemple ; la maladie de Friedreich. etc. etc.

Pour mettre en relief ce double caractère d'hérédité homologue et de maladie de famille il me suffira de placer sous vos yeux un tableau synoptique qui permet de saisir d'un seul coup d'œil les grands faits étiologiques de la famille de M. Thomsen, l'initiateur dans ce domaine de pathologie descriptive.

Tableau synoptique...

Famille du Dr Th.....

1° Aïeule de Th..... — 2ème Sœur — 3ème Sœur
Manie puerpérale — Vésanique + — Vésanique +

Grand-Père de Th.....
Vésanique +

1   2   3   4   4 (Enfants)

Mère de Th..... — Maladie de Th..... ⊕ — Maladie de Th..... ⊕
     et borné   et borné

13 enfants dont 7 atteints de maladie de Thomsen, parmi lesquels Thomsen lui même
⊕ ⊕ ⊕ ⊕ ⊕ ⊕ ⊕

La 5e génération compte 36 enfants dont 4 appartenant au Dr Thomsen. Parmi lesquels 6 seulement sont atteints de la maladie de Thomsen.

⊕ ⊕ ⊕ ⊕ ⊕ ⊕

+ Vésanie
⊕ Maladie de Thomsen

Bien souvent, je vous ai parlé de ce que j'ai proposé d'appeler la *famille neuropathologique* [1]. Sous ce nom, j'ai l'habitude de désigner toutes les affections du système nerveux central et du système neuro-musculaire, organiques ou au contraire sans lésions anatomiques appréciables, qui sont reliées entre elles par l'hérédité et vous n'ignorez pas qu'il y a à distinguer ici, à côté de l'hérédité homologue, l'hérédité dissimilaire ou de transformation qui s'observe même beaucoup plus fréquemment que la première.

Dans l'espèce, si un individu atteint de la maladie de Thomsen donne naissance à un individu également atteint de maladie de Thomsen, on dit qu'il y a hérédité similaire ou homologue. Si au contraire, un sujet atteint d'aliénation mentale donne naissance à un sujet atteint

<hr>

[1] Sur ce sujet voir : Féré : la Famille neuropathologique in. Arch. de Neurologie t. VII N° 19. Voir aussi : G T Revington. County Asylum Prestwich - The neuropathic diathesis or the Diathesis of the degenerate ; in the Journal of Mental Science. Jan. April and July 1888.

de maladie de Thomsen, c'est un exemple d'hérédité de transformation.

Eh bien, Messieurs, si vous voulez consulter l'arbre généalogique que je viens de faire passer sous vos yeux, vous reconnaîtrez que dans la maladie de Thomsen, il y a à la fois hérédité de transformation et hérédité similaire. Ainsi, dans la 1ère et la 2e génération on compte plusieurs aliénés; dans la 3ème, 3 cas de maladie de Thomsen dont 2 avec faiblesse psychique; dans la 4e et la 5e, 13 cas de maladie de Thomsen sans mélange de troubles psychiques.

Vous ne manquerez pas de relever la relation établie héréditairement entre la maladie de Thomsen et la vésanie; ce trait avait tellement frappé le Dr Thomsen qu'il avait désigné le syndrome décrit par lui sous le nom de: spasme musculaire à la suite de disposition psychique héréditaire; mais il ne faut pas omettre de faire remarquer que la présence de l'aliénation dans la famille n'est pas nécessaire au développement de la maladie; que même, je le dis par avance, celle-ci peut se montrer sporadiquement en quelque sorte, c'est-à-dire sans qu'il soit permis de relever dans la famille, soit un cas du même nom, soit une autre affection appartenant au groupe neuropathologique. Oui, l'hérédité nerveuse est habituelle dans la maladie de Thomsen, mais elle n'y paraît pas absolument nécessaire ou tout au moins elle n'y est pas toujours constatée; c'est un fait que d'ailleurs nous avons relevé déjà à propos d'autres maladies du groupe, de la maladie de Friedreich et des myopathies primitives, par exemple.

Un autre fait que le tableau met encore bien en relief c'est que la tendance au développement de la maladie de Thomsen semble tendre à s'épuiser à mesure que les générations se multiplient. Ainsi, à la 3e génération on compte sur 4 enfants, 2 cas de maladie de Thomsen; on en compte 7 sur 13 enfants à la 4e, tandis qu'à la 5e, sur 36 enfants, vous ne comptez plus que 6 cas de maladie de Thomsen bornés.

Ainsi, la maladie de Thomsen est à la fois une maladie héréditaire de transformation et d'hérédité homologue; c'est également une maladie de famille puisqu'on la voit sévir sans changement de forme sur les enfants d'une même génération. Mais il peut arriver que la maladie de Thomsen se montre en quelque sorte à l'état d'isolement dans une famille où l'observation ne permet pas de reconnaître des faits semblables; ce dernier cas est le plus rare sans doute; mais j'aurai justement l'occasion tout à l'heure de vous présenter un exemple du genre.

C'en est assez pour le moment sur l'étiologie de la maladie de Thomsen. Je veux ajouter maintenant quelques mots aux détails symptomatologiques la concernant que nous avons recueillis chemin faisant.

Ces mêmes muscles qui ont acquis la propriété, à l'inauguration d'une série de mouvements volontaires, telle que la série de la marche par exemple, de ne pouvoir entrer en action sans se contracter d'abord spasmodiquement ou mieux tétaniquement pour se décontracter

caractères électro-cliniques vraiment particuliers. Déjà ... Erb ... a ... dans son
mémoire, signale quelques unes de ces caractères, mais ils ont été surtout étudiés dans tous leurs
détails par M. le Professeur Erb d'Heidelberg dans une monographie très claire et très ...
(Die Thomsensche Krankheit (Myotonia congenita) Leipzig 1886) en tête substantielle à la fois
à laquelle je renvoie ceux d'entre vous qui voudraient pénétrer profondément dans la question.

Je me bornerai, pour le moment, à vous faire connaître les réactions électriques ...
faites par vous tout récemment chez un sujet approprié, dont il sera question plus tard.

1° Si à l'aide de courants faradiques (appareil à chariot de ... Ruhmkorff) on
excite avec des interruptions assez lentes un muscle normal, on voit comme on sait, à chaque
excitation se produire une contraction qui s'efface rapidement.

S'il s'agit, au contraire, d'un muscle présentant le spasme de Thomsen, voici ce qu'on
observe dans ces mêmes conditions : on voit se produire d'abord dans le muscle exploré quelques
contractions isochrones avec le mouvement de l'interruption, puis une ... plus ...
... déformée du muscle. Si on enlève alors l'électrode appliquée sur le muscle, cette ...
anormale persiste un certain temps et ne disparaît que peu à peu. Le même phénomène se ...
en réappliquant l'électrode.

On peut déterminer ainsi plusieurs fois cette contraction lente et persistante, mais
bientôt, après plusieurs expériences semblables, la contraction lente ne se produit plus et
l'on n'obtient pendant un certain temps que des contractions isochrones au mouvement de
l'interrupteur comme dans les conditions normales. Enfin, après un temps, réapparaissent
les caractères primitifs.

2° Supposons maintenant que l'excitation faradique soit faite avec des interruptions
assez lentes et en laissant en place les électrodes. Pour les muscles normaux on voit alors à
chaque interruption se produire des contractions isochrones avec le mouvement de l'interrupteur. C'est d'abord la même chose s'il s'agit d'un muscle présentant le spasme de Thomsen, mais
alors on voit bientôt les contractions, par ailleurs d'ailleurs diminuer progressivement jusqu'à
... et disparaître complètement. Le muscle en ... devenu raide, contracté au maximum, ...
... des reliefs se dessinent sous la peau et aucune secousse ne répond à chaque mouvement de
l'interrupteur. Cet état peut durer un temps assez long, 10, 20, 30 secondes, quelquefois plus. Puis
les interruptions continuant toujours à se faire, on voit à chacune d'elles réapparaître les secousses
d'abord faibles, et allant en augmentant graduellement d'intensité de façon à récupérer
... ce que l'on peut considérer comme représentant l'état normal.

Si, après une ou deux expériences, on enlève l'électrode appliquée sur le point ...

moteur du muscle, pour la réappliquer quelques instants après, la réaction pathologique ne se reproduit pas ; les contractions musculaires sont brèves, régulières, normales en un mot, isochrones avec le mouvement de l'interrupteur.

Vous pourrez vous rendre facilement compte de tout ce qui précède en jetant un coup d'œil sur le schéma suivant qui n'est que la reproduction simplifiée des tracés obtenus à l'aide des appareils d'inscription de Marey.

Ce n'est qu'au bout d'un temps assez long, alors qu'on a laissé le muscle se reposer suffisamment qu'on voit la réaction caractéristique du spasme de Thomsen se reproduire [1]

Courants faradiques

Normal.

F Début de l'excitation

O Cessation de l'excitation.

Thomsen.

F. Début de l'excitation

O. Cessation

On voit que la réaction électrique spéciale qui vient d'être décrite peut-être à juste titre rapprochée de ce qui se produit chez le malade atteint de maladie de Thomsen à l'occasion de la mise en jeu d'un mouvement volontaire ; à savoir, spasme ou contraction tétaniforme, se produisant dans les muscles qui entrent en action, disparaissant bientôt par le fait d'une sorte d'épuisement et ne reparaissant que lorsque, pendant quelque temps, les muscles sont restés en repos.

3° La faradisation faite avec des interruptions rapides a pour effet de déterminer immédiatement une contraction musculaire lente et tétanique qui persiste un certain temps après qu'on a enlevé l'électrode.

4° Par les courants galvaniques, les muscles affectés paraissent très excitables ;

---

[1] Tous les détails qui viennent d'être relevés ont été étudiés avec soin par M. Huet, interne du service, chez un sujet dont il va être question dans un instant.

cette excitabilité avec un courant de même intensité est plus prononcée au pôle positif qu'au négatif. La contraction est lente, tétanique et persistante, surtout avec le pôle positif. Les reliefs du muscle se dessinent fortement sous la peau, la contraction étant surtout prononcée sous l'électrode même, où l'on voit se produire une dépression souvent très accentuée. [1]

D'en reste là pour le moment, j'aurai à utiliser ces documents par la suite ; j'en viens actuellement à vous dire quelques mots des modifications de structure que peuvent présenter ces mêmes muscles sujets au spasme de Thomsen ; tous les renseignements que l'on possède à cet égard sont dus à M. le Prof. Erb (Loc. cit.) auxquels je les emprunte. Il ne s'agit pas jusqu'ici d'autopsies régulières mais seulement de l'examen de quelques fragments de muscles obtenus à l'aide d'excisions faites sur le vivant chez un petit nombre de sujets dans le but d'éclairer le diagnostic.

1° Examinés dans la longueur, les faisceaux musculaires paraissent très manifestement hypertrophiés (hypertrophie vraie). La striation y est moins distincte que dans l'état normal, mais les noyaux y sont incomparablement beaucoup plus nombreux et disposés par groupes.

Fig. 2.
(d'après Erb.)

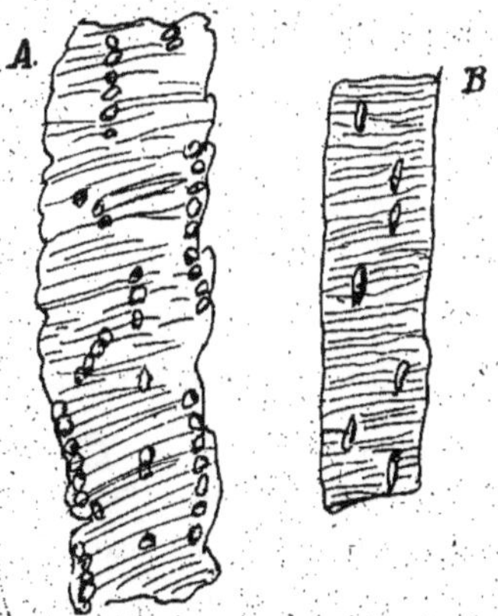

A. Faisceau musculaire hypertrophié dans la maladie de Thomsen.
B. Faisceau musculaire normal.

2° L'examen de coupes transversales d'un fragment de muscle affecté donne les résultats suivants :
Les faisceaux musculaires se présentent sous la forme de disques arrondis dont le diamètre est beaucoup plus grand que ne l'est celui des polygones représentant la surface de section des faisceaux musculaires normaux. Les noyaux sont dans le premier cas beaucoup plus nombreux que dans le second. Il y a en outre dans les muscles affectés une hyperplasie conjonctive en général fort accentuée.

---

[1] Par les courants galvaniques on trouve aussi les contractions ondulatoires décrites par Erb. En employant un courant suffisamment fort, un pôle sur le sternum et l'autre sur la cuisse au-dessus de la rotule, on constate aisément ces contractions ondulatoires.

Fig 3.

A

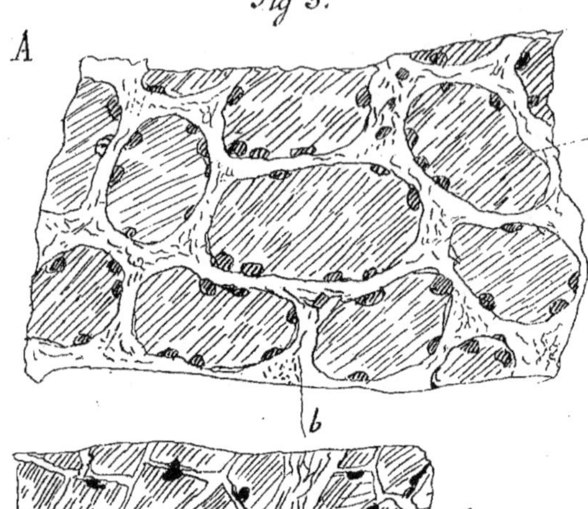

a Faisceaux musculaires hypertrophiés, forme arrondie des
disques, beaucoup de noyaux
b Hyperplasie

B

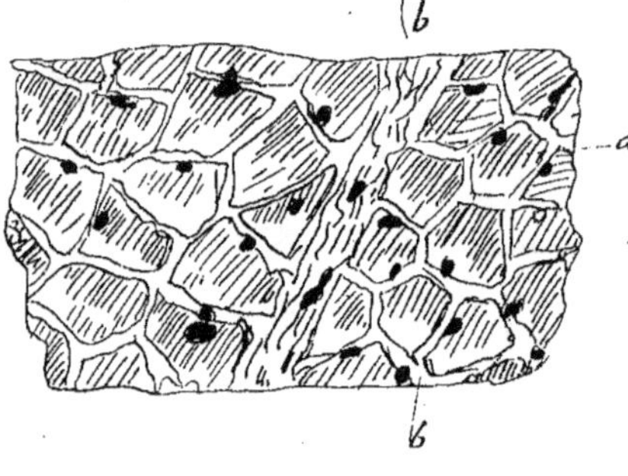

a Faisceaux musculaires normaux
forme polygonale des surfaces
de section, peu de noyaux.
b Tissu conjonctif normal.

(d'après Erb.)

Ces préliminaires relatifs à la maladie de Thomsen ont pour but de nous permettre actuellement de mettre en valeur le cas que j'ai fait placer sous vos yeux et qui présente, suivant moi, un exemple de la maladie dont il s'agit. Le cas n'est pas absolument pur à la vérité, en ce sens qu'il y a complication d'éléments, en apparence du moins tout à fait étrangers au type, mais ce dernier (le type Thomsen) sera cependant aisément dégagé je pense, dans la démonstration qui va suivre où nous ferons momentanément abstraction des complications.

Lorsque, dans une forme particulière d'affection nerveuse on fouille l'histoire clinique jusque dans ses moindres détails, il est rare qu'on se trouve en face d'un cas absolument simple comme peut-être on l'avait supposé tout d'abord. Les anomalies du type, la combinai son d'éléments étrangers semblent se dévoiler comme à l'envie à mesure que l'on examine les choses de plus près et souvent, devant cette complexité croissante on se prend à dire avec Hamlet : "Il y a bien plus de choses sur la terre et dans le ciel qu'il n'en est rêvé dans votre philosophie". Mais on ne saurait trouver là matière à découragement ; car l'analyse clinique patiente conduit à peu près toujours à disperser sans mutilation les divers éléments du complexus nosographique. Après cette dissection clinique vient le travail de reconstitution qui rétablit les choses dans l'état où la nature les avait présentées à l'observateur.

D'après ces principes, envisageons d'abord chez notre homme exclusivement ce qui appartient au type Thomsen. Après cela nous chercherons à vous faire reconnaître les éléments associés.

Vous voyez en lui un sujet assez vigoureux en apparence. Il se nomme B.....s et est âgé de 34 ans. Il exerce la profession de miroitier.

(Au malade) : J'ai lu dans votre observation que vous avez voyagé beaucoup ?

Le malade : Oui, Monsieur, en Egypte et en Angleterre.

M. Charcot : Qu'est-ce que vous alliez y faire ?

Le malade : Y travailler.

M. Charcot : Comme miroitier ?

Le malade : Non, comme employé de bureau dans une maison de commerce.

M. Charcot : Vous n'exerciez pas votre état alors ?

Le malade : Non Monsieur ; j'ai travaillé de mon état de miroitier étant jeune mais j'y avais renoncé.

M. Charcot : Vous n'avez jamais été malade dans ce temps là. Vous n'avez jamais eu de tremblement mercuriel en particulier ?

Le malade : Non, Monsieur.

M. Charcot : Relativement aux antécédents de famille voici ce que nous apprend l'observation. Oh ! nous ne trouvons pas à signaler ici une prolifération exubérante comme celle que nous avons relevée dans la famille Thomsen. En France, en pareille matière, nous sommes plus économes que cela. Est-ce un bien ? Est-ce un mal ? En tout cas, si cela nous rend moins nécessaire de lutter pour la vie par l'émigration ou par l'invasion, nous en devenons moins menaçants à l'égard des autres et nous pouvons espérer qu'en bonne justice si vraiment celle-ci existe, cela nous sera compté comme une qualité fort sérieuse.

Quoiqu'il en soit, dans sa famille, il n'y a pas à signaler d'autres cas semblables au sien, il n'y a donc pas lieu de relever ici le caractère d'hérédité similaire, mais on peut par contre invoquer l'hérédité de transformation. Son père était atteint de gravelle représentant ainsi l'infusion arthritique si fréquente dans les familles nerveuses, mais voici qui est plus topique. Une grand'tante maternelle a été aliénée, il a une sœur qui est hystérique et sa mère, quoiqu'elle n'ait pas eu de maladie bien personnifiée, était extrêmement irritable et sujette à souffrir de douleurs névralgiques très intenses siégeant à la tête.

(Au malade): Vous parlez de douleurs très-vives. Pouvez-vous en dire plus à ce sujet?

Le malade: Je ne me rappelle pas bien les détails, je sais que quelquefois elle se roulait par terre quand elle avait ses accès. Elle a été soignée par M. Bazin à St-Louis.

M. Charcot: Elle est entrée à St-Louis?

Le malade: Non, Monsieur, elle était soignée chez nous, mais elle allait prendre des bains de vapeur à St-Louis.

M. Charcot: Il n'a pas eu d'enfants. A part une fièvre typhoïde à l'âge de 7 ans, il n'a pas eu d'autres antécédents morbides personnels que ceux qui se rattachent à la maladie de Thomsen; nombreux excès alcooliques et génésiques, pas de syphilis; on note qu'il a marché très tard.

A l'égard du type Thomsen, il présente cette particularité singulière qu'il ne s'est nettement aperçu de la rigidité temporaire de ses muscles que lorsqu'en 1875, à l'âge de 21 ans, il est entré dans les chasseurs à pied. Vous savez que dans cette arme il s'agit souvent de partir au pas de course. Eh bien! dans les rangs, il lui arrivait quelquefois, au commandement de "marche" de rester un instant comme cloué au sol, immobile comme une statue; il lui fallait attendre la décontraction, et naturellement il partait en retard sur les autres. Bien des punitions lui ont été infligées à ce propos et pareille chose, soit dit en passant, est arrivée dans l'armée allemande à plusieurs membres de la famille Thomsen. Cependant, chez B.....d, la gêne produite par l'affection n'a pas été assez intense pour qu'on y vit un cas de renvoi immédiat car il est resté six mois au régiment.

Ce serait donc vers 21 ans que notre malade aurait remarqué pour la première fois la gêne produite par le spasme musculaire. mais nous tenons de quelques personnes qui l'ont connu lorsqu'il était plus jeune, qu' étant enfant, il marchait lourdement, les jambes écartées; sa démarche était assez anormale pour appeler l'attention "il se dandinait fortement".

Depuis sa sortie des chasseurs à pied jusqu'à il y a 3 ou 4 ans B.....d ne remarque l'évidence du spasme musculaire que de temps à autre, dans des circonstances particulières par exemple quand il descendait d'omnibus ou qu'il voulait monter à âne ou qu'il faisait quelque grand effort.

C'est le lieu de relever que notre Israélite du Caire, ayant un jour une querelle, voulut asséner un coup de poing à son adversaire; voilà que tout à coup, le corps entier se raidit et que notre homme se trouve un instant fixe comme une statue dans l'attitude du pugilat. Son adversaire eut bientôt fait de le terrasser car ce n'était plus qu'un corps inerte sans défense.

Pour en revenir à B., c'est donc depuis 3 ans seulement que le spasme de Thomson est devenu chez lui assez prononcé pour pouvoir être mis en relief à chaque instant dans les circonstances les plus banales, tel en un mot que nous allons actuellement pouvoir vous le faire constater.

(Le malade est examiné le corps et les membres dépouillés de tout vêtement : il est assis, on le prie de mouvoir ses bras puis ses jambes sans effort.)

M. Charcot aux auditeurs : Vous voyez qu'il peut mouvoir les membres étant assis mais c'est à la condition qu'il ne fasse pas d'effort car, si par exemple on lui dit d'étendre son bras tout à coup et de fermer la main comme s'il voulait donner un fier coup de poing, alors on voit son membre rester raide, immobilisé un instant, et il faut attendre que le spasme ait cessé pour que les mouvements redeviennent possibles.

Si on lui dit de vous serrer la main avec force, il se trouve un instant, au moment où il vient de le faire, dans l'impossibilité de vous lâcher.

(Au malade) : Je vous prie maintenant de vous lever et de faire quelques pas vers moi.

Le malade se lève en effet, mais aussitôt ses membres inférieurs deviennent rigides dans l'extension ; il lui est impossible de les fléchir ; le voilà donc immobile pour un temps. Vous voyez que pendant ce temps-là je ne puis, malgré mes efforts, parvenir à provoquer la flexion du genou.... Mais voici la décontraction qui s'opère d'elle-même, il est devenu possible au malade de marcher, sa démarche n'est pas tout à fait naturelle, sans doute, comme elle devrait être si le cas était simple, et il y a là justement une de ces anomalies dans l'espèce, dont je vous ai laissé prévoir l'existence ; mais laissons pour l'instant ce point dans l'ombre, nous le mettrons en lumière un peu plus tard.

(Le malade s'assied de nouveau)

M. Charcot aux auditeurs : Nous ne pouvons pas, vous le comprenez d'après ce que je vous ai dit dans nos préliminaires, répéter indéfiniment devant vous les expériences dont je viens de vous rendre témoin. Par la répétition des actes la tendance au spasme s'épuise. Vous voyez en effet que si maintenant j'ordonne au malade d'étendre tout à coup vigoureusement ce même bras dont il s'est servi tout à l'heure, celui-ci n'est plus atteint de spasme comme la première fois, tandis que le phénomène peut être constaté sur l'autre bras qui n'a pas encore servi à l'expérience. Mais si nous laissons le malade au repos pendant quelque temps, ce qui n'est plus possible en ce moment le redeviendra tout à l'heure.

Je vous ferai remarquer en passant comme un fait très intéressant et sur lequel nous aurons à revenir, que cette rigidité spasmodique qui se produit d'elle-même à l'origine des

. mouvements volontaires, ne peut pas, au contraire, être obtenu par des mouvements d'extension, de traction, par exemple, quelque énergiques qu'ils soient, artificiellement imprimés aux membres ; nous utiliserons plus tard ce fait qui nous fournira un moyen de diagnostic. Les frictions, les malaxations restent, vous le voyez, comme les tractions, absolument impuissantes à déterminer le spasme, celui-ci se produit donc seulement à l'occasion des mouvements volontaires ou pour le moins automatiques.

Vous savez, d'après ce que je vous ai dit en commençant, que ce ne sont pas seulement les muscles des membres qui, dans la maladie de Thomsen, sont pris de spasme à l'origine des mouvements volontaires ; ceux de la face, de la langue peuvent être pris également. Les choses se montrent conformes à la règle chez notre homme ; il suffit en effet de causer avec lui pendant quelque temps comme nous l'avons fait maintes fois, pour s'apercevoir qu'un spasme immobilise parfois, un instant, les muscles de la langue, en même temps qu'il produit une grimace prolongée dans les muscles des lèvres et de la face.

En voilà déjà assez sans doute pour bien établir, chez notre homme, l'existence de l'affection de Thomsen. Actuellement, je veux encore ajouter au tableau, en vous faisant reconnaître de visu ces propriétés électriques nouvelles des muscles affectés dont je vous ai parlé tantôt (voir le schéma p. 526).

Au préalable, il est un fait appartenant à la caractéristique de la maladie de Thomsen sur lequel je n'ai pas encore appelé votre attention afin de ne pas, du premier coup, compliquer la situation, mais qu'il est temps maintenant de mettre en relief, d'autant mieux qu'il se présente, chez notre malade à un remarquable degré de développement [1]. Je veux parler de l'existence chez ces malades, et en particulier chez le nôtre, de muscles énormes, d'apparence herculéenne, rappelant la manière de Michel-Ange. C'est aux membres inférieurs que chez B......d, cette hypermégalie musculaire se montre, comme vous le voyez, excessivement accusée, particulièrement sur les parties antérieures des cuisses. La cuisse mesure 55 centimètres à sa partie moyenne, le mollet 40. En somme l'aspect est celui que l'on rencontre habituellement dans la paralysie hypertrophique. Mais les fesses ne sont pas grosses à proportion, il n'y a pas d'ensellure lombaire. Les membres supérieurs au contraire, comme le tronc, présentent des muscles dont le volume ne dépasse pas la normale. On pourrait même dire que quelques uns d'entre eux sont atrophiés ; ainsi, par exemple le bras à sa partie moyenne mesure 27° seulement ; l'avant-bras 20, c'est peu, surtout comparativement à ce qui se voit aux membres inférieurs.

---

[1] (Voir la fig. 4 page suivante).

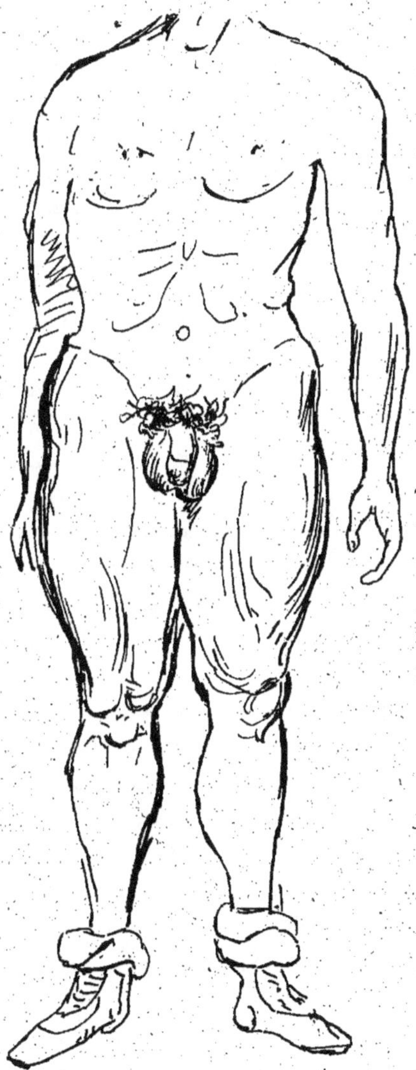

Fig. 4. — B....rd
Maladie de Thomsen avec pseudo-hypertrophie
et ataxie locomotrice.

Croquis de M. Charcot. — Salpêtrière - Juillet 1888.

Mais j'en reviens à l'hypermégalie des masses musculaires. C'est, disais-je plus haut un fait habituel dans la maladie de Thomsen. "L'augmentation de volume des muscles, dit M. Marie dans son excellent article du dictionnaire de Dechambre (3e série, t. 17, p. 346), se retrouve chez un grand nombre de malades et doit être considérée comme un symptôme propre de la maladie de Thomsen, comme un de ceux qui en constituent la physionomie spéciale. Cela est parfaitement exact. Mais l'on peut se demander si cette augmentation de volume des muscles, au moins chez notre sujet est exclusivement due à l'hypertrophie des faisceaux musculaires, constatée anatomiquement par M. Erb chez les sujets qu'il a examinés. C'est un point sur lequel nous aurons à discuter tout à l'heure.

Actuellement, j'en viens à la démonstration des propriétés électro cliniques spéciales que présentent, chez notre malade les muscles que vous avez vus, il n'y a qu'un instant, être pris, à l'occasion des mouvements volontaires, de spasme temporaire. Dans le but de mettre en relief dans une démonstration publique les contractions dont il s'agit, j'ai fait placer sous vos yeux, à côté de B....d, un homme qui lui représente l'état normal. C'est sur les muscles des membres supérieurs, sur le biceps que l'exploration porteratout d'abord parce que les mouvements qui, à chaque interruption peuvent se produire dans ces muscles, se communiqueront facilement à la main et deviendront par là plus faciles à reconnaître pour l'assemblée que s'il s'agissait de secousses produites dans les muscles de la partie antérieure de la cuisse, par exemple.

Donc sur le N° 1 représentant l'état normal, vous voyez, quand on met en jeu à l'aide du chariot de Dubois Raymond des interruptions lentes laissant en place les électrodes - vous voyez dis-je, à chaque excitation faradique, se produire une secousse brève qui fléchit légèrement l'avant-bras et agite la main. Au contraire, voici ce qui se passe chez le N° 2 atteint de la maladie de Thomsen, dans les mêmes conditions d'excitation ; d'abord il se produit 2 ou 3 secousses comme dans l'état normal, puis à un moment donné le muscle s'immobilise en contraction tétanique ; il n'y a plus de secousses pendant ce temps, bien que les interruptions persistent ; enfin, l'épuisement se fait sentir la décontraction a lieu et les interruptions se continuant toujours, à chacune d'elles se font les secousses brèves qui représentent le retour à l'état physiologique. J'agis de la même façon sur les muscles de la partie antérieure de la cuisse, d'abord chez le sujet N° 1, puis sur le sujet N° 2. Les résultats sont les mêmes absolument que lorsqu'il s'agissait des membres supérieurs, seulement ils sont moins facilement saisissables pour un nombreux auditoire.. La rigidité tétanique provoquée par l'excitation faradique dure en moyenne, comme nous l'avons constaté, 10, 20 secondes puis tout rentre dans l'ordre.

Je vous révélerai en passant, puisque l'occasion s'en présente, une réaction spéciale que présentent ces mêmes muscles, non plus sous l'influence de l'excitation faradique, mais en conséquence d'un choc mécanique produit par exemple à l'aide de la percussion à l'aide du marteau de Skoda ; vous voyez que cette percussion détermine au point où elle porte, une contraction musculaire qui persiste telle quelle pendant un certain temps, ce qui n'est en quelque sorte que la reproduction de ce qui s'obtient soit par l'action faradique soit par la mise en action volontaire.

Après cette série de démonstrations, vous ne doutez pas je pense qu'il s'agit, chez notre homme de la maladie de Thomsen et à peine notre cas s'éloigne-t-il, quant à présent, du type normal par quelques particularités d'ordre évidemment secondaire.

Mais nous devons ouvrir actuellement le chapitre des complications. Et d'abord, Messieurs, cette apparence herculéenne des muscles que tout à l'heure je signalais à votre attention n'est qu'un mensonge ; sans doute elle vous donne l'idée qu'une énergie motrice correspondante doit s'y rattacher. Mais à cette idée vous ne devez pas vous arrêter. En effet, je vais vous faire reconnaître que ces muscles énormes n'ont aucune force, aucune énergie ; quel que soit l'effort que fasse le sujet, lorsque le spasme tétanique initial est passé, il lui est impossible de résister aux divers mouvements passifs qu'on imprime au membre. C'est absolument ce qui se passe dans la paralysie pseudo-hypertrophique où souvent les muscles les plus volumineux sont juste ceux qui se montrent les plus faibles. Tout à l'heure, je vous disais qu'une augmentation de volume des muscles est un caractère de la maladie de Thomsen ; oui cela est exact, mais cela suppose alors que l'énergie du muscle est à peu de chose près normale, or cela n'est pas. Je le répète, dans notre cas, c'est même plutôt le contraire qui s'observe ; cette faiblesse musculaires chez notre sujet est, remarquez-le, à peu près générale, elle ne porte pas seulement sur les muscles volumineux, on la constate chez ceux-là aussi qui ont conservé leurs dimensions normales ou qui même paraissent atrophiés, ainsi que cela se voit aux membres supérieurs par exemple. Cela se peut reconnaître lorsque l'homme fait effort pour résister aux mouvements qu'on imprime à ses membres pour les fléchir ou les étendre ; rien de plus facile que de le vaincre ; sa résistance est partout faible, parfois presque nulle.

Ainsi ces muscles que, en raison du spasme qui s'empare d'eux à l'origine d'un mouvement volontaire ou sous l'influence d'un choc électrique, l'on pouvait croire doués d'une grande puissance motrice, sont faibles au contraire remarquablement faibles. Il y a là un contraste frappant qui n'appartient pas à la maladie de Thomsen, mais qui est au contraire l'un des apanages de l'affection musculaire qu'on désigne communément sous le nom de paralysie pseudo hypertrophique myosclérose, etc. Et cette circonstance justement devait nous conduire à rechercher si dans notre cas, la maladie de Thomsen n'était pas entrée en combinaison avec cette dernière affection.

Étudions donc notre malade en vue de vérifier l'hypothèse proposée ; nous recueillerons certainement, chemin faisant un certain nombre d'arguments, en outre de ceux que nous avons relevés déjà, tendant à la légitimer.

J'ai déjà parlé des reliefs musculaires herculéens contrastant avec l'impuissance motrice ; j'ai fait remarquer l'écartement des membres inférieurs pendant la station debout et le renversement du corps en arrière pendant la marche, bien qu'il n'y ait pas à proprement parler d'ensellure, phénomènes qui paraissent avoir été remarqués chez lui dès l'enfance ; maintenant, je vais prier notre malade de vouloir bien s'étendre sur le dos à terre tout de son long. Il va faire effort pour se relever lui-même, sans aide ; vous le voyez prendre successivement les diverses attitudes qui sont représentées sur ce tableau destiné à montrer les diverses phases de mouvements exécutés par les sujets atteints de paralysie pseudo-hypertrophique typique lorsque couchés sur le dos, ils veulent reprendre la position verticale, seulement, chez notre malade les choses sont trop avancées pour qu'il puisse aller jusqu'au bout et au moment où il applique ses mains sur ses cuisses demi-fléchies, on est obligé de lui venir en aide, il ne saurait aller plus loin (Voir la fig. 5, p. 536).

En réalité, Messieurs, tout compte fait, si nous n'avions pas eu connaissance du spasme à l'occasion des mouvements volontaires chez notre homme on l'aurait à coup sûr considéré comme un exemple de paralysie myo-sclérosique. Il y aurait donc dans notre cas combinaison de la maladie de Thomsen et de la paralysie pseudo-hypertrophique.

Fig. 5

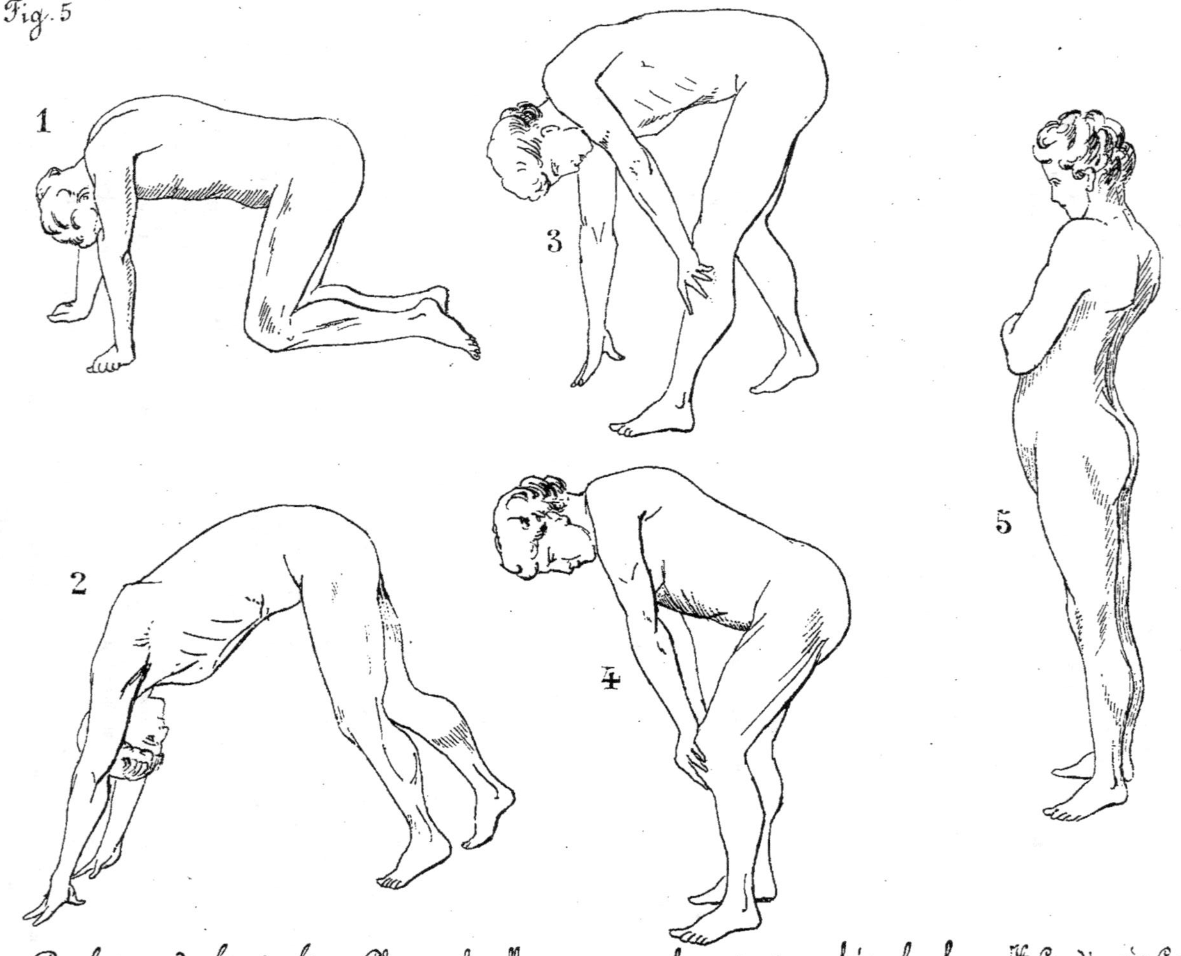

Paralysie pseudo-hypertrophique — Phases par lesquelles passe pour se relever un sujet couché sur le sol   H. C. d'après Gowers.

En à ce propos, il y a lieu de relever les analogies qui existent entre l'état anatomique des muscles dans la maladie de Thomsen et celui qu'on observe dans la paralysie myo-sclérosique. Il y a dans celle-ci comme dans celle-là des faisceaux musculaires hypertrophiés et une hyperplasie conjonctive, si bien que l'on pourrait dire, à cet égard, qu'il y a identité. Voici cependant où git la différence; c'est que dans l'affection myo-sclérosique il y a à côté des faisceaux musculaires hyper plasiés un très grand nombre de faisceaux atrophiés en voie de disparition, en même temps que la végétation conjonctive beaucoup plus luxuriante souvent compliquée de lipomatose, tend à se substituer aux faisceaux musculaires; et c'est à cette végétation conjonctive combinée à la lipomatose qu'est due en grande partie l'hypermégalie qui donne aux muscles l'apparence herculéenne. On voit, d'après cela qu'au point de vue anatomique il semble n'y avoir pas un abîme entre les deux affections et que la myo-sclérose paraît, si l'on peut ainsi parler, exister en germe dans la maladie de Thomsen. À la vérité, on pourrait dire encore que sans aller chercher une complication de deux maladies distinctes, on pourrait interpréter notre cas plus simplement peut-être, en imaginant que l'hyperplasie conjonctive des muscles qui paraît exister dans la maladie de Thomsen toujours à un certain degré, peut dans certains cas, accidentellement, se prononcer plus que de coutume déterminer l'atrophie progressive des faisceaux musculaires et finalement une myo-sclérose en quelque sorte accidentelle. Cela est possible et j'avoue qu'entre les deux hypothèses, je reste un peu indécis bien que je penche beaucoup vers la première en raison de considérations que je me réserve de faire valoir dans une autre occasion.

Quoi qu'il en soit, il est tout à fait opportun de faire remarquer que notre cas de maladie de Thomsen avec la complication sur laquelle nous venons d'insister n'est pas un fait isolé. Un cas qui présente les mêmes caractères essentiels a été publié il y a quelques années déjà, dans les archives de neurologie (1884, vol. VIII, N° 24) par M. le Dr Vigouroux, sous ce nom : Maladie de Thomsen et Paralysie pseudo-hypertrophique. Il s'agit d'un jeune homme de 19 ans, dont les muscles, très volumineux, herculiens, étaient cependant très faibles

Ils donnaient à la palpation la sensation de dureté spéciale qu'on rencontre dans la maladie pseudo-hypertrophique. Le malade couché prenait pour se relever les attitudes classiques en pareille circonstance chez les sujets atteints de myo-sclérose. Les signes de la myotonie de Thomsen étaient, chez ce jeune homme très caractérisés. L'auteur pense qu'il faut voir dans le cas une combinaison de deux maladies, à savoir : la maladie de Thomsen et la paralysie pseudo-hypertrophique. Je suis pour mon compte très disposé à adopter cette manière de voir.

Il est encore chez notre malade, toute une série de phénomènes que nous avons jusqu'ici à dessein, laissé dans l'ombre, mais que nous devons actuellement mettre en lumière. Ainsi que nous l'avons vu, les signes de la myotonie de Thomsen et ceux qui peuvent être rapportés à la paralysie pseudo-

-538-

hypertrophique paraissent s'être rebelés chez notre homme, les uns dans l'enfance, les autres dans l'âge adulte ; ceux dont il va être question n'ont paru qu'il y a 3 ans et leur apparition a été signalée par un empirement de tous les symptômes déjà existants, de ceux particulièrement qui concernent la station et la marche.

Je vais mettre en relief l'un de ces phénomènes nouveaux auquel je fais allusion.

(Au malade) : Levez-vous, mon ami.

Voilà le spasme de Thomsen qui se produit. Laissons-le passer. Bien ! maintenant la décontraction s'est faite.

(Au malade debout) : Fermez les yeux actuellement.

(Le malade chancelle et menace de tomber, aussitôt qu'il a fermé les yeux.)

Vous voyez, c'est là ce qu'on appelle le signe de Romberg et il est ici très accentué. Ce signe n'appartient pas plus à la maladie de Thomsen qu'à la paralysie pseudo-hypertrophique : vous savez qu'on le voit au contraire dans certains cas d'hystérie, dans l'ataxie locomotrice surtout. Voyons si, par hasard, il ne s'agirait pas de cette dernière affection, car il nous est facile d'éliminer du premier coup l'hystérie, en l'absence d'anesthésie cutanée et profonde, de stigmates quelconques, etc. Je vous ferai remarquer en passant que la combinaison de l'hystérie, soit chez l'homme, soit chez la femme avec des maladies dégénératives infantiles, telles que les myopathies, la maladie de Friedreich, etc. etc. n'est point chose rare ainsi que vous le verrez dans un travail publié par M. Gilles de la Tourrette dans un des derniers numéros de l'Iconographie de la Salpêtrière.

Mais encore une fois, je déclare, après l'avoir recherché, que dans ce cas ce n'est point de l'hystérie qu'il s'agit. — Voyons donc si d'autres signes tabétiques ne viendraient pas, chez lui, s'associer au signe de Romberg. Eh bien, c'est ce qui a lieu en effet ; les réflexes rotuliens, vous le voyez, sont très faibles, de plus il existe des douleurs de caractère fulgurant très accentuées. Il les a ressenties pour la première fois il y a 3 ans, il en souffre encore de temps à autre par accès. Il va du reste nous les décrire.

(Au malade) : Racontez-nous, je vous prie, l'histoire de vos douleurs.

Le malade : C'étaient des douleurs qui me partaient de la hanche et qui tout d'un coup, brusquement, m'occasionnaient des élancements par toute la jambe.

Cela me prenait par intermittence et puis cela cessait tout à coup.

M. Charcot : Et maintenant, les avez-vous encore ?

Le malade : Oui, j'ai par moments des douleurs très vives, en éclair, dans les genoux ; j'ai aussi des engourdissements dans les pieds.

M. Charcot : Je sais par son observation qu'il a été admis dans un service d'hôpital à Paris où il a été considéré comme atteint d'ataxie locomotrice ; c'est à juste titre ; oui il est ataxique. Mais l'ataxie n'est pas tout chez lui. Ainsi que nous l'avons reconnu, ce n'est qu'un des côtés du tableau. Il fut un temps où les accidents tabétiques ont paru se préciser et prédominer, ses douleurs fulgurantes ont été plus vives qu'elles ne le sont aujourd'hui, l'incoordination motrice plus accentuée. Il affirme qu'à une certaine époque, la marche a été beaucoup plus difficile qu'elle ne l'est actuellement. Il n'est pas rare de voir on le sait, de pareilles fluctuations, de pareils temps d'arrêt, dans la marche non toujours régulièrement progressive de l'ataxie locomotrice.

L'examen des yeux est resté négatif. Il n'y a pas eu de diplopie; le signe d'Argyll Robertson n'existe pas. Mais il n'en faut pas tant pour déterminer l'existence de l'élément tabétique: signe de Romberg, démarche ataxique et douleurs fulgurantes caractéristiques, diminution très marquée sinon abolition des réflexes, cela constitue déjà un ensemble suffisant pour autoriser le diagnostic.

Voilà donc la symptomatologie, si complexe et si variée chez notre homme, ramenée en fin de compte à 3 éléments: 1° Myotonie de Thomsen; 2° Paralysie pseudo-hypertrophique; 3° Ataxie locomotrice. Dans la combinaison de ces divers éléments chez un seul sujet, chacun d'eux, comme vous l'avez vu, conserve en quelque sorte sa personnalité, son originalité, et c'est l'occasion de répéter une fois de plus, qu'en nosographie il n'y a guère d'hybrides, s'il y en a réellement. Il n'y a presque jamais, là où on voudrait voir un métis, que combinaisons d'espèces morbides distinctes; cela existe, entr'autres, chez notre malade. Chez lui la combinaison d'affections en apparence aussi distinctes les unes des autres, pourra paraître singulière, peut-être au premier abord. Mais si l'on y réfléchit, on remarquera que les diverses affections composantes l'ataxie locomotrice comme la myotonie et la myo-sclérose se rattachent toutes les trois par des liens plus ou moins étroits à la grande famille neuropathique et alors leur coexistence chez un même individu n'aura plus, au même degré, l'apparence d'une coïncidence fortuite.

C'en est assez pour aujourd'hui sur ce cas d'ailleurs, comme vous l'avez ou sera intéressant. Actuellement, cependant, je voudrais insister encore sur un point qui concerne le diagnostic différentiel de la maladie de Thomsen — A cet effet, j'ai fait venir ici plusieurs filles hystériques chez lesquelles existe ce que j'ai appelé, la diathèse de contracture et justement, il s'agit de vous montrer les différences radicales-bien qu'il s'agisse toujours de spasme-entre cet état là et la myotonie de Thomsen. Déjà je vous ai fait remarquer que dans cette dernière affection, les spasmes ne se montrent qu'à l'occasion de la mise en jeu des mouvements volontaires ou automatiques. Jamais on ne les voit se produire sous l'influence des tractions, des malaxations imprimées à un membre. C'est le contraire de ce qui a lieu dans la diathèse de contracture chez les hystériques, ainsi que vous allez le reconnaître.

J'ordonne à ces 2 jeunes filles de produire, à l'aide du membre supérieur droit un mouvement extension violent et brusque comme pour donner un vigoureux coup de poing.

(*Les malades exécutent le mouvement qui leur est ordonné*).

Vous voyez que le membre est devenu rigide, que ce n'est plus qu'une barre inerte et cela ressemble à ce qui se voit dans la maladie de Thomsen, mais voici la différence; d'abord le spasme chez l'hystérique ne cessera pas de lui-même; Il faut, comme vous le voyez pour obtenir sa résolution, exercer sur les muscles raidis, une sorte de massage... Voilà qui est fait, la décontraction s'est produite. Remarquez en outre que les seuls mouvements exagérés, produits à la suite d'un effort déterminent ici le spasme; jamais, contrairement à ce qui a lieu dans la maladie de Thomsen, les mouvements naturels non forcés relatifs à la station ou à la marche. Enfin, voici encore d'autres traits distinctifs plus radicaux encore: Vous avez beau, dans la maladie de Thomsen, exercer une violente traction, pétrir les muscles, etc,, cela ne suffit pas à produire le spasme. Tandis que chez nos deux hystériques atteintes de diathèse de contracture vous voyez la rigidité musculaire permanente se produire par ces différentes manœuvres avec la plus grande facilité; la pression exercée sur le tronc de certains nerfs, le radial, le cubital, par exemple, détermine par suite de la contraction des groupes musculaires qu'ils amènent certaines attitudes caractéristiques (hyper excitabilité neuro-musculaire.)

Je le répète encore une fois, les contractures ainsi produites chez les hystériques ne se résoudront pas d'elles-mêmes; il faudra intervenir pour les faire disparaître, contrairement à ce qui se voit dans la myotonie de Thomsen. Il était intéressant de relever ce caractère différentiel d'autant mieux que la diathèse de contracture n'est pas absolument particulière aux femmes, tant s'en faut et qu'on la rencontre chez les hystériques mâles.

Puisque nous en sommes sur la question de diagnostic, je relèverai encore que le spasme de Thomsen ne saurait être confondu avec ce que l'on appelle vulgairement les crampes; celles-ci, vous ne l'ignorez pas sont douloureuses, très douloureuses même parfois, tandis qu'il est constant que la myotonie qui, dans la maladie de Thomsen, se produit à l'occasion des mouvements volontaires, ne détermine chez le sujet qui en est atteint aucune souffrance. C'est là un caractère sur lequel j'insiste d'autant plus en terminant que je crois avoir négligé de le signaler dans le cours de mon exposé.

2ᵉ Malade.

M. Charcot: Il y a une quinzaine de jours, le 26 Juin 1888, je vous ai présenté un homme de 63 ans qui offrait à un haut degré l'affection connue sous le nom de spasme clonique du sterno-cleido-mastoïdien et du trapèze (Voir page 489). L'affection datait chez lui de 8 mois environ et elle paraissait s'être développée à l'occasion d'un grand chagrin. Le spasme, à l'occasion des émotions, s'exagérait, je vous l'ai fait reconnaître d'une façon très remarquable, et une fois cela a été au point que le malade a perdu un instant l'équilibre et a été renversé à terre. J'ai surtout relevé dans la description du cas l'hypertrophie très prononcée du sterno-cleido-mastoïdien, siège du spasme en au contraire l'atrophie de celui du côté opposé.

Je vous disais, à ce propos, que naguère encore, lorsque les sujets atteints de ce genre de spasme se présentaient à moi, j'étais désespéré par l'idée que je ne pouvais pas vraisemblablement y porter remède. Aujourd'hui, ajoutai-je, éclairé par de nouvelles observations, je suis devenu moins pessimiste. Je sais en effet que l'application d'un traitement approprié en triomphe quelquefois. Eu justement c'est ce qui est arrivé dans le cas actuel, au bout d'un temps très-court : le résultat est vraiment merveilleux, dans l'espèce, je n'hésite pas à le dire, d'autant plus remarquable que l'affection était d'une grande intensité incontestablement et datait déjà, je le répète, de 8 mois. Vous allez en juger de visu. Voici notre brave homme ; sans doute il a encore un peu de torticolis, de raideur du cou : sans doute l'hypertrophie du sterno-mastoïdien affecté est toujours présente ; Mais qu'est devenu le spasme du cou et des lèvres ? ils ont disparu déjà depuis plusieurs jours.

Ainsi, il n'a pas fallu plus de 10 séances pour obtenir cet étonnant résultat. Dès la 3ème séance déjà, il s'était produit un amendement si remarquable qu'il était clair que nous étions maîtres de la situation et vous le voyez, l'événement a pleinement justifié nos prévisions.

En quoi donc le traitement a-t-il consisté ? Mon Dieu ! c'est fort simple : c'est d'électrisation qu'il s'agit et c'est l'électrisation, du reste, qui est recommandée dans cette affection par les auteurs. Mais encore faut-il, pour réussir, s'y prendre d'une certaine façon, agir suivant une certaine méthode dont nous devons la connaissance à M. Vigouroux.

Il n'y a rien de bien extraordinaire dans cette méthode tout empirique d'ailleurs quant à présent ; il s'agissait seulement de remarquer l'hypertrophie du sterno-cleido-mastoïdien déjà signalée du reste par Amussat, et de remarquer également l'atrophie du muscle correspondant du côté opposé, il fallait imaginer en dernier si vous voulez, que la faradisation devait porter exclusivement sur ce dernier muscle et qu'il fallait exclure du traitement toute action, quelle qu'elle fût, sur le muscle hypertrophié. Tout cela est fort simple, sans doute, mais encore fallait-il, par une sorte de tâtonnement, le trouver. Voilà donc le traitement très simple que j'ai vu déjà réussir dans un certain nombre de cas de spasme clonique du cou et qui a fait merveille, vous le constatez, chez le malade actuel.

M. Charcot (au médecin chargé du traitement) : Quelle a été la durée des séances ?

Réponse : Quinze minutes seulement. Voici d'ailleurs les détails du traitement qui a été dirigé par M. le Dr Babinski, ancien chef de clinique du service :

« Quelques jours après l'entrée du malade, son état, jusque-là ne s'étant pas modifié, on électrise à l'aide de courants induits le sterno-mastoïdien gauche, de façon à obtenir une attitude inverse de l'attitude pathologique, c'est-à-dire inclinaison de la tête à gauche, rotation à droite et flexion.

L'électrisation dure 15 minutes environ. Le malade, à la suite, éprouve un grand bien-être ; dans la journée, les secousses sont beaucoup moins fortes. Deux jours après, nouvelle électrisation dans les mêmes conditions on électrise aussi les zygomatiques. L'amélioration s'accentue encore. La tête est encore déviée, mais le malade peut marcher sans éprouver de fortes secousses. Le spasme des lèvres s'est aussi atténué. Deux jours après, 3e séance, on remarque ce jour là que le peaucier gauche, contrairement à ce qu'on avait observé au début, se contracte aussi bien que le droit. L'amélioration s'accentue encore. La déviation est très légère, sinon nulle, même lorsque le malade est debout, elle s'accentue un peu lorsque le malade fait des mouvements de mastication. Le spasme des lèvres s'est moins atténué que le spasme du cou.

Le traitement a été continué de la même façon tous les 2 jours jusqu'aujourd'hui et vraiment le malade actuellement, vous le voyez, peut être considéré comme guéri.

(Au malade) : Eh bien ! Qu'en pensez-vous ?

Le malade : Je pense, Monsieur, que je suis bien heureux et bien reconnaissant. Enfin, je puis dormir, autrefois ; j'étais réveillé à chaque instant par mes secousses de tête : j'étais forcé de prendre ma tête avec les 2 mains pour la soulever et la tourner. Aujourd'hui, je dors très bien ; encore une fois je vous remercie.

M. Charcot (au malade) : Vous pouvez vous retirer.

(Aux auditeurs) : C'est parfait. "Tout est bien qui finit bien", mais ne chantons pas encore victoire sans réserve. Il ne faut pas oublier dans ces histoires là le chapitre des récidives.

Policlinique du Mardi 17 Juillet 1888.

Objet de la Leçon :

1ère Malade : Femme de 51 ans - Chorée chronique avec hérédité similaire (maladie d'Huntington)

2e Malade : Homme de 41 ans - Chorée chronique développée à la suite d'un choc nerveux.

3e Malade : Femme de 47 ans - Chorée chronique très intense avec gesticulations et démence parvenue au dernier terme.

1ère Malade.

Messieurs, on a souvent parlé, dans ces derniers temps d'une forme particulière de la chorée qu'on a désignée sous le nom de chorée d'Huntington.

Nous aurons à rechercher chemin faisant, s'il s'agit bien là, comme on pourrait le croire et comme nous l'admettrons d'abord provisoirement, d'une maladie à part, autonome ou seulement d'une variété de la chorée ordinaire.

Huntington est le nom d'un médecin américain qui en 1871, dans un journal de Philadelphie qu'il est aujourd'hui difficile de se procurer (On Chorea - Philad. Med. and Surgical Report - N° 15 - 1871) a raconté l'histoire de l'affection dont il s'agit et dont l'un des grands caractères est, suivant l'auteur, d'être héréditaire (hérédité similaire).

Il s'agirait donc de la chorée d'Huntington comme d'un très grand nombre d'affections du système nerveux et musculaire nouvellement introduites dans la nosographie et parmi lesquelles on peut citer par exemple : la maladie de Thomsen, l'ataxie de Friedreich, enfin la paralysie pseudo-hypertrophique pour la première fois décrite par Duchenne de Boulogne. Toutes ces affections là, vous le savez, sont à la fois des maladies d'hérédité similaire et des maladies de famille, en même temps qu'elles reconnaissent à des titres divers l'hérédité de transformation. Nous allons voir qu'il en est de même de l'affection convulsive dite chorée d'Huntington.

Chorea - 27.

Pendant longtemps, les observations d'Huntington sont restées sans écho, mais récemment en Allemagne, et cette circonstance semble indiquer que dans ce pays la maladie serait plus fréquente peut-être qu'ailleurs, en Allemagne dis-je, plusieurs auteurs successivement, dans un assez court espace de temps, ont publié sur ce sujet, une série de travaux intéressants.

Parmi les plus importants de ces travaux, je signalerai au premier rang un mémoire de M. Huber publié dans les archives de Virchow (Bd. 108. 1887) qui contient un grand nombre de faits originaux; et un travail de M. Hoffmann de Zurich intitulé : Chorea chronica progressiva, riche également d'observations nouvelles et qui a paru, lui aussi, dans les archives de M. Virchow (Bd. III 1888).

Je ne vois pas qu'en France on se soit occupé beaucoup jusqu'ici de la chorée d'Huntington; sans doute on en a parlé dans diverses publications périodiques, s'en référant toujours aux travaux américains ou allemands, mais, jamais que je sache, on n'aurait présenté de faits originaux propres à confirmer ou à infirmer les assertions émises par notre confrère d'Amérique, de telle sorte que la malade que j'ai fait placer devant vous pourrait bien être le premier exemple de chorée d'Huntington qui ait été produit dans une clinique Française.[1]

En quoi consiste donc cette forme pathologique prétendue spéciale? Quels en sont les traces nosographiques fondamentales? D'après Huntington et les auteurs qui l'ont suivi — tous paraissent d'accord sur ce point; — un caractère fondamental serait, je le répète, l'hérédité similaire.

Pour bien mettre ce caractère en relief, je vais placer sous vos yeux un arbre généalogique où il s'accuse d'une façon très frappante; certes, ce tableau vous en dira plus long que toutes les dissertations auxquelles je pourrais me livrer. Il est emprunté au travail de M. Huber.

Chorée d'Huntington

Tableau de famille d'après Huber

Christophe Rinderknecht

1	2	3	4
		Magdalena, mariée à Kuhn	Conrad ⊕

3						
Kuhn ⊕	1	2	3	4	5	6
	Hans Jacob ⊕		Christophe ⊕			Conrad ⊕

1	2	1	2	3	4	5
Anna	J. Kuhn ⊕	Elisabeth ⊕	Jacob ⊕			

⊕ Chorée d'Huntington.

[1] On n'a pas pu, dans cette leçon, utiliser la très remarquable observation de chorée héréditaire publiée par M. le Dr M. Lannois dans la Revue de Médecine (N° 8. 1888) pour la simple raison que ce dernier travail a paru seulement le 10 Août.

Christophe Rinderk.... (voir le tableau) sain lui-même, ou pour le moins non affecté de chorée donne naissance à 4 enfants dont le 1ᵉʳ nommé Conrad, commence la série ; celui-ci est atteint d'une affection qui présente les caractères cliniques de la maladie d'Huntington autres que l'hérédité sur lesquels nous insisterons dans un instant. L'hérédité ne serait donc pas le seul trait à signaler dans la caractéristique de cette affection et qui puisse permettre de la distinguer de la chorée vulgaire, chorée de Sydenham, chorée infantile fréquemment associée comme vous le savez au rhumatisme articulaire.

Le troisième enfant de Christophe, une fille nommée Magdalena, mariée à un nommé Kuhn, non affectée elle-même, donne naissance à un enfant qui, comme son oncle Conrad, sera pris de chorée chronique et qui, à son tour, donnera naissance à deux enfants dont le second sera, lui aussi, atteint de la même maladie.

La descendance de Conrad est riche en cas de chorée chronique qui se distribuent ainsi qu'il suit : sur 6 enfants 3 cas, à savoir : Hans, Christophe et Conrad (le 6ᵉ), lequel donne naissance à 5 enfants dont les 2 premiers, Elisabeth et Jacob, sont affectés.

Voilà certes une belle famille de choréiques et ici le caractère d'hérédité similaire se montre dans toute sa pureté, car seule règne la chorée d'Huntington sans mélange avec d'autres maladies nerveuses ; c'est aussi un bel exemple, s'il en fut, de ce que l'on appelle une maladie de famille.

Incontestablement, d'après cette observation de famille, l'hérédité similaire paraît être un des grands caractères étiologiques de la maladie. Celle-ci se développe en quelque sorte fatalement et se perpétue de génération en génération le plus souvent sans le concours d'une cause occasionnelle appréciable. Sans motif apparent, on la voit apparaître et se développer un beau jour, comme à point nommé, à peu près toujours à la même époque de la vie. Mais toutes les observations de chorée d'Huntington ne sont pas, tant s'en faut, aussi explicites que celle de la famille Rinderknecht.

Nous verrons que la chorée vulgaire, que j'appelle quelquefois chorée de Sydenham, ne diffère en rien d'essentiel, quant à la description des mouvements convulsifs, de l'affection dite chorée d'Huntington. Mais la première, vous le savez, est à peu près toujours une maladie de l'enfance, tandis que l'autre, nous allons le voir, est toujours tardive.

C'est vers l'âge de 7 ou 8 ans que, dans l'immense majorité des cas, elle se manifeste. Il est rare qu'on la voie survenir à la 15ᵉ année et il est fort remarquable que les chorées qui se développent à cette époque-là présentent presque constamment quelque chose de spécial ; elles ont en particulier une tendance marquée à devenir graves, mortelles, tandis que jamais ou à peu près jamais, celles qui se développent vers l'âge de 8, 9 ou 10 ans n'aboutissent, ou moins par elles-mêmes, à une issue funeste. Incontestablement, à cet âge-là, à moins de circonstances tout à fait extraordinaires, on guérit toujours de la chorée. Seules, les chorées des adultes peuvent être mortelles et au premier rang, celles qui se montrent chez les femmes jeunes, dans l'état de grossesse.

Donc, c'est une anomalie rare dans la chorée quand on en est atteint tardivement à l'âge de 20 ans, par exemple; c'est également une anomalie quand elle devient mortelle; on peut ajouter que c'est encore une anomalie lorsqu'on la voit passer à l'état chronique.

Si l'on vous présente un enfant de 8 ou 10 ans atteint de chorée vulgaire, même intense, vous pouvez, à peu près sans arrière-pensée, rassurer les parents qui se montrent généralement fort effrayés à la vue des gesticulations bizarres que vous savez, et leur annoncer que la maladie guérira au bout de 2, 3, 4 mois, rarement plus tard; une grande thérapeutique n'est généralement pas nécessaire et l'expectation convient à la majorité des cas.

Sans doute, la maladie peut parfois se prolonger au-delà de ce terme et s'étendre sur une période d'un an, deux ans par exemple, c'est lorsqu'il y a des récidives; ces récidives peuvent se montrer au nombre de 2, 3, 4, 5, 6, 7 même, ainsi que je l'ai observé une fois mais il ne faudrait pas confondre ces chorées de longue durée par répétition des accès avec la véritable chorée chronique. Celle-ci existe cependant, mais elle ne se montre guère que chez les sujets atteints de la maladie après l'âge de 15 ans, 20 ans; à fortiori dans l'âge mûr et dans la vieillesse, et l'on peut dire que cette chorée, par contraste avec les cas vulgaires, une fois constituée, est à peu près nécessairement progressive et ne guérit pas.

Si je viens de vous rappeler, Messieurs, ces particularités relatives à l'évolution et à la marche de la chorée vulgaire considérée aux différents âges, c'est que l'un des caractères de la chorée d'Huntington serait de ne se développer jamais qu'à une période tardive de l'existence, à 30 ou 40 ans, par exemple, et de prendre toujours l'allure d'une maladie chronique; mais nous venons de voir que ces caractères-là ne lui appartiennent pas en propre puisqu'on les rencontre dans certains cas de chorée ordinaire.

Ainsi : hérédité similaire d'abord, puis apparition tardive, voilà, dit-on, deux traits particuliers à la maladie; elle en posséderait encore un, troisième, c'est que constamment elle se montre primitivement chronique et s'étend, quoi qu'on fasse, une fois installée, à la vie tout entière. Mais, je le répète, les deux derniers traits, au moins, ne lui sont pas spécialement

____

(1) Toute chorée tardive ou sénile même n'est pas nécessairement chronique et incurable. J'ai cité des cas de chorée chez des vieillards qui se sont terminés rapidement par la mort; comme on sait que cela arrive quelquefois dans la chorée des adultes (Loc. cit.) On en a cité quelques uns qui ont abouti à la guérison; ces derniers sont probablement extrêmement rares (Voir à ce sujet. Chorée chez l'adulte et chez le vieillard par W.P. Herrington-Brain. April 88, p. 134) J.M.C.

attachés. Après cela y a-t-il d'autres caractères qui puissent permettre de séparer nosographiquement la maladie d'Huntington ? Je ne le crois pas. Messieurs, et je pense qu'on peut affirmer que
en ce qui concerne, entr'autres, la symptomatologie proprement dite, la description des cas d'Huntington et celle des cas de chorée vulgaire se superposent, si l'on peut ainsi dire, à peu près exactement, sauf cependant quelques nuances signalées par les auteurs et que nous allons maintenant
indiquer : Ainsi, dit-on, dans la maladie d'Huntington, les gesticulations sont plus lentes que dans
la chorée vulgaire. Cela est vrai ; mais cela tient vraisemblablement à l'allure chronique de la maladie
et cela se retrouve dans toute chorée, quelle qu'elle soit ; un autre caractère distinctif qui a peut-être un
peu plus de valeur que le précédent, serait le suivant. On sait que dans la chorée de Sydenham, les
gesticulations s'exagèrent à peu près constamment dans un membre lorsque celui-ci exécute un mouvement volontaire. Ainsi, lorsqu'il s'agit, pour le choréique vulgaire, de prendre un verre pour boire, une
plume pour écrire, on voit le membre mis en jeu exécuter des mouvements contradictoires rappelant ceux
que font les bateleurs pour exciter l'hilarité des passants, et qui souvent, font manquer le but. Il n'en
serait pas de même, d'après la description des auteurs, dans la maladie d'Huntington ; au contraire, dans
celle-ci, lorsqu'il s'agit d'accomplir ces mêmes mouvements intentionnels dont nous parlions tout
à l'heure on voit les gesticulations choréiformes, incessantes pendant le temps du repos, au lieu de
s'exagérer au moment de l'accomplissement du mouvement volontaire, s'amender un instant ou
même disparaître tout à fait momentanément, de manière à permettre l'accomplissement de l'acte
prémédité. C'est pourquoi l'on voit les sujets atteints de cette maladie, alors même qu'elle est intense,
continuer encore parfois pendant de longues années à exercer une profession manuelle, pourvu que
celle-ci ne réclame pas une grande habileté et n'exige pas la mise en œuvre de mouvements délicats
Presque jusqu'à la dernière limite ces malades peuvent se servir de leurs mains pour manger ou
boire, non pas sans quelques maladresses, bien entendu, non pas sans renverser le contenu du verre
plein d'eau ou de la cuiller pleine d'aliments. Mais le plus souvent, je le répète, tant bien que mal
le but est atteint, tandis qu'au contraire, dans la majorité des cas de chorée ordinaire, l'étendue des
gesticulations semble s'accroître d'autant plus qu'il s'agit d'exécuter un mouvement intentionnel.

Sans doute, voilà un contraste assez tranché entre la chorée vulgaire et celle d'Huntington ;
mais je me demande s'il appartient exclusivement à celle-ci et s'il ne se rencontrerait pas dans
toutes les chorées chroniques. Je me crois en mesure de pouvoir, dans un instant, répondre à la
question, par l'affirmative.

Examinons encore d'autres oppositions qu'on a voulu établir entre les deux formes de
chorée. L'existence de troubles psychiques plus ou moins grands tôt ou tard associés aux mouvements
choréiformes, serait un des éléments nécessaires à la maladie d'Huntington. Il est très rare, en effet, dans
les observations des auteurs, de voir les convulsions se prolonger quelque temps sans que les troubles psychiques

s'y associent, arrivant bientôt à prendre une forme définitive, manie, mélancolie, etc., se terminant par la démence. C'est ainsi qu'au dernier terme, les mouvements choréiformes étant devenus assez intenses pour rendre la station et la marche impossibles, en même temps que l'intelligence est descendue au dernier degré de l'échelle, les malheureux infirmes sont réduits à l'état grabataire, exposés sans défense à toutes les causes de destruction. Tout cela est parfaitement exact, et telle, certainement, n'est pas l'issue de la chorée vulgaire, mais on ne saurait méconnaître que des perturbations intellectuelles plus ou moins accentuées suivant les cas, sont un accompagnement habituel[1] de cette dernière, de telle sorte qu'on pourrait dire que dans celle-ci existent, en germe, les troubles psychiques qui acquièrent, dans la chorée d'Huntington, un si haut degré de développement. Il faut ajouter que ces mêmes troubles intellectuels aboutissant à la démence se voient communément dans les cas de chorée chronique qui ne se détachent par aucun autre caractère que celui de la chronicité même de l'histoire de la chorée vulgaire[2].

Et à ce propos je crois utile de relever que ainsi que je l'ai montré autrefois (loc. cit. Progrès Médical 1878 p. 177), la chorée des vieillards, chorée tardive par excellence, est presque nécessairement, comme l'est d'ailleurs quelquefois la chorée survenant chez l'adulte, une chorée chronique, progressive et incurable accompagnée de troubles psychiques divers conduisant à la démence, conforme à tous égards, par conséquent, à la description de la chorée d'Huntington, sauf, toutefois, sur un point : je veux parler de l'hérédité similaire qui appartiendrait exclusivement à la dernière affection. Mais c'est ici le lieu de rechercher si ce caractère distinctif est aussi fondamental qu'on a voulu le dire.

Il ne serait pas difficile d'abord de rassembler quelques exemples de chorée vulgaire dans lesquels l'hérédité similaire a été observée, mais je serai le premier à reconnaître la rareté des faits de ce genre ; il n'en serait pas de même pour ce qui concerne l'hérédité de transformation[3] : elle est vraiment de constatation vulgaire chez le choréique, et vous savez que c'est là un fait étiologique que j'ai bien souvent l'occasion de relever chez les malades qui se présentent à la consultation du Mardi. Eh bien, Messieurs, cette même hérédité de transformation, vous la trouverez signalée dans des familles où l'on voit se développer

---

[1] Dans l'article "Danse de St Guy" du dictionnaire encyclopédique, M. Raymond se trouve même conduit à présenter l'existence des troubles psychiques comme l'un des caractères fondamentaux de la maladie. Ces troubles psychiques, décrits par Meyer, Leidesdorf, Marcé, Thore et Arndt, seraient tellement constants, d'après ce dernier qu'il n'y aurait pas, suivant lui, de chorée sans troubles psychiques. Cette conclusion est peut-être un peu exagérée ; cependant elle ne s'écarte probablement pas beaucoup de la réalité.

[2] Voir Charcot : La chorée vulgaire chez les vieillards. — Progrès Médical 1878, p. 177.

[3] Voir Déjerine — De l'hérédité dans les maladies du système nerveux, p. 136.

la chorée présentant tous les caractères qu'on a assignés à la forme d'Huntington.

Voici un exemple du genre que j'emprunte au mémoire de M. le Dr Hoffmann :

Mère (famille)
Épilepsie à l'âge de 30 ans. + 41 ans.

1ère fille	2e fille	3e fils	4e fille
# Épilepsie à 29 ans	# Épilepsie, 26 ans	⊕ Chorée, 40 ans	50 ans
+ 39 ans	+ 40 ans	# Épilepsie 50 ans	
		âge 52 ans	

Épilepsie   ⊕ Chorée   + Mort.

Il s'agit d'une famille Kirscher.

La mère Kirscher est morte à 41 ans, et elle est devenue épileptique à l'âge de 30 ans. C'était donc un cas d'épilepsie tardive. A ce propos, je ferai remarquer que ce caractère de se développer, chez plusieurs membres d'une même famille, à une époque avancée de la vie, n'appartient pas, parmi les névroses, à la seule chorée d'Huntington. On peut le rencontrer dans l'épilepsie, et justement l'histoire de la famille Kirscher offre un exemple de ce genre ; on sait, du reste, que dans l'épilepsie vulgaire, l'apparition de la maladie à une époque plus ou moins tardive, n'est pas un fait très-rare et relativement à ce point, vous pourriez lire une thèse intéressante composée d'après des documents recueillis à l'hospice de la Salpêtrière par un de mes élèves (A. Delanée. Essai sur l'étiologie de l'épilepsie tardive. Thèse de Paris. 1883). Eh bien, cela étant, pensez-vous qu'il soit logique d'envisager l'épilepsie tardive comme une maladie spéciale par ce seul fait qu'elle se montre à titre de maladie de famille ? Évidemment non.

Mais j'en reviens à l'histoire de la famille Kirscher. La femme Kirscher a 4 enfants, l'aînée est une fille qui devient épileptique à l'âge de 29 ans. Encore un cas d'épilepsie tardive ! Le 2e enfant, encore une fille, devient épileptique elle aussi tardivement, à l'âge de 26 ans. Le cas du 3ème enfant, un mâle cette fois, est particulièrement intéressant. Celui-ci est atteint de chorée à l'âge de 40 ans et la maladie se comporte chez lui, à la manière des cas d'Huntington. Il n'y manque que l'hérédité similaire. Or, à l'âge de 50 ans, cet homme devient épileptique comme l'ont été sa mère et ses sœurs. Ici, l'on voit donc la chorée chronique naître, si l'on peut ainsi parler, de l'épilepsie tardive par hérédité de transformation. En d'autres termes, la maladie dominante dans la famille (ici, c'est l'épilepsie) tend à se perpétuer non pas sous la forme originelle, mais sous une autre forme ainsi que cela se voit le plus communément du reste, dans l'hérédité neuropathique. Il semble en effet que la génération d'une forme similaire soit ici de beaucoup le cas le plus rare, et qu'elle accuse une influence héréditaire portée à son plus haut degré de perfectionnement et de puissance.

Vous ne vous étonnerez pas, dans une telle famille, de voir la chorée et l'épilepsie tardives se combiner chez un même sujet ; ces associations, ces combinaisons, comme vous voudrez les appeler, ne sont pas un fait rare dans l'hérédité neuropathique et bien souvent nous avons eu l'occasion de relever les combinaisons suivantes que je cite à titre d'exemple : ataxie locomotrice et paralysie générale progressive ou, en la place de celle-ci, diverses formes de vésanie ; hystérie et chorée, hystérie et épilepsie, etc. etc. Je pourrais aisément multiplier les faits de cet ordre dont la genèse se comprend de reste lorsqu'on l'envisage à la lumière des connaissances que nous possédons relativement aux lois de l'hérédité neuropathique de transformation.

En résumé, Messieurs, par tout ce qui précède, je suis conduit à déclarer que, dans mon opinion, la chorée d'Huntington ne représente pas une espèce morbide spéciale, autonome, bien délimitée, qu'on puisse opposer par exemple, à la chorée vulgaire comme s'en séparant foncièrement. Ce n'est qu'un incident, un épisode dans l'histoire générale de la chorée ; c'est la chorée vulgaire, si vous voulez, se présentant exceptionnellement dans de certaines familles, comme maladie tardive et sous la forme chronique.[*] La prédominance, ou même le règne exclusif de l'hérédité similaire dans de certains cas, est évidemment un fait fort remarquable mais qui ne justifie pas suffisamment une délimitation nosographique radicale ; elle marque seulement le plus haut degré de puissance que la transmission des caractères morbides, par voie d'hérédité, puisse atteindre. À cet égard, l'opinion que je voudrais faire prévaloir ne diffère pas essentiellement, je pense, de celle admise par M. Hoffmann comme conclusion de son travail où il manifeste une préférence très marquée pour la dénomination de *chorea chronica progressiva* qu'il voudrait substituer à celle de *chorée héréditaire* ou de *chorée d'Huntington* jusqu'alors employées.

Quoi qu'il en soit, nous allons trouver l'occasion de revenir, chemin faisant, sur la plupart des faits que nous venons de toucher en passant.

Nous sommes actuellement, je pense, suffisamment préparés pour bien mettre en valeur le cas que nous avons sous les yeux et qui se rapporte de tous points à la description d'Huntington.

Il s'agit d'une nommée Ch...ry, âgée de 51 ans ; elle a cessé d'avoir ses règles à 49 ans. D'après les renseignements qui nous sont fournis par son mari, elle était douce, aimable, raisonnable, nullement originale, seulement peut-être un peu apathique à l'époque à laquelle elle s'est mariée. Elle a eu 2 enfants, l'un est âgé de 26 ans, l'autre de 18 ans ; ils sont bien portants tous les deux, de telle sorte que la tendance héréditaire paraît s'être épuisée chez la mère ; cette tendance, au contraire, on peut la voir s'accuser très nettement chez les ascendants et ainsi que nous le relèverons dans un instant, c'est sous la forme similaire qu'elle se présente ainsi que cela a lieu dans les cas d'Huntington.

On peut ajouter que la maladie s'est produite chez elle, suivant la règle du groupe, sans intervention

---

[*] Il existe au moins un cas de chorée d'Huntington dans lequel le malade atteint tardivement de chorée chronique avait éprouvé dans son enfance de la chorée vulgaire terminée par la guérison. Ce cas a été publié par le Dr C. King. (New-York. Med. Journal 1885 p. 468.)

apparente d'une cause occasionnelle bien déterminée, et tardivement, vers l'âge de 33 ans. Peut-être, à cet égard cependant, pourrait-on invoquer la présence de la malade à Paris, pendant le siège, car c'est à peu près vers cette époque, il y a 18 ans, que les premiers symptômes ont paru.

(À la malade) : Habitiez-vous, pendant le siège, un des quartiers où tombaient les bombes ?

La malade : Oui, Monsieur, j'ai vu tout Paris brûler.

M. Charcot : Nous ne saurions faire fond sur ce qu'elle dit ; sa mémoire est singulièrement obnubilée ; quoi qu'il en soit, je le répète, c'est de cette époque qu'on fait dater chez la malade, l'apparition des premiers mouvements convulsifs. Ainsi que cela est de règle dans toute chorée chronique primitive, la maladie ne s'est pas démasquée brusquement, solennellement en quelque sorte, acquérant, après quelques jours à peine, son plus haut degré d'intensité, ainsi que cela se voit dans la chorée infantile où l'on n'hésite pas longtemps en général, à porter le diagnostic. Les accidents convulsifs, au contraire, se sont montrés les uns après les autres, par étapes, en quelque sorte, séparées par de longs intervalles. Pendant une année, ce furent d'abord seulement des mouvements de la tête, puis la face commença à se mouvoir convulsivement et deux ou trois ans se sont passés entre les époques où les mouvements involontaires qui, d'abord, ont envahi les membres supérieurs, se sont étendus aux membres inférieurs.

C'est ainsi que vont les choses dans les observations rapportées à la chorée d'Huntington ; mais elles ne procèdent pas autrement, remarquez-le bien, dans toute chorée chronique primitive. Nous aurons plusieurs fois encore, sans doute, l'occasion de le faire ressortir.

Il y a donc 18 ans que notre malade a commencé à ressentir des mouvements dans la tête. C'est à peu près la règle dans la chorée chronique. La tête commence, puis alors se produisent des mouvements du côté des membres supérieurs, les membres inférieurs ne sont pris qu'en dernier lieu et alors la démarche vacillante, d'abord, devient plus tard presque impossible. Quoi qu'il en soit, chez notre malade, c'est en 1878 seulement que la maladie a atteint son apogée. Les mouvements à cette époque sont devenus intenses et en même temps on a remarqué les premiers symptômes psychiques qui n'ont fait que se développer par la suite. La malade est devenue irritable, colère, triste. Par moments elle sortait de la maison sans but apparent et plusieurs fois elle s'est perdue dans la rue. L'excitation, fort prononcée à une certaine époque, s'est apaisée peu à peu ; aujourd'hui le sujet est plus calme, très tranquille, trop tranquille même, car la mémoire et l'intelligence sont fort dégradées ; c'est évidemment le règne de la démence qui commence.

Pour en finir, avec ce qui concerne les antécédents chez notre malade, il nous reste à parler de l'hérédité. Je fais à ce propos placer sous vos yeux un tableau de famille très significatif.

Grand-père paternel né à Brioude (Haute-Loire)
⊕ Chorée à l'âge de 38 ans   + apoplectique à l'âge de 60 ans

Génération saine? Père et mère morts jeunes, non nerveux? Oncles et tantes inconnus.

Notre malade, 51 ans   Son frère, 49 ans
⊕ Chorée à l'âge de 33 ans   ⊕ Chorée à 43 ans.
Démence.   C'est un original fieffé.#

                    Il a 5 enfants dont un névropathe?

Cousins germains paternels névropathes?   # C'est un bizarre au premier chef. Il a eu des accès
                                     de mélancolie. Il est venu à Paris plusieurs fois,
                                     à pied, sans argent; mendiant sur la route. Son but
⊕ Chorée tardive   était dit-on d'acheter bon marché au Temple des
+ Mort.   vêtements de paysan.

Sans doute, cet arbre généalogique n'est pas aussi riche, aussi chargé que celui de la famille Rinderknecht. Mais il faut remarquer qu'il y existe des lacunes qui n'ont pu être comblées faute de renseignements suffisants. Sans s'éloigner des vraisemblances, on peut s'imaginer, d'après ce qu'il en existe, ce qu'eût été l'arbre, si nous avions pu le voir dans son entier.

Restons néanmoins dans la réalité pratique. Le grand-père paternel commence la série. Avait-il eu des ascendants atteints eux aussi de chorée. Comment désigner autrement que par le nom de chorée chronique tardive, le premier cas qui se présente dans une famille? C'est seulement plus tard d'après la définition, alors, que des cas similaires se seront montrés chez ses descendants, qu'il mériterait de porter le nom d'Huntington?

Telles sont les premières réflexions qui se présentent à l'esprit lorsqu'on commence à prendre connaissance du tableau.

A propos de la seconde génération une difficulté se présente. Toutes les fois, suivant Huntington que la maladie manque dans une génération, c'est que la tendance héréditaire est pour jamais épuisée, la chorée ne paraît plus chez les descendants; s'il était certain que dans notre cas la 2e génération est restée indemne de chorée, nous trouverions là une contradiction à la formule probablement trop absolue puisque deux cas de chorée chronique se montrent à la 3e génération; mais à cet égard nous ne pouvons rien affirmer faute de renseignements suffisamment explicites et nous devons rester dans le doute.

Quoiqu'il en soit, à la 3.ᵉ génération donc, les choses se passent telles que Huntington les a décrites. Ainsi, chez notre malade, la chorée chronique et tardive comme elle l'a été chez son grand-père, se développe vers l'âge de 30 ans et bientôt elle est accompagnée de troubles psychiques graves, puis de démence ; chez son frère, elle s'était développée à l'âge de 43 ans. Les troubles intellectuels, ne font pas non plus défaut chez lui, tant s'en faut. En somme, c'est un original fieffé, un drôle de corps, un toqué. On cite de lui des actions fort bizarres, celle-ci entr'autres. Il habite le département de la Haute-Loire, à Brioude ; un beau-jour il est sorti de chez lui, sac au dos, sans argent, et il est venu à Paris, à pied. Il mendiait sur son chemin et faisait provision de croûtes de pain dont il se nourrissait. Son but, paraît-il, était de se rendre au marché du Temple dont il avait beaucoup entendu parler comme d'un lieu où l'on vend des défroques à bon marché. De fait il retourna au pays, toujours à pied, muni d'une blouse et d'un chapeau d'Auvergnat dont il avait fait l'emplette. Il entreprit encore, une autre fois, et mena jusqu'au bout un voyage du même genre. Évidemment, cet homme-là n'est pas absolument pondéré ; il paraît d'ailleurs qu'à plusieurs reprises il est tombé dans des accès de lypémanie parfaitement caractérisés.

Cet homme a eu 5 enfants ; un seul d'entre eux avait eu une maladie nerveuse au sujet de laquelle, malheureusement, nous n'avons pu recueillir aucun renseignement précis.

En résumé, vous relevons dans la famille Ch... ry, 3 cas de chorée chronique et tardive avec troubles psychiques de façon à reproduire en quelque sorte servilement la description d'Huntington. Néanmoins nous allons voir par l'étude des symptômes actuels de notre malade, que chez elle, en définitive, la maladie ne diffère par aucun caractère, à part le fait de l'hérédité similaire sur lequel nous nous sommes expliqués déjà, des cas de chorée vulgaire, lorsqu'ils affectent, par exception, de revêtir la forme chronique.

Nous devons nous demander tout d'abord si les mouvements choréiques que vous voyez notre malade exécuter devant vous d'une façon incessante diffèrent, par quelques traits particuliers, des mouvements involontaires de la chorée vulgaire ?

Évidemment ces mouvements sont lents, plus lents que ne le sont en général ceux qu'on voit dans cette dernière affection. Considérons, en effet, les oscillations qui inclinent la tête à droite, puis à gauche et inversement. Ils sont au nombre de 25 ou 30 par minute seulement. C'est peu.

Les mouvements gesticulatoires des mains sont un peu plus rapides ; nous en avons compté par minute une quarantaine.

Aux membres inférieurs ils sont plus lents ; plus lents même qu'ils ne le sont à la tête. Voilà pour ce qui concerne la rapidité des mouvements, mais pour ce qui est de leur forme, en réalité, je ne vois rien, absolument rien qui à ce point de vue, les distingue des gesticulations de la chorée vulgaire surtout si celle-ci est considérée à l'état chronique.

Étudions avec plus de détails ce qui se passe chez notre malade d'abord du côté de la tête.

(À la malade qui en ce moment fond en larmes): Voyons, calmez-vous, pourquoi pleurer? Est-ce parce que je vous ai fait relever votre robe de telle sorte que vous semblez avoir un pantalon de zouave? (Le malade rit) Cela vous est absolument égal, n'est-ce pas? Eh bien, maintenant, vous voilà plus calme. Voulez-vous tirer la langue, s'il vous plaît.

Tirer la langue est pour ces malades déjà une chose difficile, mais la maintenir une fois tirée un instant hors de la bouche, est bien plus difficile encore, ainsi que vous le pouvez constater: (La malade tire un instant la langue après quelques hésitations et la rentre aussitôt. Elle recommence de la même façon à plusieurs reprises).

Je prie la malade d'ouvrir la bouche et j'y vois la langue se mouvoir à chaque instant involontairement; de temps en temps celle-ci produit, en se détachant brutalement des parois buccales une sorte de claquement qu'il n'est pas rare d'entendre, vous le savez, dans la chorée de l'enfance. — Remarquez que la parole est lente, mais non scandée, sans caractère pathologique bien spécial. — Remarquez que les sourcils s'élèvent et s'abaissent de temps à autre et que les autres muscles de la face font une grimace tantôt d'un côté, tantôt de l'autre. Je ne parle pas des oscillations de la tête à droite et à gauche et inversement dont il a été question déjà. Tout cela se fait sans rhythme, sans mesure, sans cadence. C'est là du reste un des caractères de la chorée vraie vis-à-vis du groupe tout entier des tremblements et de la chorée rhythmée hystérique. Elle possède encore vis-à-vis de celle-ci un autre caractère, c'est l'absence de toute coordination des gestes simulant plus ou moins un acte intentionnel. Ainsi vous voyez, chez notre sujet la tête, les bras, les pieds, les mains, etc. se mouvoir chacun pour son compte sans aucune concordance, sans aucune apparence d'un but à atteindre.

Aux membres supérieurs, notons ce qui suit: Les épaules s'abaissent et s'élèvent, tantôt l'une tantôt l'autre; les coudes s'écartent puis se rapprochent du corps; les mains s'ouvrent, puis se ferment toujours sans règle, sans mesure. Aux membres inférieurs vous voyez de temps en temps les pieds s'élever et s'abaisser comme pour toucher une pédale; les cuisses se rapprochent l'une de l'autre puis s'écartent rapidement.

La malade interrompant la démonstration: Quand je marche, on dirait que je suis saoûle.

M. Charcot: C'est bien! nous verrons cela tout à l'heure, ne nous interrompez plus. N'oublions pas les mouvements de totalité du tronc par suite desquels celui-ci s'incline en avant et se redresse tour à tour. Nous devons actuellement rechercher les modifications que subissent ces divers mouvements à l'occasion des actes intentionnels.

Vous vous rappeler ce que nous avons dit à ce sujet dans nos préliminaires relatifs à la chorée dite d'Huntington; on voit en pareil cas les mouvements gesticulatoires s'atténuer ou même quelquefois se suspendre lorsque la main, par exemple, s'il s'agit du membre supérieur, exécute un mouvement de préhension comme pour porter un verre à la bouche. Ce caractère est, comme vous le voyez, assez peu prononcé chez notre malade qui, après deux ou trois tentatives infructueuses, parvient cependant à approcher son verre de sa bouche et à en avaler le contenu comme furtivement. Mais ce caractère, d'ailleurs, de l'atténuation des gesticulations par les actes intentionnels est, nous l'avons dit déjà, une particularité qui se rencontre dans la chorée chronique en général et qui n'en distingue pas une forme spéciale. — Remarquez en même temps que, de même que cela arrive dans la chorée infantile, les membres qui ne sont pas en jeu directement dans l'acte volontaire voient, par un phénomène de syncinésie, leurs gesticulations augmenter considérablement d'intensité pendant l'accomplissement de cet acte.

A propos de ces mouvements contradictoires dont je parlais tout à l'heure qui ont, à plusieurs reprises, empêché notre malade de boire, il ne sera pas sans intérêt peut-être de rappeler quelques-uns des traits principaux de la description de Sydenham, si vivante encore aujourd'hui et bien propre à montrer qu'au point de vue de la forme des gesticulations, la chorée infantile à laquelle cette description s'applique ne diffère pas essentiellement des chorées chroniques.

« ... La main appliquée sur la poitrine, dit Sydenham, ou sur toute autre partie, ne peut un moment se tenir en place et, quoi que le malade fasse, elle se tord par une convulsion et se porte ailleurs ... Avant qu'un verre parvienne à la bouche, le membre en action subit mille gesticulations rappelant celles que font les bateleurs. Le verre ne s'approche pas de la bouche en ligne droite, mais la main, soudain écartée de celle-ci par un spasme, verse çà et là le contenu du verre jusqu'à ce que, comme par hasard, le liquide se trouvant pour un instant plus rapproché de la bouche, y soit introduit tout à coup et rapidement avalé. On dirait que le malade joue une comédie pour faire rire les assistants" (Sydenh. t. 1 p. 506. De Chorea Sancti Viti).

Évidemment, c'est bien cela que nous venons d'observer chez notre malade. Rien à y ajouter, rien à y retrancher, c'est parfait. Jetons un voile cependant sur le côté thérapeutique : saigner, saigner encore, toujours saigner, c'est à faire dresser les cheveux sur la tête. Comment les petits Anglais du temps supportaient-ils tout cela ... Mais bornons-nous au côté descriptif, sous ce rapport le tableau restera à jamais immuable.

(A la malade) : Veuillez prendre la cuiller qui est là sur la table et porter-la à votre bouche comme si vous mangiez votre soupe.

(La malade exécute les mouvements qui lui sont ordonnés avec une certaine difficulté. Elle ne parvient au but qu'après 2 ou 3 essais inutiles.)

(A la malade) : Vous mangez vous-même n'est-ce pas ?

La malade : Oui, Monsieur, mais je renverse beaucoup.

M. Charcot : Nous allons essayer de la faire écrire maintenant ; ce sera sans doute beaucoup plus difficile. (La malade prend un crayon dans la main droite et s'installe comme pour écrire, mais le crayon est à chaque instant écarté du papier; la main gauche, de son côté, entre en mouvement, en même temps que diverses autres parties du corps, et le résultat de ces gesticulations syncinétiques et autres est que la malade ne peut tracer un mot, une lettre. Cela rappelle un peu, avec amplification bien entendu, ce qui arrive chez beaucoup d'enfants lorsqu'ils commencent à apprendre à écrire.)

M. Charcot : Allons, ce n'est pas la peine d'essayer plus longtemps, vous n'y parviendrez pas. Maintenant levez-vous, s'il vous plaît.

(Les gesticulations s'exagèrent à la tête, au tronc, dans les membres pendant le temps que la malade se lève. Debout, elle ne peut rester un instant tranquille. Les mouvements de torsion des membres, les oscillations de la tête et du tronc, les grimaces vont comme de plus belle et se succèdent plus rapidement que cela n'avait lieu dans la station assise. Par moments, ses pieds s'étendent et soulèvent le tronc qui, oscillant d'avant en arrière, figure un profond salut; cependant les claquements que fait la langue dans la bouche deviennent plus intenses et plus nombreux. Sortir la langue de la bouche nécessite des efforts inouïs et pendant ce temps gesticulations et grimaces s'exagèrent encore.)

M. Charcot (à la malade) : Voulez-vous bien faire quelques pas devant nous ? (La malade se met en marche, et aussitôt les mouvements anormaux s'exagèrent encore sensiblement; combinés avec les mouvements d'inclinaison et de redressement du tronc, ils offrent l'image d'une sorte de danse, mais d'une danse non cadencée, non rhythmée.)

C'en est assez sans doute, sur la description de ce cas. Je relèverai cependant, avant de terminer, qu'il n'existe chez notre malade aucun trouble appréciable de la sensibilité, pas de douleurs, pas d'anesthésie; les membres sont manifestement parésiés; ainsi, au dynamomètre, la pression des mains donne à peine 15 ou 20. Je n'ajouterai rien sur ce qui a trait à l'intelligence, vous avez pu vous apercevoir, chemin faisant, de la dépression qui existe chez elle à cet égard.

Voilà la chorée d'Huntington qui, suivant moi, je le répète une fois de plus, n'est qu'un épisode dans l'histoire générale de la chorée vulgaire. Mais nous allons trouver l'occasion de revenir encore là-dessus dans la description qui va nous être donnée du cas que je fais placer devant vous à côté de la malade dont il vient d'être question.

2ᵉ Malade.

(Le nouveau malade et cette femme qui vient d'être examinée sont placés côte à côte de façon à permettre de bien faire ressortir la similitude des deux cas.)

M. Charcot : Notre second malade (homme âgé de 41 ans nommé (Decl..ck), est né à Bruges, mais il est à Paris depuis l'âge de 14 ans. Il exerce la profession de cordonnier. C'est un homme rangé, pas alcoolique. Il n'y a pas chez lui d'antécédents héréditaires : toutes les recherches à cet égard sont restées absolument vaines. Sous le rapport étiologique, le cas sort par conséquent du groupe d'Huntington. Mais par la plupart des autres circonstances, il se rapproche étroitement au contraire des cas qu'on a englobés dans ce groupe.

Oui, cliniquement parlant, notre malade rappelle absolument les choréiques d'Huntington : cela sera facile à montrer. Mais qu'arriverait-il si cet homme atteint de chorée chronique avait des enfants ; ceux-ci deviendraient-ils choréiques à leur tour ? En cela étant, la chorée du père devrait-elle, par ce seul fait, prendre le nom d'Huntington ? Il me semble que la question ainsi posée est par là même résolue.

Mais je continue la description.

Étant enfant, cet homme n'a jamais été malade ; il n'a jamais eu la chorée ou danse de St Guy ; il ne savait même pas ce que c'était. Les circonstances dans lesquelles la maladie s'est produite sont intéressantes au point de vue de la genèse des maladies nerveuses en général et de l'influence des causes occasionnelles sur leur développement. L'émotion, la terreur qu'il a éprouvées en conséquence d'un choc paraissent avoir joué là un rôle capital.

(Au malade) : Quand votre accident a-t-il eu lieu ?

Le malade : Il y a eu un an au mois de Juillet.

M. Charcot : Il va nous raconter son histoire ; pendant qu'il parlera, vous allez voir que les gesticulations et les grimaces qu'il nous montre déjà assez prononcées, quand il reste silencieux vont s'exagérer encore par le mécanisme de la syncinésie ; vous remarquerez en outre assez bien l'embarras de la parole bien différent de l'articulation scandée des sujets atteints de sclérose en plaques et du bredouillement de la paralysie générale.

N'oubliez pas de considérer alternativement ces deux malades placés côte à côte et de les comparer l'un à l'autre. Vraiment au point de vue de la forme des mouvements il y a entre eux identité presque parfaite : mêmes oscillation de la tête ; mêmes mouvements des épaules, des coudes, du tronc, des membres inférieurs. Enfin, les mouvements sont seulement peut être un peu plus rapides chez l'homme que chez la femme. Mais nous reviendrons là-dessus ; écoutons attentivement l'histoire qui va nous être racontée.

(Au malade) : Allez, racontez-nous l'affaire. Vous étiez tout à fait bien portant lorsque cela vous est arrivé ?

Le malade : Oui, Monsieur, tout à fait ; c'était à la fin de Juin, il y a un an. Un de mes camarades qui m'avait plusieurs fois rendu service m'avait demandé si je voulais lui donner un coup de main pour transporter son ménage. Nous avons pris une petite voiture à bras sur laquelle nous avons chargé les meubles. Nous devions nous rendre du quartier de l'Hôtel de Ville à Grenelle. Je m'étais attelé aux brancards de la voiture et mon ami la poussait par derrière. Nous étions arrivés à la place du Palais-Royal.

M. Charcot : Vous remarquerez que la mémoire ne paraît pas être très affectée chez notre homme.

Le malade, continuant : Comme la place était encombrée de voitures et que je trouvais qu'il y avait danger à aller trop vite, je criai plusieurs fois à mon camarade de ne pas trop pousser la charge; le bruit des voitures l'empêcha de m'entendre. Au moment où nous arrivions rue de Rivoli, je me trouvai tout à coup face à face avec le tramway à 3 chevaux qui vient de Grenelle. Voyant le danger et ne pouvant reculer, j'ai dû faire un soubresaut sur le côté pour ne pas me faire broyer par l'omnibus; la voiture a été renversée et je me trouvai dessous.

M. Charcot : Avez-vous perdu connaissance ?

Le malade : Non, j'ai poussé un horrible cri, mais je n'ai pas perdu connaissance et je sais ce qui s'est passé. Des sergents de ville et d'autres personnes qui se trouvaient là m'ont aidé à me dégager et à me relever.

M. Charcot : Avez-vous pu vous tenir debout ?

Le malade : Non, Monsieur, je ne pouvais pas du tout me tenir sur mes jambes.

M. Charcot : Remarquez bien tous ces détails, ils sont vraiment dignes d'intérêt.

(Au malade) : Avez-vous eu des plaies ?

Le malade : Non, Monsieur, mais tout le côté gauche sur lequel je suis tombé est devenu noir.

M. Charcot : Donc, au moment où on vous a relevé, vos jambes ne pouvaient plus vous porter ?

Le malade : Non, les sergents de ville ont dû me prendre, me soulever et me porter dans un fiacre.

M. Charcot : Trembliez-vous ?

Le malade : Non, je ne crois pas, seulement je n'avais pas de force, je ne pouvais pas bouger; je dis aux agents de me transporter chez ma belle-sœur qui demeure tout à côté du lieu de l'accident ; là on m'a couché.

M. Charcot : Combien de temps êtes-vous resté couché ?

Le malade : J'ai été trois jours sans pouvoir me lever.

Le troisième jour, quand j'ai commencé à pouvoir me mettre sur mon séant, je me suis aperçu que j'avais déjà un peu ces mouvements que vous voyez aujourd'hui.

M. Charcot : Remarquez bien cela, c'est trois jours seulement après l'accident que les mouvements choréiformes ont commencé à paraître ; il n'y a donc pas à douter de l'action étiologique efficace du choc nerveux produit chez le malade par l'accident dont il a été victime. Évidemment c'est l'émotion... la terreur qui ont produit cette sorte de paralysie temporaire qui l'a envahi au moment de l'accident. Le traumatisme n'est là pour rien ; si notre sujet avait eu quelques prédispositions à l'hystérie c'était une belle occasion pour que celle-ci se développât ; la parésie émotive serait alors devenue vraisemblablement par auto-suggestion, une de ces paraplégies hystériques survenues à l'occasion d'un choc nerveux dont je vous ai fréquemment entretenus dans ces derniers temps. Mais les prédispositions nerveuses étaient autres chez notre sujet et c'est la chorée qui a paru. Évidemment, je le répète, c'est le choc nerveux qui ici a été l'occasion du développement de la maladie. Irons-nous faire des cas assez vulgaires, du reste, dans lesquels l'émotion ou la terreur sont à l'origine de la maladie, une forme particulière de chorée ? Cela serait peu philosophique évidemment et aussi sans grand intérêt pratique. Le choc nerveux est un élément en quelque sorte banal dans l'étiologie des maladies nerveuses : on le rencontre dans l'histoire de la paralysie agitante, de l'hystérie, de l'épilepsie, tout aussi bien que dans celle de la chorée ; on ne saurait donc voir là l'occasion d'une distinction nosographique. Il ne faut pas multiplier les espèces sans nécessité. Il n'y a pas lieu, entre autres, de décrire comme autant d'espèces distinctes, de formes autonomes de maladies spéciales, une chorée émotive, une chorée héréditaire, pas plus qu'il n'y a lieu de faire une espèce à part des chorées qui se développent à la suite de la scarlatine, de la rougeole, de la diphtérie, d'une pneumonie ; voire même du rhumatisme articulaire aigu ; ce serait commettre la même erreur que celle qui conduit à créer autant d'espèces d'hystérie qu'il y a de causes traumatiques, toxiques ou autres pouvant la faire naître.

La chorée est une (je parle ici de la chorée vraie et non des affections choréiformes) ; elle est une comme l'hystérie ; quelles que soient les modifications variées et multiples que le type peut revêtir sous l'influence de l'intervention des divers éléments étiologiques.

Et puisque j'en suis venu à toucher en passant la question du rhumatisme articulaire et de la chorée, je ferai remarquer que, ainsi que je l'ai relevé dans le temps [1], on citerait difficilement un cas de chorée tardive dans lequel on ait constaté, soit l'existence d'une endocardite, soit la préexistence du rhumatisme articulaire aigu ou subaigu. Les quelques autopsies que j'ai faites de chorée chez les vieillards plaident absolument dans le même sens ; jamais l'endocarde n'a présenté dans ce cas, de vestiges de lésion valvulaire autre que celles qu'on rencontre si fréquemment dans un âge avancé. D'ailleurs, la relation très intime qu'on a voulu établir, surtout en Angleterre et en France entre le rhumatisme articulaire et la chorée vulgaire, relation justifiée en apparence par certaines statistiques, ne l'est plus par d'autres. Je citerai parmi ces dernières, en particulier celle qui a été publiée récemment dans le Berlin. Klin. Wochenschrift (11 janv. 1886, N° 2) par M. Prior (sur 92 cas de chorée, 5 seulement ont présenté les signes d'une affection cardiaque).

[1] (Loc. cit. Progrès médical 1878 p. 177.)

Vous connaissez fort bien d'ailleurs mon opinion à cet égard; il n'y a pas plus de chorée rhumatismale qu'il n'y a de chorée scarlatineuse, morbilleuse, diphtéritique, etc. etc. etc. Seulement l'association du rhumatisme articulaire aigu avec la chorée est chose fréquente comme l'est par exemple l'association de l'ataxie locomotrice et de la syphilis. Mais ce n'est pas ici le lieu d'entrer dans une discussion approfondie sur ces matières délicates, et j'en reviens à la description du cas de notre homme.

N'oubliez pas de comparer pendant notre examen ce qui se passera chez Decl..ck et ce que vous avez vu tout à l'heure chez la nommée Ch....y. Vous trouverez là l'occasion de relever tout ce qui peut constituer une ressemblance parfaite.

Mêmes mouvements oscillatoires de la tête chez celui-ci que chez celle-là; mêmes grimaces dans les deux cas, mêmes mouvements de la bouche, même claquement de la langue, même difficulté de tirer celle-ci, même impossibilité de la tenir, une fois tirée, un instant hors de la bouche. Il y avait 25 mouvements seulement de la tête chez Ch....y : on en compte 30 chez Decl..ck, voilà toute la différence.

Occupons-nous maintenant des membres supérieurs. Les épaules se lèvent et s'abaissent; les coudes s'écartent ou se rapprochent du corps, les mains s'agitent à la vitesse d'environ 40 ou 50 mouvements par minute, c'est en quelque sorte la copie de ce que nous voyons chez notre femme. Quant aux pieds, de même que chez elle, ils s'élèvent et s'abaissent comme pour presser une pédale; sans mesure toutefois et en même temps, les jambes comme les cuisses offrent des mouvements d'adduction et d'abduction successifs.

(Au malade): Levez-vous. Voilà le malade debout, les divers mouvements pathologiques s'exagèrent et deviennent plus fréquents dans un temps donné. Rien à ajouter à ce que nous avons dit tout à l'heure, à propos de la nommée Ch...y.

Voyons maintenant l'expérience du verre plein d'eau porté à la bouche.

(Le malade prend un verre plein d'eau et le porte à sa bouche)

Ici, vous le voyez, il y a par le fait de la mise en jeu d'un acte volontaire, cette atténuation des mouvements désordonnés qu'on a voulu donner comme un caractère des cas d'Huntington, mais qui se retrouve plus ou moins prononcé dans un bon nombre de cas de chorée chronique. De fait le malade porte le verre à sa bouche et boit presque sans hésitation. Entre l'état de repos et l'état d'activité, le contraste ici est vraiment remarquable. La même chose a lieu dans l'acte de porter une cuiller à la bouche.

Maintenant, nous allons essayer d'écrire.

(Le malade s'assied devant une table un crayon à la main dans l'attitude d'écrire. Il trace quelques caractères sur le papier)

M. Charcot : Vous voyez qu'il écrit presque lisiblement son nom : dans l'acte d'écrire il semble que sa main gauche soit devenue tranquille et qu'elle ne soit pas animée de mouvements syncinésiques. Il n'en est rien cependant, elle est maintenue rigide par un effort de la volonté et dont on s'assure aisément en passant une main entre elle et le papier. Si la main gauche est soulevée par un assistant et tenue éloignée du papier, la droite s'arrête et le malade ne peut plus écrire.

Je fais passer sous vos yeux un exemplaire de son écriture, vous voyez que cela est à peu près lisible.

Fac-simile de l'écriture de Declerck

Declerck

(Au malade) : Veuillez vous lever et marcher un peu devant nous.

La démarche est oscillante, moins cependant qu'elle ne l'était chez l'autre sujet. Les mouvements contradictoires dans les membres inférieurs sont moins prononcés que chez elle. Il danse moins qu'elle.

Diminution moins prononcée de la force dynamométrique. Il donne 30 de la main droite.

Rien à dire sur la nutrition des muscles. Les réflexes tendineux sont normaux. Il y a peut-être un léger rétrécissement du champ visuel à droite, pas d'autres troubles appréciables de la sensibilité générale ou spéciale.

En somme il résulte de cette confrontation de nos deux malades que, cliniquement, les deux cas se correspondent : l'un portera le nom d'Huntington, si l'on veut ; l'autre sera une chorée émotive. Mais il ne faut pas se laisser éblouir par les noms, la maladie reste toujours la même au fond ; la particularité étiologique fait seule la différence.

(Sur l'ordre de M. Charcot, les deux malades se retirent.)

En maintenant que les malades ne sont plus là, je puis en toute liberté vous confier qu'il n'y a pour eux aucun espoir de guérison. Toute thérapeutique restera impuissante à conjurer le mal. C'est triste diront quelques uns, sans doute, répondrons-nous ; mais il ne s'agit pas de savoir si cela est triste, il s'agit de savoir si cela est vrai.

3ᵉ Malade.

Puisque j'en suis à vous parler de la chorée chronique, je puis vous présenter encore un cas de ce genre, remarquable par l'intensité des mouvements gesticulatoires et aussi par l'absolue démence dans laquelle la malade est descendue. Il s'agit d'une nommée Hotton, âgée de 47 ans, née en Meurthe et Moselle ; nous n'avons malheureusement sur son compte aucun renseignement, nous savons seulement qu'elle est atteinte de la maladie depuis 8 ou 10 ans peut-être. Vous voyez qu'elle est constamment dans un état d'agitation énorme, et que les mouvements pathologiques, soit de la tête, soit du tronc, soit des membres enfin sont beaucoup plus intenses, beaucoup plus désordonnés que chez nos deux autres sujets, alors même qu'elle est assise a que ceux-ci sont levés, les mouvements deviennent tellement intenses quand la malade se lève qu'il lui est impossible de se tenir debout longtemps et qu'elle ne peut marcher sans aide. Cependant il lui est possible, chose remarquable, de porter les aliments à sa bouche et de boire dans un verre sans trop d'accidents ; les gesticulations s'atténuent à point nommé dans le bras droit comme pour permettre l'exécution de cet acte. Cependant ce n'est pas sans l'intervention de certains mouvements contradictoires qu'elle réussit.

(Au moment d'avaler le contenu du verre qu'elle tient à la main, la malade fait des grimaces et des gestes tellement singuliers qu'ils provoquent l'hilarité des assistants.)

M. Charcot : (aux auditeurs): Vous voyez. je vous y prends. vous venez de justifier ce qu'a dit Sydenham "On dirait que le malade joue la comédie pour faire rire les assistants" En vérité on ne pouvait mieux dire ! —

La parole est fort embarrassée : la malade ne s'en sert plus que pour articuler plus ou moins directement des paroles grossières, ordurières même. Elle en est réduite au plus bas degré de la déchéance intellectuelle; elle n'est pas douce cependant et facile à mener comme l'était notre première malade ; au contraire la combativité est chez elle très prononcée. Il faut se défier d'elle ; elle frappe brutalement toutes les personnes qui l'entourent, elle est sale et laisse aller ses excrements autour d'elle. C'est vraiment un triste spectacle que de voir un être humain réduit à ce degré d'abjection.

La maladie s'est-elle développée par le fait de l'hérédité similaire comme dans les cas d'Huntington, ou s'est-elle produite en conséquence d'une émotion pénible ainsi que je l'ai noté dans la plupart des cas de chorée sénile (Loc. cit.) que j'ai eu l'occasion d'observer? Nous n'en savons rien absolument.

Nous en resterons là, Messieurs. pour aujourd'hui.

———

Policlinique du Mardi, 24 Juillet 1888.

Objet de la Leçon:

1°. Encore la chorée chronique. Chorée chronique hémilatérale avec démence chez une femme de 49 ans _ quelques remarques à ce propos sur le tremblement héréditaire et le tremblement sénile.

2°. Cas d'hémichorée post-hémiplégique chez une femme de 71 ans.

A ce propos, présentation d'un cas semblable et de deux cas d'hémiathétose :

3°. Arthropathie tabétique ou arthrite sèche de la hanche chez un homme de 35 ans.

4°. Appendice aux leçons du 27 Mars et du 24 Juillet. Hémiplégie et hémianesthésie capsulaires - Diagnostic vérifié par l'autopsie.

M. Charcot : Je vous ai entretenus dans ma dernière leçon du Mardi de la chorée chronique progressive ; je reviendrai un instant aujourd'hui sur ce sujet, à propos d'une femme qui s'est présentée l'autre jour à notre consultation et qui offre un exemple du genre. Les cas de cette espèce passent volontiers pour être rares ; ils se multiplieront sans aucun doute à mesure qu'on prendra intérêt à leur étude. C'est la loi, du reste. Singulière faculté que celle que nous avons d'éliminer instinctivement de notre champ visuel et de notre mémoire les cas qui paraissent, dans l'état actuel de nos esprits, n'offrir aucun intérêt, ou qui encore semblent venir à l'encontre de nos préjugés classiques !!

Le cas d'aujourd'hui diffère des précédents par quelques traits particuliers et c'est là justement, il me semble, ce qui en fait l'intérêt.

Charcot - 28 -

Il s'agit d'une femme de 49 ans nommée Ri... as, journalière, chez laquelle, comme vous le voyez, les mouvements choréiques paraissent occuper exclusivement, au premier abord, les membres inférieur et supérieur du côté droit, mais quand on y regarde d'un peu plus près on constate que le membre inférieur gauche est, lui aussi, incessamment agité des mêmes gesticulations que les membres droits. Les mouvements anormaux sont moins énergiques, moins étendus qu'ils ne l'étaient chez nos malades de la dernière leçon, de telle sorte que l'on peut dire qu'à cet égard au moins, il s'agit aujourd'hui d'un cas atténué, d'un cas fruste. Mais nous verrons toutefois qu'à d'autres points de vue, ce dernier cas ne le cède en rien aux exemples les plus accentués, les plus graves de chorée chronique progressive.

Vous vous rappeler que dans la maladie en question, il n'y a pas seulement à considérer le fait des mouvements choréiformes; la caractéristique de la maladie comporte autre chose encore. Je vous ai fait remarquer, en effet, que le plus souvent ce genre de chorée conduit rapidement à la déchéance intellectuelle; c'est ce qui a eu lieu chez notre femme très rapidement; presque dès l'origine, elle est tombée dans un état de démence des plus accentués et par conséquent des plus tristes.

Il n'y a pas plus de deux ans qu'elle est entrée dans la maladie. Des mouvements choréiformes ont commencé à se manifester dans le membre supérieur droit; puis ils ont paru dans le membre inférieur du même côté. Rien d'anormal du côté de la tête. Vous n'avez pas oublié ces oscillations de la tête, ces mouvements d'épaule qui chez nos choréiques de mardi dernier étaient si prononcés. Rien de tout cela ne se voit chez notre malade d'aujourd'hui.

D'abord faibles, à peine marqués, les mouvements gesticulatoires se sont accentués chez notre femme; avec le temps ils sont devenus tels que vous les voyez aujourd'hui. Quatre ou cinq mois après ce début, des mouvements anormaux ont commencé à se produire chez elle, des attaques épileptiques; en même temps les troubles intellectuels ont paru et avec une rapidité extrême ont abouti à la démence.

Il y a déjà longtemps qu'elle exécute chez elle des actes tels que ceux qu'elle a commis ces jours-ci dans le service et qui ne laissent aucun doute sur la déchéance profonde de ses facultés. La nuit, elle crie constamment, elle se lève sans motif et frappe aux portes; quand on lui demande pourquoi elle s'agite ainsi, elle répond qu'elle n'en sait rien; elle paraît n'avoir aucun souvenir de ce qu'elle a fait ou dit un instant auparavant. À plusieurs reprises elle a uriné et déposé sur le parquet du dortoir où elle couche, ses matières fécales; chez elle, elle parlait constamment, débitant des phrases inintelligibles; une de ses manies était de donner constamment à manger à sa petite fille, âgée de 2 ans à peine; on ne pouvait la laisser un instant seule, dans la crainte de lui voir commettre quelque acte dangereux pour elle-même ou pour les autres. Autrefois, c'était une femme intelligente et s'occupant beaucoup de son ménage.

J'en reviens maintenant aux mouvements choréiformes de notre malade pour vous faire remarquer qu'ils s'atténuent, ainsi que je le relevais l'autre jour, à l'occasion de l'exécution des actes intentionnels ; ainsi notre malade porte, vous le voyez, un verre plein d'eau où sa cuiller à sa bouche, sans trop de maladresse.

Si j'ai désigné ce cas sous le nom de chorée chronique progressive et non par celui de chorée d'Huntington - c'est qu'il nous a été impossible de reconnaître, chez notre malade, l'existence d'antécédents d'hérédité similaire, mais vous connaissez suffisamment pour qu'il ne soit pas utile d'y revenir, les raisons qui s'opposent, suivant moi, au démembrement nosographique de la chorée chronique progressive.

Puisque je viens de vous parler encore de la chorée d'Huntington, je relèverai en passant que ce fait de l'hérédité similaire considérée à tort, suivant moi, par quelques auteurs comme suffisant pour motiver la distinction d'une forme spéciale, peut se rencontrer dans bien d'autres affections nerveuses que la chorée. Tel est le cas, par exemple, d'une forme de tremblement encore insuffisamment étudiée, je pense, lequel ne me paraît pas différer essentiellement du tremblement dit sénile, et que l'on désigne quelquefois sous le nom de tremblement nerveux. Ce tremblement-là peut se montrer, chez certains sujets, en quelque sorte à l'état sporadique c'est-à-dire sans précédents ou concomitants chez les ascendants ou collatéraux ; mais, d'autres fois, c'est bel et bien comme dans les cas d'Huntington, dans l'acception rigoureuse du mot, une maladie de famille. Alors le tremblement se manifeste le plus souvent dans l'enfance et il se transmet par voie d'hérédité similaire. J'ai observé ces jours-ci, un exemple de ce genre avec mon confrère et ami le Dr Angulo. M[r] X… de la Havane, âgé de 53 ans, est affecté depuis son enfance d'un tremblement des deux mains qui n'a fait que s'exagérer progressivement et qui, aujourd'hui, lui rend l'acte d'écrire extrêmement difficile. La mère de Mr X. ses oncles maternels et quelques uns de ses cousins germains tremblent comme lui depuis l'enfance.

On pourrait aisément multiplier les exemples de ce genre, et pour mon compte j'en pourrais citer quelques uns. Remarquez que le tremblement dont je parle et qui, je le répète mériterait bien d'être étudié plus attentivement, n'a rien à faire avec la paralysie agitante qui comporte essentiellement, vous le savez, deux éléments constitutifs à savoir : la rigidité musculaire d'une part et le tremblement de l'autre. Il n'a rien à voir non plus avec les tremblements toxiques, avec celui de Basedow, etc. etc. Au contraire, il paraît se rapprocher beaucoup par le nombre des vibrations du tremblement du sénile, peut-être même se confond-il avec lui ; c'est chose à voir et la question serait à peu près décidée si le tremblement de la tête venait s'associer au tremblement des mains, de très bonne heure, chez un certain nombre d'individus appartenant à une même famille.

Il ne sera peut-être pas hors de propos de vous rappeler que, ainsi que je me suis efforcé de l'établir autrefois (Du tremblement sénile. Progrès Médical 1876 p. 815) il n'existe pas à proprement parler de tremblement sénile. Non, je le répète, le tremblement n'est pas un apanage, un caractère de la vieillesse. La Salpêtrière contient environ deux mille vieillards, dont quelques uns sont âgés de 80, 90, 100 ans même quelquefois. Eh bien savez-vous combien il y a en moyenne, parmi ces vieillards, de sujets atteints de tremblement? Une trentaine peut-être tout au plus. Bien des fois nous nous sommes attachés à faire ce dénombrement qui toujours nous a donné à peu près le même résultat. Mon collègue, M. Joffroy, a repris la question récemment et les chiffres qu'il a obtenus ne diffèrent pas sensiblement des nôtres. Ils ont été consignés dans une intéressante thèse rédigée par un de ses élèves (Bourgarel. Quelques réflexions sur le tremblement sénile. Thèse Paris 1887) et, Messieurs, si vous interrogez les vieillards qui tremblent, la plupart vous apprendront que le tremblement, chez eux, ne date pas de l'âge sénile, que son développement remonte plus haut, à l'âge mûr, à l'enfance peut-être et que bien des fois il s'est produit ──────────────── à l'occasion d'une émotion morale. Ne tomber donc pas dans la faute commise par beaucoup de faire figurer le tremblement parmi les attributs de la vieillesse; n'oubliez pas que notre vénéré doyen Chevreul, aujourd'hui glorieusement âgé de 102 ans, ne tremble pas. N'oubliez pas non plus que dans la merveilleuse description qu'il donne de la vieillesse (Voir "Henri IV" et "Comme il vous plaira") un maître observateur entre tous, Shakespeare, ne parle pas du tremblement. Le tremblement n'est pas un fait physiologique de la vieillesse; c'est une maladie et encore cette maladie n'est elle pas vraisemblablement plus fréquente dans la vieillesse qu'à tout autre âge de la vie. C'est une thèse qu'on peut soutenir avec grandes chances de la voir légitimée par une observation attentive et éclairée.

Après tout, je n'ignore pas qu'aujourd'hui encore, quelques auteurs, même parmi les plus récents, sous prétexte sans doute d'unification philosophique, d'esprit de synthèse, veulent prétendre que la paralysie agitante et le tremblement sénile, c'est tout un, celui-ci représentant en quelque sorte le paradigme de celle-là. La paralysie agitante, disent-ils, reconnaît les mêmes modifications des centres nerveux que le tremblement sénile. Elle répond, chez l'adulte à une sénilité prématurée de ces centres!! Mais, en vérité, c'est bien là le cas de répéter les lamentations de l'Ecriture: "habent oculos et non videbunt"!

2ᵉ Malade.

M. Charcot: Voici une vieille petite bonne femme qui sera, je pense, intéressante à étudier.

(À la malade): Asseyez-vous, mettez vos deux pieds à côté l'un de l'autre et vos deux mains reposant sur vos genoux.

Elle est âgée de 71 ans, c'est une ancienne cuisinière. Vous remarquerez immédiatement que pendant le repos, le membre supérieur et le membre inférieur du côté gauche sont, chez elle, en état de mouvement, je ne dirai pas perpétuel parce qu'il y a des temps d'arrêt, mais en quelque sorte permanent. Ainsi, après un temps de repos, vous la voyez secouer tour à tour ou simultanément sa main, son pied... Je soulève l'avant-bras droit de la malade et je le fais reposer sur ma main; les secousses involontaires du membre supérieur dans le repos se montrent par cet artifice plus prononcées encore que tout à l'heure. Il en est de même pour le pied et la jambe, si je maintiens la cuisse soulevée.

Voilà donc l'agitation choréique pendant le repos parfaitement constante et vous reconnaissez que c'est bel et bien de mouvements choréiformes, de secousses gesticulatoires qu'il s'agit, et nullement d'oscillations rhythmées telles que le sont celles qui caractérisent ce que l'on appelle le tremblement. Ainsi, aucun doute, la dénomination de choréique ou tout au moins de choréiforme est parfaitement appropriée à l'affection que nous considérons chez cette femme. Les mouvements anormaux qu'elle offre à étudier sont bien et dûment choréiques dans l'acception sémiologique du mot. A la vérité, ce n'est point de la chorée vulgaire qu'il est question ici, mais de chorée symptomatique relevant d'une lésion organique et limitée à un côté du corps. Pour mieux préciser encore, j'ajouterai que, développée à la suite d'une hémiplégie à début brusque dont elle tient en quelque sorte la place, l'hémichorée mérite, dans ce cas, d'être appelée post-hémiplégique.

Voici, d'ailleurs, quelques détails relatifs aux antécédents du sujet. Rien, absolument rien qui mérite d'être signalé relativement à l'hérédité. — Le début de l'affection remonte à 18 mois. Il s'est fait brusquement.

Un beau jour, le 3 Janvier 1887, notre malade, tout à coup, a perdu connaissance et s'est affaissée sur le sol de sa chambre où elle est restée une ½ heure environ sans secours. Portée sur son lit, elle y est demeurée inconsciente pendant plusieurs jours. Lorsqu'elle s'est réveillée, elle était hémiplégique du côté gauche; les membres paralysés ont été d'abord absolument flasques; puis au bout de six semaines peut-être, un certain degré de contracture a commencé à se produire. Cependant, pratiquement, les choses semblaient devoir s'arranger plutôt favorablement car, après 6 mois, la malade était capable de se tenir debout et de marcher tant bien que mal.

La contracture ne s'était pas prononcée en effet, au point d'imprimer à la malade cette attitude particulière des membres paralysés qui distingue l'hémiplégie permanente de cause organique et de date ancienne: mais à la place en quelque sorte de cette rigidité, sont survenus, à cette époque, dans les diverses parties des membres les mouvements choréiformes que nous pouvons étudier aujourd'hui.

Ainsi, au lieu et place de ces contractures spasmodiques qui raidissent et tendent à immobiliser les membres, nous voyons ceux-ci agités dans le repos, de secousses choréiformes, lesquelles s'amplifient et s'exagèrent sans doute pendant les actes volontaires, mais n'empêchent pas complètement l'exécution.

Si vous vouliez prendre la peine de vous reporter à ma première description du syndrome : "Chorée post-hémiplégique" (Maladies du système nerveux t. II, 19e leçon p. 369) vous pourriez reconnaître la ressemblance vraiment frappante qui existe entre le cas que j'observais alors et celui que nous avons aujourd'hui sous les yeux : Même début après une attaque d'hémiplégie à invasion soudaine ; mêmes mouvements involontaires existant pendant le temps de repos et s'exagérant à l'occasion des mouvements volontaires. Il existait même chez la première du côté de l'hémichorée une hémianesthésie sensitive et sensorielle que nous trouvons reproduite, en quelque façon, avec tous ses caractères chez la seconde. (Voir le schéma du champ visuel, page suivante)

En effet, voici ce que nous relevons chez le sujet actuel au point de vue des troubles de la sensibilité : Hémianalgésie gauche. Le froid est bien moins senti de ce côté-là que du côté droit ; la malade nous assure que cette diminution de la sensibilité sur le tronc, les membres et la face du côté gauche se produisit pendant le séjour qu'elle fit à l'hôpital de la Charité un mois après l'attaque. Diminution de l'odorat et du goût à gauche très nets ; il y a également affaiblissement très prononcé de l'ouïe de ce même côté gauche ; mais ici il faut tenir compte de l'existence d'une otite de la caisse, probablement avec perforation de la caisse du tympan et écoulement purulent. Rétrécissement double du champ visuel beaucoup plus prononcé à gauche (à 10°) qu'à droite. C'est donc complet et parfaitement caractérisé bien qu'en ce qui concerne les téguments, il ne s'agisse pas là d'une anesthésie absolue, complète.

Défiez-vous, Messieurs de cette tendance que paraissent affecter les cliniciens aujourd'hui à rapporter à l'hystérie toutes les hémianesthésies sensitives et sensorielles en tout semblables, du reste, à celles des hystériques qui peuvent se rencontrer dans la pratique. Ces hémianesthésies-là ainsi que je l'ai depuis longtemps proclamé et ainsi que je le proclamerai encore actuellement, fort d'observations confirmatives peuvent reconnaître une cause organique. Oui, très certainement, à côté de l'hémianesthésie hystérique, il faut placer pour la lui opposer l'hémianesthésie capsulaire, entr'autres. Et, tout récemment encore l'autopsie nous a donné raison dans un cas que je vous ai présenté à la clinique du Mardi (Voir la leçon du 27 Mars et appendice page 586) et où je vous avais annoncé qu'à mon avis l'hémianesthésie avec rétrécissement du champ visuel, obnubilation de l'odorat, du goût, de l'ouïe que nous observions, etc. relevait d'une lésion en foyer. L'autopsie, dis-je, dans ce cas où d'ailleurs l'hémiplégie concomitante était remarquable par l'intensité et la persistance de la paralysie du facial inférieur, a fait reconnaître l'existence d'un foyer creux ayant détruit le noyau lenticulaire dans la majeure partie de son étendue et intéressant à la fois les régions les plus

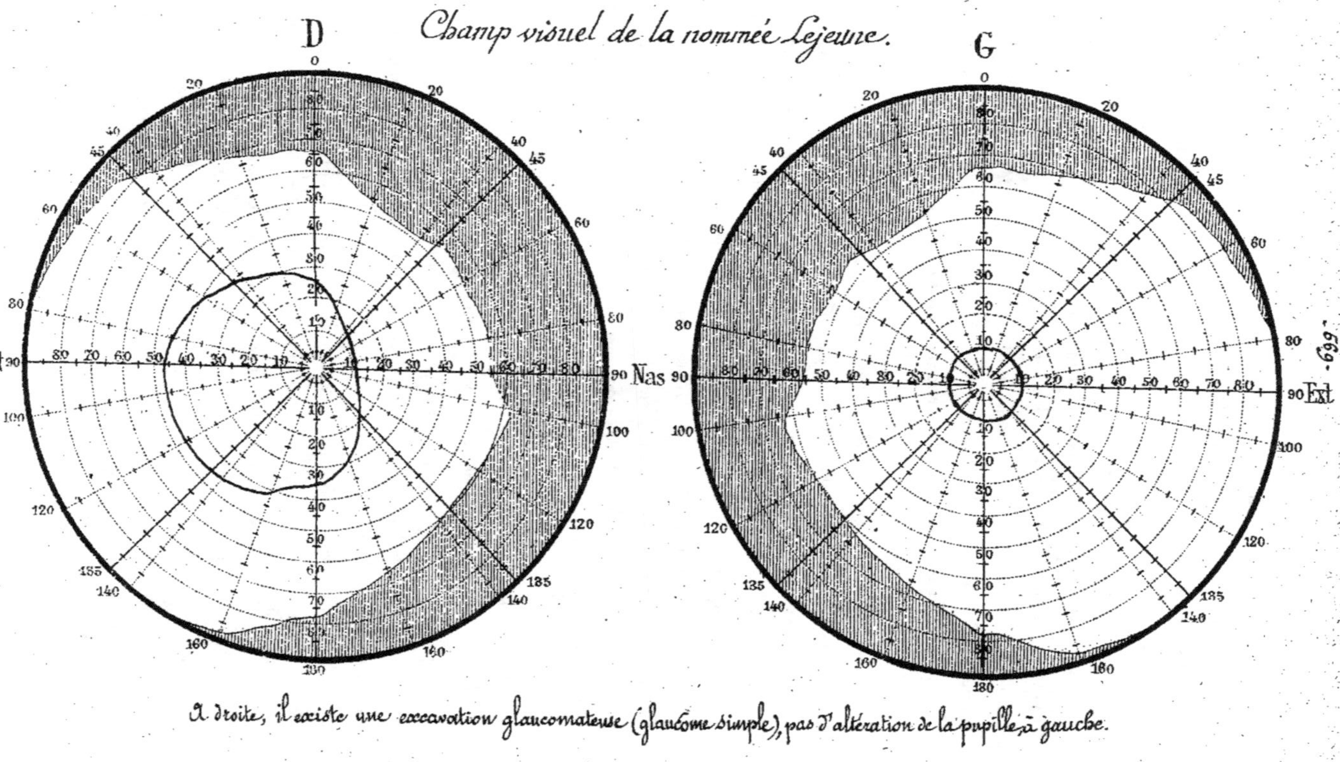

A droite, il existe une excavation glaucomateuse (glaucome simple), pas d'altération de la pupille à gauche.

antérieures et les plus postérieures de la capsule interne sans toucher les parties moyennes la malade a succombé rapidement à une hémorrhagie cérébrale développée symétriquement dans les corps optostriés de l'autre hémisphère cérébral. Mais je trouverai l'occasion d'insister ailleurs sur ce cas intéressant[1]

J'en reviens au cas actuel. En raison des analogies si étroites que je relevais tout à l'heure, je me crois autorisé à appliquer à ce cas, lorsqu'il s'agit de déterminer le siège de la lésion d'où dérivent à la fois l'hémichorée et l'hémianesthésie, les considérations que je présentais à propos de l'ancien : "Trois fois, disais-je alors, (loc. cit. p. 368, 369), j'ai eu l'occasion de faire l'autopsie de sujets chez lesquels une hémichorée datant de plusieurs années avait succédé à une hémiplégie marquée par un début brusque, apoplectique. Dans ces trois cas l'hémianesthésie existait, très prononcée.... La lésion révélée par l'autopsie consistait en des cicatrices vareuses, vestiges non méconnaissables de l'existence antérieure de foyers hémorrhagiques Les cicatrices en question occupaient dans l'hémisphère du côté opposé à l'hémichorée une région toujours la même à peu de chose près et voici l'indication des parties qu'elles intéressaient ; ce sont dans tous les cas : 1° l'extrémité postérieure de la couche optique ; 2° la partie la plus postérieure du noyau caudé ; 3° enfin la partie la plus postérieure de la couronne rayonnante. Quelles sont, ajoutais-je, dans cette énumération, les lésions qui ont déterminé l'hémichorée ; quelles sont celles au contraire, dont il faut faire dériver l'hémianesthésie ? Celle-ci relève de l'altération des faisceaux les plus postérieurs du pied de la couronne rayonnante (carrefour sensitif)."

Pour ce qui est de l'hémichorée, les observations recueillies depuis la publication de la dite leçon, tendent à établir qu'elle est la conséquence d'une irritation produite par les lésions qui confinent au faisceau pyramidal, surtout dans sa partie postérieure sans l'intéresser directement (Voir Stephan de Zaandam ; Revue de Médecine 1887 T. 3, p. 205)

Aujourd'hui je ne vois pas grand'chose à changer à tout cela et telles sont, je pense, quant à leur siège et à leur nature, les lésions que l'autopsie ferait reconnaître chez le sujet que nous avons sous les yeux.

Mais j'en reviens au côté clinique : Je voudrais m'appliquer à faire ressortir mieux encore les caractères de cette hémichorée symptomatique ressemblant fort incontestablement, pour ce qui est de la forme des mouvements involontaires, à la chorée de Sydenham, mais qui en diffère cependant par quelques traits qu'il ne sera pas inutile de faire ressortir.

Je prie la malade de prendre de sa main gauche (côté de l'hémichorée) une cuiller pour la porter à sa bouche. Vous voyez le membre qui, tout à l'heure, pendant le temps de repos offrait

---

[1] Voir l'appendice, fig. I, II, III, IV, V, VI.

seulement çà et là quelques secousses, être agité, lorsqu'il est mis en jeu, d'oscillations assez étendues qui rappellent assez bien ce que l'on voit en pareille circonstance dans la sclérose en plaques.
La confusion serait même possible à la rigueur pour un observateur inattentif qui ne remarquerait
pas l'existence permanente, ou à peu près, de secousses dans le membre, pendant la période de
repos et qui ne tiendrait pas compte de ce fait, très marqué d'ailleurs chez notre sujet, que les
oscillations provoquées par l'acte intentionnel, contrairement à ce qui a lieu régulièrement
dans la sclérose en plaques, ne vont pas en croissant d'amplitude à mesure que l'on approche
du but.

Est-ce cela que quelques auteurs qui ont écrit récemment sur l'hémichorée symptomatique ont désigné sous le nom d'hémisclérose en plaques, employé cette fois non plus nosographiquement, je pense, mais sémeiologiquement ? À quoi bon cette dénomination qui n'est bonne
en somme qu'à faire naître la confusion dans une question d'ordre descriptif autrement fort claire;
à quoi bon faire également intervenir ici le terme hémiparalysie agitante, alors qu'entre l'hémichorée symptomatique et la maladie de Parkinson il n'existe que des ressemblances fort
grossières et qu'il est à peine utile de mentionner ? Quelle singulière manie de tout embrouiller
alors qu'on prétend éclairer la situation !

Mais j'en reviens à notre démonstration. Je vous ferai remarquer les mouvements syner-
giques qui se produisent dans les membres du côté droit dans le temps même où la main gauche
exécute les actes prescrits.

L'acte de porter un verre à la bouche s'accomplit de la même façon, mais sans grand dommage
cependant : l'eau n'est point projetée hors du verre, contrairement à ce qui aurait lieu s'il s'agissait d'un
cas de sclérose en plaques.

Ainsi, pour ce qui est de la forme des mouvements involontaires, l'hémichorée symptomatique
post-hémiplégique diffère à la fois de l'hémichorée de Sydenham et de la sclérose en plaques supposée
limitée à un côté du corps. De la première elle se distingue par cette circonstance que les mouvements
involontaires de la période de repos sont, chez elle, moins prononcés et moins permanents, tandis qu'au
contraire les gesticulations provoquées par les actes intentionnels y sont constamment plus exagérées.
Les différences à signaler vis à vis de la sclérose en plaques ne sont pas moins frappantes, car, en
outre des secousses qui existent régulièrement pendant la période de repos, dans l'hémichorée symptomatique, on ne voit pas dans celle-ci, lors des actes intentionnels, les oscillations augmenter progressivement d'amplitude à mesure qu'on approche du but ainsi que cela s'observe toujours dans
celle-là (Voir le schéma page suivante.)

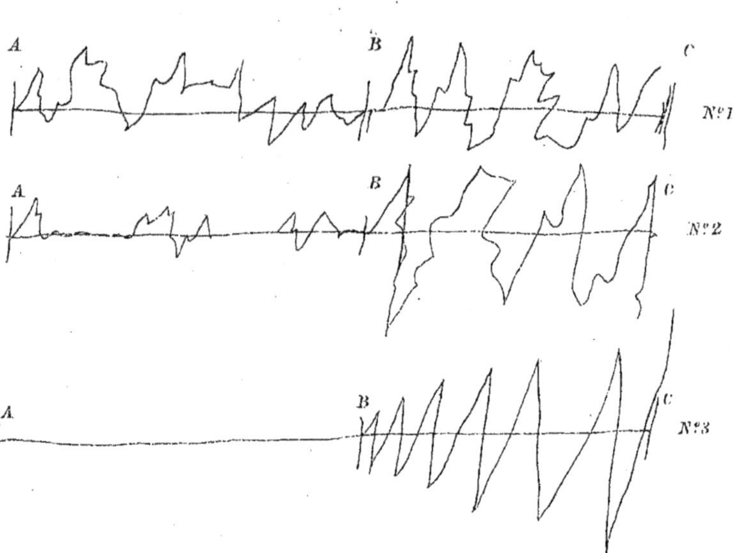

N° 1 Hémichorée de Sydenham :

AB, les gesticulations de la période de repos, ne s'exagèrent pas toujours considé-rablement dans la période des actes intentionnels BC.

N° 2 Hémichorée post-hémiplégique :

Les gesticulations, dans la période de repos AB sont peu prononcées et ne sont pas absolument permanentes ; elles s'exagèrent au contraire toujours considérablement par la mise en jeu d'actes intentionnels et il y a là un contraste frappant entre les 2 périodes AB et BC. Cependant les gesticulations n'augmentent pas progressivement à mesure qu'on approche du but.

N° 3. Sclérose en plaques :

Pendant AB, il n'y a pas de mouvements involontaires, ceux-ci consistant en oscilla-tions plus ou moins amples du mouvement volontaire et augmentent progressivement d'amplitude à mesure qu'on approche du but C.

incessants du membre inférieur gauche, rendent la station très difficile. Il en est de même et à chaque
instant il y a menace de tomber; à l'aide d'une canne il est possible de faire quelques pas
sans trop de difficulté; alors le membre inférieur gauche se raidit, cesse d'être agité de secousses et
produit à chaque pas le mouvement de circumduction qui est la règle dans les hémiplégies organiques de date ancienne.

Pour faire mieux ressortir encore les caractères cliniques de l'hémichorée symptomatique je
vais faire passer sous vos yeux un nouvel exemple appartenant à cette même catégorie.

C'est une de nos très anciennes pensionnaires et je l'ai bien des fois présentée dans mes leçons
depuis 4 ans, comme un type d'hémichorée post-hémiplégique. C'est dire que l'hémichorée de ce genre
est une affection persistante, peut-être incurable, au moins dans la majorité des cas.

Elle est aujourd'hui âgée de 33 ans (Voir son histoire dans les leçons sur les maladies du
système nerveux t. II, p. 493); elle a été frappée d'hémiplégie gauche à l'âge de 7 ans, à la suite de
convulsions qui avaient duré 6 heures. L'hémiplégie a rapidement fait place à l'hémichorée. Il a
existé pendant longtemps des attaques d'hystérie partielle qui, depuis quelques années ont disparu. Aujourd'hui, le membre supérieur gauche est seul affecté d'hémichorée. La malade étant assise devant
vous, il vous semble au premier abord que, dans le temps de repos, ce membre qui est étendu, la main
appliquée sur le genou, soit parfaitement tranquille, au repos. C'est mauvaise là une erreur, la réalité
que la main est tenue, appliquée fortement sur le genou, en conséquence d'un effort instinctif dont
l'effet est d'empêcher la production des gesticulations qui, autrement, seraient pour la malade une
gêne considérable. Cela est si vrai que si, interposant ma main entre le genou et la main de la malade
je soulève celle-ci, j'éprouve une résistance très prononcée et aussitôt les gesticulations commencent. Ces gesticulations indépendantes de tout acte volontaire, deviennent très accentuées lorsque
je dis à la malade de reposer sa main gauche sur mon avant-bras. L'instabilité est telle alors
qu'il n'y a pas un instant de repos.

Ainsi, le repos du membre n'est qu'apparent; les mouvements involontaires existent en quelque
sorte à l'état latent, même pendant la période de repos, n d'ailleurs si pendant cette période on a
l'avant-bras mis à nu, on voit les muscles et les tendons se soulever incessamment, bien que le poignet
et les doigts de la main paraissent en repos.

Considérons maintenant ce qui se produit à l'occasion d'un acte intentionnel, je dis à la
malade de porter sa main à sa bouche; aussitôt, la main détachée du genou se porte brusquement vers
le côté gauche de la face qui reçoit un violent soufflet, s'il s'agit de porter à la bouche une cuiller
celle-ci, après quelques gesticulations contradictoires, vient frapper un point quelconque de la face et ce
vraiment un jour seul que se répète plusieurs fois l'expérience. En somme c'en est bien là l'hémichorée

symptomatique diffèrent de l'hémichorée vraie en raison justement du contraste qui existe en ce qui concerne l'intensité des mouvements involontaires, entre la période de repos et la période des actes intentionnels.

La démarche n'offre rien de particulier ; la chorée ne portant pas sur le membre inférieur gauche.

J'ai connu cette malade, pendant plusieurs années, hémianesthésique gauche ; spontanément, les troubles de la sensibilité ont disparu, il y a plus de 10 ans, ainsi que cela a lieu quelquefois, même dans les hémianesthésies de cause organique. Il ne me paraît pas douteux que la lésion qui, dans ce cas, entretient l'hémichorée depuis près de 26 ans, ne diffère pas quant au siège, du moins, de celle que nous prétendons exister chez la vieille femme de tout à l'heure.

Pour compléter la démonstration du moment, je ferai maintenant appel à la méthode des contrastes et je ferai, dans ce but, figurer quelques cas d'hémiathétose que j'emprunterai à mon musée vivant, à côté de nos cas d'hémichorée symptomatique. Vous serez ainsi mis en mesure de reconnaître les analogies incontestables, mais aussi les différences radicales qui, au point de vue descriptif, existent entre ces deux états.

L'athétose a pour caractère dominant l'existence dans les membres et quelquefois aussi dans la face, le plus souvent sur un seul côté du corps, de mouvements involontaires qui ne leur laissent pas un instant de repos au moins pendant la veille (Athétose : Without a fixed position, Hammond), et qui s'exagèrent encore à l'occasion des mouvements intentionnels.

Ces mouvements diffèrent de ceux de l'hémichorée symptomatique et de la chorée vraie en ce qu'ils occupent d'une façon prédominante les extrémités, poignet et coude, pied, doigts de la main et orteils, et ont surtout une allure beaucoup plus lente ; ce sont, quand il s'agit de la main, par exemple, des mouvements, de reptation si on peut ainsi dire, plus ou moins comparables à ceux qu'exécuteraient les tentacules d'un poulpe.

Ce ne sont pas les secousses plus ou moins brusques, les gesticulations plus ou moins désordonnées et toujours d'un mouvement plus rapide, qu'on voit dans la chorée vraie ou symptomatique, comparée surtout à l'hémichorée symptomatique avec laquelle l'athétose offre un contraste frappant puisque dans celle-là il y a un repos relatif, tandis que dans celle-ci (l'athétose) l'instabilité des parties affectées est, dans l'acception rigoureuse du mot, absolument permanente.

L'hémichorée, dans cet hospice, est représentée toujours par un assez grand nombre d'exemplaires, dans les conditions de l'hémiplégie spasmodique infantile, avec ou sans complication d'épilepsie symptomatique, c'est-à-dire chez des sujets atteints d'atrophie partielle du cerveau, le plus souvent en conséquence de l'existence d'un foyer d'encéphalite scléreuse, dans un des hémisphères cérébraux.

Voici d'abord la nommée Grain, aujourd'hui âgée de 43 ans ; c'est, pour quelques uns d'entre vous, une très ancienne connaissance ; car je l'ai présentée dans mes leçons pour la première fois il y a plus de 12 ans ; (Leçons sur les maladies etc. t. II. p. 490), et chez elle rien n'est changé depuis lors, de telle sorte que la description d'autrefois pourrait être aujourd'hui reproduite sans modification.

Chez elle, les mouvements lents de tentacule de poulpe, qui agitent les doigts de la main et leur impriment successivement ou simultanément des attitudes forcées d'extension ou de flexion sont au nombre de 35 à 40 par minute ; dans le temps où ils s'exécutent, se produisent des mouvements alternatifs, lents également de pronation, de supination, de flexion et d'extension dans l'avant-bras et le poignet. Si on lui place un objet quelconque dans la main gauche, une cuiller, par exemple, elle ne peut pas l'y maintenir longtemps, la main s'ouvrant involontairement de temps à autre. Chose curieuse, si l'objet est pesant, tel qu'un seau plein d'eau, la malade peut le porter indéfiniment à l'aide de la main athétosique sans le laisser choir. Des mouvements analogues mais moins intenses existent au cou-de-pied et au pied gauches. Des mouvements analogues se voient de temps en temps à la face et au muscle peaucier également du côté gauche. La maladie aurait débuté dans la première enfance à la suite de convulsions. Cependant les membres affectés ne sont pas atrophiés ; ils ne présentent pas la moindre trace de déformation ou de contracture.

Dans l'histoire clinique de l'hémiathétose, Gr... n représente en quelque sorte le type de parfait développement.

Voici une petite malade qui vous fera reconnaître l'existence d'une variété dans l'espèce.

Elle est âgée de 18 ans ; elle se nomme André ; elle est née pendant le siège, le 28 Février 1871. À l'âge de 14 mois elle a été prise de convulsions qui ont été suivies d'hémiplégie du côté gauche. Les mouvements athétosiques avaient succédé promptement à l'hémiplégie. Remarquez que les muscles des membres du côté affecté ne sont nullement atrophiés bien que la maladie date de loin. C'est à peu près la règle dans l'athétose qu'il en soit ainsi, vraisemblablement en raison de la permanence des mouvements anormaux. Ceux-ci, vous le savez, ne laissent pas aux membres un instant de repos, si ce n'est pendant le sommeil ; et encore y a-t-il des exemples où, même pendant le sommeil, les mouvements athétosiques persistent.

Ces mouvements, chez notre malade, présentent ceci de particulier qu'ils occupent l'épaule, le bras, l'avant-bras, la main à la fois et qu'ils sont à peu près également prononcés dans toutes ces parties ; de plus, ils sont plus étendus et plus fréquents qu'à l'ordinaire. Ainsi on compte par minute 50 à 60 contorsions consistant dans des mouvements alternatifs et contradictoires de flexion et d'extension des doigts de la main, s'opérant en même temps que des mouvements de flexion, d'extension, de circumduction du poignet. Impossible de maintenir un instant un objet dans la main gauche qui s'ouvre et se ferme tour à tour sans but apparent.

Des mouvements analogues existent, mais moins fréquents et moins intenses, dans la jambe et dans le pied. Pas de mouvements involontaires de la face ou de la langue. Pas de troubles de la sensibilité, non plus que dans le cas précédent.

Accès convulsifs rares comme chez Grain. Il y en a au plus 3 ou 4 par an. Les convulsions dans l'attaque prédominent à gauche. Parmi les accès les uns sont précédés d'aura épigastrique; les autres surviennent sans phénomènes prémonitoires.

Je ne pousserai pas plus loin cet exposé; je n'ai fait paraître ici l'athétose que pour faire mieux ressortir les caractères spéciaux qui distinguent l'hémichorée symptomatique et permettent de la reconnaître partout où elle se présente.

3ᵉ Malade.

M. Charcot: L'homme que nous allons examiner maintenant, pour terminer la leçon, est âgé de 35 ans; il se nomme Fou...és. Il a ressenti les premières atteintes du mal pour lequel il est venu nous consulter au mois de Mars 1885. Auparavant, il était en apparence tout à fait bien portant. Il est mégissier de son état. Le travail de la mégisserie n'est pas très fatigant, paraît-il, mais il nécessite, pour la mise en jeu de certaines machines, certains mouvements brusques des membres inférieurs et c'est pendant qu'il exécutait un mouvement de ce genre que notre homme a ressenti tout à coup dans l'aine du côté gauche, une certaine douleur sourde suivie de boiterie[¹]. La boiterie n'a pas cessé depuis cette époque. Mais jamais elle n'a nécessité qu'un repos fort incomplet, du reste, de quelques jours. L'état s'était tellement amélioré, d'ailleurs, quelques semaines après que le malade, appelé par le service militaire, put faire ses 13 jours.

(Au malade): Avez-vous souffert pendant que vous faisiez vos 13 jours?

Le malade: Non, Monsieur, à peine; mais j'ai toujours tiré un peu la jambe. Cela ne m'a pas empêché de faire le service.

M. Charcot: Depuis cette époque il y a eu, dans la boiterie, des hauts et des bas, mais jamais la nécessité d'un repos complet. Cependant, à un moment donné qu'il ne saurait préciser, le malade a remarqué, dans sa hanche, l'existence de gros craquements se produisant à l'occasion

---

[¹] Il s'agit de repasser les peaux sur le palisson. Pour cela, on fait porter le poids du corps sur la peau au moyen du genou droit, puis on se relève en se servant de la jambe gauche étendue et en abduction assez prononcée. C'est au moment où le genou doit s'appuyer sur la peau, temps pendant lequel la hanche gauche fait un mouvement de flexion latérale sur la cuisse, que s'est produite au niveau de l'aine la sensation douloureuse.

des mouvements un peu brusques ; ces craquements persistent encore aujourd'hui.

Examinons d'abord l'état des choses : Vous voyez que lorsque le malade marche, la hanche gauche à chaque pas monte et descend d'une façon exagérée, d'où la boiterie. Le malade se tenant dans la station debout immobile, il est facile de reconnaître que la cuisse du côté gauche est plus maigre que l'autre ; il en est de même, d'ailleurs, du mollet de ce même côté. Mais c'est à la fesse que l'atrophie est surtout prononcée : Là, on observe un aplatissement très marqué et si l'on compare cette fesse à l'autre alors qu'on dit au malade de contracter ses muscles le plus possible, on voit qu'alors le creux post-trochantérien se dessine à droite très fortement tandis qu'il ne se produit pas à gauche. En examinant le pli de l'aine, on remarque à gauche, une tuméfaction dure, de consistance osseuse et qui paraît dépendre de la tête articulaire ou du rebord cotyloïdien.

Dans la station debout, le pied gauche présente une certaine tendance à l'abduction, si on le compare au pied droit dans les mêmes conditions. Je fais asseoir le malade et, saisissant sa cuisse gauche, je lui imprime des mouvements d'abduction et d'adduction qui déterminent la production des craquements dont je vous parlais tout-à-l'heure. Ils sont assez intenses pour être entendus à une certaine distance ; on les perçoit aussi très-aisément par l'application de la main sur la région trochantérienne. Ces mouvements imprimés à l'articulation, non plus que ceux que le malade produit volontairement, ne sont pas manifestement douloureux. On ne réveille pas non plus de douleur, au moins de douleur vive, (le malade paraît être du reste singulièrement torpide et borné) lorsqu'on frappe fortement à l'aide du poing fermé sur le grand trochanter ou sur le talon.

Cependant le malade affirme qu'il ressent de temps à autre en marchant, quelques sensations douloureuses obtuses dans la hanche et aussi, même au repos, dans le genou gauche.

En récapitulant tous les faits que nous venons de relever chemin faisant, à savoir : claudication, atrophie de la fesse, craquements dans la hanche, douleur dans le genou, etc. etc., il vous sera venu sans doute immédiatement à l'idée qu'il s'agit ici d'un cas d'arthrite sèche de la hanche et vous vous demandez peut-être pourquoi je semble attacher une certaine importance à ce cas. Oui, Messieurs, sans aucun doute, votre hypothèse est la plus simple et elle paraît au premier abord vraisemblablement applicable à l'interprétation du cas. Mais regardons y d'un peu plus près et peut-être serons-nous conduits à un diagnostic différent. Il ne faut jamais négliger de poursuivre l'examen d'un malade dans les sens les plus divers ; il ne faut pas craindre de surcharger les observations de détails car peut-être un fait qui, au premier abord, paraît devoir rester en dehors du cadre viendra-t-il, lorsque le point de vue sera déplacé, revêtir une situation importante jusque-là restée dans l'ombre.

Remarquons tout d'abord le début brusque ; on pourrait en préciser à la rigueur le jour et l'heure. Ce n'est pas ainsi que se développent les arthrites sèches ; celles-ci se constituent lentement, sournoisement si l'on peut ainsi parler. D'un autre côté, s'il est vrai qu'elles peuvent se développer même à la hanche chez des sujets jeunes encore, de façon à rendre inapplicable pour bon nombre de cas la dénomination de morbus coxae senilis, ces faits là sont vraiment exceptionnels.

Voilà des circonstances qui étaient bien de nature à éveiller chez nous des soupçons et nous engager à ne pas nous arrêter sans examen plus approfondi à un diagnostic qui, au premier abord, paraissait fort légitime.

Eh bien! Messieurs, voici ce que cet examen de contrôle nous a permis de reconnaître. Peu de temps après le début de l'affection de la hanche, le malade a ressenti dans l'aine, dans divers points du membre inférieur gauche et aussi, mais plus discrètement dans le membre inférieur droit, des douleurs dont il a gardé le parfait souvenir qui d'ailleurs se reproduisent encore quelquefois de temps en temps, et qu'il distingue parfaitement des douleurs obtuses de la hanche.

Ces douleurs reviennent par accès; elles sont aiguës, très violentes et suivant l'expression du malade "elles partent comme des éclairs". Il ajoute sur notre demande que lorsque ces douleurs en éclairs ont apparu sur un point du membre, la peau, sur ce point là devient le siège d'une hyperesthésie exquise qui rend douloureux le moindre frôlement. Voilà certes des douleurs qui rappellent singulièrement la description des douleurs fulgurantes de l'ataxie locomotrice progressive : serait-ce de cette affection-là qu'il s'agit?

Nous allons maintenant chercher sur cette piste. N'oublions pas tout d'abord que les douleurs tabétiques peuvent être imitées, dans l'alcoolisme en particulier, dans le diabète.... Mais nous pouvons éliminer ces éléments-là. Rien de semblable n'existe chez notre malade.

Nous voilà donc conduits à passer en revue les principaux symptômes de la série tabétique. Eh bien, voici ce que les recherches dirigées dans ce sens nous font trouver. Le malade qui n'a jamais eu la chaude-pisse et qui ne souffre pas de rétrécissement, urine cependant difficilement. Il est obligé de pousser quelquefois pour favoriser l'émission et de temps à autre, par accès, il ressent au col de la vessie et dans l'urèthre, des douleurs vives, brûlantes avec ténesme, rappelant absolument la description des crises vésicales tabétiques.

Nous voilà donc déjà en possession d'indices significatifs. Mais procédons plus avant encore :

Pas d'incoordination motrice ni de titubation les yeux étant clos (signe de Romberg). Les réflexes rotuliens sont dans l'état normal; mais vous savez que ces phénomènes-là ne sont pas absolument essentiels à la constitution du Tabes

Cherchons ailleurs, parmi les symptômes céphaliques. Là nous trouvons un élément de diagnostic important : La vision est normale, il n'y a pas, il n'y a jamais eu de diplopie, cela est vrai; mais l'examen des pupilles, par contre, nous fait reconnaître l'existence au plus haut degré, du signe d'Argyll Robertson : à droite pupille énormément dilatée; au côté gauche myosis à

gauche. Ces pupilles sont insensibles à l'action de la lumière ; elles ne se contractent pas sous l'influence d'une lumière vive, elles ne se dilatent pas dans l'obscurité ; au contraire l'une ou l'autre se
contractent pendant l'accommodation.

En voilà assez, je pense, pour établir que le tabès est en jeu, tabès imparfait, fruste sans
doute, comme vous voudrez l'appeler, mais tabès suffisamment caractérisé par la triade symptomatique que nous avons mise en relief.

Eh bien! Voilà du même coup le point de vue changé ; l'affection de la hanche que nous
considérions il y a un instant comme une arthrite sèche, ne serait-elle pas une arthropathie tabétique?

Sans doute, il ne serait pas impossible qu'une arthrite sèche coexistât avec le tabès par
le fait d'une coïncidence purement fortuite et sans qu'il y ait aucun lien rattachant l'affection
articulaire à l'affection spinale. Cela se voit quelquefois et justement nous observons en ce moment
dans nos salles, une ataxique avec symptômes spinaux classiques parfaitement caractérisés dans
les membres inférieurs et chez laquelle, par une coïncidence fortuite, les doigts des mains présentent
symétriquement des deux côtés un fort bel exemple des altérations connues sous le nom de nodo-
sités d'Heberden.

Quand je dis qu'entre les affections articulaires dans ce cas-là, et l'affection spinale,
la coexistence est toute fortuite, je dépasse un peu les limites de ma pensée, car il existe une
certaine relation entre l'arthrite et le tabès ; mais ce n'est pas d'une relation de ce genre qu'il
est question quand on parle d'une Arthropathie tabétique, c'est-à-dire absolument subordonnée à l'affection spinale du tabès et s'y rattachant par des relations plus ou moins directes.

Pour bien faire ressortir le caractère vraiment spécial de l'affection que j'ai décrite sous
le nom d'arthropathie tabétique et montrer qu'elle se distingue foncièrement de toutes les affections
articulaires jusque-là connues ; on peut faire appel à l'observation clinique qui, à cet égard, fournit dans
la majorité des cas des arguments décisifs ; mais on peut s'adresser également aux renseignements anatomo-
pathologiques et cela nous suffira pour le moment. Il importe, Messieurs, dans les études du dernier
genre, pour ne pas s'exposer à tout embrouiller, à tout confondre, de considérer d'abord exclusivement
les cas-types. La Méthode des types doit être d'ailleurs d'une application générale en nosographie et c'est là un principe de philosophie pathologique vraiment par trop souvent méconnu.

Veuillez jeter les yeux sur ces nombreuses pièces anatomiques appartenant au musée
anatomique de la Salpêtrière et qu'on pourrait appeler l'ossuaire tabétique. Du premier coup
d'œil, pour peu que vous ayez quelque connaissance dans la matière, vous reconnaîtrez la provenance de
ces fémurs, de ces humérus privés de leur tête osseuse et dont l'extrémité supérieure amincie, poin-
tue, effilée, justifie jusqu'à un certain point la dénomination d'os en baguette de tambour
qu'on leur a donnée quelquefois.

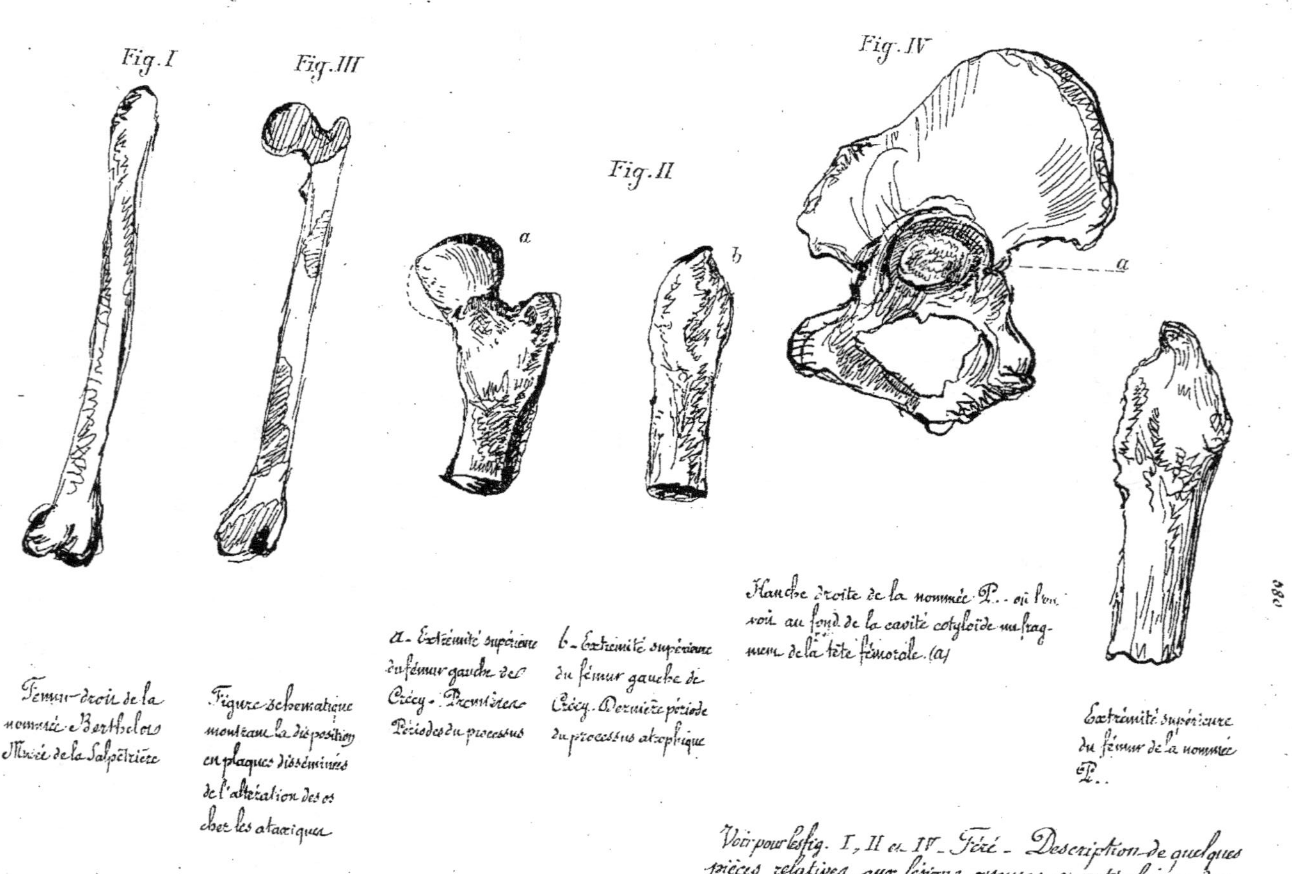

Femur droit de la nommée Berthelot — Musée de la Salpêtrière

Figure schématique montrant la disposition en plaques disséminées de l'altération des os chez les ataxiques

a. Extrémité supérieure du fémur gauche de Crécy. Première Période du processus

b. Extrémité supérieure du fémur gauche de Crécy. Dernière période du processus atrophique

Hanche droite de la nommée P... où l'on voit au fond de la cavité cotyloïde un fragment de la tête fémorale. (a)

Extrémité supérieure du fémur de la nommée P...

Voir pour les fig. I, II et IV — Féré — Description de quelques pièces relatives aux lésions osseuses et articulaires des ataxiques conservées au musée de la Salpêtrière. In Archives de Neurologie. t IV 1882 p 309

Ces os ont quelquechose de si inattendu, de si particulier, que l'éminent professeur Paget a émis, dans une lettre qu'il m'a fait l'honneur de m'écrire[1], l'opinion qu'il s'agirait là d'une affection nouvelle, manifestée depuis peu. "En effet, dit-il, il est certain que dans nos musées, les spécimens relatifs à cette lésion sont rares, sauf peut-être, dans les collections les plus récentes. Je puis parler sciemment du musée du Collège Royal des Chirurgiens et de celui de l'hôpital St. Barthélemy où ont été rassemblés depuis 1870 jusqu'à nos jours des pièces nombreuses d'affections osseuses et articulaires. Jusqu'à l'époque où vous avez appelé l'attention sur cette lésion, ni l'un ni l'autre de ces musées n'en contenait d'exemplaires." Je pourrais répéter à propos de notre musée Dupuytren ce que dit sir Paget à propos des musées de Londres ; il ne contenait pas de spécimens du genre de ceux que je vous présente avant l'époque où j'en ai fait placer un certain nombre. Ne voilà-t-il pas déjà un argument suffisant pour bien établir qu'il ne s'agit pas là de la banale arthrite sèche !

En somme, Messieurs, ce qui caractérise les extrémités osseuses dans l'arthropathie tabétique, c'est le fait de l'atrophie, ou mieux de "l'usure". Oui, on dirait que les extrémités des os, les condyles, les cols, les têtes ont été à dessein usées à l'aide d'un frottement prolongé sur une pierre dure, ou mieux encore, à l'aide d'une lime. Voici une pièce fort remarquable où l'on prend en quelque sorte, sur le fait, le mécanisme de cette usure. Vous voyez l'une des extrémités fémorales représentant le plus haut degré de l'altération complètement privées de la tête et du col (b) tandis que sur l'autre fémur (a) qui répond à un degré moins avancé, la tête seule est usée et seulement à sa partie inférieure, le reste ayant conservé à peu près les caractères de l'état normal fig II. On comprend très bien en examinant cette pièce, qu'avec le temps la tête et le col lui-même, en supposant la continuation du processus d'usure, auraient fini par disparaître de manière à reproduire exactement ce que l'on voit à l'extrémité supérieure de l'autre fémur. D'ailleurs, sur ces pièces typiques, on ne rencontre pas la moindre trace d'une "réaction" caractérisée par la formation de végétations, de bourrelets, de stalactites osseux, de corps étrangers articulaires, tels qu'on les voit, au contraire régulièrement toujours dans l'arthrite sèche. C'est donc "l'usure", je le répète, rien que l'usure, qui caractérise ici le processus et tout ce que je viens de dire des extrémités articulaires, je pourrais en dire autant des cavités de réception correspondantes.

Puisque j'en suis à vous parler du processus d'usure des extrémités osseuses dans l'arthropathie des ataxiques, je dois vous représenter qu'à mon avis, pour bien comprendre en quoi il consiste, il convient de ne point séparer l'histoire des arthropathies tabétiques de celle des fractures dites spontanées qui se produisent fréquemment dans l'affection spinale dont il s'agit, et souvent coïncident avec elles.

La modification anatomique que subissent les os chez certains ataxiques et qui a été étudiée historiquement par M. Blanchard, cliniquement par M. Reynard, peut être considérée comme la clef de la situation ; cette lésion organique paraît n'occuper jamais l'os tout entier ; c'est en quelque sorte par plaques, par

[1] Voir Charcot, exposé des titres 1883 p. III et compte-rendu du Congrès international de Londres.

foyers disséminés qu'elle se montre. Quand elle porte sur la diaphyse des os, ce sont les fractures spontanées qui se produisent ; quand elle affecte, au contraire, les extrémités articulaires, les arthropathies en sont la conséquence. Ainsi à ce point de vue, fractures spontanées et arthropathies chez les ataxiques, c'est tout un. Mais ici, il importe de distinguer. Il y a fracture et fracture ; ainsi l'on pourrait reconnaître je pense à côté des fractures moléculaires qui réduisent l'os en parties presque impalpables, facilement résorbées et qui justifient le nom "d'usure" employé pour caractériser ce processus, on pourrait reconnaître, dis-je, de fractures parcellaires ou fragmentaires, dans lesquelles les parties détachées de l'os, le plus souvent de son extrémité sont plus ou moins volumineuses, formant dans la jointure des corps étrangers dont, en raison de leur volume, l'existence à l'autopsie est généralement facile à constater. Cela rappelle la distinction que l'on a quelquefois proposé d'établir entre l'ulcération et la gangrène massive. Dans ces divers cas, le mécanisme de destruction de l'os est le même au fond quoique pratiquement différent. Voici des fémurs et des humérus en baguette de tambour qui représentent le mécanisme de l'usure ou, si vous le voulez, de la fracture moléculaire : à l'autopsie, les parties du col et de la tête qui manquent, n'ont pu être retrouvées dans l'articulation ; elles avaient disparu sans laisser subsister de restes palpables. C'est bien là "l'usure" par excellence. Voici maintenant une pièce où, au contraire, l'extrémité de la tête fémorale détachée du col, et représentant un fragment osseux du volume d'une petite noix, persiste au fond de la cavité fémorale où il adhère et dont il a repoussé la paroi vers la cavité pelvienne (fig. IV). Ici encore, pas de végétation, pas de stalactites osseux, et aussi pas de consolidation de la fracture ; et à ce propos je vous ferai remarquer, comme le relève M. Kredel dans un travail intéressant sur lequel j'aurai l'occasion de revenir plus loin (Die arthropathien und spontanfracturen bei Tabes, Sammlung Klinisch Vort. Volkmann N° 39, 1888). Il y a pour certaines articulations, celles de la hanche et de l'épaule spécialement, une particularité à signaler dans le Tabes, c'est que les parties séparées de l'os, après fractures intra-articulaires ont une tendance à persister telles quelles dans la cavité, sans se rattacher par le mécanisme du cal, constituant ainsi un corps étranger plus ou moins mobile qui à la longue peut disparaître par résorption. Dans la pièce que je vous présente, le fragment osseux détaché s'est soudé à la paroi de la cavité cotyloïde, mais il ne s'est pas ressoudé à l'os ; d'ailleurs pas de végétation, pas de stalactites osseux, rien qui rappelle en un mot les altérations de l'arthrite sèche. Je vous prie de considérer d'une façon spéciale ce spécimen intéressant parce qu'il me paraît destiné à jeter une certaine lumière sur le cas clinique que nous nous proposons aujourd'hui d'examiner.

Mais j'en reviens au mécanisme de la production des arthropathies tabétiques. Ce ne sont pas, cela semble bien établi, les extrémités osseuses seules qui, dans l'articulation, subissent sous l'influence de la maladie spinale une altération de texture prédisposant au relâchement, à la destruction, à la rupture des parties ; les ligaments, les synoviales, les capsules articulaires partagent le même sort, et cela fait comprendre comment, lorsque tout en préparé, on peut voir en clinique, la jointure sous l'influence d'un traumatisme banal, tellement banal qu'on a l'habitude en pareille circonstance de parler de spontanéité, les désordres les plus graves apparaître et

aboutir presque du premier coup à la luxation ou même à la dislocation, en un mot aux déformations et aux déplacements les plus singuliers.

Tel est, Messieurs, le type que je me suis attaché à décrire, il y a 20 ans de cela, sans méconnaître, bien entendu, les variations, les complications de tout genre qui peuvent advenir et nécessiter des
modifications dans la description. Rien, jusqu'ici, vous l'avez vu, qui puisse légitimer l'idée même
d'un rapprochement avec l'arthrite sèche ; cela ne saurait faire l'ombre d'un doute et si l'on eût pris
la peine de se conformer à la méthode des types, on n'aurait pas, je pense, été entraîné aussi souvent que
cela s'est vu, dans les discussions récentes qui ont eu lieu, tant en Angleterre qu'en Allemagne, sur ce sujet
des arthropathies tabétiques, à émettre des opinions singulières et bien faites pour embrouiller une question fort claire.

Mais ouvrons maintenant le chapitre des complications : alors les extrémités osseuses atrophiées cependant, usées comme tout à l'heure, sont entourées de végétations cartilagineuses, de stalactites, de bourrelets osseux, de telle sorte qu'elles se montrent au premier abord avec les apparences d'une
arthrite sèche ou déformante comme vous voudrez l'appeler, primitive, tandis qu'il ne s'agit, si l'on
peut parler ainsi, que d'une arthrite sèche consécutive secondaire. C'est là ce que quelques auteurs ont
proposé d'appeler du nom de forme hypertrophique de l'arthropathie des ataxiques, par opposition
à la forme atrophique qui représente le type dans toute sa pureté. Est-ce donc qu'il y a entre ces deux
formes un hiatus qu'on ne saurait combler ? Évidemment non, c'est toujours la même série de faits et
il reste seulement cependant à déterminer pourquoi, dans certains cas, le processus atrophique règne seul, sans
partage, tandis que, dans les autres cas, il se complique d'un processus réactionnel qui a pour effet de
produire les bourrelets ostéo-cartilagineux et peut-être aussi, surtout dans certaines jointures, les franges
synoviales et les corps étrangers intra-articulaires, rappelant de tous points ce qu'on observe dans l'arthrite
sèche. Eh bien, Messieurs, nous nous trouvons ici, tout simplement, je pense, dans une situation analogue
à celle que nous vous avons exposée plusieurs fois à propos des rétractions tendineuses qui peuvent survenir
à titre de complications, dans la contracture spasmodique des hystériques et légitimer ainsi, dans ces cas, l'intervention
chirurgicale. L'apparition de troubles trophiques, dans les tendons, dans les capsules et dans le tissu conjonctif périarticulaire, vous disais-je, à ce propos, c'est une complication qui n'apparaît que chez certains sujets
prédisposés d'une certaine façon, et ces sujets-là sont des arthritiques, vraisemblablement, ou issus d'arthritiques. Eh bien ! c'est la même interprétation que je vous proposerai au sujet de la forme hypertrophique
de l'arthropathie tabétique ; elle serait l'apanage des sujets ataxiques chez lesquels, ce qui se voit fréquemment
du reste l'arthrite a marqué son empreinte profonde [1]

____

[1] Voir sur ce sujet : Ataxie locomotrice – Arthropathie tabétique – Rhumatisme chronique –
par le Dr Babinski – Société anatomique, séance du 11 Novembre 1887, 5e série t. I.

Ainsi, en résumé, l'arthropathie tabétique, toujours une, tant au point de vue génésique qu'au point de vue nosographique se présente sous deux formes : 1° la forme atrophique qui représente le type ; 2° la forme hypertrophique dans laquelle la végétation ostéo cartilagineuse se sera ajoutée à l'atrophie, à titre de complication.

Après cela, je serai le premier à reconnaître que peut-être, dans un certain nombre de cas, l'affection articulaire qui, chez un sujet donné, se montre en combinaison avec l'ataxie est une véritable arthrite sèche, arthrite sèche primitive et dont le développement, en pareil cas, s'explique ainsi que je le rappelais il n'y a qu'un instant par les mariages qui se contractent si fréquemment dans la clinique entre les membres de la famille arthritique et ceux de la famille nerveuse. Mais, entre l'arthropathie des ataxiques et l'arthrite sèche primitive chez les ataxiques, il n'y a véritablement, à mon avis du moins, pas d'autre relation que celle que je viens d'indiquer.

Je me réjouis de voir qu'après tant de discussions, qui en résumé ne sont pas restées absolument stériles, les auteurs les plus autorisés et les plus récents en sont venus à conclure relativement à la spécialité pour ne pas dire la spécificité nosographique de l'arthropathie des ataxiques, absolument comme je l'avais fait moi-même dans mes premiers travaux sur la matière (1868). Vous consulterez avec intérêt, à ce propos, deux travaux tout récemment parus en Allemagne ; celui de M. Weizsäcker. (Die arthropathie des Tabes - Journal de Langenbeck) fondé sur l'analyse de 109 observations, et surtout celui de M. Kredel déjà cité (Sammlung Klinischer Vorträge - N° 309 - 1888). Les conclusions de ce dernier en particulier sont fort nettement établies en faveur de l'autonomie nosographique de l'arthropathie des ataxiques et j'adhère naturellement sans réserve à ces conclusions.

Il y a cependant, dans ce mémoire, deux points sur lesquels je me permettrai de n'être pas tout à fait d'accord avec l'auteur. M. Kredel pense que les travaux récents, surtout ceux d'Allemagne, en montrant la coïncidence des lésions des nerfs périphériques avec les arthropathies ont fait cesser l'obscurité mystique dans laquelle l'opinion qui veut rattacher les affections articulaires à la lésion spinale restait enveloppée. En vérité, je ne vois pas bien comment, au point de vue de la physiologie pathologique, l'influence trophique des nerfs périphériques est moins mystérieuse que ne l'est celle qu'on prête aux centres spinaux. Évidemment, en faisant porter toute la responsabilité sur les nerfs périphériques, on ne fait que déplacer la question sans la résoudre.

L'autre point, à mon avis, également contestable est celui-ci : L'auteur se réjouit de voir l'opinion de M. Volkmann qui fait jouer, comme on sait, un grand rôle aux causes traumatiques dans la production des arthropathies tabétiques, triompher de plus en plus chaque jour.

Vraiment, je ne puis contribuer à ce triomphe ! En effet, les choses à cet égard me paraissent être exactement ce qu'elles étaient dès l'origine. Elles ne se sont en rien modifiées. Jamais on n'a nié l'influence des agents traumatiques sur le développement des arthropathies tabétiques. On a seulement relevé que cette influence est d'ordre secondaire, représentant si l'on veut le jeu d'une cause occasionnelle. Cela est si vrai qu'un des grands caractères de l'arthropathie en question est d'apparaître sous l'action de causes traumatiques banales, relativement légères et qui resteraient toujours insuffisantes pour produire chez un sujet sain non tabétique, des désordres équivalents. Cela est si évident, si palpable que cela ne vaut pas même la peine d'être discuté.

Mais il est temps d'en revenir au cas que nous nous proposons d'interpréter et de lui appliquer les données qui précèdent ; cela ne nécessitera pas, de notre part, vous l'avez prévu, de longs développements ; vous connaissez les objections qui se présentent à l'esprit pour admettre qu'il s'agit, chez notre homme, purement et simplement d'une arthrite sèche vulgaire, je n'y reviendrai pas ; il me paraît, au contraire, et c'est à cela que j'en veux venir, que tout peut s'expliquer en admettant qu'il s'agit chez notre ataxique d'une fracture intra articulaire spontanée (ou autrement dit. déterminée par une cause traumatique banale.) et dans laquelle les fragments osseux, peut-être non consolidés, se sont recouverts à leurs extrémités de végétations ou de bourrelets osseux ; ainsi s'expliquent les craquements, la tuméfaction juguinales, les douleurs obscures, etc. etc. et en un mot les principales circonstances du cas.

Je vous présente cette conclusion, Messieurs, vous le comprenez, non sans quelques réserves ; mais vous reconnaîtrez sans doute qu'à défaut de preuves absolues, elle compte en sa faveur de grandes vraisemblances.

Nous voici, Messieurs, à la fin de Juillet, c'est-à-dire bientôt en pleines vacances. Il est temps pour nous tous de prendre un peu de repos. Je ne voudrais pas me séparer de vous, Messieurs, sans vous remercier de l'attention bienveillante que vous n'avez pas cessé de m'accorder, pendant toute la durée de ces leçons. Nous nous retrouverons à nouveau vers le milieu d'Octobre prochain.

———————

Appendice

(Note rédigée par M. Huet, Interne du Service.)

Hémiplégie avec hémianesthésie sensitive et sensorielle capsulaire. — Diagnostic confirmé par l'autopsie [1]

Une malade que M. Charcot a présentée à son cours du Mardi, 27 Mars, est morte récemment et l'autopsie a permis de vérifier l'exactitude du diagnostic posé alors, non seulement dans son ensemble, mais encore dans ses détails. Il s'agissait, comme on peut se le rappeler, d'une malade présentant une hémianesthésie sensitive et sensorielle de tout le côté droit, avec un rétrécissement double et concentrique du champ visuel, et ayant depuis plus de 2 ans une hémiplégie droite, qui persistait encore, mais qui restait relativement plus accusée à la face qu'aux membres, et parmi ceux-ci plus accusée au membre inférieur qu'au membre supérieur. Le diagnostic auquel M. Charcot s'est arrêté était celui d'une hémorrhagie cérébrale ayant comprimé ou détruit principalement sur certains points, la capsule interne du côté gauche et déterminé par ce fait l'hémiplégie qui persistait actuellement avec quelques particularités spéciales et l'hémianesthésie sensitivo-sensorielle.

M. Charcot opposait d'une part cette hémianesthésie par lésion de la capsule interne à l'hémianesthésie des hystériques et, d'autre part, la paralysie du facial inférieur encore si accusée chez cette malade à la contracture faciale et au spasme glosso-labié des hystériques. Enfin à cette leçon du 27 Mars se trouve jointe une figure [2] dans laquelle M. Charcot a représenté schématiquement le foyer hémorrhagique supposé; et on pourra se rendre compte, en consultant les figures ci-après que ce schéma correspond aux lésions trouvées à l'autopsie.

Mais avant de rapporter les détails de l'autopsie, rappelons en deux mots l'histoire de cette malade et disons comment elle a succombé.

Mme X... Vve B... âgée de 47 ans, est entrée le 22 Mars 1888 à la Salpêtrière, service de la clinique. Parmi ses antécédents de famille, un seul fait à noter, c'est que son père est mort d'une attaque d'apoplexie en 2 jours.

La malade a toujours eu une bonne santé.

Pas d'autre maladie avant 1886, que la variole en 1870; jamais de rhumatisme; jamais d'accidents nerveux. En Juin 1886, un soir en se couchant, elle se sentait la tête pesante; le lendemain matin on l'a trouvée dans son lit, inconsciente, dans un état comateux, qui a duré 14 jours. Lorsqu'elle est revenue à elle, elle avait une hémiplégie complète du côté droit; la paralysie portait

---

[1] Voir: Leçons du Mardi. Policlinique du 27 Mars 1888. Diagnostic de l'hémianesthésie capsulaire de l'hémianesthésie hystérique, pages 288 à 296.

[2] Voir fig. IV et leçon du 27 Mars.

à la fois sur le facial inférieur, sur le membre supérieur ou sur le membre inférieur. Pendant quelque temps, elle a conservé de la difficulté pour s'exprimer; mais actuellement; elle n'a pas d'aphasie.

Elle a conservé un certain degré d'amnésie et elle ne peut dire exactement l'époque où elle a commencé à marcher. Depuis un an elle présente le même état qu'au moment de son entrée à la Salpêtrière. Elle conserve des vestiges de son hémiplégie droite avec les particularités suivantes : la paralysie du facial inférieur [1] est encore très accusée, plus accentuée que la paralysie des membres ; la langue, lorsque la malade la tire, est déviée du côté paralysé ; il reste une paralysie incomplète des membres plus accusée au membre inférieur. Il n'y a pas à proprement parler de contracture ; cependant les réflexes tendineux sont exagérés. La démarche est celle d'une hémiplégique ordinaire, la malade lance un peu la jambe en dehors et en même temps l'avant-bras en demi flexion est appuyé contre les parties latérales du corps. Enfin, rappelons qu'il existe une hémianesthésie du côté droit portant sur la sensibilité générale, la sensibilité spéciale et le sens musculaire ; rappelons encore le rétrécissement concentrique du champs visuel.

L'état de la malade est resté le même jusqu'au 20 Juillet, lorsque vers 8 heures du soir, pendant qu'elle était occupée à ranger ses affaires, son bras gauche devient tout à coup inerte et refuse tout service. Cependant elle ne perd pas connaissance et se met au lit avec l'aide des infirmières. Dans le courant de la nuit, elle vomit à 2 reprises ; les infirmières qui la soignent s'aperçoivent alors qu'elle a perdu complètement connaissance.

Le 21 Juillet, à la visite du matin, on la trouve dans un état comateux, complètement inconsciente, la tête est tournée vers la droite, les yeux sont à droite et en haut. Elle ne paraît pas comprendre ce qu'on lui dit, elle ne profère aucune parole. Les membres supérieur et inférieur gauches sont dans la résolution complète, et retombent inertes sur le lit quand on les soulève ; le côté gauche de la face est devenu immobile.

A droite, par instants, quelques petits mouvements spontanés dans le bras et dans la jambe.

Lorsqu'on pince la malade, elle fait quelques mouvements très faibles à gauche, plus étendus à droite.

22 Juillet : même état, coma encore plus prononcé, respiration stertoreuse. Depuis le début de l'attaque, la malade gâte et laisse aller sous elle ses urines et ses matières fécales.

Elle meurt le 23 dans la matinée.

Autopsie : Après avoir enlevé le cerveau, on constate dans l'hémisphère droit l'existence d'un foyer hémorrhagique récent et volumineux. Celui-ci est facilement reconnaissable à la simple inspection de la surface externe de l'hémisphère : en effet, dans le lobe pariétal, la circonvolution pariétale ascendante dans sa moitié inférieure, et tout le lobule pariétal inférieur sont refoulés et forment une saillie notable au-dessus du niveau des autres circonvolutions ; la substance corticale dans ces régions est infiltrée de sang et présente une coloration rougeâtre, mais elle n'a pas été déchirée et le sang ne s'est pas épanché au-dessous de la pie mère. Si l'on pratique une coupe antéro-postérieure horizontalement dirigée

---

[1] Voir la figure p. 296 dans la leçon du 27 Mars.

un peu au-dessous de la scissure de Sylvius (Coupe dite de Flechsig), on ouvre le foyer hémorrhagique et l'on peut constater que celui-ci a à peu près la forme et les dimensions d'une orange mandarine ; il siège dans la substance blanche, au niveau des faisceaux pédiculaires correspondant au lobule pariétal inférieur et à la moitié inférieure de la circonvolution pariétale ascendante ; il s'étend en dehors jusqu'à la substance corticale de ces circonvolutions qui se trouve infiltrée par le sang et à peu près détruite principalement au niveau de la circonvolution pariétale ascendante. En dedans, il ne s'étend pas jusqu'au ventricule et il n'y a pas eu d'inondation ventriculaire ; il correspond de ce côté à la partie postérieure de la couche optique et à la partie postérieure de la capsule interne, mais ces organes sont seulement refoulés par le foyer hémorrhagique et n'ont pas été infiltrés par le sang. D'après cette disposition, les noyaux gris : couche optique, noyau lenticulaire et noyau caudé, de même que la capsule interne n'ont pas été directement lésés par l'hémorrhagie récente, mais en raison du volume du foyer hémorrhagique, ils étaient manifestement et fortement comprimés.

En décortiquant l'un et l'autre hémisphère, on constate que la plupart des artères sont malades et présentent de nombreux foyers d'artérite ; les mêmes lésions se retrouvent en grand nombre sur les grosses artères de la base de l'encéphale.

Mais arrivons maintenant aux lésions de l'hémisphère gauche qui, dans le cas présent offrent pour nous l'intérêt principal.

Si l'on pratique la coupe dite de Flechsig, on tombe sur un foyer hémorrhagique ancien et, disons-le de suite, c'est sur cette coupe que ce foyer présente sa plus grande étendue (Voir fig.1) La cavité de ce foyer est formée par une substance gélatiniforme, de couleur ocreuse, maintenue en place par une substance conjonctive et parcourue par des travées fibro-vasculaires (vestiges des vaisseaux de cette région). Le foyer hémorrhagique, quoique assez volumineux encore et étendu surtout dans le sens antéro-postérieur, est revenu sur lui-même, rétracté, et ne présente plus les dimensions qu'il devait avoir primitivement. Au niveau de cette coupe de Flechsig, le foyer a détruit complètement le noyau lenticulaire du corps strié ; il s'étend en dehors jusqu'au lobule de l'insula coupant la capsule externe et l'avant-mur principalement au niveau de la circonvolution moyenne de l'insula : en avant, en dedans et en arrière la forme de ce foyer devient très irrégulière et on y trouve plusieurs prolongements que nous devons décrire maintenant : en avant, un premier prolongement (a fig. I) s'étend entre le lobule de l'insula et le segment antérieur de la capsule interne ; ce segment antérieur de la capsule se trouve ainsi ménagé dans sa moitié antérieure. Un second prolongement (b. Fig. I) s'étend jusqu'au noyau caudé, et coupe à peu près complètement la capsule interne dans la moitié postérieure de son segment anté- détruisant ainsi le faisceau cortico-facial et nous expliquant pourquoi la paralysie faciale était restée si accentuée chez cette malade. Un 3e prolongement (c. fig I) situé plus en arrière encore, s'étend entre le noyau caudé et la couche optique, occupant incomplètement la capsule interne au niveau du genou et en arrière du genou. Un 4e prolongement (d. Fig. I) coupe encore incomplètement la capsule interne au niveau de la moitié antérieure de son segment postérieur. Ces 2 derniers prolongements c. et d. laissant des faisceaux intacts au

[...] prendre comme la paralysie des membres était peu accusée relativement. En arrière de ce dont prolonge[...] la capsule interne reste intacte dans une partie de son segment postérieur, mais un dernier prolongement le plus postérieur de tous (f. figure I) s'étend vers la partie la plus reculée de la capsule interne, partie qui constitue le carrefour sensitif et sceptique l'hémianesthésie qui accompagnait chez cette malade l'hémiplégie.

Enfin, pour être complet, signalons dans l'intérieur de la couche optique (ar g. fig. I) un foyer d'hémorragie récente. Ce foyer de la dimension d'un grain de chènevis en arrière se paraît constitué par une hémorragie dans la gaîne péri-vasculaire d'un vaisseau; il s'étend de haut en bas sur une assez grande étendue, on le retrouve massé dans les mêmes conditions et dans la même région sur une coupe pratiquée 19m ½ plus bas que la coupe de Flechsig et parallèlement à cette coupe (g. Fig 2)

Sur cette même coupe on retrouve aussi un prolongement inférieur du foyer hémorrhagique ancien (a Fig II), mais ici le foyer présente des dimensions beaucoup plus petites que sur la coupe de Flechsig proprement dite; il siège sur la face externe du noyau lenticulaire, vers sa partie moyenne et se développe surtout au dehors coupant la capsule externe, et l'avant mur en s'étendant jusqu'à la partie sous-corticale du lobule de l'insula. A ce niveau, la capsule interne est complètement ménagée par le foyer et le noyau lenticulaire lui même est intact dans sa plus grande partie.

Sur une coupe pratiquée entre les deux précédentes et qui n'a pas été figurée, on trouve une disposition intermédiaire entre celle de la fig. I et celle de la fig. II. Le foyer a respecté la partie interne du noyau lenticulaire, et la capsule interne, mais il a détruit le segment extérieur de ce noyau lenticulaire sur une plus grande étendue que dans la fig. II; on y retrouve un vestige de prolongement postérieur figuré sur la coupe de Flechsig, mais beaucoup moins étendu que sur cette coupe.

Si nous examinons maintenant comment le foyer se comporte sur une coupe pratiquée parallèlement à la coupe de Flechsig, sur un plan un peu supérieur (fig. III) nous voyons que de même le foyer présente des dimensions beaucoup plus petites, il est situé un peu plus en avant, entre la première circonvolution de l'insula d'une part, le noyau caudé et la couche optique d'autre part; il siège au milieu des fibres de la couronne rayonnante et laisse intacts un certain nombre de fibres blanches entre lui et les noyaux précédents.

Sur le pédoncule cérébral du côté gauche, on aperçoit, à la face inférieure, une bandelette de dégénération secondaire ayant environ une largeur de 1 millimètre. Cette bandelette est située à l'union du ⅓ antérieur avec le ⅔ moyen du pédoncule; elle se trouve donc en avant du faisceau pyramidal proprement dit et correspond au trajet bien connu maintenant du faisceau cortico-facial.

Sur des coupes de la moelle pratiquées à différentes hauteurs dans les régions cervicale, dorsale et lombaire, on n'aperçoit pas à l'œil nu de dégénération secondaire dans le faisceau pyramidal.

(Voir en outre des fig. I, II, III, les fig. IV, V et VI.)

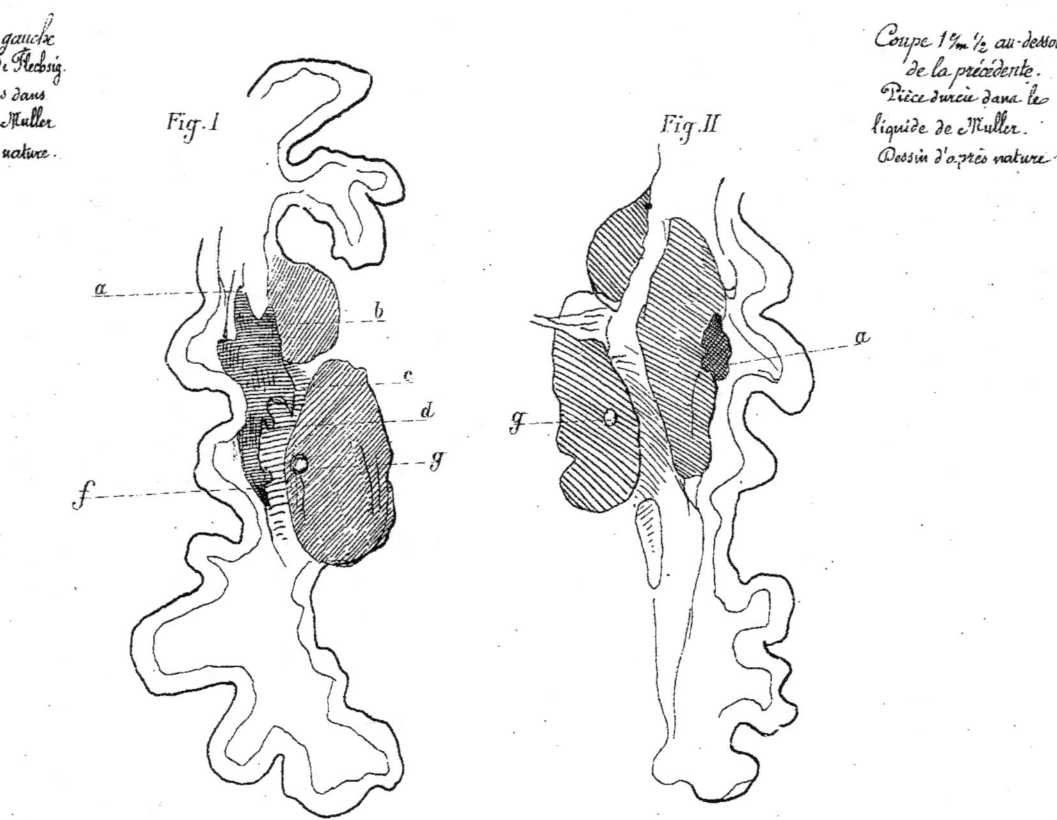

Hémisphère gauche.
Coupe dite de Flechsig.
Pièce durcies dans
le liquide de Muller
dessin d'après nature.
Fig. I
a
b
c
d
g
f
Fig. II
Coupe 1 m/m 1/2 au-dessous
de la précédente.
Pièce durcie dans le
liquide de Muller.
Dessin d'après nature.
a
g

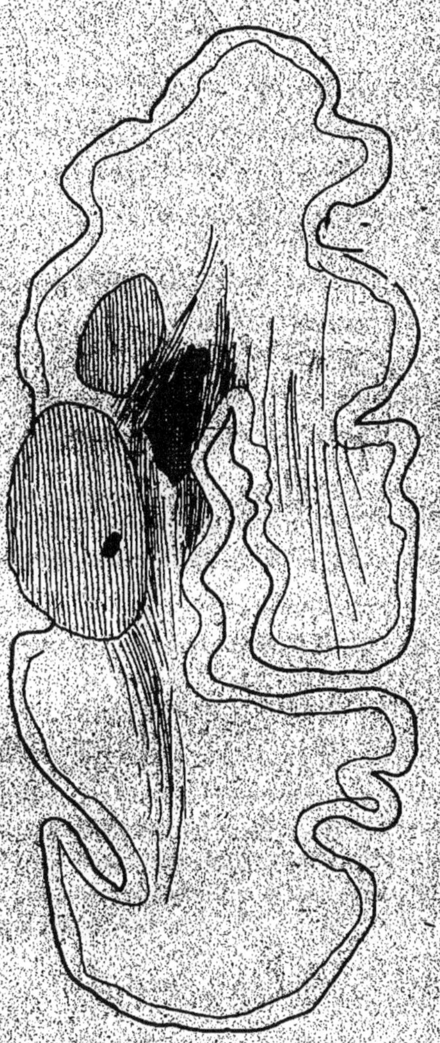

Hémisphère gauche
Partie supérieure
Face inférieure de la coupe un peu
au-dessus de la coupe dite de Flechsig
Figure 1/2 schématique.
Fig. III.

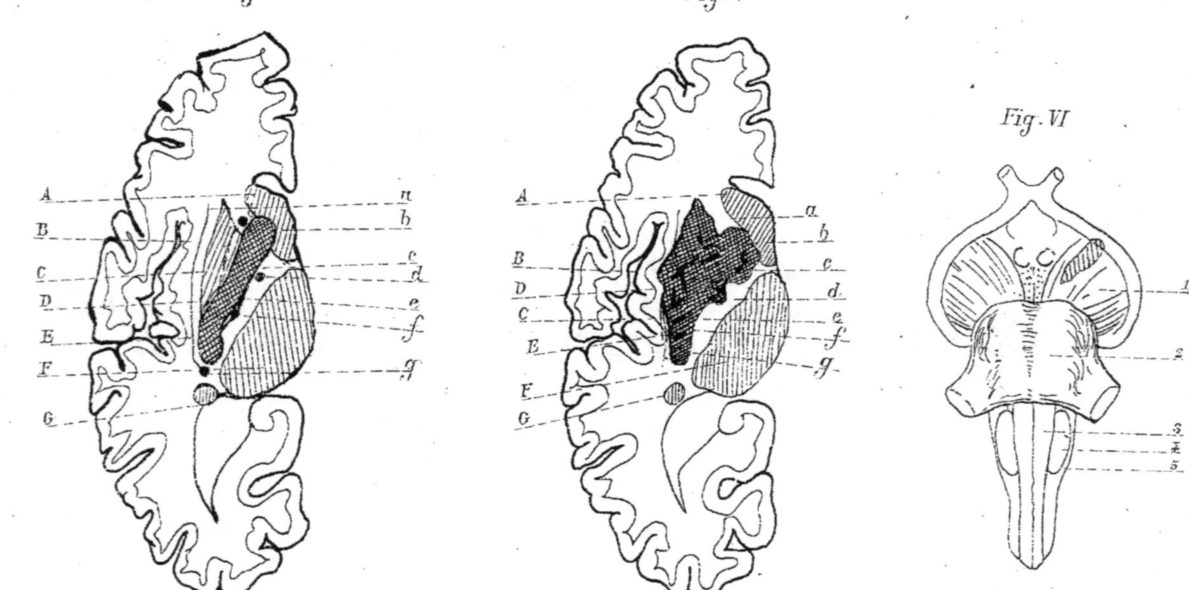

Le schéma de la leçon du 27 Mars. Lésion supposée.

A, noyau caudé. B, insula de Reil, C, noyau lenticulaire. D, capsule externe, E, avant mur, F couche optique, G, queue du noyau caudé.

a partie antérieure de la capsule externe, b, faisceau cortico-labié. C genou de la capsule interne ; d faisceau cortico-labié, e partie postérieure de la capsule interne, f, faisceau cortico-crural.

Schéma de la feuille d'autopsie. On voit que la lésion supposée et la lésion réelle peuvent être en quelque sorte superposées.

A noyau caudé, B insula de Reil, C noyau lenticulaire, D capsule externe, E, avant mur (détruit en grande partie) F couche optique, G queue du noyau caudé.

a, partie antérieure de la capsule externe, b faisceau cortico-labié (détruit), C, genou de la capsule interne, d faisceau cortico-brachial, e partie postérieure de la capsule interne, f, faisceau cortico-crural...

Fig. VI montrant la dégénération secondaire du faisceau cortico-facial. Face inférieure du méso-céphale.

1. Pédoncule cérébral.
2. Protubérance annulaire.
3. Pyramide antérieure
4. Olive
5. Corps restiforme.

Table des Tableaux, Figures et Fac-simile
contenus dans ce volume.

A. Tableaux.

B.— Figures et Fac-simile.

Table des Matières.